中国医学科技发展报告2018

The 2018 Annual Report of Medical Science and Technology Development in China

中国医学科学院

科学出版社

北京

内 容 简 介

《中国医学科技发展报告 2018》是该系列报告的第九本。本年度报告开篇首章，从宏观政策、卫生服务能力、国民健康水平等方面对中国改革开放 40 年来卫生事业的发展进行了概述；第二章从医学科技发展政策环境、医学科研投入现状、医学人才发展现状及国家科技创新基地建设方面对 2018 年度中国医学科技发展环境进行了介绍、分析；第三章从文献、专利、药品及临床试验项目情况方面对 2018 年度医学科技产出进行了统计分析。第四章中国医学学科研究进展部分，首先运用计量学方法对肿瘤、心血管疾病、罕见病进行了年度文献分析，并对药物及临床试验总体情况进行了阐述；在此基础上，随后章节分别由相应专家对不同研究领域的年度研究进展、代表性工作及主要成果进行了总结。两者相结合，更好地反映出中国医学科技发展的年度情况，为明确我国在医学科技领域的发展方向提供参考。

本书可供所有想要了解中国医学科技发展情况的读者，特别是各级行政人员、政策和管理研究人员、科技工作者，以及国外政府和有关国际组织人员参考。

图书在版编目(CIP)数据

中国医学科技发展报告. 2018/中国医学科学院编. —北京：科学出版社，2019.11
　　ISBN 978-7-03-062616-5

Ⅰ. ①中… Ⅱ. ①中… Ⅲ. ①医学–技术发展–研究报告–中国–2018
Ⅳ. ①R-12

中国版本图书馆 CIP 数据核字(2019)第 225259 号

责任编辑：李　悦 / 责任校对：严　娜
责任印制：吴兆东 / 封面设计：陈　敬

辞 学 出 版 社 出版
北京东黄城根北街 16 号
邮政编码：100717
http://www.sciencep.com

北京虎彩文化传播有限公司 印刷
科学出版社发行　各地新华书店经销
*

2019 年 11 月第 一 版　开本：787×1092　1/16
2019 年 11 月第一次印刷　印张：18 3/4
字数：444 000
定价：198.00 元
(如有印装质量问题，我社负责调换)

《中国医学科技发展报告 2018》编委会

主　编　王　辰　吴沛新

副主编　王健伟　李　青　池　慧

编委会　（按姓氏汉语拼音排序）

曹雪涛　戴　毅　杜冠华　封志纯　郭　涛　郭　伟　赫　捷

胡盛寿　江泽飞　李景南　陆　林　钱家鸣　乔　杰　瞿宇晋

魏英杰　吴　东　徐凯峰　杨爱明　张抒扬　张忠涛　赵继宗

编写组　（按姓氏汉语拼音排序）

安新颖　陈　练　崔春舜　邓佳慧　杜然然　范少萍　高东平

宫小翠　顾　炎　江　涛　李　玲　李路明　刘佳佳　刘雅茹

刘艳芳　吕　扬　倪　萍　齐　燕　强桂芬　乔善义　秦　奕

任雪菁　孙鹿希　孙晓北　田欣伦　汪劭婷　王　硕　王　艳

王金华　王守宝　吴鸿伟　胥晓飞　徐　畅　许凤锐　杨　渊

杨辰毓妍　杨燕丽　殷　环　余　辉　张　冉　钟　华

目 录

第一章 改革开放 40 年卫生事业发展概述

一、宏观政策与计划规划

孙晓北　池　慧

中国医学科学院医学信息研究所

（一）改革开放以来我国主要科技及卫生事业发展规划及举措

1.《1978—1985 年全国科学技术发展规划纲要》

1978 年 3 月全国科学大会在北京隆重举行，大会审议通过了《1978—1985 年全国科学技术发展规划纲要（草案）》，同年 10 月，中共中央正式转发《1978—1985 年全国科学技术发展规划纲要》（简称《八年规划纲要》）[1]。《八年规划纲要》提出了"全面安排，突出重点"的方针，确定了农业、能源、医药及环境保护等 8 个重点发展领域的 108 个重点研究项目，同时，还制定了《科学技术研究主要任务》《基础科学规划》和《技术科学规划》。规划实施期间，邓小平同志提出了"科学技术是生产力"及"四个现代化，关键是科学技术现代化"的战略思想，为发展国民经济和科学技术的基本方针和政策奠定了思想理论基础。1982 年，将规划的主要内容调整为 38 个攻关项目，以"六五"国家科技攻关计划的形式实施，这是我国第一个国家科技计划。

2.《1986—2000 年科学技术发展规划》

中共中央、国务院于 1981 年 4 月责成国家科学技术委员会（简称国家科委）会同有关部门准备起草科技发展规划。1982 年年底，国务院批准了国家计划委员会（简称国家计委）、国家科委《关于编制十五年（1986—2000 年）科技发展规划的报告》，由国务院科技领导小组统一领导科技长期规划的制定、重大技术政策的研究等工作[2]。该规划要求突出重点，不搞面面俱到；强调实事求是，不片面追求"赶超"，根据我国的实际情况，发展具有我国特色的科学技术体系。该规划包括《1986—2000 年全国科学技术发展规划纲要》《1986—1990 年全国科学技术发展计划纲要》和 12 个领域的技术政策（1988 年又增加了 2 个领域）。该规划的突出特点：一是强调了科技与经济的结合，在"面向、依靠"基本方针的指导下，进一步推动了科技体制改革；二是技术政策的颁布实施，作为指导、监督、检查我国技术发展方向的基本政策依据，促进科技成果迅速广泛地应用于生产；三是相继出台了国家高技术研究发展计划（863 计划）、推动高技术产业化的火炬计划、面向农村的星火计划、支持基础研究的国家自然科学基金等科技计划，保证了

① http://scitech.people.com.cn/GB/126054/139358/140048/8438932.html
② http://www.most.gov.cn/kjgh/lskjgh/

规划的实施，为国家管理科技活动、配置科技资源进行了有益的探索。

3.《1991—2000 年科学技术发展十年规划和"八五"计划纲要》

20 世纪 80 年代末研究制定的《国家中长期科学技术发展纲领》及《1986—2000 年全国科学技术发展规划纲要》，对到 2000 年、2020 年我国科技发展前景作了宏观性、概括性的表述。根据《国家中长期科学技术发展纲领》及《1986—2000 年全国科学技术发展规划纲要》，1991 年 3 月国家科委组织制定《1991—2000 年科学技术发展十年规划和"八五"计划纲要》，1991 年 12 月经国务院审议通过，于 1992 年向全国发布实施。

《1991—2000 年科学技术发展十年规划和"八五"计划纲要》提到，1991~2000 年我国社会发展的科技目标是：在控制人口增长、提高人口素质和健康水平，合理开发和利用资源，保护生态环境和防御自然灾害，以及改善人民居住环境等方面研究开发一大批科技成果，使我国社会发展状况得到改善。通过实施"人与自然研究计划"等，主要抓好"人口控制技术研究，为提高人口素质提供先进的科学技术""加强恶性肿瘤、心脑血管疾病、重大传染病、地方病、职业病等的中西医防治研究；加强中医中药和中医临床，以及新型药物和新型医疗器械的研究"等重点任务。

4.《国民经济和社会发展第十个五年计划科技教育发展专项规划（科技发展规划）》

《国民经济和社会发展第十个五年计划科技教育发展专项规划（科技发展规划）》指出"十五"及今后一段时期，我国科技工作要面向经济建设，围绕结构调整，按照有所为、有所不为，总体跟进、重点突破，发展高科技、实现产业化，提高科技持续创新能力、实现技术跨越式发展的指导方针，力争在主要领域跟住世界先进水平，缩小差距；在有相对优势的部分领域，达到世界先进水平；在局部可跨越领域，实现突破[①]。"十五"期间科技发展的重点任务中，在医药卫生领域，重点实施中药现代化、创新药物研制、重大疾病防治、系列化的计划生育药具和技术、生物医学工程、生物技术新型疫苗和药物、生物反应器、人工组织器官工程等重大项目。人口与健康领域的重大科学问题包括重点开展恶性肿瘤、心脑血管疾病及重大传染性疾病的发病机理、防治基础研究，重要病原微生物的致病机理研究，人类生殖、发育与衰老等生命活动的细胞和生物大分子的基础研究，胚胎干细胞与组织工程、重要疾病的功能基因组学和蛋白质组学研究，脑功能的多学科综合研究等。

5.《中国卫生科技发展第十个五年计划及 2010 年远景规划纲要》

《中国卫生科技发展第十个五年计划及 2010 年远景规划纲要》全面分析了经济社会发展及卫生科技发展的形势与现状，总结了新中国成立以来卫生科技事业为促进经济建设和社会发展做出的贡献，同时指出我国已经进入以防治急性传染病为主的"第一次卫生革命"和以防治慢性非传染性疾病为主的"第二次卫生革命"并存的新时期，防病治病的形势依然十分严峻。"十五"期间，卫生科技发展总的目标是：贯彻落实科教兴国战略，深化科技体制改革，初步建立适应社会主义市场经济体制和卫生科技自身发展规

---

① http://www.most.gov.cn/ztzl/gjzccqgy/zcqgylshg/200508/t20050831_24434.htm

律的卫生科技创新体系，使我国卫生领域重要学科和关键技术的科技实力接近或达到国际同类学科先进水平，自主创新能力得到大幅度提高，使严重危害人民健康的主要疾病的防治技术得到明显改善，疾病的治愈率和城乡居民的健康水平显著提高[①]。卫生科技应该重点发展疾病预防控制、重大疫情和职业危害快速救治、血液安全、社区卫生保健和健康促进、控制出生缺陷等新生儿疾病、环境与健康及医药生物技术七大领域。

6.《国家中长期科学和技术发展规划纲要（2006—2020 年）》

《国家中长期科学和技术发展规划纲要（2006—2020 年）》（以下简称《规划纲要》）旨在促进我国科学技术创新发展，该《规划纲要》的实施，关系全面建设小康社会目标的实现，关系社会主义现代化建设的成功，关系中华民族的伟大复兴。该《规划纲要》提出，到 2020 年，我国科学技术发展的总体目标是：自主创新能力显著增强，科技促进经济社会发展和保障国家安全的能力显著增强，为全面建设小康社会提供强有力的支撑；基础科学和前沿技术研究综合实力显著增强，取得一批在世界具有重大影响的科学技术成果，进入创新型国家行列，为在 21 世纪中叶成为世界科技强国奠定基础。

该《规划纲要》确定了包括"人口与健康"在内的 11 个国民经济和社会发展的重点领域，并从中选择任务明确、有可能在近期获得技术突破的 68 项优先主题进行重点安排。"人口与健康"领域发展思路：①控制人口出生数量，提高出生人口质量。重点发展生育监测、生殖健康等关键技术，开发系列生殖医药、器械和保健产品，为人口数量控制在 15 亿以内、出生缺陷率低于 3%提供有效科技保障。②疾病防治重心前移，坚持预防为主、促进健康和防治疾病结合。研究预防和早期诊断关键技术，显著提高重大疾病诊断和防治能力。③加强中医药继承和创新，推进中医药现代化和国际化。以中医药理论传承和发展为基础，通过技术创新与多学科融合，丰富和发展中医药理论，构建适合中医药特点的技术方法和标准规范体系，提高临床疗效，促进中医药产业的健康发展。④研制重大新药和先进医疗设备。攻克新药、大型医疗器械、医用材料和释药系统创制关键技术，加快建立并完善国家医药创制技术平台，推进重大新药和医疗器械的自主创新[②]。优先主题包括安全避孕节育与出生缺陷防治；心脑血管病、肿瘤等重大非传染性疾病防治；城乡社区常见多发病防治；中医药传承与创新发展；先进医疗设备与生物医用材料。

该《规划纲要》在重点领域中确定一批优先主题的同时，围绕国家目标，进一步突出重点，筛选出若干重大战略产品、关键共性技术或重大工程作为重大专项，共确定了包括重大新药创制、艾滋病和病毒性肝炎等重大传染病防治在内的 16 个重大专项，充分发挥了社会主义制度集中力量办大事的优势和市场机制的作用，力争取得突破，努力实现以科技发展的局部跃升带动生产力的跨越发展，并填补国家战略空白。

7.《"健康中国 2030"规划纲要》

《"健康中国 2030"规划纲要》是推进健康中国建设的宏伟蓝图和行动纲领，明确了

① http://www.nhc.gov.cn/zwgk/zcqgh1/200804/20487.shtml
② http://www.most.gov.cn/kjgh/

"共建共享、全民健康"是建设健康中国的战略主题，通过"共建共享"的基本路径，实现"全民健康"的根本目的。

《"健康中国 2030"规划纲要》提出，到 2020 年，建立覆盖城乡居民的中国特色基本医疗卫生制度，健康素养水平持续提高，健康服务体系完善高效，人人享有基本医疗卫生服务和基本体育健身服务，基本形成内涵丰富、结构合理的健康产业体系，主要健康指标居于中高收入国家前列。到 2030 年，促进全民健康的制度体系更加完善，健康领域发展更加协调，健康生活方式得到普及，健康服务质量和健康保障水平不断提高，健康产业繁荣发展，基本实现健康公平，主要健康指标进入高收入国家行列。到 2050 年，建成与社会主义现代化国家相适应的健康国家。

（二）改革开放以来"五年计划"中对卫生事业发展的关注和要求

"五年计划"是中国国民经济计划的一部分，主要是对全国重大建设项目、生产力分布和国民经济重要比例关系等做出规划，为国民经济发展远景规定目标和方向。除 1949~1952 年年底为国民经济恢复时期、1963~1965 年为国民经济调整时期外，从 1953 年第一个五年计划开始，每隔 5 年制定一次国家发展计划，至今为止已相继制定和实施了 13 个五年计划。

1."六五"计划时期（1981~1985 年）

《中华人民共和国国民经济和社会发展第六个五年计划（1981—1985）》是党的十一届三中全会以后编制的第一个五年计划，从"七五"计划开始，"国民经济发展计划"改为"国民经济和社会发展计划"，反映了规划的内容由单纯统筹经济发展转换到经济和社会的全面发展。其中第四编"科学研究和教育发展计划"中将"其它有关研制新型避孕药物、研究病毒性肝炎和癌症的防治，以及环境保护、污染治理方面的技术问题"作为五年内国家重点抓的 8 个方面的重要科学技术攻关项目之一。

第五编"社会发展计划"提出继续坚持城乡兼顾、中西医结合的方针，加强城乡各级医疗卫生机构的建设，努力发展医疗卫生事业，使人民的医疗卫生条件进一步改善；继续贯彻预防为主的方针，深入持久地开展群众性爱国卫生劳动；医药工业必须切实加强科学研究，大力提高产品质量，提高疗效，努力增产一批短线产品；结合企业整顿、改组，坚决关闭不合标准的医药生产企业，淘汰那些损害人民健康、质量低劣的产品；严格控制人口的增长。

2."七五"计划时期（1986~1990 年）

"七五"计划时期是我国经济体制全面改革的关键时期，《中华人民共和国国民经济和社会发展第七个五年计划（1986—1990）》的制定全面估量了我国当时经济和社会发展的现状，力求把计划建立在实事求是、积极可靠的基础上。坚持把发展科学、教育事业放在重要的战略地位上，促进科学技术进步，加快智力开发，并将其作为执行的重要原则和方针之一。

其中，第五十章"卫生和体育"提出：继续贯彻预防为主的方针，普及卫生知识；

加强重点医院的建设；积极发展中医事业；加强卫生队伍建设；积极开展医药科学研究，围绕常见病的发病原理和防治，集中力量进行攻关；建立健全药品、食品的国家监督保证体系；医药行业要继续坚持质量第一的方针，努力提高药品的疗效，积极调整医药产品结构，加强科学研究，努力开拓服务领域。

3. "八五"计划时期（1991~1995 年）

20 世纪最后十年，在我国社会主义现代化建设的历史进程中，是非常关键的历史时期，"第八个五年计划"是我国为实现现代化"三步走"战略，向第二步目标迈进时制定的五年计划。如何在已经取得巨大成就的基础上，进一步促进经济振兴和社会进步，直接关系到我国社会主义制度的巩固与发展，关系到中华民族的前途和命运，正确制定并实施《中华人民共和国国民经济和社会发展十年规划（1991—2000）和第八个五年计划纲要》具有十分重要的意义。

十年规划和"八五"计划纲要的制定，全面估量了国际形势和我国经济的现状与发展趋势，既考虑了已有的良好基础和各种有利条件，又估计到面临的问题和困难，把十年规划远景和五年中期安排结合起来，从实现 20 世纪末战略目标的要求出发来制定"八五"计划。

"八五"计划纲要提出，在"八五"期间卫生保健事业上，贯彻预防为主、依靠科技进步、动员全社会参与、中西医并重、为人民健康服务的方针，同时把医疗卫生工作的重点放在农村。到 1995 年，使全国 50% 的县达到《关于我国农村实现"2000 年人人享有卫生保健"的规划目标（试行）》的低限标准。五年内，婴儿死亡率下降 10%~15%；主要传染病报告发病率下降 20%，有效控制血吸虫病；乡、镇计划免疫接种率达到 85%；农村饮用水改水受益人口达到 85%。

健全预防保健机构，加强妇幼保健、卫生检疫、卫生监督和严重危害人民健康的重大疾病的监测与防治；恢复和发展农村三级合作医疗卫生网；努力扶持"老少边穷"地区卫生设施建设；重视并发挥中医、中药在医疗预防保健工作中的作用。加强卫生队伍建设；进一步整顿医疗卫生系统秩序，提高医疗服务质量。

努力发展医药行业，不断改进化学原料药制剂与医疗器械的生产工艺和技术设备，逐步实施"药品生产质量管理规范"，提高药品质量和医疗器械性能；继续重点发展青霉素头孢菌素系列新抗生素，发展疗效好的抗肿瘤和抗病毒新药、生物技术产品；要改进中药材栽培技术，提高单位面积产量，巩固优质药材的商品生产基地；完善和加强药品进入市场的审批制度[①]。

4. "九五"计划时期（1996~2000 年）

1996~2010 年是我国改革开放和社会主义现代化建设事业承前启后、继往开来的重要时期。历史上的这个时期，中国将建立比较完善的社会主义市场经济体制，全面实现第二步战略目标，并向第三步战略目标迈出重大步伐，为 21 世纪中叶基本实现现代化奠定坚实基础。

---

① http://www.110.com/fagui/law_6294.html

《中华人民共和国国民经济和社会发展"九五"计划和 2010 年远景目标纲要》（以下简称《纲要》）是在发展社会主义市场经济条件下的第一个中长期规划[①]。重点放在"九五"计划，同时着眼于 21 世纪前 10 年的发展，提出轮廓性的远景目标。在经济建设和体制改革上，提出了分阶段的目标和任务，规划了跨世纪的重大工程，使 20 世纪末和 21 世纪初的发展很好地衔接起来，保持三步走发展战略的连续性。该《纲要》在"实施科教兴国战略"中提出，要加强社会发展重点领域的科学研究与技术开发，在计划生育、重大疾病防治、新药创制等方面攻克一批关键技术；在医药等生物工程技术等方面开发具有自主知识产权的技术。在"实施可持续发展战略，推进社会事业全面发展"中，该《纲要》对卫生工作做出部署：坚持以农村为重点、预防为主、中西医并重、依靠科技进步、为人民健康和经济建设服务的方针，积极发展卫生保健事业，实现人人享有初级卫生保健的目标；重点改善农村医疗卫生条件；加强重大疾病防治，强化对传染病的监控和免疫接种；防治职业病，地方病。继续振兴中医药事业，促进中西医结合；建立健全多种形式的医疗保健制度，推进医疗卫生服务社会化；建立健全多种形式的医疗保健制度，推进医疗卫生服务社会化，逐步健全社区卫生服务体系，加强医疗服务管理，不断提高医疗卫生服务质量和效率，加强卫生执法；进一步加强医药市场管理，大力开发新产品，不断提高药品质量。

5. "十五"计划时期（2001~2005 年）

"十五"期间是我国经济和社会发展的重要时期，是进行经济结构战略性调整的重要时期，也是完善社会主义市场经济体制和扩大对外开放的重要时期。

《中华人民共和国国民经济和社会发展第十个五年计划纲要》充分体现了战略性、宏观性、政策性，是"十五"期间（2001~2005 年）国民经济和社会发展的宏伟蓝图。针对卫生事业发展提出了"城市医疗卫生服务水平和农村医疗服务设施继续改善，人民健康水平进一步提高"的预期目标。在"推进科技进步和创新，提高持续发展能力"中，提出重点攻克生物芯片、基因工程药物及疫苗等生物技术；在"控制人口增长，提高出生人口素质"中，提出坚持计划生育的基本国策，稳定现行生育政策，保持低生育水平。提倡优生优育，大力开展计划生育服务，改善基层服务条件，开展生殖健康教育和服务。以预防农村地区高发先天性疾病为重点，明显降低出生缺陷发生率。

6. "十一五"时期（2006~2010 年）

"十一五"时期是全面建设小康社会的关键时期，具有承前启后的历史地位，既面临难得机遇，又存在严峻挑战。从"十一五"时期开始，原"计划"改为"规划"，这一改变彰显了规划的战略性、宏观性和政策性，反映了五年计划的理论基础真正地从计划经济转换到社会主义市场经济和科学发展观上来。

《中华人民共和国国民经济和社会发展第十一个五年规划纲要》在"加快发展高技术产业"中指出，培育生物产业，发挥我国特有的生物资源优势和技术优势，面向健康、农业、环保、能源和材料等领域的重大需求，重点发展生物医药、生物农业、生物能源、

---

① http://www.npc.gov.cn/wxzl/gongbao/2001-01/02/content_5003506.htm

生物制造；实施生物产业专项工程，努力实现生物产业关键技术和重要产品研制的新突破；在生物医药领域，建设一批重大疾病防治疫苗和基因工程药物产业化示范工程，完善现代中药体系，提高新药创制能力[1]。

在"推进社会主义和谐社会建设、提高人民健康水平"篇章中，强调高度关注人民健康，加大政府投入力度，加快发展医疗卫生事业，认真解决群众看病难看病贵的问题，分别从以下几方面提出了具体规划及要求[2]：①完善公共卫生和医疗服务体系，建立健全突发公共卫生事件应急机制，提高疾病预防控制和医疗救治能力；②加强疾病防治和预防保健，严格控制艾滋病、结核病、乙型肝炎等重大传染病的传播，有效预防与控制血吸虫病等寄生虫病和地方病，加强新发传染病防治和免疫工作，综合防治心脑血管疾病、恶性肿瘤等慢性病和职业病，加强心理健康教育和保健，重视精神卫生及疾病防治，加强妇幼卫生保健；③加强中医药和医学科研工作，保护和发展中医药，加强中医临床研究基地和中医医院建设，推进中医药标准化、规范化，整合优势医学科研资源，加强对重大疾病的研究；④深化医疗卫生体制改革，按照政事分开、管办分开、医药分开、营利性与非营利性分开的方向，坚持政府主导、社会参与、转换机制、加强监管的原则，建立符合国情的医疗卫生体制，整合医疗卫生资源，大力提高农村、中西部地区和基层公共卫生资源的比重，加强对医疗卫生服务行为、服务质量和药品市场的监管，降低药品虚高价格，控制医疗费用过快上涨等。

"十一五"也是我国全面落实科学发展观、把增强自主创新能力作为国家战略、加快经济增长方式转变、推进产业结构优化升级、为全面建设小康社会奠定基础的关键时期，是贯彻党的十六届五中全会和全国科学技术大会精神、实施《国家中长期科学和技术发展规划纲要（2006—2020 年）》的开局阶段。《国家"十一五"科学技术发展规划》全面启动《国家中长期科学和技术发展规划纲要（2006—2020 年）》重大专项，围绕国家发展的重大战略需求，提出了"十一五"期间重大专项重点实施的内容和目标，其中医药卫生领域涉及两个方面：①重大新药创制，重点研究化学药和生物药新靶标识别和确证、新药设计，以及药物大规模高效筛选、药效与安全性评价、制备和成药性预测关键技术，开发疗效可靠、质量稳定的中药新药，研制 30~40 个具有知识产权和市场竞争力的新药，完善新药创制与中药现代化技术平台，初步形成支撑我国药业发展的新药创制技术体系；②艾滋病和病毒性肝炎等重大传染病防治，重点突破新型疫苗与治疗药物创制等关键技术，自主研制 40 种高效特异性诊断试剂、15 种疫苗及药物，研究制定科学规范的中医、西医及其结合的防治方案，建立 10 个与发达国家水平相当的防治技术平台，初步构建有效防控艾滋病、肝炎的技术体系。

7. "十二五"时期（2011~2015 年）

"十二五"时期，是全面建设小康社会的关键时期，是深化改革开放、加快转变经济发展方式的攻坚时期。我国经济社会发展呈现新的阶段性特征，仍处于重要战略机遇期，既面临难得的历史机遇，又面对诸多可以预见和难以预见的风险挑战。《中华人民

---

[1] http://ghs.ndrc.gov.cn/zttp/ghjd/quanwen/201403/t20140321_603821.html
[2] http://ghs.ndrc.gov.cn/zttp/ghjd/quanwen/201403/t20140321_603828.html

共和国国民经济和社会发展第十二个五年规划纲要》指出，加快转变经济发展方式，开创科学发展新局面，坚持把科技进步和创新作为加快转变经济发展方式的重要支撑，把保障和改善民生作为加快转变经济发展方式的根本出发点和落脚点。在人民生活持续改善方面提出目标，将全国总人口控制在 13.9 亿人以内。人均预期寿命提高 1 岁，达到 74.5 岁。在"培育发展战略性新兴产业、推动重点领域跨越发展"中指出，生物产业重点发展生物医药、生物医学工程产品、生物农业、生物制造。在"增强科技创新能力、推进重大科学技术突破"中指出，在物质科学、生命科学、空间科学、地球科学、纳米科技等领域抢占未来科技竞争制高点，面向经济社会发展重大需求，在现代农业、装备制造、生态环保、能源资源、信息网络、新型材料、公共安全和健康等领域取得新突破。在完善基本医疗卫生制度方面，增加财政投入，深化医药卫生体制改革，建立健全基本医疗卫生制度，加快医疗卫生事业发展，优先满足群众基本医疗卫生需求。通过加强公共卫生服务体系建设、加强城乡医疗服务体系建设、健全医疗保障体系、完善药品供应保障体系、积极稳妥推进公立医院改革、支持中医药事业发展加以全面落实。

为贯彻党的十七届五中全会精神和《中华人民共和国国民经济和社会发展第十二个五年规划纲要》的战略部署，全面落实科教兴国战略和人才强国战略，深入实施《国家中长期科学和技术发展规划纲要（2006—2020 年）》，科技部发布了《国家"十二五"科学和技术发展规划》①，加快实施包括"重大新药创制""艾滋病和病毒性肝炎等重大传染病防治"在内的国家科技重大专项，在推进重点领域核心关键技术突破方面，强调加快人口健康科技发展，提升全民健康保障能力，将生物和医药技术列入前沿技术研究，在生物产业方面，大力发展创新药物、医疗器械等关键技术和装备。此外，科技部联合卫生部、国家食品药品监督管理局、国家中医药管理局等部门共同发布了《医学科技发展"十二五"规划》。根据《医学科技发展"十二五"规划》，"十二五"时期，医学科技发展着力推进四个方面的转变：一是医学发展向健康促进转变；二是组织模式向协同研究转变；三是医疗服务向整合集成转变；四是产业发展向自主创新转变。该规划提出以重大新药、医疗器械、中药现代化为核心，发展生物医药战略性新兴产业，提高中高端医疗产品的国产化能力，提升产业规模和技术竞争力，在促进经济发展的同时，为提高医疗服务能力提供产业支撑。根据规划部署，我国将发展基因组、转录组、蛋白质组、代谢组、表观遗传组、结构基因组等各类组学技术，发展医学信息学、生物信息学和计算生物学技术，研究纳米医学材料、药物靶向传递的纳米载体、纳米生物器件、纳米诊断试剂等核心关键技术及产品等。力争到"十二五"期末，初步建立适合我国特点的具有开放联合、机制创新、集成攻关等特征的新型国家医学科技创新体系，重点攻克一批预防、诊断、治疗、康复、保健新技术和新产品。该规划还提出了详细的技术目标和能力目标。

8."十三五"时期（2016~2020 年）

"十三五"时期是全面建成小康社会的决胜阶段，《中华人民共和国国民经济和社会发展第十三个五年规划纲要》在 23 个专栏中明确了 165 项重大工程项目，作为实施"十

---

① https://wenku.baidu.com/view/9cf5411671fe910ef02df837.html

三五"规划纲要的有力抓手,支撑全面建成小康社会,助推经济社会发展。在"实施创新驱动发展战略、强化科技创新引领作用"篇章中指出,在卫生健康领域,加快突破生物医药等领域核心技术,围绕健康养老等领域的瓶颈制约,制定系统性技术解决方案,强化脑与认知等基础前沿科学研究。积极提出并牵头组织国际大科学计划和大科学工程,建设若干国际创新合作平台。将"脑科学与类脑研究"作为重大科技项目,将"健康保障"作为重大工程,纳入科技创新 2030 重大项目。

在"提升全民教育和健康水平 推进健康中国建设"篇章,明确了全面深化医药卫生体制改革,健全全民医疗保障体系,加强重大疾病防治和基本公共卫生服务,加强妇幼卫生保健及生育服务,完善医疗服务体系,促进中医药传承与发展,广泛开展全民健身运动及保障食品药品安全[①]。

"六五"~"十三五"时期我国卫生科技事业发展重点如图 1 所示。

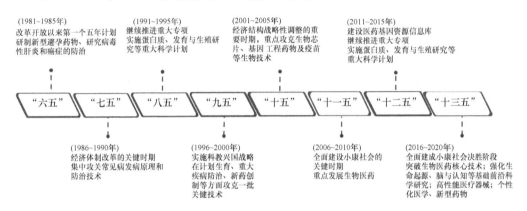

图 1 "六五"~"十三五"时期我国卫生科技事业发展重点

(三)现阶段国家科技及健康领域宏观战略规划与政策

1.《"健康中国 2030"规划纲要》

《"健康中国 2030"规划纲要》是当前推进健康中国建设的行动纲领,突出大健康的发展理念,确立"以促进健康为中心"的"大健康观""大卫生观",提出将这一理念融入公共政策制定实施的全过程,全方位、全生命周期维护人民群众健康。《"健康中国 2030"规划纲要》充分考虑与经济社会发展各阶段目标相衔接,与联合国"2030 可持续发展议程"要求相衔接,提出健康中国"三步走"的目标,即"2020 年,主要健康指标居于中高收入国家前列""2030 年,主要健康指标进入高收入国家行列"的战略目标,并展望 2050 年,提出"建成与社会主义现代化国家相适应的健康国家"的长远目标。这是新中国成立以来首次在国家层面提出的健康领域中长期战略规划,是贯彻落实党的十八届五中全会精神、保障人民健康的重大举措,是我国积极参与全球健康治理、履行我国对联合国"2030 可持续发展议程"承诺的重要举措。《"健康中国 2030"规划纲要》

---

① http://www.12371.cn/special/sswgh/wen/

部署了三项重点任务：一是预防为主、关口前移，推行健康生活方式，减少疾病发生，促进资源下沉，实现可负担、可持续的发展；二是调整优化健康服务体系，强化早诊断、早治疗、早康复，在强基层基础上，促进健康产业发展，更好地满足群众健康需求；三是将"共建共享全民健康"作为战略主题，坚持政府主导，动员全社会参与，推动社会共建共享，人人自主自律，实现全民健康。

2.《国家创新驱动发展战略纲要》

《国家创新驱动发展战略纲要》与《国家中长期科学和技术发展规划纲要（2006—2020 年）》相辅相成，着重突出整体性，强调继承和发展，提高针对性，增强可操作性。《国家创新驱动发展战略纲要》体现了当前和长远、改革和发展、全面部署和重点任务的结合，明确了三步走的战略目标：第一步，到 2020 年进入创新型国家行列，基本建成中国特色国家创新体系，有力支撑全面建成小康社会目标的实现；第二步，到 2030 年跻身创新型国家前列，发展驱动力实现根本转换，经济社会发展水平和国际竞争力大幅提升，为建成经济强国和共同富裕社会奠定坚实基础；第三步，到 2050 年建成世界科技创新强国，成为世界主要科学中心和创新高地，为我国建成富强民主文明和谐的社会主义现代化国家、实现中华民族伟大复兴的中国梦提供强大支撑。《国家创新驱动发展战略纲要》紧紧围绕经济竞争力提升的核心关键、社会发展的紧迫需求、国家安全的重大挑战，采取差异化策略和非对称路径，强化重点领域和关键环节的任务部署。在人口健康领域，《国家创新驱动发展战略纲要》强调发展先进有效、安全便捷的健康技术，应对重大疾病和人口老龄化挑战；促进生命科学、中西医药、生物工程等多领域技术融合，提升重大疾病防控、公共卫生、生殖健康等技术保障能力；研发创新药物、新型疫苗、先进医疗装备和生物治疗技术；推进中华传统医药现代化；促进组学和健康医疗大数据研究，发展精准医学，研发遗传基因和慢性病易感基因筛查技术，提高心脑血管疾病、恶性肿瘤、慢性呼吸性疾病、糖尿病等重大疾病的诊疗技术水平；开发数字化医疗、远程医疗技术，推进预防、医疗、康复、保健、养老等社会服务网络化、定制化，发展一体化健康服务新模式，显著提高人口健康保障能力，有力支撑健康中国建设。

3.《"十三五"国家科技创新规划》

《"十三五"国家科技创新规划》，依据《中华人民共和国国民经济和社会发展第十三个五年规划纲要》《国家创新驱动发展战略纲要》和《国家中长期科学和技术发展规划纲要（2006—2020 年）》编制，明确"十三五"时期科技创新的总体思路、发展目标、主要任务和重大举措，是国家在科技创新领域的重点专项规划，是我国迈进创新型国家行列的行动指南[①]。在规划总体部署中强调了围绕构筑国家先发优势，加强兼顾当前和长远的重大战略布局，健全支撑民生改善和可持续发展的技术体系，突破资源环境、人口健康、公共安全等领域的瓶颈制约。围绕增强原始创新能力，培育重要战略创新力量。持续加强基础研究，全面布局、前瞻部署，聚焦重大科学问题，提出并牵头组织国际大科学计划和大科学工程，力争在更多基础前沿领域引领世界科学方向，在更多战略性领

---

① https://www.sciping.com/20277.html

域实现率先突破。

该规划要求加快实施已部署的"新药创制""传染病防治"等国家科技重大专项，持续攻克关键核心技术，推动专项成果应用及产业化，提升专项实施成效，确保实现专项目标。同时，面向 2030 年，再选择一批体现国家战略意图的重大科技项目，力争有所突破，其中包括"脑科学与类脑研究"重大科技项目及"健康保障"重大工程。在发展先进高效生物技术方面，重点部署前沿共性生物技术、新型生物医药、先进生物医用材料、生物资源利用、生物安全保障、生命科学仪器设备研发等任务，加快合成生物技术、生物大数据、再生医学、3D 生物打印等引领性技术的创新突破和应用发展，提高生物技术原创水平。在发展人口健康技术方面，该规划强调紧密围绕健康中国的建设需求，突出解决重大慢病防控、人口老龄化应对等影响国计民生的重大问题，以提升全民健康水平为目标，系统加强生物数据、临床信息、样本资源的整合，统筹推进国家临床医学研究中心和疾病协同研究网络建设，促进医研企结合开展创新性和集成性研究，加快推动医学科技发展。重点部署疾病防控、精准医学、生殖健康、康复养老、药品质量安全、创新药物开发、医疗器械国产化、中医药现代化等任务，加快慢病筛查、智慧医疗、主动健康等关键技术突破，加强疾病防治技术普及推广和临床新技术新产品转化应用，建立并完善临床医学技术标准体系。力争到 2020 年，形成医养康护一体化、连续性的健康保障体系，为提高医疗服务供给质量、加快健康产业发展、助推医改和健康中国建设提供坚实的科技支撑。

4.《"十三五"卫生与健康科技创新专项规划》

《"十三五"卫生与健康科技创新专项规划》明确了这一时期卫生与健康科技创新领域的指导思想、基本原则、发展目标、重点任务和保障措施。"十三五"期间，我国将建立更加协同、高效、开放的国家卫生与健康科技创新体系，着力突破 20~30 项前沿关键技术并转化应用，建成覆盖 100 万健康人群和 10 个重点疾病的大型人群队列，形成100 项左右针对重大疾病和重大健康问题的诊疗规范、技术标准、临床路径与防控策略，研发 20~30 种创新药物，培育 20~30 个有国际影响力的健康品牌企业集群。到 2020 年，卫生与健康科技创新能力显著增强，医疗服务供给质量明显改善，健康保障模式转型发展，中医药特色优势进一步发挥，为提高全民健康水平、加快健康产业发展、助推健康中国建设提供坚实的科技支撑[1]。

二、卫生服务能力与国民健康水平

孙晓北　杨　渊　张　冉　李　玲

中国医学科学院医学信息研究所

人民健康是民族昌盛和国家富强的重要标志。改革开放以来，随着我国经济发展水平的快速提高，医疗卫生资源稳步增长，医疗卫生条件显著改善，社会保障制度日益健

---

[1] http://www.most.gov.cn/kjbgz/201706/t20170613_133485.htm

全，先进医疗服务体系覆盖面不断扩展，群众获得卫生服务的可及性明显改善，人口健康水平稳步提高。尤其是党的十八大以来，我国卫生事业投入力度加大，重大疾病防治成效显著。作为衡量一个国家居民健康水平和医疗水平的重要指标，我国婴儿死亡率、孕产妇死亡率大幅下降，平均预期寿命明显延长。

（一）卫生服务能力

改革开放 40 年来，我国卫生与健康事业加快发展，医疗卫生服务体系不断完善，基本公共卫生服务均等化水平稳步提高，公共卫生整体实力和疾病防控能力迈上大台阶。

1. 医疗卫生服务体系不断完善，能力不断提升

经过长期发展，我国已经建立了由医院、基层医疗卫生机构、专业公共卫生机构等组成的覆盖城乡的医疗卫生服务体系。截至 2017 年，全国医疗卫生机构总数达到 98.67 万家，较改革开放初期 1980 年增长了近 4.5 倍，其中基层医疗卫生机构增长最为显著，由 1980 年的 15.84 万家增长到 2017 年的 93.30 万家（表 1）。为实现 2020 年基本建立覆盖城乡居民的基本医疗卫生制度和人民健康水平持续提升奠定了坚实的医疗卫生资源基础。

表 1　全国医疗卫生机构数量

项 目	年 份	
	1980 年	2017 年
医疗卫生机构总数	18.06 万家	98.67 万家
医院	0.95 万家	3.11 万家
基层医疗卫生机构	16.04 万家	93.30 万家
专业公共卫生机构	0.69 万家	1.99 万家

数据来源：《中国卫生年鉴（1983）》《2017 年我国卫生健康事业发展统计公报》。1980 年医院为"县及县以上医院"；基层医疗卫生机构包括县级以下医院、门诊部（所）、疗养院（所）、药品检验所（室）、医学科学研究机构；专业公共卫生机构为专科防治所（站）、卫生防疫站、妇幼保健所（站）。2017 年基层医疗卫生机构包括社区卫生服务中心（站）、街道卫生院、乡镇卫生院、村卫生室、门诊部、诊所（医务室）

改革开放以来，全国医疗卫生机构床位数增加 2.6 倍，由 1980 年的 218 万张增加到 2017 年的 794 万张，全国医疗卫生机构人员数增加 2.3 倍，由 1980 年的 353 万人增长到 2017 年的 1175 万人。卫生技术人员的学历和职称结构不断优化。从医护人员数量及比例看，截至 2017 年年底，我国执业（助理）医师 339 万人，注册护士超过 380 万人，每千人口护士数提高到 2.74，医护比提高到 1∶1.1，扭转了既往医护比例倒置的局面（表 2）。

表 2　医疗卫生体系变化

项 目	年 份	
	1980 年	2017 年
医疗卫生机构床位数	218 万张	794 万张
医院床位数	119 万张	612 万张
每千人口医院床位数	2.02 张	5.27 张

续表

项 目	年 份	
	1980 年	2017 年
医疗卫生机构人员数	353 万人	1175 万人
卫生技术人员数	280 万人	899 万人
每千人口卫生技术人员数	2.85 人	2.44 人

数据来源：《中国卫生年鉴（1983）》《2017 年我国卫生健康事业发展统计公报》

　　在我国医药卫生事业不断发展的进程中，值得一提的是，21 世纪以来，民营医院的发展十分迅速，为我国医疗服务能力的提升贡献了一份力量。2017 年，全国共有公立医院 12 297 家，诊疗 29.5 亿人次，占医院诊疗总数的 85.8%；民营医院 18 759 家，诊疗 4.9 亿人次，占医院诊疗总数的 14.2%。到 2017 年年底，公立医院床位数占总床位数的 75.7%，民营医院床位数占 24.3%。

　　医疗卫生服务体系的完善与能力的提升，需要政策的保障和宏观规划的指导。2015 年 9 月，国务院办公厅印发了《关于推进分级诊疗制度建设的指导意见》，以强基层为重点完善分级诊疗服务体系，目标是到 2020 年分级诊疗服务能力全面提升，保障机制逐步健全，基层首诊、双向转诊、急慢分治、上下联动的分级诊疗模式逐步形成。2017 年 4 月，国务院办公厅发布《关于推进医疗联合体建设和发展的指导意见》，旨在提升医疗服务体系整体效能，更好地实施分级诊疗和满足群众健康需求。截至 2017 年 6 月底，全国 1764 家三级医院开展了多种形式的医联体建设工作，占全国三级医院的 80%。

　　2. 医疗资源供给持续增加，医保筹资和保障水平大幅提升

　　改革开放初期，1978 年我国卫生总费用仅为 110.21 亿元，到 2017 年，我国卫生总费用已达 51 599 亿元（《2018 中国卫生健康统计提要》）（图 1）。40 年来，我国医疗卫

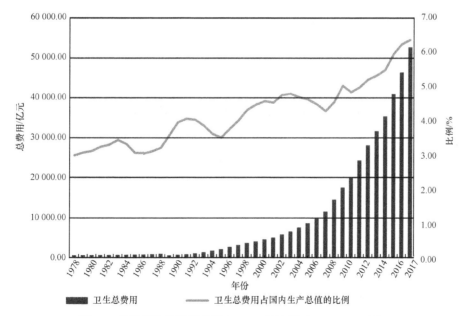

图 1　我国卫生总费用及其占 GDP 的比例（1978~2017 年）

数据来源：《2018 中国卫生健康统计提要》

生支出比例逐步上升，1978 年医疗卫生支出占 GDP 的比例为 3%，1988 年为 3.2%，1998 年为 4.3%，2008 年为 4.5%，2017 年为 6.4%。随着政府、社会对医疗卫生投入的持续增长，我国卫生总费用结构不断优化。自 2001 年以来，个人卫生支出占卫生总费用的比例持续下降，2001 年为 60.0%，2017 年降至 28.8%。

1998 年，我国开始建立城镇职工基本医疗保险，2003 年，开始建立新型农村合作医疗制度，2007 年，开始建立城镇居民基本医疗保险制度，同时城乡居民基本医保筹资和保障水平不断提升。2003 年，新农合人均筹资水平仅有 30 元。2016 年，我国将城镇居民医保和新农合进行整合，城乡居民基本医保人均财政补助标准为 420 元，2017 年提高到 450 元。2003 年年底，参加新农合人口为 0.8 亿人；2008 年，新农合制度实现了全覆盖，城镇职工基本医保、城镇居民基本医保、新农合等三项基本医保制度覆盖率为 87%；2017 年，我国织起了世界上最大的全民基本医疗保障网，三项基本医保制度参保人数超过 13 亿，参保率稳固在 95% 以上。

3. 医疗服务水平及效率不断提升

改革开放 40 年来，随着我国医学科技水平的整体提升，我国已产生了一系列达到或引领国际先进水平、在国际上具有示范和带动作用的优势医疗技术，推动了我国疾病防、诊、治能力与水平的全面提升，同时大幅提升了临床诊疗效率。随着信息技术的发展进步，远程医疗服务得到应用和推广，基层及偏远地区医疗服务水平显著提升，2009 年，《关于深化医药卫生体制改革的意见》明确提出"积极发展面向农村及边远地区的远程医疗"。截至 2017 年，全国 22 个省份建立了省级远程医疗平台，覆盖 1.3 万家医疗机构、1808 个县，实现国家级贫困县远程医疗"全覆盖"，2017 年远程医疗服务总例次超过 6000 万。

2017 年，著名医学杂志《柳叶刀》对全球 195 个国家与地区的医疗质量和可及性排名结果显示，1990~2015 年，中国是医疗质量进步幅度最大的国家之一，医疗质量和可及性指数排名从第 110 位提高到第 60 位，进步幅度位居全球第三位。国内区域间医疗服务质量的差距由 1990 年的 6.7 缩小到 2015 年的 1.2，远低于全球区域间的 20.1。2018 年《柳叶刀》再次发布全球医疗质量和可及性排名，中国医疗质量和可及性排名从 2015 年的全球第 60 位提高到 2016 年的第 48 位，再次取得进步。

在传染病防控及突发公共卫生事件处置能力建设方面，2004 年，全国传染病疫情和突发公共卫生事件网络直报系统建成并投入使用，信息平均报告时间从原来的 5 天缩短到 4 小时。2018 年，传染病信息报告系统覆盖近 7.1 万家医疗机构，系统用户超过 16 万。全国范围建成国家、省、市、县四级疾控机构实验室检测网络；中国疾病预防控制中心流感、脊髓灰质炎、麻疹、乙脑等实验室成为世界卫生组织参比实验室。中国已经具备了 72 小时内检测 300 余种病原体的能力。

（二）国民健康水平

1. 改革开放 40 年来我国人均预期寿命明显延长

作为衡量一国居民健康水平和医疗水平的重要指标之一，改革开放以来中国人均预期寿命明显延长；国家统计局数据显示，中国人口平均预期寿命从 1981 年的 67.9 岁上升到 2017 年的 76.6 岁（图 2），不到 40 年时间提高了近 10 岁。而 1949 年以前，中国人均预期寿命仅为 35 岁。

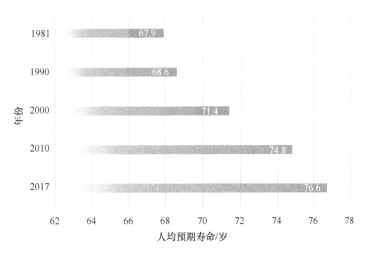

图 2　1981~2017 年我国人均预期寿命变化趋势图
数据来源：《中国卫生统计年鉴》

2016 年中国人均预期寿命为 76.4 岁，相比 1990 年增加了 8.4 岁（11%）（图 3），在相比较的典型国家中，人均预期寿命增长数值显著高于美国、英国、德国等发达国家，并超过目前人均预期寿命最高的国家——日本。另据 2018 年 5 月世界卫生组织在日内瓦发布的《世界卫生统计 2018》显示，基于 2016 年统计数据，中国婴儿出生时的健康预期寿命为 68.7 岁，首次超越美国（68.5 岁）。而全球婴儿出生时健康预期寿命为 63.3 岁。

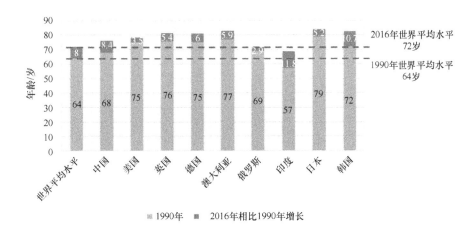

图 3　典型国家人均预期寿命的国际比较
数据来源：WHO

2. 提前实现了联合国千年发展目标中妇幼健康相关指标

2014 年，中国提前实现了联合国千年发展目标中妇幼健康相关指标。世界卫生组织公布的《妇幼健康成功因素报告》将中国列为妇幼健康高绩效的 10 个国家之一，并将中国的经验向世界推广。与 1990 年孕产妇死亡率（88.9/10 万）相比较（图 4），2017 年中国孕产妇死亡率为 19.6/10 万，降低了 78%。

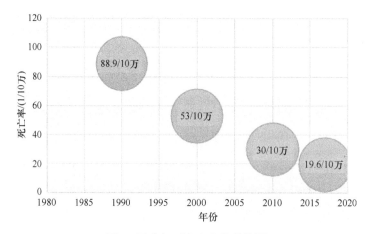

图 4　孕产妇死亡率变化趋势图

数据来源：《中国卫生统计年鉴》

与国际情况比较，2015 年中国孕产妇死亡率为 27/10 万，相比 1990 年降低了约 70%（图 5），在相比较的 8 个典型国家中下降率位于第一。

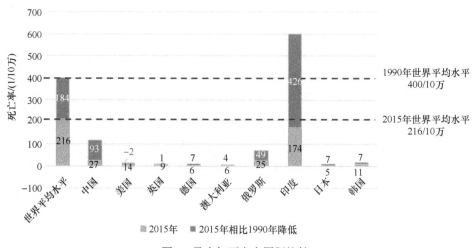

图 5　孕产妇死亡率国际比较

数据来源：WHO

改革开放以来，我国婴儿死亡率同样呈现稳步下降趋势，由 20 世纪 80 年代初期的 34.68‰ 下降到 2017 年的 6.8‰（图 6）。同时，与美国、英国、日本等发达国家的差距显著缩小（图 7）。

　　5 岁以下儿童死亡率由 1990 年的 84.37‰、2000 年的 39.7‰、2010 年的 16.4‰稳步下降至 2017 年的 9.1‰，2017 年较 1990 年下降了约 89%（图 8）。

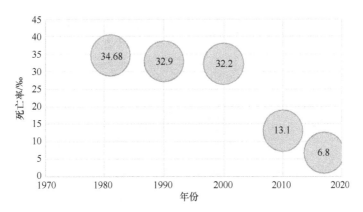

图 6　我国婴儿死亡率变化趋势图

数据来源：《中国卫生统计年鉴》

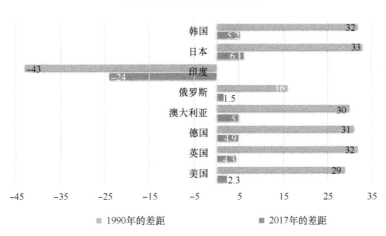

图 7　婴儿死亡率国际比较（单位：千分点）

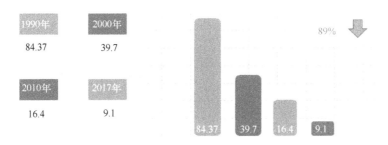

图 8　5 岁以下儿童死亡率稳步下降（单位：‰）

数据来源：《中国卫生统计年鉴》。图中右上角的 89%表示 2017 年较 1990 年下降的死亡率

第二章 中国医学科技发展环境

一、医学科技发展政策环境

孙晓北 殷 环

中国医学科学院医学信息研究所

（一）全面加强基础科学研究

2018 年 1 月，国务院印发《关于全面加强基础科学研究的若干意见》（以下简称《意见》），对全面加强基础科学研究做出部署。该意见明确了我国基础科学研究三步走的发展目标，提出到 21 世纪中叶，把我国建设成为世界主要科学中心和创新高地，涌现出一批重大原创性科学成果和国际顶尖水平的科学大师，为建成富强民主文明和谐美丽的社会主义现代化强国和世界科技强国提供强大的科技支撑。

该《意见》从 5 个方面提出了 20 条重点任务。一是完善基础研究布局。加强基础研究和应用基础研究，推动数学、物理等重点基础学科发展，围绕科学前沿和国家需求强化重大科学问题超前部署；优化国家科技计划基础研究支持体系；优化基础研究区域布局；推进国家重大科技基础设施建设。二是建设高水平研究基地。聚焦国家目标和战略需求布局建设国家实验室，加强国家重点实验室等创新基地建设。三是壮大基础研究人才队伍。培养造就具有国际水平的战略科技人才和科技领军人才，加强中青年和后备科技人才培养，稳定实验技术人才，建设高水平创新团队。四是提高基础研究国际化水平。组织实施国际大科学计划和大科学工程；深化基础研究国际合作，加大国家科技计划对外开放力度，推进"一带一路"科技创新行动计划。五是优化基础研究发展机制和环境。加强基础研究顶层设计和统筹协调，建立基础研究多元化投入机制，深化科研项目和经费管理改革，推动基础研究与应用研究融通，促进科技资源开放共享，完善符合基础研究特点和规律的评价机制，加强科研诚信建设，推动科普、弘扬科学精神与创新文化。

对于营造宽松的环境，该《意见》从 3 个方面进行了规划设计：一是加强中央财政对基础研究的支持力度，特别是要完善对高校、科研机构、科学家的长期稳定支持机制。二是进一步深化科研项目和经费管理改革，要完善符合基础研究规律的项目组织申报、评审与决策机制，让经费为人的创造性活动服务。三是建立完善符合基础研究特点和规律的评价机制，要开展基础研究差异化评价试点，完善以创新质量和学术贡献为核心的评价机制，支持高校和科研院所自主布局基础研究。

（二）明确牵头国际大科学计划和大科学工程"三步走"

2018 年 3 月，经中央批准，国务院印发《积极牵头组织国际大科学计划和大科学工程方案》，标志着我国牵头组织国际大科学计划和大科学工程"三步走"的发展目标进一步明确，开启了牵头组织国际大科学计划和大科学工程的"快车道"。自改革开放以来，我国以发展中国家的身份有重点地选择参与了国际大洋发现计划、人类基因组计划、国际热核聚变实验堆计划、国际地球观测组织和平方公里阵列射电望远镜等一些国际大科学计划和大科学工程。这些参与推动我国在基础理论研究、重大关键技术突破等方面逐步实现了由学习跟踪向并行发展的转变。与此同时，我国也相继启动建设了同步辐射光源、全超导托卡马克核聚变实验装置、500 米口径球面射电望远镜等数十个国家重大科技基础设施，积极探索以我为主的国际合作。新时代我国牵头组织国际大科学计划和大科学工程具有重要意义，有利于发挥我国的主导作用，为解决世界性重大科学难题贡献中国智慧、提出中国方案、发出中国声音，提供全球公共产品，为世界文明发展做出积极贡献。

《积极牵头组织国际大科学计划和大科学工程方案》本着国际尖端，科学前沿；战略导向，提升能力；中方主导，合作共赢；创新机制，分步推进，根据实施条件成熟一个、启动一个的基本原则，明确了"三步走"的发展目标。到 2020 年，培育 3~5 个项目，研究遴选并启动 1 或 2 个我国牵头组织的国际大科学计划和大科学工程，初步形成牵头组织国际大科学计划和大科学工程的机制做法，为后续工作探索积累有益经验；到 2035 年，培育 6~10 个项目，启动培育成熟项目，形成我国牵头组织的国际大科学计划和大科学工程初期布局，提升我国在全球若干科技领域的影响力；到 21 世纪中叶，启动培育成熟项目，在国际科技创新治理体系中发挥重要作用，持续为全球重大科技议题做出贡献。

（三）科学管理科学数据，保障安全、突出共享、支撑创新

2018 年 1 月经中央全面深化改革领导小组审议通过，同年 4 月，国务院办公厅正式印发《科学数据管理办法》，这是我国第一次在国家层面出台科学数据管理办法，旨在进一步加强和规范科学数据管理，保障科学数据安全，提高开放共享水平，更好地为国家科技创新、经济社会发展和国家安全提供支撑。

近年来，随着我国科技投入不断增长，科技创新能力不断提升，科学数据呈现出"井喷式"增长，而且质量大幅提高。大数据时代，科技创新越来越依赖于科学数据的综合分析，当代科学技术发展呈现出明显的大科学、定量化研究特点，科技创新越来越依赖于大量、系统、高可信度的科学数据，对科学数据的综合分析本身就是科技创新的一种方式。但面对当前科技创新对科学数据管理的需求，尤其是与欧美发达国家相比，我国科学数据的管理与应用仍然存在明显不足，是我国科技工作的短板。当前我国正处于实施创新驱动发展战略和建设科技强国的关键时期，加强和规范科学数据管理是加强我国科技创新能力建设和保障国家安全的重要方式与手段。在国家层面发布加强和规范科学数据管理的政策制度，推动科学数据开放共享，对于服务科技创新、提升政府公共服务能力和发展共享经济等方面具有重要意义。

《科学数据管理办法》的重要亮点就是突出了科学数据共享利用。按照"开放为常态、不开放为例外"的共享理念，明确为公益事业无偿服务的政策导向，充分发挥科学数据的重要作用。《科学数据管理办法》要求科技计划项目产生的科学数据应进行强制性汇交，并通过科学数据中心进行规范管理和长期保存，对利用政府预算资金资助的各级科技计划（专项、基金等）项目所形成的科学数据提出了明确要求，要求由项目牵头单位汇交到相关科学数据中心。针对科学数据利用率不高的问题，该办法提出了三项措施：一是实行清单管理制度，由主管部门组织编制科学数据资源目录。二是鼓励科研人员整理形成产权清晰、完整准确、共享价值高的科学数据。三是在数据共享过程中，原则上对公益性事业及公益性科学研究无偿提供，确需收费的应按照规定程序和不盈利原则制定合理的收费标准；对商业活动利用数据的需通过协商约定。《科学数据管理办法》还提出，加强国家科学数据中心的培育和建设，明确提出要加强统筹布局，以条件好、资源优势明显的科学数据中心为基础，优化整合形成国家科学数据中心。

《科学数据管理办法》始终把确保数据安全放在首要位置，对涉及国家安全和秘密的科学数据如何把握好开放与保密的关系，做了原则性、政策性的规定，对涉及国家秘密、国家安全、社会公共利益、商业秘密和个人隐私的科学数据，不得对外开放共享；确需对外开放的，要对利用目的、用户资质、保密条件等进行审查，并严格控制知悉范围。此外，还加强了知识产权保护。对科学数据使用者的行为进行了规范，体现了对科学数据知识产权的尊重。对科学数据生产者也做出了约束，如出现数据造假等行为，将受到相应惩罚。

（四）深化项目评审、人才评价、机构评估改革，提升科技创新能力

2018年7月，中共中央办公厅、国务院办公厅印发了《关于深化项目评审、人才评价、机构评估改革的意见》。项目评审、人才评价、机构评估（以下简称"三评"）改革是推进科技评价制度改革的重要举措，是树立正确评价导向、优化科研生态环境的必然要求。改革力争在"十三五"期间，在优化"三评"工作布局、减少"三评"项目数量、改进评价机制、提高质量效率等方面实现更大突破，基本形成适应创新驱动发展要求、符合科技创新规律、突出质量贡献绩效导向的分类评价体系，科技资源配置更加高效，科研机构和科研人员创新创业潜能活力竞相迸发，科技创新和供给能力大幅提升，科技进步对经济社会发展做出更大贡献。

《关于深化项目评审、人才评价、机构评估改革的意见》从优化科研项目评审管理、改进科技人才评价方式、完善科研机构评估制度、加强监督评估和科研诚信体系建设4个方面提出具体措施。"三评"工作对科研活动起到"指挥棒"作用，关系科研人员和机构的切身利益。深化"三评"改革要坚持4条基本原则：一是坚持尊重规律，按照科技人才发展和科研规律，加强顶层设计和统筹协调，科学设立评价目标、指标和方法；二是坚持问题导向，聚焦主要问题、突出问题，提高改革的含金量和实效性；三是坚持分类评价，建立分类评价指标体系和评价程序规范；四是坚持客观公正，提高科技评价活动的公开性和开放性，保证评价工作的独立性和公正性，确保评价结果的科学性和客观性。

"三评"改革瞄准的是现实问题，如攻克"卡脖子"技术是国家科技计划的使命，要实现这个目标就要进行改革，《关于深化项目评审、人才评价、机构评估改革的意见》

中"优化科研项目评审管理"部分提出的完善项目指南编制和发布机制、保证项目评审公开公平公正、完善评审专家选取使用、提高项目评审质量和效率等各项改革措施，都将进一步确保这个目标的实现。

聚焦科研人员反映强烈的问题，《关于深化项目评审、人才评价、机构评估改革的意见》从可操作出发，分别对项目评审、人才评价、机构评估工作提出了有针对性的改革举措，并对普遍适用于"三评"工作的监督评估和科研诚信建设措施做出了安排，共计4方面18项具体政策措施，真正让科研人员吃下"定心丸"。在优化科研项目评审管理方面，对指南的编制与发布、评审规则的公开公平公正、评审专家的选取使用、评审工作的质量效率、成果的评价验收与奖励、科技计划的绩效评估等方面均提出了改革举措，形成了覆盖项目评审全流程各关键环节的制度规范。

在改进科技人才评价方式方面，针对人才"帽子多"、标准"一刀切"、评用脱节等突出问题，坚持"干什么评什么"的分类原则，"评用结合、谁用谁评"，论文发表和引用排名等不作为限制性指标，扭转少数人急功近利、作风浮躁的问题，让作风和学风得到转变。

在完善科研机构评估制度方面，针对科研机构在职能定位、法人自主权、机构管理等方面存在的问题，创新性地在科研机构全面推行章程管理制度，建立以科技创新绩效为核心的中长期绩效评估制度，并对完善科技创新基地评价考核体系一并做出制度安排。

在科研过程监管及科研诚信方面，本着充分相信科研人员、充分尊重科研规律的基本出发点，着眼于科研管理全流程的改革和完善，为科研人员松绑和减负，把科研人员从繁杂的琐碎事务中解放出来。同时强调解放不等于全放，基于信任的前提是坚守诚信底线。《关于进一步加强科研诚信建设的若干意见》中保留了必要的监控手段，《关于深化项目评审、人才评价、机构评估改革的意见》中也提出要建立覆盖"三评"活动全过程的监督评估机制和集教育、自律、监督、惩戒于一体的科研诚信体系。充分做到放管结合，既要放到位，放出效益，又要守住底线，守住诚信。

（五）加强科研诚信建设，加快建设创新型大国

科研诚信是科技创新的基石，是实施创新驱动发展战略、实现世界科技强国目标的重要基础。近年来，我国科研诚信建设在工作机制、制度规范、教育引导、监督惩戒等方面取得了显著成效，但整体上仍存在短板和薄弱环节，违背科研诚信要求的行为时有发生。2018年5月，中共中央办公厅、国务院办公厅印发了《关于进一步加强科研诚信建设的若干意见》，进一步明确了科研诚信建设的总体要求、工作机制、责任体系、重点任务、主要措施等，对培育和践行社会主义核心价值观，切实解决制约科研诚信建设的突出问题，鼓励科研人员潜心研究、勇攀科学高峰，以及加快建设创新型国家意义重大。

《关于进一步加强科研诚信建设的若干意见》明确了新时代科研诚信建设的指导思想、基本原则、主要目标和建设任务，是新时代进一步加强我国科研诚信建设的重要制度依据。

遵循"明确责任、协调有序，系统推进、重点突破，激励创新、宽容失败，坚守底线、终身追责"的基本原则，《关于进一步加强科研诚信建设的若干意见》提出了6个方面的具体任务。

一是完善科研诚信管理工作机制和责任体系。确定由科技部、中国社会科学院分别负责自然科学领域和哲学社会科学领域科研诚信工作的统筹协调与宏观指导。从事科研活动及参与科技管理服务的各类机构要切实履行科研诚信建设的主体责任，从事科研活动及参与科技管理服务的各类人员要坚守底线、严格自律。学会、协会、研究会等社会团体要发挥自律自净功能。

二是加强科研活动全流程诚信管理。将科研诚信建设要求落实到项目指南、立项评审、过程管理、结题验收和监督评估等科技计划管理全过程。推进全面实施科研诚信承诺制度，强化科研诚信审核，将具备良好的科研诚信状况作为参与各类科技计划的必备条件，对严重违背科研诚信要求的责任者实行"一票否决"。建立健全学术论文等科研成果管理制度。深化科研评价制度改革，建立以科技创新质量、贡献、绩效为导向的分类评价制度，推行代表作评价制度，不把论文、专利、荣誉性头衔、承担项目和获奖等情况作为限制性条件，防止简单量化、重数量轻质量、"一刀切"等倾向。

三是进一步推进科研诚信制度化建设。完善教育宣传、诚信案件调查处理、信息采集、分类评价等管理制度。依法依规制定统一的调查处理规则，对举报受理、调查程序、职责分工、处理尺度、实名举报人及被举报人保护等做出明确规定。建立健全学术期刊管理和预警制度，支持相关机构发布国内国际学术期刊预警名单，并实行动态跟踪、及时调整。对罔顾学术质量、管理混乱、商业利益至上造成恶劣影响的学术期刊，将其列入黑名单。

四是切实加强科研诚信教育和宣传。将科研诚信纳入单位日常管理，加强对科研人员、教师和青年学生等的科研诚信教育，在入学入职、职称晋升、参与科技计划项目等重要节点必须开展科研诚信教育。

五是严肃查处严重违背科研诚信要求的行为。科技部、中国社会科学院要明确相关机构负责科研诚信工作，做好受理举报、核查事实和日常监管等工作，建立跨部门联合调查机制。违背科研诚信要求行为人所在单位是调查处理的第一责任主体，要积极主动、公正公平开展调查和处理。坚持零容忍，保持对严重违背科研诚信要求行为严厉打击的高压态势。建立终身追究制度。加强科研诚信信息的跨部门、跨区域共享共用。

六是加快推进科研诚信信息化建设。建立完善科研诚信信息系统，对科研人员、相关机构和组织等的科研诚信状况进行记录。建立健全科研诚信信息采集、记录、评价、应用等管理制度，明确实施主体、程序和要求。逐步推动科研诚信信息系统与全国信用信息共享平台、地方科研诚信信息系统互联互通。

（六）"互联网+医疗健康"缓解就医难题，提升健康水平

党中央、国务院高度重视"互联网+医疗健康"工作。习近平总书记指出，要推进"互联网+教育""互联网+医疗"等，让百姓少跑腿、数据多跑路，不断提升公共服务均等化、普惠化、便捷化水平。李克强总理强调，要加快医联体建设，发展"互联网+医疗"，让群众在家门口能享受优质医疗服务。《"健康中国2030"规划纲要》《国务院关于

积极推进"互联网+"行动的指导意见》都做出了部署。

为贯彻落实党中央、国务院精神，国家卫生健康委员会会同有关部门，在总结地方探索的基础上，充分座谈论证，听取有关部委、部分省份、研究机构及互联网医疗企业的意见建议，研究起草了《关于促进"互联网+医疗健康"发展的意见》。2018年4月，李克强总理主持召开国务院常务会议，审议原则通过了《关于促进"互联网+医疗健康"发展的意见》，确定发展"互联网+医疗健康"措施，强调加快发展"互联网+医疗健康"，缓解看病就医难题，提升人民健康水平。

《关于促进"互联网+医疗健康"发展的意见》提出的一系列政策措施，明确了支持"互联网+医疗健康"发展的鲜明态度，突出了鼓励创新、包容审慎的政策导向，明确了融合发展的重点领域和支撑体系，也划出了监管和安全底线。政策出台有利于深化"放管服"和供给侧结构性改革，缓解医疗卫生事业发展不平衡不充分的矛盾，满足人民群众日益增长的多层次多样化医疗健康需求。同时，"互联网+医疗健康"也是新事物，参与主体多、涉及领域广，隐私安全风险高，也迫切需要部门和地方加强协同配合，及时发现解决新问题，引导各方有序参与。

《关于促进"互联网+医疗健康"发展的意见》的主要内容有三个方面。一是健全"互联网+医疗健康"服务体系。从发展"互联网+"医疗服务、创新"互联网+"公共卫生服务、优化"互联网+"家庭医生签约服务、完善"互联网+"药品供应保障服务、推进"互联网+"医保结算服务、加强"互联网+"医学教育和科普服务、推进"互联网+"人工智能应用服务等7方面，推动互联网与医疗健康服务融合，涵盖医疗、医药、医保"三医联动"诸多方面。二是完善"互联网+医疗健康"支撑体系。从加快实现医疗健康信息互通共享、健全"互联网+医疗健康"标准体系、提高医院管理和便民服务水平、提升医疗机构基础设施保障能力、及时制订完善相关配套政策等5方面，提出了有关具体举措。三是加强行业监管和安全保障，对强化医疗质量监管和保障数据信息安全做出明确规定，保障"互联网+医疗健康"规范有序发展。

《关于促进"互联网+医疗健康"发展的意见》的出台，主要着眼于目标导向、问题导向、需求导向，对社会比较关注、各方迫切希望解决的问题做了回应，提出了有关的具体创新举措：一方面，为释放政策红利、激发各类参与主体创新发展活力，该文件鲜明提出了一些鼓励性政策措施。例如，在发展"互联网+"医疗服务方面，将允许依托医疗机构发展互联网医院；在优化"互联网+"家庭医生签约服务方面，加快家庭医生签约服务智能化信息平台建设与应用，鼓励网上开展签约服务，在线提供健康咨询、预约转诊、慢性病随访、健康管理、延伸处方等服务。在完善"互联网+"药品供应保障服务方面，明确对线上开具的常见病、慢性病处方，经药师审核后，医疗机构、药品经营企业可委托符合条件的第三方机构配送。在推进"互联网+"医疗保险结算服务方面，逐步拓展在线支付功能，推进"一站式"结算。适应"互联网+医疗健康"发展，进一步完善医保支付政策等。另外，出于对人民身体健康和生命安全高度负责，文件明确提出了一些规范性监管措施。例如，在强化医疗质量监管方面，出台规范互联网诊疗行为的管理办法，明确监管底线。建立医疗责任分担机制。强调互联网医疗健康服务平台等第三方机构应确保提供服务人员的资质符合有关规定要求，并对所提供的服务承担责任。在保障数据信息安全方面，要研究制定健康医疗大数据确权、开放、流通、交易和产权保护的法规。严格执行信息安全和医疗健康数据保密规定，严格管理病人信息、用户资料、基因数据等。《关于促进"互联网+医疗健康"发展的意见》的出台，既鼓励创新又包容审慎，积极释放政策红利，进一步推动互联网与医疗健康的深度融合发展。

《关于促进"互联网+医疗健康"发展的意见》通过健全、完善"互联网+医疗健康"的服务和支撑体系，更加精准对接和满足群众多层次、多样化、个性化的健康需求，体现在：一是"智慧"化解"看病烦"与"就医繁"，二是跨时空均衡配置医疗资源，将优质医疗资源和优秀医生智力资源送到老百姓家门口，三是重塑大健康管理模式，实现"我的健康我能管"，提升了诊疗能力，满足了群众就医需求。

二、医学科研投入现状

生物医药类国家级科研项目投入稳居学科前列

李 玲 高东平 杨 渊

中国医学科学院医学信息研究所

生物医学科技创新是我国民生科技工作的战略重点，不仅创造了大量的先进医药卫生技术，还促进了生命科学的发展，为人民健康提供了更加有效的技术保障。在创新驱动发展、建设创新型国家重大战略决策的指导下，"自主创新、重点跨越、支撑发展、引领未来"成为我国科技发展的方针，全面大力推进卫生科技工作创新发展。根据新时期科技和卫生工作总方针，我国专门设立了重大新药创制、艾滋病和病毒性肝炎等重大传染病防治科技重大专项，同时部署了十一项重点研发计划，并结合国家自然科学基金和国家社会科学基金，共同优化生物医学科技资源配置，前瞻性、系统性地布置医学科技创新工作，加快公益性医学科技制度建设，对于支撑医疗卫生事业发展、满足人民群众健康需要、发展现代生命科学和生物医药产业具有重要意义。

（一）医药类国家科技重大专项成果丰硕

1. 新药专项成果显著，引领我国医药行业高速健康发展

"重大新药创制"科技重大专项以实际应用和产业发展为导向，其主要目标为针对严重危害我国人民健康的 10 类重大疾病研制一批重大药物，完善国家药物创新体系，提升自主创新能力，加速我国由仿制向创制、由医药大国向强国的转变。该专项实施期为 2008~2020 年，按照三个五年计划分阶段落实。

目前，专项实施已进入最后攻坚阶段。按照三个五年计划"铺、梳、突"的总体发展策略，在"十一五"和"十二五"已部署课题的基础上，"十三五"期间继续坚持创新定位和"培育重大产品、满足重要需求、解决重点问题"的"三重"原则，以产品和技术为主线，在战略需求和现实需求两个维度上，聚焦重点领域，实施重大项目，实现

"突"的跨越。

2017年度课题是"十三五"实施计划的主体，主要支持有望取得重大突破、对实现专项"十三五"总体目标有重要作用的研究内容，实施期限为2017~2020年，主要采取自下而上和自上而下相结合的方式部署任务，以进一步提高课题的目标性和集成度。立项主要以定向委托、定向择优、公开择优方式组织，加强后补助的支持力度。定向委托课题、定向择优课题以国家重大需求和问题为导向，强化课题的顶层设计。公开择优课题由申报单位自主申报，择优遴选并分类整合，纳入相应课题。同时，鼓励内地（大陆）课题申报单位与境外（包括港澳台地区）研发机构联合申请，鼓励在国内创新创业的海外高层次人才申报课题。

2017年"重大新药创制"科技重大专项，定向委托课题研究方向包括："药物一致性评价关键技术与标准研究""青蒿素及其衍生物创新药物研究""天然产物来源创新药物新品种研发及其关键创新技术体系""新靶点小分子药物新品种研发及其关键创新技术体系""应急医学药物新品种研发及其关键创新技术体系"；定向择优课题研究方向包括："耐药菌防治药物品种及共性关键技术研发""高端制剂、新型辅料品种及共性关键技术研发""治疗艾滋病和丙型肝炎药物研究""儿童用药品种及关键技术研发""基于中医典籍的经典名方研发"；公开择优课题研究方向包括："中药新品种研发及其关键创新技术""创新抗体药物新品种研发及其关键创新技术""重组新型蛋白药物及基因治疗、核酸药物新品种研发及其关键创新技术""示范性新药临床评价技术平台建设""重要资源性平台及关键技术体系""临床亟需药物研发""中药和生物药品种国际化相关研究""联合疫苗及免疫规划疫苗的研发"。

"重大新药创制"科技重大专项实施以来，投入专项中央财政经费155.03亿元，专项总立课题1777项，各项研究成果显著。

首先，在重大品种研发方面，化学药、生物药品种投入50.93亿元，占总投入的32.85%，立项850项，占总立项数的47.83%。自专项实施以来，已经有96个品种获得新药证书，30个Ⅰ类新药获批，部分品种已经产生重大经济效益和社会效益，如埃克替尼、康柏西普、阿帕替尼等；完成200余项大品种药物的技术改造，涉及国家基本药物80余种，如抗肿瘤药多西他赛、抗乙肝药物恩替卡韦等；2017年有30个品种的Ⅰ类创新药物销售额达到1亿元以上。

其次，药物研发创新技术体系逐步完善。该部分投入52.6亿元，占总投入的33.9%，立项186项，占总立项数的10.5%。①创新药物综合技术平台投入14.3亿元，立项10项。中国医学科学院药物研究所、中国科学院上海药物研究所、中国人民解放军军事医学科学院、四川大学和中国人民解放军空军军医大学（第四军医大学）在天然药物、小分子药物、应急保障药物和生物技术药物等方面各有侧重，进一步强化特色，共产出Ⅰ类新药10个，获得临床批件50余件，转让金额超过25亿元，服务金额超过13亿元，并承担多项国家应急任务。目前，我国布局了10个国家级创新体系，包括中国医学科学院药物研究所承担的创新药物研究开发技术平台建设、中国科学院上海药物研究所承担的化学创新药物研发体系建设、军事医学科学院承担的综合性新药研究开发技术大平台建设、中国人民解放军第四军医大学（现中国人民解放军空军军医大学）承担的以生物技术药物为主的综合性新药研发技术大平台建设、中国中医科学院承担的基于中医临床转换的中药创新品种研发、四川大学承担的综合性新药研究开发技术大平台建设、中国药科大学承担的创新药物研究开发技术平台建设、北京大学承担的北京大学综合性创新药物研究开发技术大平台建设、复旦大学承担的综合性新药研究开发技术大平台建设及沈阳药科大学承担的辽宁省国家重大新药创制综合平台建设，以上中央经费投入共计14.3 亿元。②验证和服务单元技术平台（GCP、GLP 等）投入 31 亿元，立项 145 项。2015 年 1 月至 2017 年 8 月，专项支持的中国医学科学院肿瘤医院、首都医科大学附属北京天坛医院、四川大学华西医院等 9 家 GCP 平台开展临床试验 2063 项，完成临床试验 708 项，对外服务金额达 5.9 亿元，其中包含 I 类新药试验 316 项，涵盖专项支持品种 148 个。另外，该 9 家平台牵头中国区多中心临床试验共计 18 项，参与国际多中心试验 317 项，牵头国内多中心试验 491 项，开展首次人体试验 188 项，范围涉及癌症、糖尿病、自身免疫病等领域，其中多数为我国 I 类新药。在 GLP 平台方面，11 家 GLP 平台通过了 28 项国际认证，5 家以上 GLP 创新体系复核国际注册和审评规则要求，8 个 GLP 平台帮助我国医药企业提交境外新药临床试验申报 300 余个，推动一批国内研发的药品在美国、欧盟等地开展临床试验，加快了国内新药进入国际主流市场的步伐。现阶段，我国临床前安全性评价技术体系已基本与国际接轨，从业人员水平获得国际高度认可，可为自主创新药物国际化提供有力支撑。GLP 创新体系产出及社会经济效益广泛，累计开展药物非临床安全性评价研究 3500 余项，涉及 I 类创新药物 1400 余个，专项支持品种 500 余个，获得国内临床批件约 510 件；其中品种涵盖了肿瘤治疗、心脑血管疾病防治、糖尿病防治、免疫疾病防治、神经精神疾病治疗等，以及预防和治疗传染性疾病包括 H1N1 疫苗、艾滋病疫苗等。③资源性平台投入 5.4 亿元，立项 23 项。截至 2017 年年底，我国布局了 23 个资源性平台。其中，国家化合物样品项目面向全国提供样品资源和筛选技术服务，同步建设实体化合物库和虚拟化合物库，促进成药性评价。化合物总存量突破 220 万种，为亚洲地区规模最大的化合物样品库，居全球公共化合物之首。在该专项多年支持下，中国食品药品检定研究院于 2013 年获得世界卫生组织（WHO）总部授权成为 WHO 生物制品标准化和评价协作中心，成为全球第 7 个、发展中国家唯一的协作中心。该中心为我国乙脑减毒活疫苗获得 WHO 预认证发挥了重要的技术支撑作用，标志着在生物医药领域获得国际话语权，将为我国生物医药的国际化打下坚实基础。④企业药物研发平台投入 5.4 亿元，立项 8 项。我国建成了 8 个企业药物创新技术平台，其中化药 3 个、中药 3 个和生物药物 2 个；已经产出自主研发并上市 I 类新药 3 个；研发出 11 个 I 类品种药物进入不同临床研究阶段，如抗肿瘤类的环咪德吉、治疗糖尿病的伏格列波糖、治疗老年痴呆的 AD-35 等。

最后，中药现代化进程加速。中药领域中央经费投入 26.5 亿元，占总投入的 17.1%，立项 733 项，占总立项数的 41.2%。在品种创新方面，22 个中药品种获得新药证书，48 个品种获得临床批件；培育 82 个重大品种，其中 7 个品种单年单品种销售额均突破 30 亿元。在中药国际化方面，4 个品种完成国际 II 期临床研究，1 个品种完成国际 III 期临床研究，3 个品种完成国际注册，48 个中药标准进入美国或欧洲药典。在中药创新技术体系方面，获得 1 个国家最高科技进步奖、4 个国家科技进步奖一等奖；建立了 21 个中药现代化科技产业基地、4 个中药材规范化种植基地，已有 100 多个基地通过良好农业规范（GAP）认证，2088 家中药生产企业通过良好生产规范（GMP）认证。

现阶段，我国开始逐步实现国产药品国际化。在"十一五""十二五"期间，"重大新药创制"专项均对国产药品国际化进行了大力支持，在大品种改造、新药研发基地、创新药物研发等多个专题中均部署了与国际化相关的课题，共计 71 项 8.6 亿元财政投入，促使国产药物国际化步伐加速。在 2018 年度课题申报指南中也专门布置了"国产药品国际化相关研究"部分，支持国产化学药、中药和生物药及其制剂开展国际临床研究，在欧美等发达国家或"一带一路"沿线国家注册上市，或通过 WHO 认证。截至 2017 年年底，国内获得 185 个 FDA 化学通用名药证书（ANDA），38 个品种获得了欧盟化学通用名药证书（MA），合计 32 家企业 223 个品种。其中专项支持的企业有 18 家，涉及 170 个品种，占比 76%。同时，还有近百个新药开展境外临床研究，有 6 个化学药、2 个生物药在美国进入或完成 III 期临床试验。另外，我国研发和生产质量体系与国际接轨速度加快。我国通过美国 FDA、欧盟国家或 WHO 的 GMP 检查的制剂企业超过 70 家；我国原料药获得欧洲 CEP 证书 643 个，在美国 FDA 备案的有效 DMF 达 1550 个，向欧美国家出口原料药的企业已达 300 多家；辅料、包材也开始开展国际注册。除此之外，我国药品的国际成果转让日趋频繁，我国药企的境外投资并购规模日渐加大。据统计，2017 年上半年境外并购生物医药领域项目 24 个，总计 40.9 亿美元。

"重大新药创制"科技重大专项，正在逐步引领医药行业发展，推动医药行业转型。据统计，截至 2017 年年底，我国投资建成医药领域孵化基地超过 60 家，产业园及产学研联盟 26 个，参与园区企业 340 家，国家直接投入资金 14 亿元，地方配套投入 18 亿元，企业投入超过 100 亿元，形成从以大学、科研院所为主体向以企业为主体的创新主体的转变，同时发挥区域经济带动作用，形成区域性的产业集群，带动地方经济转型。2017 年医药工业规模以上企业实现主营业务收入达到 29 826 亿元，企业实现利润总额 3519.7 亿元，利润增速高于主营业务收入增速。我国在医药研发方面的投入也增长快速，近 10 年复合增长超过 30%。2015 年行业规模以上企业投入研发费用约 450 亿元，是 2010 年投入的 4 倍。根据欧盟对 2015~2016 财年 25 个国家 369 家药企的研发投入统计显示，中国研发总投入为 14.1 亿欧元，排名全球第八位。在该专项支持下，企业研发能力得到大幅度提升，部分企业如恒瑞医药，在研发项目的数量上和布局结构上与世界研发能力前 25 强企业的能力接近。

2. 重大传染病防治体系进一步完善，自主创新能力显著增强

按照《国家中长期科学和技术发展规划纲要（2006—2020 年）》，经国务院批准，"艾滋病和病毒性肝炎等重大传染病防治"科技重大专项于 2008 年启动，由卫生部（现称国家卫生健康委员会）和军委后勤保障部卫生局牵头组织实施，实施期限为 2008~2020 年。

"艾滋病和病毒性肝炎等重大传染病防治"科技重大专项传染病专项以完善国家传染病防控科技支撑体系，全面提升我国传染病的诊、防、治水平为目标，通过核心技术突破和关键技术集成，使我国传染病科学防控自主创新能力达到国际先进水平，为有效应对重大突发疫情、保持艾滋病低流行水平、乙肝向中低流行水平转变、肺结核新发感染率和病死率降至中等发达国家水平提供强有力的科技支撑。截至 2017 年年底，专项实施 10 年来，共立项 387 个，中央财政投入 79.3 亿元，针对严重危害人民健康的重大疾病，集成优势资源，加强协同攻关，在保障和改善民生、促进产业发展、支持服务医改、应对突发疫情等方面发挥了重要作用。

传染病专项强化技术体系建设，突发急性传染病应对能力得到跨越式提升。专项实施后，我国传染病防控实现由"被动应付"向"主动可控"转变；突破病原体筛查检验等 4 类关键技术，形成应对突发传染病的"中国能力"；建立了在 72h 内筛查检测 300 种已知病原和 4~5h 内完成常见病原体现场检测等多种综合检测方法与体系，攻破了一批国际前沿水平的防控技术，形成了由 12 个核心监测实验室、79 个省市级监测实验室和 800 多个哨点医院组成的防控网络。例如，我国科学家在国际上首次发现新型重配 H7N9 禽流感病毒能突破种属屏障导致人感染和死亡，病原发现后两天内成功研发 H7N9 禽流感病毒快速检测试剂，检测试剂研发成功之后 72h 内下发到全国各级疾控中心和临床机构，使我国迅速具备了 H7N9 流感检测能力，为及时采取有效的临床治疗和疫情防控提供了技术保障，还可以帮助早期发现病人和确诊病人采取措施。通过世界卫生组织与全球共享 H7N9 禽流感检测技术，为全球流感防控做出了重要贡献。世界卫生组织在《人感染 H7N9 禽流感防控联合考察报告》中评述：中国对 H7N9 禽流感疫情的风险评估和循证应对可作为今后类似事件应急响应的典范。

突破一批三病诊防治关键技术，为降低三病发病率和病死率提供科技支撑。艾滋病、乙肝、结核病诊防治关键技术取得突破，形成一批具有国际水平的"中国方案"。①在艾滋病方面，艾滋病病毒核酸筛查试剂实现国产，将检测窗口期从 28 天缩短到 7 天以内，大大降低输血传播风险；推广实施综合强化干预技术方案，单阳家庭综合预防干预技术和 HIV 复制型疫苗研发处于国际领先行列，使我国艾滋病单阳家庭配偶间艾滋病传播减少了 62%；基于国产药物优化一线治疗方案，使治疗费用降低了 79%。同时，在全国推广实施血站核酸筛查策略，为遏制疫情蔓延并将艾滋病转变成可防可治的慢性病提供了重要保障。②在乙肝方面，优化乙肝疫苗免疫接种策略，大大降低接种无应答率及低应答率，提高母婴阻断率，5 岁以下儿童乙肝表面抗原携带率降至 1% 以下；优化重型乙型肝炎治疗方案，将急性、亚急性重型肝炎病死率由 88.1% 降至 21.1%，慢性重型肝炎病死率由 84.6% 降至 56.6%。其中，双抗原夹心乙肝核心抗体定量检测试剂的开发、HBA RNA 病毒样颗粒的证实及其潜在临床意义的提出等，达到国际领先水平。③在结核病方面，产出一系列诊断试剂，使结核分枝杆菌检测时间由 4~8 周缩短至 6h 以内，痰液中结核分枝杆菌的检出率由 25% 提高到 50% 以上，潜伏感染重点人群筛选和干预等技术处于国际先进行列；建立符合国情的治疗新方案，"超短程"和"高剂量"复治新方案大幅提高治疗效果，化疗结合免疫治疗的新方案将使耐药结核病的治疗成功率达国际水平。专项还发挥中医药特色，形成一批中医药治疗方案，为提高艾滋病、乙肝、结核病治疗水平发挥独特的支撑作用，同时建立了覆盖 3000 万人口的全球最大综合防治示范区，有效促进专项成果转化、验证和应用。

自主创新能力显著增强，为重大传染病科技事业可持续发展奠定基础。我国建立并完善了一批具备国际竞争力的技术平台，在三病领域，强化基础研究与临床诊治的结合，传染病防控科技综合支撑能力显著提高；在突发急性传染病防控方面，建立完善了病原体检测、监测预警、动物实验、生物安全、产品研发和评价等技术平台；在新发传染病病原学、病原体结构生物学等方面取得一批国际领先成果；聚集、培养了一大批领军骨干人才和青年英才,专业人才队伍得到快速发展。专项实施以来,共获得国家级科技奖励 21 项,其中包括国家最高科学技术奖 1 项、国家科学技术进步奖特等奖 1 项。"中国声音"在国际传染病研究领域日益响亮。专项支持课题在《新英格兰医学杂志》等影响因子在 20 以上的期刊上发表 57 篇高水平研究论文,另有 105 篇论文受到国际同行的广泛关注,成为高被引论文。

2017 年"艾滋病和病毒性肝炎等重大传染病防治"科技重大专项,定向委托课题研究方向包括:"病毒感染高通量快速检测与应急筛检技术研究""病原细菌与突发急性真菌感染高通量快速检测与应急筛检技术研究""传染病发热呼吸道等五大重要症候群病原流行规律研究""以病原体全基因组为基础的网络化监测技术体系研究""传染病综合防治示范区建设""中医药治疗传染病临床研究支撑平台与共性技术研究";定向择优课题研究方向包括:"重大传染病新型预防干预技术研究""重大传染病新型治疗技术及方案研究""重症乙肝及乙肝相关肝癌新型治疗技术、设备及方案研究""重大传染病中医药治疗新方案研究";公开择优课题研究方向包括:"艾滋病和结核病疫苗及其关键技术研发""重大传染病新型诊断产品研发""重要病原体新型监测技术研究""突发急性传染病防控关键支撑技术研究""突发急性传染病中医药防治方案研究"。

(二)医药类重点研发计划新增多项专项

2018 年国家重点研发计划项目中,生物医药领域共涉及 11 项专项,除原有 8 项专项("数字诊疗装备""干细胞及转化研究""蛋白质机器与生命过程调控""精准医学研究""生物安全关键技术研发""生物医用材料研发与组织器官修复替代""生殖健康及重大出生缺陷防控研究""重大慢性非传染性疾病防控研究")以外,还新增了 3 项专项,分别为"合成生物学""中医药现代化研究""主动健康和老龄化科技应对"。

2018 年拟支持项目共计 235 项,中央经费投入 41.7 亿元,与 2017 年基本持平。截至 2018 年年底,已获批立项的国家重点研发计划生物医药类专项 44 项,获批经费 4.8 亿元。各专项项目数及资助经费见表 1。

表 1 2016~2018 年重点研发计划生物医药类专项投入情况

序号	重点研发计划生物医药类专项名称	2016~2017 年		2018 年	
		项目数/个	经费总额/亿元	项目数/个	经费总额/亿元
1	数字诊疗装备	141	19.3	29	2.3
2	干细胞及转化研究	68	14.3	20	6.3
3	蛋白质机器与生命过程调控	68	12.6	15	3.1
4	精准医学研究	97	12.2	6	1.3
5	生物安全关键技术研发	29	4.6	5	1.3
6	生物医用材料研发与组织器官修复替代	49	5.8	19	3.0
7	生殖健康及重大出生缺陷防控研究	20	5.3	24	0.9
8	重大慢性非传染性疾病防控研究	107	9.6	36	4.5
9	合成生物学	—	—	32	8.4
10	中医药现代化研究	—	—	25	5.6
11	主动健康和老龄化科技应对	—	—	24	5.0
	合计	579	83.7	235	41.7

数据来源:各重点专项 2016 年度、2017 年度、2018 年度、2019 年度申报指南

1. 数字诊疗装备

该专项旨在抢抓医疗卫生健康领域新一轮科技革命和产业变革的契机，以早期诊断、精确诊断、微创治疗、精准治疗为方向，以多模态分子成像、大型放疗设备等 10 个重大战略性产品为重点，系统加强核心部件和关键技术攻关，重点突破一批引领性前沿技术，协同推进检测技术提升、标准体系建设、应用解决方案研究、示范应用评价等工作，加快推进我国医疗器械领域创新链与产业链的整合，促进我国数字诊疗装备水平整体进入国际先进行列。

2018 年拟部署其中的 20 个重点方向，已支持项目 29 个，国拨经费总概算约 2.3 亿元。启动任务包括先进医学成像、先进治疗、诊疗一体化、可靠性与工程化和生物学效应评估等前沿及共性技术创新研究，新型专科超声成像系统等重大装备研发，新服务模式解决方案研究，以及创新诊疗装备区域应用示范等。

2. 干细胞及转化研究

该专项为取得干细胞及转化研究的原创性突破和推动转化应用，整体提升我国再生医学领域水平，按照面向转化、夯实基础、突破瓶颈、实现引领的思路，设立干细胞及转化研究试点专项。2018 年，专项拟优先支持 20 个研究方向，国拨经费总概算约 6.3 亿元。

3. 蛋白质机器与生命过程调控

该专项为提升我国蛋白质研究水平并推动转化应用，围绕我国经济与社会发展的重大战略需求和重大科技问题，结合国际上蛋白质研究的前沿发展趋势，开展战略性、基础性、前瞻性研究，增强我国蛋白质机器研究的核心竞争力，产出一批国际领先、具有长远影响的标志性工作，实现重点领域对国际前沿的引领，在原创性基础和理论研究中取得突破，为人口健康、医药与生物技术、现代农业、环境生态与能源、国家安全等领域中重大科学问题的解决和关键技术的发展提供基础理论引导与技术方法支撑，形成我国经济转型过程中的特色突破点和优势方向。2018 年，专项已支持 15 个研究方向，国拨经费 3.1 亿元。

4. 精准医学研究

该专项以我国常见高发、危害重大的疾病及若干流行率相对较高的罕见病为切入点，构建百万级自然人群国家大型健康队列和重大疾病专病队列，建立多层次精准医学知识库体系和生物医学大数据共享平台，突破新一代生命组学大数据分析和临床应用技术，建立大规模疾病预警、诊断、治疗与疗效评价的生物标志物、靶标、制剂的实验和分析技术体系，形成重大疾病的精准防诊治方案和临床决策系统，建设中国人群典型疾病精准医疗临床方案的示范、应用和推广体系，为显著提升人口健康水平、减少无效和过度医疗、避免有害医疗、遏制医疗费用支出快速增长提供科技支撑。

2018 年启动的项目主要部署新一代临床用生命组学技术研发，精准医学大数据的资源整合、存储、利用与共享平台建设，以及疾病防诊治方案的精准化研究 3 个主要任务，拟启动 5 个重点方向，支持项目 6 个，国拨经费总概算约 1.3 亿元。

5. 生物安全关键技术研发

该专项重点针对人与动植物等新发突发传染病疫情、生物技术谬用、外来生物入侵、实验室生物安全，以及人类遗传资源和特殊生物资源流失等国家生物安全关键领域，开展科技攻关，实现基础研究、共性关键技术与重大产品研发、典型应用示范的突破，推动我国生物安全科技支撑能力达到国际先进水平。

2018 年该专项拟在共性关键技术与重大产品研发、典型应用示范等两项任务中部署 5 个指南方向，国拨经费总概算约为 1.3 亿元。鼓励产学研用联合申报，项目承担单位有义务推动研究成果的转化应用。

6. 生物医用材料研发与组织器官修复替代

该专项旨在面向国家发展大健康产业和转变经济发展方式对生物医用材料的重大战略需求，把握生物医用材料科学与产业发展的趋势和前沿，抢抓生物医用材料革命性变革的重大机遇，充分利用我国生物医用材料科学与工程研究方面的基础和优势，以新型骨骼-肌肉系统、心血管系统材料、植入器械及高值医用耗材为重点，开发一批新产品，突破一批关键技术，培育一批具有国际竞争力的高集中度多元化生产的龙头企业及创新团队，构建我国新一代生物医用材料产业体系，引领生物医用材料产业技术进步，为我国生物医用材料产业跻身国际先进行列提供科技支撑。

2018 年该专项继续围绕前沿科学及基础创新、关键核心技术、产品开发、典型示范四大研究任务部署 12 个方向，拟支持项目 19 个，国拨经费约为 3.0 亿元。

7. 生殖健康及重大出生缺陷防控研究

该专项聚焦我国生殖健康领域的突出问题，重点监控生殖健康相关疾病、出生缺陷和辅助生殖技术；开展以揭示影响人类生殖、生命早期发育、妊娠结局主要因素为目的的科学研究；实现遗传缺陷性疾病筛查、阻断等一批重点技术的突破；建立我国重大出生缺陷疾病防治的全链条研发体系，建立适宜中国人群且经济有效的生殖健康相关疾病预警、早期筛查、诊断、治疗的综合防治示范应用平台。争取全面提升我国生殖疾病和出生缺陷防控科技水平，为保障妇女健康生育、提高出生人口素质提供科技支撑。

2018 年该专项继续在生殖健康相关疾病临床防治研究、出生缺陷和不孕不育防治技术研发 2 个重点任务中的 4 个研究方向部署项目，支持项目 24 个，国拨经费总概算约 0.9 亿元。

8. 重大慢性非传染性疾病防控研究

该专项聚焦心脑血管疾病、恶性肿瘤、慢性阻塞性肺疾病（慢阻肺）、糖尿病和神经精神疾病等重大慢病，各病种联动推进，突出解决重大慢病防控中的瓶颈问题，重点突破一批重大慢病防治关键技术，搭建重大慢病研究公共平台，建立健全重大慢病研究体系和创新网络，为加快重大慢病防控技术突破、控制医疗费用增长、促进技术合理规范应用、降低医疗和社会负担、遏制重大慢病发病率、扭转死亡率居高不下的局面提供积极有效的科技支撑。

2018 年该专项在心脑血管疾病、恶性肿瘤、慢阻肺、糖尿病、神经精神疾病防控技术研究、重大慢病综合防控研究、重大慢病支撑平台体系研究及国际合作研究等方向继续部署 34 个三级指南方向，支持项目 36 个，国拨经费总概算约 4.5 亿元。

9. 合成生物学

该专项以工程化设计理念，对生物体进行有目标的设计、改造乃至重新合成。专项的总体目标是针对人工合成生物创建的重大科学问题，围绕物质转化、生态环境保护、医疗水平提高、农业增产等重大需求，突破合成生物学的基本科学问题，构建几个实用性的重大人工生物体系，创新合成生物前沿技术，为促进生物产业创新发展与经济绿色增长等做出重大科技支撑。

2018 年该专项围绕基因组人工合成与高版本底盘细胞、人工元器件与基因线路、人工细胞合成代谢与复杂生物系统、使能技术体系与生物安全评估等 4 个任务部署项目，优先支持 32 个研究方向，其中包括 8 个部市联动任务，国拨经费总概算约为 8.4 亿元。

10. 中医药现代化研究

该专项的总体目标是：突出中医药的优势特色，继承与创新相结合，充分利用现代科技，加强中医原创理论创新及中医药的现代传承研究，加快中医四诊客观化、中医"治未病"、中药材生态种植、中药复方精准用药等关键技术突破，制定一批中医药防治重大疾病和疑难疾病的临床方案，开发一批中医药健康产品，提升中医药国际科技合作层次，加快中医药服务的现代化提升和中医药大健康产业的发展。

该专项以中医药防治重大疾病、中医"治未病"、中药开发及质量控制三大领域为重点，从基础、临床、产业三个环节进行全链条、一体化设计，将专项研究任务分解为中医药理论传承与创新、中医药防治重大疾病、中药资源保障、中医药大健康产业科技示范、中医药国际化、少数民族医药传承与创新等六大任务。2018 年将在上述六大任务中部署 25 个研究方向，经费总概算约为 5.6 亿元。

11. 主动健康和老龄化科技应对

该专项旨在贯彻落实党的十九大精神，落实全国科技创新大会和全国卫生与健康大会的要求，突出"战略前移、关口前移"，聚焦健康风险因素控制、老龄健康服务等关键问题，融合移动互联网、大数据、可穿戴、云计算等新一代信息技术，以健康失衡状态的动态辨识，健康风险评估与健康自主管理为主攻方向，重点突破人体健康状态量化分层、健康信息的连续动态采集、健康大数据融合分析、个性化健身技术等难点和瓶颈问题，构建以主动健康科技为引领的一体化健康服务体系，提升健康保障能力和自主性；发展适合我国国情的科技养老服务标准及评价体系，推进养老、康复、护理、医疗一体化的老龄服务体系建设，构建连续性服务的生命全过程危险因素控制、行为干预、疾病管理与健康服务的技术产品支撑体系，为积极应对人口老龄化提供科技支撑。

2018 年该专项将在健康生物学机制及健康影响因素的关键基础研究、主动健康关键技术和产品研发、老年常见疾病防控和康复护理技术研究，以及主动健康和老年服务科技示范与应用推广 4 个任务中部署 24 个研究方向，国拨经费总概算约 5.0 亿元。

（三）医药类国家自然科学基金投入继续保持领先地位

2018 年国家自然科学基金委员会坚持以习近平新时代中国特色社会主义思想为指导，深入贯彻党的十九大和党的十九届二中、三中全会精神，认真落实习近平总书记在两院院士大会上的重要讲话精神，按照《国务院关于全面加强基础科学研究的若干意见》和《国务院关于优化科研管理提升科研绩效若干措施的通知》等重要部署，确立新时代科学基金资助导向，探索建立以"讲信誉+负责任+计贡献"为核心的分类评审机制，进一步优化符合知识体系内在逻辑和结构的学科布局，不断提升科学基金资助效益，更好地发挥基础研究在科技强国建设进程中的战略引擎作用。

首先，稳定支持基础研究自由探索。2018 年针对面上项目、青年科学基金项目和地区科学基金项目申请量大幅增长的情况，在总资助体量提高的背景下，继续保持自由探索项目的经费占比，保障科研人员自主选题大胆探索，推动学科均衡协调可持续发展。

其次，加强前瞻部署，力争形成重点突破，保持重点项目的资助规模与强度，体现优先发展领域，激励科学家着眼长远、系统解决重要科学问题；加强国家重大战略需求领域布局，重点支持前沿领域重大科学问题研究，优先支持与突破战略性关键核心技术相关的基础科学研究；加强源头部署，在关键领域、卡脖子的地方下大功夫，选择一批关系根本和全局的科学问题予以突破。

最后，健全人才资助机制，完善人才资助体系，构建分阶段、全谱系、资助强度与规模合理的人才项目布局；继续加大对青年科研人员的支持力度，稳定和培育科研后备力量。同时，在资助政策上进行适当倾斜，与 2017 年相比，2018 年面上项目、青年科学基金项目、重点项目的女性负责人占比均有所提高，资助青年科学基金项目申请人中来自地区科学基金项目资助范围内的人数也比 2017 年有所增长。

2018 年国家自然科学基金总体项目申请稳步提升，按项目类型来看，面上项目、青年科学基金项目、地区科学基金项目、优秀青年科学基金项目、国家杰出青年科学基金项目、重点项目、重点国际（地区）合作研究项目、外国青年学者研究基金项目增幅较大，均超过 10%。按依托单位隶属关系来看，教育部、中国科学院、工交农医国防及地方省市自治区等所属依托单位的申请量较 2017 年同期均有不同程度的增加。

2017 年、2018 年国家自然科学基金资助项目总数量与总金额，以及生命科学部和医学科学部资助项目数量与金额比较见表 2。

表 2　2017 年、2018 年国家自然科学基金资助项目与金额

学部	2017 年				2018 年			
	项目数/个	占比/%	资助额/亿元	占比/%	项目数/个	占比/%	资助额/亿元	占比/%
所有学部	40 082	100	190.5	100	40 957	100	197.3	100
生命科学部	6 278	15.7	30.7	16.1	6 347	15.5	31.4	15.9
医学科学部	9 895	24.7	41.0	21.5	9 844	24.0	42.3	21.4

数据来源：2017 年度、2018 年度国家自然科学基金资助项目统计资料

分析近年来国家自然科学基金资助项目可以发现,立项数目及资助金额在八大学部中分配稳定,生命科学部和医学科学部总立项数目及资助金额均约占所有学部的 1/3,位居八大学部首位。生命科学部及医学科学部近年来具体资助项目和金额趋势图分别见图 1~图 4。

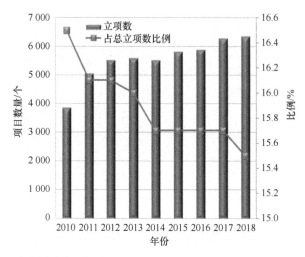

图 1   2010~2018 年国家自然科学基金生命科学部资助项目数量及其所占比例变化趋势图

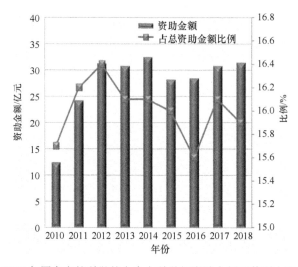

图 2   2010~2018 年国家自然科学基金生命科学部资助金额及其所占比例变化趋势图

从医学学科分类来看,2018 年国家自然科学基金医学科学部共有 31 个学科,其中项目获批数量最多的前 5 个学科分别是肿瘤学、神经系统和精神疾病、中医学、循环系统、中药学;获批金额最多的前 5 个学科分别是肿瘤学、神经系统和精神疾病、影像医学与生物医学工程、中医学、循环系统(图 5)。

从资助项目和资助金额来看,肿瘤学稳居第一位。肿瘤学科历年来都是最热门的学科,从资助项目数量来看,一直保持稳中有升的趋势,资助金额则呈现过山车式变化,2012 年达到高峰之后连续 4 年下降,从去年起有明显回升,与医学科学部总资助金额趋

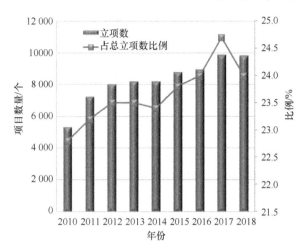

图3　2010~2018年国家自然科学基金医学科学部资助项目数量及其所占比例变化趋势图

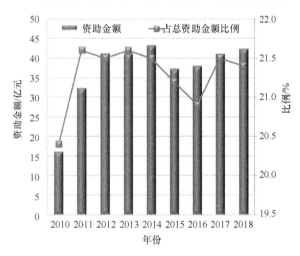

图4　2010~2018年国家自然科学基金医学科学部资助金额及其所占比例变化趋势图

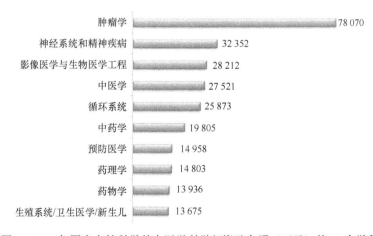

图5　2018年国家自然科学基金医学科学部资助金额（万元）前10个学科

势保持大体一致。位居第二位的神经系统和精神疾病变化趋势亦与肿瘤学大同小异。另外，中医学和中药学资助项目数目及金额排名依旧都很靠前，且相比去年都略有提升，表明了国家大力发展中医药的决心及对传统医学的重视。

（四）医药类国家社会科学基金创新力不断增强

国家社会科学基金同样是我国在科学研究领域支持基础研究的主渠道，重点资助具有良好研究条件、研究实力的高等院校和科研机构中的研究人员。

2018 年国家社会科学基金正式受理有效申报 29 677 项，比去年增加 237 项，其中申报重点项目 2481 项，一般项目 21 401 项，青年项目 5795 项。今年立项总数比去年增加 217 项，平均立项率为 15.2%，比去年提高 0.6 个百分点。其中重点项目 358 项，每项资助 35 万元；一般项目 3147 项，青年项目 1001 项，资助强度均为 20 万元。

2018 年国家社会科学基金项目更注重体现鲜明的问题导向和创新意识，着力推出体现国家水准的研究成果。其中，基础研究要求密切跟踪国内外学术发展和学科建设的前沿与动态，着力推进学科体系、学术体系、话语体系建设和创新，力求具有原创性、开拓性和较高的学术思想价值；应用研究要求围绕经济社会发展中全局性、战略性和前瞻性的重大理论与实践问题，力求具有现实性、针对性和较强的决策参考价值。

2018 年医药领域的社会科学基金立项项目出现大幅度增长，其中重点项目 4 项，一般项目 54 项，青年项目 29 项，均远超于往年。项目课题主要涉及健康中国战略、健康扶贫、养老保障、生命科学、医疗保障制度、女性生育健康、医患矛盾，以及医师多点执业等各类科研、社会热点、难点问题展开多方面、多层次深入研究探讨。同时，国家社会科学基金领域的医学与法学、社会学、人口学、哲学、应用经济学、体育学、管理学、中国历史、新闻学与传播学、国际问题研究等多种学科的跨学科、交叉学科课题也是 2018 年的申报项目热点，更加拓展了医学领域研究的边界。

三、医学人才发展现状

杜然然　刘雅茹

中国医学科学院医学信息研究所

医学人才是科技创新的核心，高层次医学人才更是医学科技创新与进步的引领者。目前，国家、地方层面都高度重视医学科技创新发展，积极加强高层次人才队伍建设。不断完善医、产、学、研协同创新研究模式；认真开展突出贡献中青年专家选拔工作，培养造就一批高素质的中青年学术带头人；积极推动新型医学智库建设，注重综合性医学智库和专业化医学智库的结合，鼓励充分发挥相关高校和科研院所医学智库的作用，支持医药卫生行业民间智库发展。

（一）国家不断加强高层次医学人才队伍建设，提升医学科技发展水平

目前，国家高度注重各类高层次医学人才培养、团队协作和激励措施，多措并举，

通过布局杰出青年基金、政府特殊津贴、人社部百千万工程、国际知名奖项、其他国家或省部级奖励、国家卫生计生突出贡献中青年专家等高层次人才项目，不断推动医学科技创新发展。

1. 逐步推进医学人才培养，进一步提升医学科研能力水平

以聚焦世界科技前沿，强化基础研究，实现前瞻性基础研究、引领性原创成果重大突破为发展方向，国家自然科学基金委员会不断加强医学科研项目的支持力度，更好地为医学科技创新发展提供支撑。

为更好地提高未来科技竞争力，国家自然科学基金通过资助人才项目系列，着力支持年轻学者独立主持科研项目，培养青年优秀学术骨干，造就领军人才和拔尖人才。2018年度国家杰出青年科学基金建议资助项目负责人共 200 人，其中医学研究方向占比约20%。

2018 年国家自然科学基金面上项目按负责人专业技术职务统计共资助 18 947 人，其中医学科学部项目负责人共计 4515 人（占比 23.83%），按专业技术职务划分，教授2690 人（占比 59.58%）、副教授 1450 人（占比 32.12%）、高工 3 人（占比 0.07%）、讲师 359 人（占比 7.95%）、助教 13 人（占比 0.29%）。按学位划分，博士 4202 人（占比93.07%）、硕士 247 人（占比 5.47%）、学士 59 人（占比 1.31%）、其他 7 人（占比 0.16%）。与 2017 年相比，医学科学部项目负责人增加 811 人，占比也有一定的提高。

为不断提高医务人员的业务水平和科研能力，我国继续医学教育持续推进。2018年第一批国家级继续医学教育项目共 13 699 项（含备案项目 1429 项）；2018 年第二批国家级继续医学教育项目 4471 项和国家级继续医学教育基地项目 538 项，共计 5009 项。

2. 不断打造高水平创新人才队伍，逐步培育医学学科创新团队

加强高层次创新型科技人才队伍建设，培养、造就一批具有世界水平的科学家、高水平的科技领军人才和工程师、优秀创新团队和创业人才，打造一批创新人才培养示范基地，根据《创新人才推进计划实施方案》规定，科技部开展了 2018 年创新人才推进计划，公布了 306 名中青年科技创新领军人才、50 个重点领域创新团队和 32 个创新人才培养示范基地。其中涉及医学领域的中青年科技创新领军人才占比约 12%，涉及医学领域的创新团队占比约 20%，涉及医学领域的创新人才培养示范基地占比约 6%。

3. 持续加大人才激励力度，着力增强科技创新动力

国家通过设立多种医学人才激励奖项，不断推动医学科技快速发展。例如，为造就高素质的医学科技带头人，2018 年 1 月，教育部公布 2017 年度"长江学者奖励计划"，共有 463 人当选长江学者，其中特聘教授（148 人）、讲座教授（51 人）、青年学者（264人），根据所从事的研究领域划分，涉及医学领域的特聘教授、讲座教授、青年学者占比均在 10% 左右。为促进中医药事业的健康发展，根据《国家中医药管理局关于印发〈中医药传承与创新"百千万"人才工程（岐黄工程）——国家中医药领军人才支持计划〉的通知》（国中医药人教发〔2018〕12 号）要求，经国家中医药管理局局长会审定，99

人入选国家中医药领军人才支持计划——岐黄学者。

（二）各地多措并举，有序推进高层次医学人才队伍建设

我国各省（自治区、直辖市）发挥政府引导作用和资源优势，不断加强学科建设和高层次人才工作。

广东省实施卫生人才"组团式"帮扶破解卫生发展不平衡不协调难题，主要由医疗综合服务能力强、人才资源相对集中的 14 家三级甲等综合医院，对粤东、粤西、粤北地区 14 家县域住院率偏低、服务能力较弱的县级医疗机构，采取"院与院"一对一结对帮扶三年的形式，组团选派医疗卫生骨干人才，整体帮扶粤东、粤西、粤北地区基层受扶医院的医疗水平建设和医疗人才队伍建设。

为了全面加强医学人才队伍建设，甘肃省特殊人才职称评价"绿色通道"正式开通，省卫生健康委召开 2019 年重点工作部署会议。

围绕"引进一批名人名医名项目、树立一批省级领军人才、培养一批青年英才"，推动省、市、县、乡、村各级医疗卫生机构人才队伍建设。推动中医药事业产业融合发展，要推动发展一批优势突出、特色明显的中医药名家、名药、名科室，加强中医药科技创新和重大疾病防治研究，实施中医药领军人才和青年人才培养计划，加快国家中医临床研究基地建设，落实国家中医药产业发展综合试验区建设任务。

河南省采取"健康河南·招才引智签约仪式"，在签约现场，河南省人民医院、郑州大学第一附属医院等多家医疗机构向"高精尖缺"人才抛出"绣球"。现场共签约 118 人，其中院士 3 人，高层次人才 20 人，博士后、博士 95 人，签约项目 12 项。

山西省启动实施了"百千万卫生人才培养工程"，计划用 3~5 年时间，面向全省培养百名级高端领军人才、千名级骨干精英人才、万名级基层适宜人才，以提高临床诊疗能力为核心，建立分层次、多渠道的人才培养体系，加快培养全省各个层次的急需紧缺人才，为省内卫生计生事业发展奠定坚实基础。据不完全统计，2015~2017 年，百千万高端领军人才与骨干精英人才在各自的领域共开展了 292 项新技术和新项目，有效地提高了山西省医疗机构的诊疗水平，为广大病人带来福音。

贵州省人民政府办公厅发布《关于支持贵阳市大健康医药产业加快发展的意见》（黔府办发〔2016〕45 号）指出：贵阳市大健康医药产业人才培养引进工程优先纳入省招才引智行动计划，对引进世界一流、国内领先的科研创新团队，符合有关条件的，优先推荐入选省"百千万人才引进计划"。优先支持贵阳市引进大健康医药产业高层次人才，对符合条件的大健康医药高层次人才开设"绿色通道"，提供相关优惠政策和便捷服务。同时，《贵州省人民政府办公厅关于印发〈贵州省深化医教协同进一步推进医学教育改革与发展实施方案〉的通知》（黔府办发〔2018〕18 号）指出：推进师承教育模式的人才培养专项建设，开展全国中医药专家学术经验继承工作、名老中医药专家和中医学术流派传承工作室建设、中药特色技术传承人才培养等不同层次、不同类型的师承教育项目，吸引、鼓励名老中医药专家和长期服务基层的中医药专家通过师承模式培养多层次中医药骨干人才，加强中医药高层次人才培养，实施中医药传承与创新"百千万"人才工程（岐黄工程）。

（三）各机构引育兼顾，不断提升高层次医学人才队伍发展水平

各高校和研究机构也通过各种有效措施引进、培养和激励高层次医学人才。例如，中国医学科学院/北京协和医学院始终坚持"提升原始创新能力，打造协同创新体系，以任务带动学科、用事业凝聚人才"的建设思路，把人才资源作为振兴院校的第一资源。在此基础上，院校继续执行《"高端科技人才引进"专项支持计划》和《"高端科技人才"专项支持计划》，制定优秀人才可持续发展的培养和支持体系，努力营造"引的进、留的住、长的好"的人才发展环境。2018 年中国医学科学院/北京协和医学院入选国家高层次人才特殊支持计划的有 11 人，其中科技创新领军人才 10 人，百千万领军人才 1 人。中国医学科学院牛津研究所在英国牛津大学成立，这是中国在海外成立的第一个医学研究所，旨在推动对疾病的认识和研究新的疗法，同时依托研究所吸收中国最好的医学生加入，培养一流人才。

北京大学医学部按照"人才强校"的战略，依托国家各类人才计划，以高层次人才和优秀青年人才为重要抓手，结合医学部的实际，不断加大海内外高层次人才引进和培养力度，积极营造吸引人才、留住人才、激励人才的制度体系，为广大优秀人才提供适合的发展环境。北京大学医学部已出台《北京大学医学部人才引进和支持计划的实施方案（试行）》《北京大学医学部优秀青年人才引进支持计划实施方案》《北京大学医学部优秀人才奖励计划》《北京大学医学部优秀人才引进与支持计划实施办法》等一系列人才支持和奖励计划，给予优秀人才更多的激励支持。2018 年医学部有 1 人获得国家杰出青年科学基金项目，有 5 人入选国家高层次人才特殊支持计划，其中科技创新领军人才3 人、青年拔尖人才 2 人。

四川大学华西医院通过学科的进步推动团队和个人的发展，同时也在不断细化各科室各学科的研究方向，从而能够更细致更精准地挖掘和培养人才，组建优秀团队，带动医学学科建设稳步向前发展。华西医院根据《高端人才支持计划》《博士后实施管理办法》和"海归人才职业规划培训计划"等行动计划，结合医院实际情况，开展了"大咖面对面""海归人才国情校情研习班"等系列活动，旨在激发人才创新活力，提升华西品牌效力。2018 年度"博士后创新人才支持计划"拟资助人选名单中，华西医院入选 3人。中国科协 2016~2018 年度"青年人才托举工程"，华西医院入选 1 人。同时有 27 人入选第二届四川省卫生计生首席专家和领军人才。

中国中医科学院根据《医药卫生中长期人才发展规划（2011—2020 年）》及《中医药发展战略规划纲要（2016—2030 年）》，结合自身发展的实际要求，以培养高层次人才队伍规模和能力提升为抓手，大力培养各级各类中医药人才，通过开展"名医工程"、中医药专业特色技术培训等系列活动，不断加大人才引进和培养力度，旨在建设一支数量充足、结构合理、素质较高、能力较强、不断满足中医药服务需求的人才队伍，能够全面提高中医药人才整体素质，更好地发挥其在中医药行业国家队中的引领作用，并扩大我国传统医学在国际上的影响力。

主要参考文献

[1] 国家自然科学基金委. 关于公布 2018 年度国家杰出青年科学基金建议资助项目申请人名单的通告.

http://www.nsfc.gov.cn/publish/portal0/tab434/info74174.htm.

[2] 中华人民共和国国家卫生健康委员会. 关于公布 2018 年第一批国家级继续医学教育项目的通知. http://www.nhc.gov.cn/qjjys/s6788/201801/fd5ace07da9f4f09b6ba6d0447e6c666.shtml.

[3] 中华人民共和国国家卫生健康委员会. 关于公布 2018 年第二批国家级继续医学教育项目和国家级继续医学教育基地项目的通知. http://www.nhc.gov.cn/qjjys/s3593/201804/740359aa32864 ceaadabf5860fa8069c.shtml.

[4] 科技部. 2018 年创新人才推进计划拟入选对象公示. http://www.most.gov.cn/tztg/201812/t20181212_144116.htm.

[5] 广东省卫生健康委员会. http://www.gdwst.gov.cn/Pc/Index/search_show/t/all/id/18740.html.

[6] 甘肃省人力资源和社会保障厅. http://www.rst.gansu.gov.cn/show/28705.html.

[7] 甘肃省卫生健康委员会. http://wsjk.gansu.gov.cn/new_content.jsp?contentId=77132.

[8] 河南省卫生健康委员会. http://www.hnwsjsw.gov.cn/contents/111/8130.shtml.

[9] 贵州省人民政府. http://www.zunyi.gov.cn/sy/szfgzhzc/qfbf/201710/t20171024_619309.html.

[10] 贵州省人民政府. http://www.guizhou.gov.cn/zwgk/zcfg/szfwj_8191/qfbf_8196/201804/ t201804 28_1115473.html.

[11] 科技创新领军人才. http://www.pumc.edu.cn.

[12] 中国医学科学院牛津研究所成立. http://www.pumc.edu.cn/blog.

[13] 北京大学医学部新闻网. http://bynew.bjmu.edu.cn/zhxw/2018n/200022.htm.

[14] 北京大学 22 位教师入选第三批国家"万人计划". http://bynew.bjmu.edu.cn/zhxw/2018n/195232.htm.

[15] 四川华西医院 2018 年海归人才职业规划培训计划. http://yxjy.cd120.com/htmlnewsyuannaton gzhi/82151.jhtml.

[16] 四川华西医院 2018 年度"博士后创新人才支持计划". http://www.cd120.com/htmlnewszhon gyaoxinwen/82970.jhtml.

[17] 四川华西医院 2016-2018 年度"青年人才托举工程". http://www.cd120.com/htmlnewszhon gyaoxinwen/77461.jhtml.

[18] 四川华西医院第二届四川省卫生计生首席专家和领军人才. http://www.cd120.com/htmlnewszhon gyaoxinwen/81504.jhtml.

四、国家科技创新基地建设

秦 奕 殷 环

中国医学科学院医学信息研究所

习近平总书记在中国科学院第十九次院士大会、中国工程院第十四次院士大会上多次强调科技创新对中国复兴的重要意义，指出中国要强盛、要复兴，就一定要大力发展科学技术，努力成为世界主要科学中心和创新高地。为此，科技部、财政部、国家发展和改革委员会于 2017 年联合发文，将现有的科研基地整合优化为三大类，分别是科学与工程研究类国家科技创新基地、技术创新与成果转化类国家科技创新基地、基础支撑与条件保障类国家科技创新基地，加速建设中国国家级的科技创新基地成为国家科技战略的重要体现。按照以上三类标准，《中国医学科技发展报告 2017》编写组对当年存在的科技创新基地进行了系统梳理，重点说明了医学领域的创新基地布局。本章主要针对 2018 年以来涉及以上三大类国家级科技创新基地变化的内容做出说明，供读者参考。

（一）科学与工程研究类国家科技创新基地

1. 国家研究中心

国家积极推动研究中心建设发展。在组织 6 个国家研究中心抓紧制定建设运行实施方案、开展建设工作的同时，根据世界科技前沿发展趋势和国家长远发展重大需求择机启动新的国家研究中心建设，到 2020 年初步形成国家研究中心体系。6 家当中未有涉及医药卫生领域的中心。

2. 学科国家重点实验室

科技部自 2016 年 3 月开始至 2017 年上半年圆满完成"2016 年生物领域和医学领域国家重点实验室评估"后，又相继对信息领域、工程领域及材料领域的国家重点实验室进行了评估，截至目前并未涉及有关医药卫生领域实验室的新的评估。

3. 企业国家重点实验室

根据《依托企业建设国家重点实验室管理暂行办法》（国科发基〔2012〕716 号），科技部于 2018 年 5 月对 99 个企业国家重点实验室进行了评估，其中涉及医药卫生领域的国家重点实验室共有 11 家，评估结果详见表 1。

表 1 11 家医药卫生领域企业国家重点实验室评估结果

序号	实验室名称	依托单位
优秀类实验室（3 个）		
1	中药制药过程新技术国家重点实验室	江苏康缘药业股份有限公司
2	释药技术与药代动力学国家重点实验室	天津药物研究院
3	新型药物制剂与辅料国家重点实验室	石药控股集团有限公司
良好类实验室（7 个）		
4	长效和靶向制剂国家重点实验室	山东绿叶制药有限公司
5	创新药物与制药工艺国家重点实验室	上海医药工业研究院
6	抗体药物与靶向治疗国家重点实验室	上海张江生物技术有限公司
7	新农药创制与开发国家重点实验室	沈阳中化农药化工研发有限公司
8	药物制剂新技术国家重点实验室	扬子江药业集团有限公司
9	药物先导化合物研究国家重点实验室	上海药明康德新药开发有限公司
10	抗体药物研制国家重点实验室	华北制药集团新药研究开发有限责任公司
整改类实验室（1 个）		
11	中药制药共性技术国家重点实验室	鲁南制药集团股份有限公司

4. 省部共建国家重点实验室

《中国医学科技发展报告 2017》列出了 5 个涉及医药卫生领域的省部共建实验室，其中以北京大学深圳研究生院与清华大学深圳研究生院为依托单位的省部共建肿瘤化学基因组学国家重点实验室在 2017 年尚在论证当中。2018 年 1 月，该重点实验室正式获批，使得深圳高校国家重点实验室实现零的突破（表 2）。

表 2　医药卫生领域省部共建国家重点实验室名单

批准时间	实验室名称	依托单位	主管部门
2017 年 7 月	省部共建中亚高发病成因与防治国家重点实验室	新疆医科大学	新疆维吾尔自治区科技厅
2017 年 3 月	省部共建眼视光学和视觉科学国家重点实验室	温州医科大学	浙江省科技厅
2017 年 1 月	省部共建药用植物功效与利用国家重点实验室	贵州医科大学	贵州省科技厅
2016 年 3 月	省部共建药用资源化学与药物分子工程国家重点实验室	广西师范大学	广西壮族自治区科技厅
2013 年 12 月	省部共建分子疫苗学和分子诊断学国家重点实验室	厦门大学	福建省科技厅
2018 年 1 月	省部共建肿瘤化学基因组学国家重点实验室	北京大学深圳研究生院 清华大学深圳研究生院	广东省科技厅 深圳市科技创新委员会

（二）技术创新与成果转化类国家科技创新基地

1. 国家工程研究中心

《中国医学科技发展报告 2017》已对现有的国家工程中心和国家工程实验室进行了盘点，根据中国生物技术发展中心发布的《2018 中国生物技术基地平台报告》，本部分对此做出梳理与更新。截至当前，共有 25 家国家工程研究中心，其中涉及医学领域的共有 18 家，详见表 3。

表 3　医学领域国家工程研究中心名单

序号	名称	依托单位	研究领域	所在城市
1	生物芯片北京国家工程研究中心	北京博奥生物芯片公司	生物工程	北京
2	病毒生物技术国家工程研究中心	北京凯因生物技术公司	生物工程	北京
3	新型疫苗国家工程研究中心	北京微谷生物医药有限公司	药物	北京
4	蛋白质药物国家工程研究中心	北京正旦国际科技公司	药物	北京
5	中药复方新药开发国家工程研究中心	北京中研同仁堂医药公司	药物	北京
6	手性药物国家工程研究中心	成都丽凯手性技术有限公司	药物	成都
7	基因工程药物国家工程研究中心	广东暨大基因药物公司	药物	广州
8	中药提取分离过程现代化国家工程研究中心	广州汉方现代中药公司	药物	广州
9	人类干细胞国家工程研究中心	湖南海利惠霖生命科技公司	生物医学工程	长沙
10	微生物药物国家工程研究中心	华北制药集团新药公司	药物	石家庄
11	中药固体制剂制造技术国家工程研究中心	江西中医药大学	药物	南昌
12	中药制药工艺技术国家工程研究中心	南京海陵中药制药工艺公司	药物	南京
13	组织工程国家工程研究中心	上海国睿生命科技有限公司	生物技术	上海
14	抗体药物国家工程研究中心	上海抗体药物国家工程研究中心有限公司	药物	上海
15	纳米技术及应用国家工程研究中心	上海纳米技术及应用国家工程研究中心有限公司	生物工程	上海
16	生物芯片上海国家工程研究中心	上海生物芯片有限公司	生物技术	上海
17	药物制剂国家工程研究中心	上海现代药物制剂有限公司	药物	上海
18	细胞产品国家工程研究中心	天津昂赛细胞基因工程公司	生物医学工程	天津

2. 国家技术创新中心

根据 2017 年发布的《"十三五"国家科技创新基地与条件保障能力建设专项规划》，

国家对现有"国家工程技术研究中心"进行优化整合纳入国家技术创新中心管理。截至2017年12月，国家工程技术研究中心总数已经达到360家，2016年12月国家工程技术研究中心第五次评估同行评议工作顺利完成，但未查询到公开的评估结果。

《中国医学科技发展报告2017》对医药卫生领域的34家国家工程技术研究中心进行了说明，结合《2018中国生物技术基地平台报告》补充国家微检测系统工程技术研究中心1家，共35家，详见表4。

表4 医药卫生领域国家工程技术研究中心名单

序号	名称	依托单位	研究领域	所在城市
1	国家生化工程技术研究中心	南京工业大学、中国科学院过程工程研究所、华东理工大学、深圳大学	生物工程	南京、北京、上海、深圳
2	国家数字化医学影像设备工程技术研究中心	东软集团股份有限公司	生物医学工程	沈阳
3	国家医疗保健器具工程技术研究中心	广东省医疗器械研究所	生物医学工程	广州
4	国家人体组织功能重建工程技术研究中心	华南理工大学	生物医学工程	广州
5	国家生物防护装备工程技术研究中心	军事医学科学院	生物医学工程	北京
6	国家心脏病植介入诊疗器械及设备工程技术研究中心	乐普（北京）医疗器械股份有限公司	生物医学工程	北京
7	国家辅助生殖与优生工程技术研究中心	山东大学	生物医学工程	济南
8	国家医用诊断仪器工程技术研究中心	深圳迈瑞生物医疗电子股份有限公司	生物医学工程	深圳
9	国家眼科诊断与治疗设备工程技术研究中心	首都医科大学附属北京同仁医院	生物医学工程	北京
10	国家生物医学材料工程技术研究中心	四川大学	生物医学工程	成都
11	中国大容量注射剂工程技术研究中心	四川科伦药业股份有限公司	生物医学工程	成都
12	国家干细胞工程技术研究中心	中国医学科学院血液学研究所	生物医学工程	天津
13	国家卫生信息共享技术及应用工程技术研究中心	万达信息股份有限公司、上海申康医院发展中心	医学	上海
14	国家眼视光工程技术研究中心	温州医科大学	医学	温州
15	国家苗药工程技术研究中心	贵州益佰制药股份有限公司	药物	贵阳
16	国家药用辅料工程技术研究中心	湖南尔康制药股份有限公司	药物	长沙
17	国家纳米药物工程技术研究中心	华中科技大学	药物	武汉
18	国家靶向药物工程技术研究中心	江苏恒瑞医药股份有限公司	药物	连云港
19	国家应急防控药物工程技术研究中心	军事医学科学院	药物	北京
20	国家中成药工程技术研究中心	辽宁华润本溪三药有限公司	药物	本溪
21	国家手性制药工程技术研究中心	鲁南制药集团股份有限公司	药物	济南
22	国家传染病诊断试剂与疫苗工程技术研究中心	厦门大学、养生堂有限公司	药物	厦门
23	国家胶类中药工程技术研究中心	山东东阿阿胶股份有限公司	药物	东阿
24	国家抗艾滋病毒药物工程技术研究中心	上海迪赛诺药业有限公司	药物	上海
25	国家中药制药工程技术研究中心	上海市中药制药技术有限公司	药物	上海
26	国家联合疫苗工程技术研究中心	武汉生物制品研究所有限责任公司	药物	武汉
27	国家化学原料药合成工程技术研究中心	浙江工业大学	药物	杭州
28	国家海洋药物工程技术研究中心	中国海洋大学	药物	青岛
29	国家天然药物工程技术研究中心	中国科学院成都生物研究所、成都地奥制药集团有限公司	药物	成都

序号	名称	依托单位	研究领域	所在城市
30	国家免疫生物制品工程技术研究中心	中国人民解放军陆军军医大学	药物	重庆
31	国家新药开发工程技术研究中心	中国医学科学院药物研究所	药物	北京
32	国家中药现代化工程技术研究中心	珠海丽珠医药集团股份有限公司、广州中医药大学	药物	广州、珠海
33	国家微检测系统工程技术研究中心	西北大学、陕西北美基因股份公司	药物	西安
34	国家母婴乳品健康工程技术研究中心	北京三元股份有限公司	食品科学	北京
35	国家单糖化学合成工程技术研究中心	江西师范大学	食品科学	南昌

3. 国家临床医学研究中心

自 2012 年起，科技部联合国家卫生健康委员会分三个批次启动了 32 家国家临床医学研究中心，并于 2017 年 11 月启动了第四批临床中心的建设工作。2018 年 11 月，科技部对第四批临床医学研究中心进行了公示，科技部、国家卫生健康委员会、中央军委后勤保障部和国家药品监督管理局确定了第四批国家临床医学研究中心的建设依托单位，共有 18 家医院入选，详见表 5。

表 5　第四批国家临床医学研究中心名单

疾病领域/临床专科	重点病种/技术领域	依托单位
感染性疾病	病毒性肝炎	浙江大学医学院附属第一医院
		中国人民解放军总医院第五医学中心（原中国人民解放军第三〇二医院）
	结核病	深圳市第三人民医院
儿童健康与疾病	儿童保健和儿童疾病	浙江大学医学院附属儿童医院
		重庆医科大学附属儿童医院
骨科与运动康复	腰椎间盘突出、颈椎病、骨科创伤、骨科退行性疾病等（骨科疾病）	中国人民解放军总医院
眼耳鼻喉疾病	白内障、青光眼、屈光不正等（眼部疾病）	温州医科大学附属眼视光医院
		上海市第一人民医院
	耳聋等（耳鼻咽喉疾病）	中国人民解放军总医院
皮肤与免疫疾病	皮肤肿瘤、免疫相关皮肤病、性病等（皮肤）	北京大学第一医院
	系统性红斑狼疮、类风湿性关节炎、过敏性疾病等（免疫疾病）	中国医学科学院北京协和医院
血液系统疾病	白血病、贫血等	苏州大学附属第一医院
		北京大学人民医院
		中国医学科学院血液病医院
中医	心血管疾病（重大慢病）	中国中医科学院西苑医院
	针灸（特色疗法）	天津中医药大学第一附属医院
医学检验		中国医科大学附属第一医院
放射与治疗	介入治疗	复旦大学附属中山医院

（三）基础支撑与条件保障类国家科技创新基地

1. 国家科技资源共享服务平台

科技部与财政部于 2018 年 2 月联合印发了《国家科技资源共享服务平台管理办法》，对共享平台的依托单位、申请条件、主要任务及评价考核周期及流程进行了说明，制定的目的是深入实施创新驱动发展战略，规范管理国家科技资源共享服务平台，推进科技资源向社会开放共享。涉及医药卫生领域的如《中国医学科技发展报告 2017》所述，共有 4 个，没有更新和变化。

2. 国家野外科学观测研究站

2018 年未有新评估通过的涉及医药卫生领域的野外科学观测研究站。

（四）部委级重点科研基地

2017 年 12 月，国家卫生和计划生育委员会（现称国家卫生健康委员会）公布了其所属的 92 家重点实验室的评估结果，其中有 19 家评估结果为优秀、65 家良好、5 家待整改、3 家未通过评估。2018 年 9 月国家卫健委公布了这 5 家待整改实验室的验收结果，依托山东大学建设的"耳鼻喉科学重点实验室""卫生经济与政策研究重点实验室"和依托中山大学建设的"辅助循环研究重点实验室"通过整改验收。其他 2 家实验室未通过整改验收，自通知发布之日起，不再列入国家卫健委重点实验室序列。

主要参考文献

[1] 中华人民共和国科学技术部. 科技部关于发布 99 个企业国家重点实验室评估结果的通知. 国科发基〔2018〕51 号. https://www.most.gov.cn/mostinfo/xinxifenlei/fgzc/gfxwj/gfxwj2018/201806/t20180604_139746.htm [2018-5-30].

[2] 中华人民共和国科学技术部. 科技部广东省人民政府深圳市人民政府关于批准建设省部共建肿瘤化学基因组学国家重点实验室的通知. 国科发基〔2018〕38 号. https://www.most.gov.cn/mostinfo/xinxifenlei/fgzc/gfxwj/gfxwj2018/201802/t20180227_138275.htm [2018-1-31].

[3] 中国生物技术发展中心. 2018. 2018 中国生物技术基地平台报告. 北京: 科学技术文献出版社.

[4] 中华人民共和国科学技术部. 在关于第四批国家临床医学研究中心评审结果公示. https://www.most.gov.cn/tztg/201811/t20181116_142782.htm [2018-11-15].

第三章　中国医学科技产出

一、医学文献分析

范少萍　宫小翠　安新颖

中国医学科学院医学信息研究所

近几年，我国不断加大医学科技创新投入，建设与完善医学科研平台，颁布实施了《"健康中国 2030"规划纲要》《"十三五"卫生与健康规划》和《"十三五"卫生与健康科技创新专项规划》等一系列政策与规划，努力把科技创新放在卫生与健康事业的核心位置。由此，我国医学科技产出总量呈上升趋势，质量不断提升，在一些前沿热点领域，逐渐引领国际医学科技发展，形成中国特色，进一步提升我国医学研究在国际上的前瞻性，增强科技创新对提高公众健康水平和促进健康产业发展的支撑引领作用。本章就 2008~2017 年我国医学科技论文的产出数量与质量[1]和主要研究布局[2]等进行分析，基于文献计量，展现我国医学科技水平在国际上的地位、优势与差距，为合理布局医学科技发展提供借鉴与参考。

（一）医学科技论文数量与质量分析

本章将医学领域主要划分为临床医学、生物学与生物化学、分子生物学与遗传学、神经科学与行为学、免疫学、精神病与心理学、微生物学及药理学与毒理学共 8 个学科领域[3]，对中国甚至国际医学领域科技论文整体和分学科领域数量与质量进行统计分析、比较。

1. 中国医学科技论文数量与质量分析

2008~2017 年，中国共发表相关医学科技论文 53.35 万篇，占中国科技论文总量（211.26 万篇）的 25.25%，且医学科技论文总量占中国科技论文总量的比例呈上升态势。中国医学科技论文共被引用 635.17 万次，占科技论文总被引频次的 24.38%，历年数据如表 1 所示。

表 2 列出了中国医学科技领域主要学科论文产出及引用情况，其中，临床医学领域论文占医学科技论文总量的 41.16%。临床医学、生物学与生物化学论文数量在 8 个学科中位列前两位。分子生物学与遗传学领域论文篇均被引频次为 14.93 次，在 8 个学科中最高。

---

① 数据来源于 InCites 数据库收录的论文数据，检索日期：2019-1-10，检索时间范围：2008~2017 年
② 由于 InCites 数据库中一篇文献可能分在几个不同的学科领域或分布在不同的国家中，因此，存在文献被重复统计的情况，数据仅具有一定参考意义，余同
③ 领域划分依据参考 ESI 数据库的 22 个学科分类

表1 2008~2017年中国科技论文及医学科技论文总体情况

年份	2008~2017	2008	2009	2010	2011	2012	2013	2014	2015	2016	2017
科技论文总量/篇	2 112 619	104 166	121 469	134 880	158 779	183 373	217 222	252 120	282 492	311 726	346 392
科技论文总被引频次/次	26 056 983	2 278 543	2 559 763	2 758 108	2 962 191	3 195 011	3 239 841	3 177 520	2 781 728	2 016 330	1 087 948
医学科技论文总量/篇	533 512	19 707	23 996	28 917	35 642	45 975	55 807	66 277	78 071	85 759	93 361
占科技论文总量的比例/%	25.25	18.92	19.75	21.44	22.45	25.07	25.69	26.29	27.64	27.51	26.95
医学科技论文总被引频次/次	6 351 721	523 100	608 248	671 576	717 407	831 825	832 459	788 271	676 563	470 251	232 021
医学科技论文总被引频次占科技论文总被引频次的比例/%	24.38	22.96	23.76	24.35	24.22	26.04	25.69	24.81	24.32	23.32	21.33

表2 2008~2017年中国医学科技领域主要学科论文产出及引用情况

学科	论文数/篇	占医学科技论文总量的比例/%	总被引频次/次	篇均被引频次/次
临床医学	219 599	41.16	2 297 469	10.46
生物学与生物化学	96 693	18.12	1 262 552	13.06
分子生物学与遗传学	70 320	13.18	1 050 108	14.93
药理学与毒理学	55 858	10.47	635 589	11.38
神经科学与行为学	38 535	7.22	492 346	12.78
微生物学	23 654	4.43	254 814	10.77
免疫学	19 343	3.63	266 391	13.77
精神病与心理学	9 510	1.78	92 452	9.72

2. 国际医学科技论文数量与质量分析

2008~2017年,世界范围内发表相关医学科技论文533.95万篇,占科技论文总量的38.58%,中国医学科技论文占世界医学科技论文总量的比例逐年增加,从2008年的4.48%提升到2017年的15.40%,见表3。

2008~2017年世界医学科技领域主要学科论文情况如表4所示。其中,临床医学领域的论文数量、总被引频次均最高,论文总量占世界医学领域论文总量的47.79%,分子生物学与遗传学领域论文篇均被引频次最高,达27.18次。中国各学科领域论文占世

表 3 2008~2017 年世界科技论文及医学科技论文总体情况

年份	2008~2017	2008	2009	2010	2011	2012	2013	2014	2015	2016	2017
科技论文总量/篇	13 840 482	1 125 586	1 174 117	1 214 824	1 290 280	1 363 955	1 439 805	1 481 884	1 538 662	1 585 906	1 625 463
科技论文总被引频次/次	201 258 464	29 855 928	28 930 519	27 500 969	25 616 505	23 565 873	21 001 370	17 686 371	13 765 001	9 043 414	4 292 514
医学科技论文总量/篇	5 339 469	440 209	454 691	476 486	501 515	538 011	561 623	570 873	589 033	600 846	606 182
中国医学科技论文占比/%	9.99	4.48	5.28	6.07	7.11	8.55	9.94	11.61	13.25	14.27	15.40
医学科技论文总被引频次/次	92 035 317	14 497 877	13 840 983	13 006 108	11 802 235	10 793 423	9 399 488	7 625 622	5 767 562	3 652 845	1 649 174

表4 2008~2017年世界医学科技领域主要学科论文情况

学科	论文数/篇	占医学科技论文总量的比例/%	总被引频次/次	篇均被引频次/次	中国医学论文占世界医学科技论文总量的比例/%
临床医学	2 551 966	47.79	37 388 977	14.65	8.61
生物学与生物化学	683 904	12.81	13 297 156	19.44	14.14
神经科学与行为学	481 890	9.03	9 974 772	20.70	8.00
分子生物学与遗传学	438 315	8.21	11 911 269	27.18	16.04
药理学与毒理学	372 674	6.98	5 504 133	14.77	14.99
精神病与心理学	377 313	7.07	5 440 004	14.42	2.52
免疫学	240 747	4.51	5 154 968	21.41	8.03
微生物学	192 660	3.61	3 364 038	17.46	12.28

界医学科技论文总量的比例中,分子生物学与遗传学占比最高,为 16.04%,精神病与心理学所占比例较低,仅为 2.52%。

3. 中国与国际主要国家医学科技论文比较分析

（1）医学科技论文数量与质量比较分析

以美国、英国、德国、日本、法国、加拿大、意大利、荷兰、澳大利亚、西班牙、韩国、巴西、印度和俄罗斯作为参照,2008~2017 年中国医学科技论文的数量与质量情况如表5所示。2008~2017 年世界范围内发表的医学科技论文共 533.95 万篇,其中美国、中国、英国、德国和日本医学科技论文数排在前五位,占世界医学科技论文的 66.30%。美国、英国、德国、加拿大和中国总被引频次居世界前五位。

表5 2008~2017年世界部分国家医学科技论文比较

国家	论文数量/篇	所占比例/%	世界排名	总被引频次/次	世界排名	篇均被引频次/次
美国	1 797 851	33.67	1	43 908 422	1	24.42
中国	533 512	9.99	2	6 351 721	5	11.91
英国	460 030	8.62	3	11 971 980	2	26.02
德国	415 730	7.79	4	9 342 718	3	22.47
日本	332 398	6.23	5	5 243 257	8	15.77
加拿大	268 453	5.03	6	6 538 384	4	24.36
意大利	267 030	5.00	7	5 756 407	7	21.56
法国	256 130	4.80	8	5 972 568	6	23.32
澳大利亚	210 971	3.95	9	4 643 732	10	22.01
荷兰	187 624	3.51	10	5 050 982	9	26.92
西班牙	178 502	3.34	11	3 654 511	11	20.47
韩国	176 511	3.31	12	2 324 630	15	13.17
巴西	147 869	2.77	13	1 804 152	17	12.20
印度	138 987	2.60	14	1 598 984	18	11.50
俄罗斯	45 879	0.86	25	540 584	32	11.78

中国医学科技论文数量 53.35 万篇,占世界医学科技论文的 9.99%。从总被引频次上看,中国医学科技论文总被引频次排在世界第 5 位,有所提高,篇均被引频次 11.91

次，相对较低。

（2）医学科技重点领域比较

临床医学：中国论文数量居世界第 2 位，总被引频次居第 8 位。

2008~2017 年，临床医学科技论文数量排名前五位的分别为美国、中国、英国、德国和日本，5 个国家临床医学科技论文占世界同领域的 62.75%，中国临床医学科技论文数量占世界的 8.61%，如表 6 所示。总被引频次排名前 5 位的分别为美国、英国、德国、加拿大和意大利，中国临床医学科技论文质量较发达国家落后，总被引频次居第 8 位，篇均被引频次仅为 10.46 次。

表 6　2008~2017 年主要国家及地区临床医学科技论文情况

国家	论文数量/篇	论文数量排名	所占比例/%	总被引频次/次	总被引频次排名	篇均被引频次/次
美国	814 050	1	31.90	17 090 772	1	20.99
中国	219 599	2	8.61	2 297 469	8	10.46
英国	214 654	3	8.41	5 063 836	2	23.59
德国	189 522	4	7.43	3 754 609	3	19.81
日本	163 375	5	6.40	2 172 445	10	13.30
意大利	137 118	6	5.37	2 983 614	5	21.76
加拿大	124 083	7	4.86	3 057 514	4	24.64
法国	118 810	8	4.66	2 628 573	6	22.12
澳大利亚	104 974	9	4.11	2 196 959	9	20.93
荷兰	93 651	10	3.67	2 447 484	7	26.13
韩国	91 717	11	3.59	1 066 229	15	11.63
西班牙	79 437	12	3.11	1 606 494	11	20.22
巴西	74 553	14	2.92	869 890	17	11.67
印度	50 336	17	1.97	546 821	20	10.86
俄罗斯	13 939	31	0.55	206 624	35	14.82

生物学与生物化学：中国论文数量居世界第 2 位，总被引频次居第 4 位。

2008~2017 年，生物学与生物化学科技论文数量排名前 3 位的分别为美国、中国和日本。中国生物学与生物化学科技论文数量为 9.67 万篇，如表 7 所示，占世界同领域科技论文的 14.14%，篇均被引频次为 13.06 次，仅略高于印度、巴西和俄罗斯。

表 7　2008~2017 年主要国家及地区生物学与生物化学科技论文情况

国家	论文数量/篇	论文数量排名	所占比例/%	总被引频次/次	总被引频次排名	篇均被引频次/次
美国	208 641	1	30.51	5 808 688	1	27.84
中国	96 693	2	14.14	1 262 552	4	13.06
日本	53 018	3	7.75	854 214	5	16.11
德国	52 568	4	7.69	1 300 227	3	24.73
英国	49 654	5	7.26	1 417 315	2	28.54
法国	32 209	6	4.71	755 182	6	23.45
印度	31 564	7	4.62	378 350	13	11.99
加拿大	30 057	8	4.39	732 108	7	24.36
意大利	28 653	9	4.19	544 825	8	19.01

续表

国家	论文数量/篇	论文数量排名	所占比例/%	总被引频次/次	总被引频次排名	篇均被引频次/次
韩国	24 801	10	3.63	376 784	14	15.19
西班牙	21 611	11	3.16	457 832	10	21.19
澳大利亚	19 773	12	2.89	485 002	9	24.53
巴西	18 189	13	2.66	220 545	18	12.13
荷兰	14 833	14	2.17	395 315	11	26.65
俄罗斯	11 412	18	1.67	117 273	24	10.28

神经科学与行为学：中国论文数量居世界第 4 位，总被引频次居第 9 位。

2008~2017 年，神经科学与行为学科技论文数量排名前 5 位的分别为美国、德国、英国、中国和加拿大，5 个国家神经科学与行为学科技论文占世界同领域的 73.31%，如表 8 所示，总被引频次居前 5 位的分别为美国、英国、德国、加拿大和意大利。中国神经科学与行为学科技论文数量为 3.85 万篇，占世界同领域科技论文的 8.00%，居世界第 4 位，总被引频次 49.23 万次，居世界第 9 位，篇均被引频次 12.78 次，仅比印度和俄罗斯略高。

表 8　2008~2017 年主要国家及地区神经科学与行为学科技论文情况

国家	论文数量/篇	论文数量排名	所占比例/%	总被引频次/次	总被引频次排名	篇均被引频次/次
美国	188 070	1	39.03	5 145 282	1	27.36
德国	49 706	2	10.31	1 191 992	3	23.98
英国	44 487	3	9.23	1 340 919	2	30.14
中国	38 535	4	8.00	492 346	9	12.78
加拿大	32 475	5	6.74	793 872	4	24.45
日本	29 816	6	6.19	498 368	8	16.71
意大利	28 975	7	6.01	652 089	5	22.51
法国	25 596	8	5.31	592 728	6	23.16
澳大利亚	20 037	9	4.16	449 362	10	22.43
荷兰	19 801	10	4.11	552 889	7	27.92
西班牙	17 598	11	3.65	361 192	11	20.52
韩国	11 878	13	2.46	173 703	15	14.62
巴西	11 613	14	2.41	168 638	16	14.52
印度	6 838	17	1.42	77 535	23	11.34
俄罗斯	4 598	23	0.95	31 224	36	6.79

分子生物学与遗传学：中国论文数量居世界第 2 位，总被引频次居第 4 位。

2008~2017 年，分子生物学与遗传学科技论文数量排名前 5 位的分别为美国、中国、英国、德国和日本，5 个国家分子生物学与遗传学科技论文占世界同领域科技论文的 80.43%，如表 9 所示。中国分子生物学与遗传学科技论文数量占世界同领域的 16.04%，居世界第 2 位，总被引频次 105.01 万次，居世界第 4 位，篇均被引频次 14.93 次，与美国、英国等发达国家相比差距较大。

表9　2008~2017 年主要国家及地区分子生物学与遗传学科技论文情况

国家	论文数量/篇	论文数量排名	所占比例/%	总被引频次/次	总被引频次排名	篇均被引频次/次
美国	172 914	1	39.45	6 864 780	1	39.70
中国	70 320	2	16.04	1 050 108	4	14.93
英国	41 024	3	9.36	1 728 608	2	42.14
德国	39 113	4	8.92	1 415 894	3	36.20
日本	29 193	5	6.66	872 587	6	29.89
法国	25 127	6	5.73	903 102	5	35.94
加拿大	23 123	7	5.28	816 039	7	35.29
意大利	20 525	8	4.68	660 941	8	32.20
西班牙	15 367	9	3.51	538 412	12	35.04
澳大利亚	15 119	10	3.45	543 629	10	35.96
荷兰	14 215	11	3.24	647 233	9	45.53
韩国	14 003	12	3.19	264 794	16	18.91
印度	10 121	14	2.31	146 791	22	14.50
巴西	9 669	15	2.21	142 285	23	14.72
俄罗斯	7 251	17	1.65	102 917	27	14.19

精神病与心理学： 中国论文数量居世界第 10 位，总被引频次居第 14 位。

2008~2017 年，精神病与心理学科技论文数量排名前 5 位的分别为美国、英国、德国、加拿大和澳大利亚，5 个国家精神病与心理学科技论文占世界同领域科技论文的 80.09%，如表 10 所示。中国精神病与心理学科技论文数量为 9510 篇，仅占世界同领域科技论文的 2.52%，居世界第 10 位，总被引频次 9.25 万次，居世界第 14 位，篇均被引频次 9.72 次。

表10　2008~2017 年主要国家及地区精神病与心理学科技论文情况

国家	论文数量/篇	论文数量排名	所占比例/%	总被引频次/次	总被引频次排名	篇均被引频次/次
美国	171 195	1	45.37	3 026 750	1	17.68
英国	46 960	2	12.45	840 359	2	17.90
德国	31 017	3	8.22	450 153	4	14.51
加拿大	28 541	4	7.56	486 423	3	17.04
澳大利亚	24 486	5	6.49	360 287	6	14.71
荷兰	20 655	6	5.47	395 377	5	19.14
西班牙	15 120	7	4.01	157 324	8	10.41
意大利	12 344	8	3.27	176 294	7	14.28
法国	11 247	9	2.98	137 023	9	12.18
中国	9 510	10	2.52	92 452	14	9.72
日本	6 906	14	1.83	70 399	15	10.19
巴西	5 539	16	1.47	59 916	18	10.82
韩国	4 652	18	1.23	47 151	23	10.14
印度	2 071	30	0.55	21 743	30	10.50
俄罗斯	1 811	31	0.48	7 874	40	4.35

药理学与毒理学： 中国论文数量居世界第 2 位，总被引频次居第 2 位。

2008~2017 年，药理学与毒理学科技论文数量排名前 5 位的分别为美国、中国、日本、英国和印度，5 个国家药理学与毒理学科技论文占世界同领域科技论文的 59.07%，如表 11 所示，总被引频次排名前 5 位的国家分别为美国、中国、英国、德国和意大利。中国药理学与毒理学科技论文数量为 5.59 万篇，占世界同领域科技论文的 14.99%，居世界第 2 位，总被引频次 63.56 万次，居世界第 2 位，与医学领域其他学科相比较，中国药理学与毒理学领域论文数量排在世界第 2 位，总被引频次排在世界第 2 位，排名相对较高，但篇均被引频次相对略低。

表 11 2008~2017 年主要国家及地区药理学与毒理学科技论文情况

国家	论文数量/篇	论文数量排名	所占比例/%	总被引频次/次	总被引频次排名	篇均被引频次/次
美国	92 311	1	24.77	1 826 523	1	19.79
中国	55 858	2	14.99	635 589	2	11.38
日本	26 211	3	7.03	312 483	6	11.92
英国	23 011	4	6.17	483 816	3	21.03
印度	22 777	5	6.11	257 212	8	11.29
意大利	20 754	6	5.57	332 887	5	16.04
德国	20 302	7	5.45	383 279	4	18.88
韩国	15 759	8	4.23	216 538	9	13.74
法国	14 022	9	3.76	259 158	7	18.48
巴西	12 263	10	3.29	129 268	15	10.54
西班牙	12 204	11	3.27	189 588	11	15.53
加拿大	10 911	12	2.93	201 095	10	18.43
澳大利亚	9 448	13	2.54	175 574	12	18.58
荷兰	8 673	14	2.33	174 755	13	20.15
俄罗斯	2 832	30	0.76	25 168	39	8.89

微生物学： 中国论文数量居世界第 2 位，总被引频次居第 5 位。

2008~2017 年，微生物学科技论文数量排名前 5 位的分别为美国、中国、德国、英国和法国，5 个国家微生物学科技论文占世界同领域科技论文的 65.02%，如表 12 所示，总被引频次排名前 5 位的分别为美国、英国、德国、法国和中国。中国微生物学科技论文数量为 2.37 万篇，占世界同领域科技论文的 12.28%，居世界第 2 位，总被引频次 25.48 万次，居世界第 5 位，篇均被引频次 10.77 次。

表 12 2008~2017 年主要国家及地区微生物学科技论文情况

国家	论文数量/篇	论文数量排名	所占比例/%	总被引频次/次	总被引频次排名	篇均被引频次/次
美国	57 781	1	29.99	1 476 165	1	25.55
中国	23 654	2	12.28	254 814	5	10.77
德国	15 605	3	8.10	352 841	3	22.61
英国	15 492	4	8.04	404 794	2	26.13
法国	12 734	5	6.61	286 141	4	22.47

国家	论文数量/篇	论文数量排名	所占比例/%	总被引频次/次	总被引频次排名	篇均被引频次/次
日本	11 499	6	5.97	173 746	7	15.11
印度	8 625	7	4.48	87 137	15	10.10
韩国	8 227	8	4.27	90 920	14	11.05
加拿大	7 919	9	4.11	174 934	6	22.09
巴西	7 913	10	4.11	92 340	13	11.67
西班牙	7 349	11	3.81	140 480	10	19.12
澳大利亚	6 639	12	3.45	147 115	9	22.16
意大利	6 332	13	3.29	109 632	11	17.31
荷兰	5 395	14	2.80	152 608	8	28.29
俄罗斯	3 022	19	1.57	31 039	27	10.27

免疫学：中国论文数量居世界第 3 位，总被引频次居第 10 位。

2008~2017 年，免疫学科技论文数量排名前 5 位的国家分别为美国、英国、中国、德国和法国，5 个国家免疫学科技论文占世界同领域科技论文的 71.13%，如表 13 所示。中国免疫学科技论文数量为 19 343 篇，占世界同领域科技论文的 8.03%，居世界第 3 位，总被引频次 26.64 万次，居世界第 10 位，篇均被引频次 13.77 次。

表 13　2008~2017 年主要国家及地区免疫学科技论文情况

国家	论文数量/篇	论文数量排名	所占比例/%	总被引频次/次	总被引频次排名	篇均被引频次/次
美国	92 889	1	38.58	2 669 462	1	28.74
英国	24 748	2	10.28	692 333	2	27.98
中国	19 343	3	8.03	266 391	10	13.77
德国	17 897	4	7.43	493 723	3	27.59
法国	16 385	5	6.81	410 661	4	25.06
日本	12 380	6	5.14	289 015	6	23.35
意大利	12 329	7	5.12	296 125	5	24.02
加拿大	11 344	8	4.71	276 399	9	24.37
澳大利亚	10 495	9	4.36	285 804	7	27.23
荷兰	10 401	10	4.32	285 321	8	27.43
西班牙	9 816	11	4.08	203 189	12	20.70
巴西	8 130	13	3.38	121 270	15	14.92
印度	6 655	15	2.76	83 395	19	12.53
韩国	5 474	16	2.27	88 511	18	16.17
俄罗斯	1 014	42	0.42	18 465	41	18.21

在上述 8 个学科中，论文数量方面，中国居世界前三位的领域包括临床医学（第 2 位）、生物学与生物化学（第 2 位）、分子生物学与遗传学（第 2 位）、药理学与毒理学（第 2 位）、微生物学（第 2 位）及免疫学（第 3 位）；居世界第 4~7 位的有神经科学与行为学（第 4 位）；精神病与心理学位居世界第 10 位。

8 个学科中，在论文引用方面，中国总被引频次位居世界前 5 位的学科领域为药理学与毒理学（第 2 位）、生物学与生物化学（第 4 位）、微生物学（第 5 位）和分子生物学与遗传学（第 4 位）。居世界排名第 6~12 位的学科有临床医学（第 8 位）、神经科学与行为学（第 9 位）和免疫学（第 10 位）。精神病与心理学的被引频次位居第 14 位。

从总体看，中国医学科技论文数量继续呈上升态势，在世界范围内排位多为上升或持平；与上一年度统计结果相比，中国医学科技论文质量仍有缓慢提高趋势，各学科总被引频次排名有所提升，但篇均被引频次仍落后于世界平均水平。综上，中国医学科技论文总体水平与国际领先国家相比仍存在差距，需继续大力支持医学科技创新，引导产出更多高质量的医学科技研究成果。

（二）医学科技论文研究主题分析

为揭示国际医学科技领域研究现状与趋势，发现重要研究主题，明确中国医学科技发展现状与重点，本章选取临床医学、生物学与生物化学、分子生物学与遗传学、神经科学与行为学、免疫学、精神病与心理学、微生物学及药理学与毒理学 8 个学科领域[①]，对中国、美国与国际医学领域 2014~2018 年高被引文献进行研究主题分析，以期通过分析与对比近五年研究主题，进而了解我国医学科技研究重点与国际研究重点的差异及优势。

2014~2018 年 8 个医学相关领域国际文献总量、中国文献量与美国文献量如表 14 所示。中国在各领域的高被引文献数量较少，占国际各领域高被引文献的 3%~13%，8 个学科领域中，分子生物学与遗传学、生物学与生物化学占国际总量的比例较高，而精神病与心理学所占比例较低。美国由于文献数量较多，8 个学科领域占国际总量的平均比例达 61%，特别是分子生物学与遗传学所占比例最高，而药理学与毒理学所占比例最低。

表 14 2014~2018 年医学相关领域高被引文献总量统计表

序号	领域	国际总量/篇	中国发文量/篇	美国发文量/篇
1	临床医学	13 000	985	8 272
2	生物学与生物化学	3 573	474	2 059
3	分子生物学与遗传学	2 339	315	1 682
4	神经科学与行为学	2 468	152	1 564
5	免疫学	1 232	62	816
6	精神病与心理学	2 080	56	1 264
7	微生物学	1 010	80	597
8	药理学与毒理学	2 075	252	875

---

① 数据来源于 ESI 数据库收录的领域高被引论文数据，检索时间范围：2014~2018 年。虽然 2018 年论文数据还未被全部覆盖，但为揭示一些较新的研究主题，时间范围选择近 5 年。领域划分依据参考 ESI 数据库的 22 个学科分类，检索时间：2019-1-8

1. 临床医学领域

2014~2018 年中国在临床医学研究领域重点关注：①药物对癌症（如非小细胞肺癌）的治疗效果研究；②在分子层面开展癌症的致病机制相关研究；③利用统计学方法开展慢性病（如糖尿病、高血压）的流行病学研究等。癌症是医学界的难题，各国家对癌症研究的投入越来越多。"精准医学"计划的实施、组学技术的进步，为寻找癌症病因及治疗靶点提供了新思路，因此我国临床医学领域近年来重点关注癌症的治疗效果研究及分子层面的癌症致病机制研究。同时，随着人口老龄化等社会问题的出现，一些老年病如糖尿病、高血压等疾病的发病率增加，使得对慢性病的流行病学研究也成为我国临床医学研究领域的重点关注方向。综上，对癌症和慢性病的防治及管理研究是我国临床医学研究关注的重点与热点。

通过图 1~图 3 及表 15 类团内的主要关键词可以看出，中国、美国甚至国际上在临床医学领域都比较关注对疾病预防控制管理和疾病致病机制的研究，注重利用试验研究的方法。同时，对于特定药物的治疗效果研究及慢性病（循环性疾病和代谢性疾病）的研究等也是临床医学领域研究的重点。因此，今后我国可继续加强对癌症治疗方法及慢性病（如心血管疾病）风险因素等方面的研究工作，从预防与治疗两个维度降低疾病的发生率和死亡率。

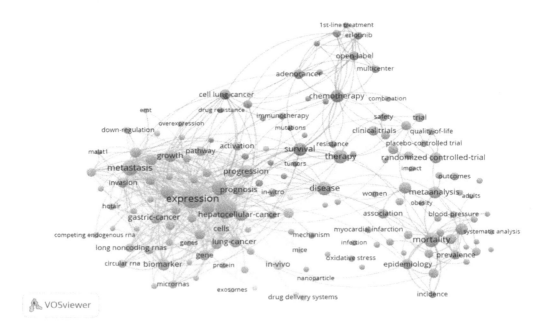

图 1　2014~2018 年临床医学领域中国 ESI 高被引文献关键词共现聚类分析图
（彩图请扫封底二维码）

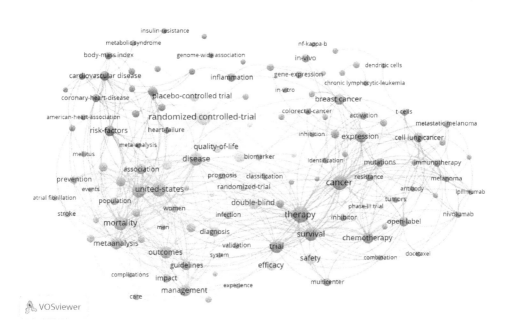

图2　2014~2018 年临床医学领域美国 ESI 高被引文献关键词共现聚类分析图（彩图请扫封底二维码）

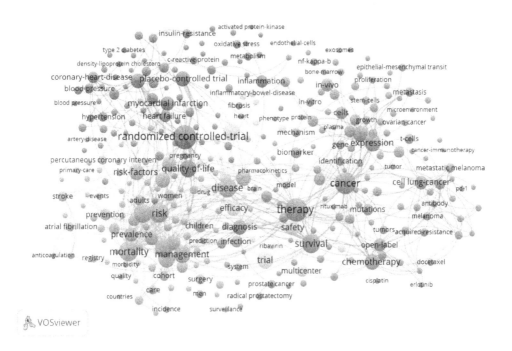

图3　2014~2018 年临床医学领域国际上 ESI 高被引文献关键词共现聚类分析图（彩图请扫封底二维码）

表 15 2014~2018 年临床医学领域主要国家关键词聚类得到的主要研究内容表

中国类团名称	中国主要关键词	美国类团名称	美国主要关键词	国际类团名称	国际主要关键词
1.在细胞及分子水平对癌症致病机制的相关研究	表达、癌症、代谢、基因、循环 RNA、诊断、细胞凋亡、生物标志物、增殖、竞争内源性 RNA、通路、肿瘤抑制子、侵袭、预后不良、上皮-间质转化等	1.对癌症致病机制及治疗方法的研究	乳腺癌、结肠癌、表达、幸存、化疗、突变、抑制、T 细胞、抵抗、机制、代谢、分化、增生、活化、炎症、血管生成、通路等	1.对癌症治疗方法的实验研究	癌症、一线治疗、放射治疗、免疫治疗、经皮冠脉介入治疗、安全、化疗、临床试验、多中心、功效、随机试验、抵抗性等
2.利用试验方法对不同药物的治疗效果进行研究	幸存、治疗、临床试验、化疗、生长因子受体、开放标签、多中心等	2.对疾病的预防控制管理研究	死亡率、动脉疾病、心血管疾病、冠状动脉疾病、炎性肠疾病、阻塞性肺疾病、美国、风险、健康、诊断、试验、流行病学、管理、政策、预防等	2.对疾病的预防控制管理研究	全因死亡率、疾病、风险、流行病学、管理、诊断、预测、健康、人群、感染等
3.利用统计学方法进行慢性病的人群研究	meta 分析、双盲、随机对照试验、BMI、治疗、协同、死亡率、风险因素、人群、结果、风险、随访、预防、流行病学、系统分析、高血压、冠心病、糖尿病、心血管病等	3.对特定疾病的试验研究	分类、标志物、心衰、心肌梗死、随机对照试验、安慰剂对照试验、双盲、临床试验、随访、meta 分析、风险因素等	3.利用试验方法对循环性疾病和代谢性疾病的风险因素进行研究	随机对照试验、安慰剂对照试验、双盲、风险因素、心血管疾病、糖尿病、动脉粥样硬化、冠状动脉疾病、胰岛素抵抗、代谢综合征、高血压等
4.以鼠为模型在细胞水平进行疾病的致病机制研究	细胞、体内、鼠、活化、机制、疾病、血管生成、内皮生长因子、炎症、乳腺癌、感染、肝细胞癌等	4.对部分疾病(慢性疾病、代谢性疾病为主)的治疗效果及安全性的试验研究	BMI、心血管疾病、糖尿病、代谢综合征、心衰、心肌梗死、治疗、功效、安全、移植、类风湿性关节炎、感染、炎性肠道疾病、微生物等	4.以鼠为模型对癌症发生过程及相关因子的表达进行研究	表达、树突状细胞、内皮细胞、巨噬细胞、祖细胞、T 细胞、鼠、炎症、体内、转移、活化、生物标记、凋亡、分化、机制、氧化应激、活化的蛋白质激酶、NF-κB 等
—	—	—	—	5.对心血管疾病诱发心力衰竭的治疗研究	急性心肌梗死、冠状动脉疾病、急性冠状动脉综合征、心力衰竭、脑卒中、心房颤动、华法林、经皮冠脉介入治疗等

2. 生物学与生物化学

2014~2018 年中国在生物学与生物化学研究领域重点关注：①利用基因编辑等技术开展细胞中生化系统的研究；②疾病（如癌症）发生过程中相关生化反应及机制研究；③利用生物信息学工具和算法研究生物分子的表达、结构及理化性质等。综上，对于生化系统、生化反应及生物分子的构成与功能研究是我国生物学与生物化学研究的重点与热点。

通过图 4~图 6 及表 16 类团内的主要关键词可以看出，中国、美国甚至国际上在生物学与生物化学领域都比较注重生物信息学相关数据库的建设和算法开发工作，并在此基础上开展相关研究。此外，氧化应激过程、微生物代谢、基因编辑技术及蛋白质物理结构等也是生物学与生物化学领域研究的重点。今后我国可加强氧化应激过程对疾病发

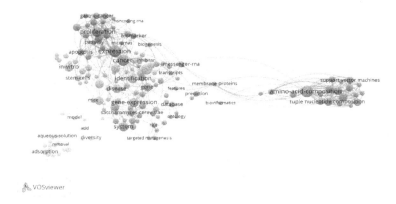

图 4   2014~2018 年生物学与生物化学领域中国 ESI 高被引文献关键词共现聚类分析图
（彩图请扫封底二维码）

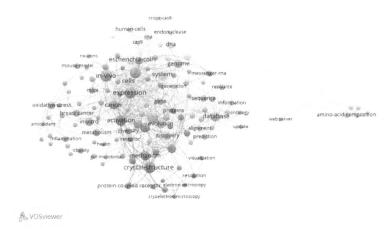

图 5   2014~2018 年生物学与生物化学领域美国 ESI 高被引文献关键词共现聚类分析图
（彩图请扫封底二维码）

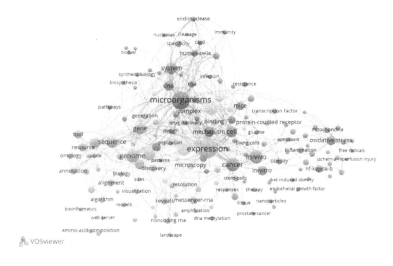

图 6   2014~2018 年生物学与生物化学领域国际上 ESI 高被引文献关键词共现聚类分析图
（彩图请扫封底二维码）

表 16　2014~2018 年生物学与生物化学领域主要国家关键词聚类得到的主要研究内容表

中国类团名称	中国主要关键词	美国类团名称	美国主要关键词	国际类团名称	国际主要关键词
1.对癌症发生过程生化现象的研究	癌症、凋亡、细胞、通路、标志物、非编码RNA、活化、代谢、增殖等	1.氧化应激过程相关化合物及产生的生化作用的研究	体内、氧化应激、过氧化氢、一氧化氮合酶、抗氧化剂、细胞死亡、代谢、自噬等	1.氧化应激过程相关化合物对疾病发生作用机制的研究	癌症、体内、氧化应激、鼠、肥胖、炎症、转录因子、一氧化氮合酶、细胞死亡、线粒体、自噬、过氧化氢、活性氧、活化的蛋白激酶等
2.利用基因编辑的相关技术对细胞中的生化系统进行研究	干细胞、抑制剂、cas 9、识别、锌指核酸酶技术、体内、特异性、核酸酶等	2.以微生物为载体进行合成生物学的研究	微生物、生物合成、合成生物学、生物燃料、通路、药物发现等	2.对微生物自身代谢与多样性及微生物利用的研究	微生物、机制、代谢、多样性、群落、合成生物学、生物合成、抵抗性、受体、感染、生物燃料、乙醇生产等
3.利用生物信息学工具对生物大分子的表达和序列进行研究	基因表达、基因组、本体、蛋白质、信使RNA、序列、数据库、预测、基因组序列、转录组测序技术、注释等	3.与癌症相关的遗传物质的表达研究	表达、癌症、基因组、分化、多能干细胞、胚胎干细胞、间充质干细胞、信使RNA、非编码RNA、暴露、受体、转录组、DNA甲基化等	3.利用质谱仪等工具手段对生物大分子的表达情况进行鉴定研究	表达、信使RNA、暴露、非编码RNA、质谱、线虫、转录组、位点等
4.对微生物致病机制的研究	微生物、多样性、肥胖、活性淤泥、吸附、水溶液等	4.利用基因编辑的相关技术对细胞中的生化系统进行研究	哺乳动物细胞、RNA、DNA、锌指核酸酶技术、核酸酶、cas9、特异性、双链断裂等	4.利用基因编辑的相关技术对细胞中的生化系统进行研究	DNA、锌指核酸酶技术、RNA、人类细胞、cas9、特异性、核酸内切酶、双链断裂、转录、免疫等
5.利用算法对生物分子的理化性质与物理组成进行研究	氨基酸组成、支持向量机、元组核苷酸组成、信号肽、基于序列的预测器、亚细胞位置预测、功能域组成、理化性质等	5.利用相关本体、数据库等生物信息学工具辅助序列研究	序列、数据库、本体、注释、算法、分类、疾病、质谱等	5.利用相关本体、数据库、算法等生物信息学工具开展对基因组及基因序列、通路等相关研究	基因组、序列、数据库、工具、注释、预测、算法、通路、本体等
—	—	6.对蛋白质物理结构及化学结合性质的研究	晶体结构、晶体显微镜、电子显微镜、复合物、蛋白偶联受体、活化、动力学、识别等	6.对蛋白质物理结构及化学结合性质的研究	蛋白质、晶体结构、活化、显微镜、复合物、结合、分辨率、蛋白偶联受体等
—	—	7.利用算法对生物分子的理化性质与物理组成进行研究	支持向量机、基于序列的预测器、亚细胞位置预测、标签学习分类器、理化性质、功能域组成、元组核苷酸组成、氨基酸组成等	—	—

生作用机制及基因、蛋白质结构分析等方面的研究工作，以从分子生物学角度更加深入全面地探索疾病的致病机制。

3. 分子生物学与遗传学

2014~2018 年中国在分子生物学与遗传学研究领域重点关注：①与疾病（如癌症）致病过程相关的遗传物质的研究；②疾病致病原因的全基因组关联分析；③胚胎干细胞

分化过程中的基因表达研究；④遗传物质的组成、表达及理化性质的研究；⑤特定细胞生理现象的发生机制及其作用的研究等。由于基因测序与组学技术可辅助寻找遗传疾病致病基因等相关研究的开展，遗传物质的相关研究成为我国分子生物学与遗传学的研究重点。此外，由于胚胎干细胞分化潜能大，应用前景广阔，因此，对于胚胎干细胞分化过程中的基因表达研究也成为我国分子生物学与遗传学领域关注的重点。

通过图7～图9及表17类团内的主要关键词可以看出，中国、美国甚至国际上在分子生物学与遗传学领域都比较注重胚胎干细胞的基因表达研究、基因与疾病的关联关系研究。此外，从 DNA、RNA 等分子角度研究癌症的致病机制，研究蛋白质的表达、活化与

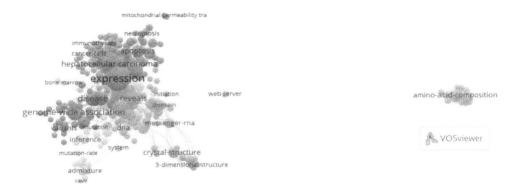

图7　2014～2018年分子生物学与遗传学领域中国ESI高被引文献关键词共现聚类分析图
（彩图请扫封底二维码）

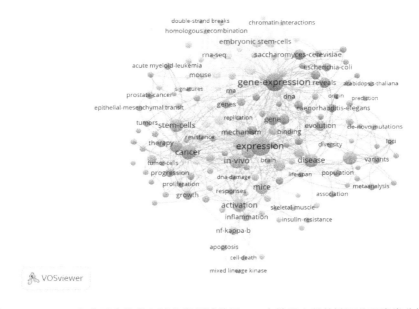

图8　2014～2018年分子生物学与遗传学领域美国ESI高被引文献关键词共现聚类分析图
（彩图请扫封底二维码）

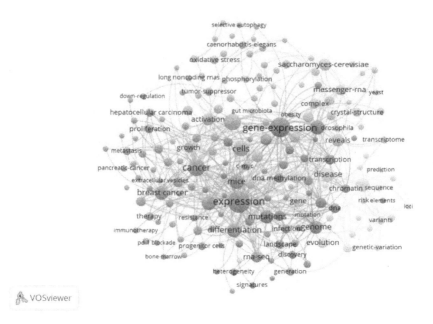

图 9　2014~2018 年分子生物学与遗传学领域国际上 ESI 高被引文献关键词共现聚类分析图
（彩图请扫封底二维码）

表 17　2014~2018 年分子生物学与遗传学领域主要国家关键词聚类得到的主要研究内容表

中国类团名称	中国主要关键词	美国类团名称	美国主要关键词	国际类团名称	国际主要关键词
1.对癌症致病过程及相关遗传物质的研究	癌症、复合物、活化、抵抗、肿瘤抑制子、生长、非编码 RNA、微 RNA、转移、肝细胞癌、增生、干细胞、信使 RNA 等	1.以微生物为模型对蛋白质的表达、结合、定位等进行研究	微生物、葡萄酒酵母、蛋白质、转录因子、转录、晶体结构、复合物、免疫、核酸酶、cas 系统、锌指核酸酶、DNA 等	1.蛋白质活化在细胞内生理现象过程中的作用研究	蛋白质、活化、机制、复合物、内质网、自噬、降解、凋亡、炎症、NF-κB、氧化应激、磷酸化等
2.以鼠为模型对胚胎干细胞分化过程中的基因表达研究	基因表达、鼠、基因组、分化、胚胎干细胞、DNA 甲基化、转录组测序、诱导、转录等	2.对胚胎干细胞基因组的表达进行研究	基因表达、基因组、胚胎干细胞、揭示、信使 RNA、非编码 RNA、染色质、DNA 甲基化、全基因组分析、多能性、染色质相互作用、RNA 聚合酶等	2.对细胞系统内遗传物质改变的技术方法研究	核酸酶、特异性、DNA、同源重组、哺乳动物细胞、RNA、免疫等
3.对特定的细胞生理现象的发生机制及其作用的研究	抑制因子、凋亡、细胞死亡、通路、自噬、肺癌、动力学等	3.展开疾病与基因的关联研究	暴露、序列、疾病、全基因组关联、变种、模式、遗传变异、性状、meta 分析、易感性、结构、克罗恩病等	3.对胚胎干细胞中基因组转录、表达的研究	基因组、胚胎干细胞、表达、转录、染色质、非编码 RNA、转录因子、DNA 甲基化、RNA 聚合酶 2、信使 RNA 等
4.针对疾病致病原因展开全基因组关联分析的研究	全基因组关联、突变、变种、易感性位点、meta 分析、风险等	4.从基因角度对癌症致病机制进行研究	癌症、突变、通路、治疗、端粒酶逆转录酶基因启动子突变、基因组拷贝数变异、异质性等	4.对肿瘤发生过程中细胞生理现象及相关通路的研究	癌症、通路、急性白血病、抵抗性、体细胞突变、c-myc、幸存、上皮-间质转化、肿瘤发生、代谢、抑制等

中国类团名称	中国主要关键词	美国类团名称	美国主要关键词	国际类团名称	国际主要关键词
5.对染色质转录、蛋白质结合的相关机制与结构的研究	蛋白质、染色质、转录、微生物、晶体结构、显微镜等	5.以鼠为模型对细胞生理现象、生化现象及特定病理过程进行研究	鼠、NF-κB、活化、体内、体外、DNA损坏、肥胖、炎症、凋亡、氧化应激、自噬、磷酸化、诱导、代谢、成纤维细胞、抑制、骨骼肌、胰岛素抵抗等	5.针对基因突变利用全基因组关联分析探究基因与疾病关系的研究	突变、全基因组关联、网络、数据库、异质性、变异、遗传变异、meta分析等
—	—	6.对干细胞的分化及与癌症相关的体细胞突变进行研究	体内、分化、干细胞、乳腺癌、祖细胞、上皮-间质转化、前列腺癌、起始细胞、内皮细胞、骨髓龛、体细胞突变、急性髓细胞白血病、急性淋巴细胞白血病、慢性淋巴细胞白血病等	6.以鼠为模型进行干细胞的分化研究	鼠、体内、体外、分化、多能干细胞、成纤维细胞、祖细胞、自我更新、诱导等
—	—	—	—	7.对肿瘤发生过程中基因的变化进行研究	同源、途径、修复、通路、重新结合等

结合等，以及研究疾病发生过程中细胞相关的生理现象和生化反应也是分子生物学与遗传学领域研究的重点。今后我国可加强对蛋白质的相关研究，研究其表达、活化与结合，从分子角度更加深入、全面地探索疾病在分子水平的发病机制、研究治疗方法、预防遗传病。

4. 神经科学与行为学

2014~2018 年中国在神经科学与行为学研究领域重点关注：①对大脑皮质功能的研究；②对阿尔茨海默病及轻度认知障碍等神经疾病的研究；③对与中枢神经系统相关的神经疾病的研究；④以鼠为模型研究大脑相关疾病及星形胶质细胞在相关疾病中的作用。综上，神经系统结构及功能研究与中枢神经系统疾病研究是我国神经科学与行为学研究关注的重点。

通过图 10~图 12 及表 18 类团内的主要关键词可以看出，中国、美国甚至国际上在神经科学与行为学领域都比较注重对大脑皮层结构及功能的研究和对阿尔茨海默病及相关的老年人中枢神经系统疾病的研究。此外，对与抑郁相关的精神性疾病及与压力相关的精神性疾病的研究等也是神经科学与行为学领域研究的重点。

5. 免疫学

2014~2018 年中国在免疫学研究领域重点关注：①自体免疫性疾病研究；②炎症和免疫系统疾病相关性研究；③免疫系统疾病发病机制研究；④先天性免疫疾病研究等。综上，对免疫性疾病的致病机制、诊断与治疗研究，以及自体免疫作用机制研究是我国免疫学研究关注的重点。

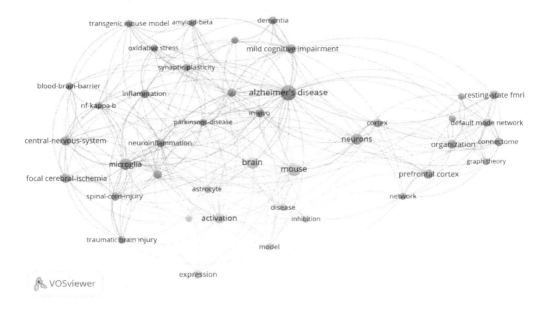

图10　2014~2018年神经科学与行为学领域中国ESI高被引文献关键词共现聚类分析图
（彩图请扫封底二维码）

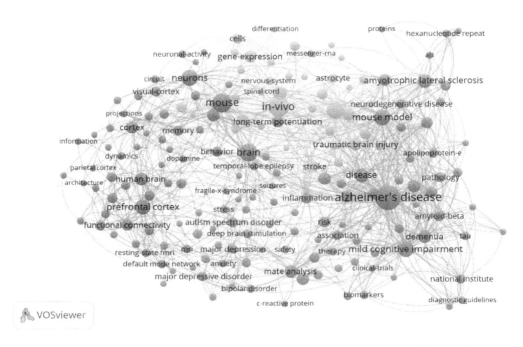

图11　2014~2018年神经科学与行为学领域美国ESI高被引文献关键词共现聚类分析图
（彩图请扫封底二维码）

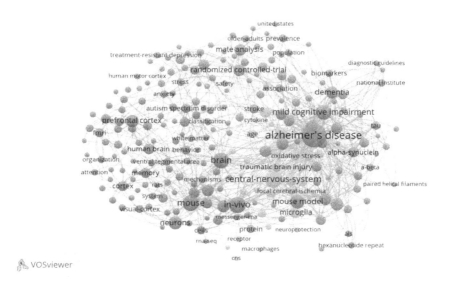

图 12 2014~2018 年神经科学与行为学领域国际上 ESI 高被引文献关键词共现聚类分析图
（彩图请扫封底二维码）

表 18 2014~2018 年神经科学与行为学领域主要国家关键词聚类得到的主要研究内容表

中国类团名称	中国主要关键词	美国类团名称	美国主要关键词	国际类团名称	国际主要关键词
1.对大脑皮质功能的研究	神经、前额皮质、静息状态功能磁共振成像、连接组、表达、图论、脑、大脑皮层等	1.以鼠为模型对神经元等神经系统的活化及功能进行研究	神经元、脑、鼠、前额皮质、神经活性、行为、基底神经节、个体差异、认知控制、功能磁共振成像、人类大脑皮层、内在的功能连接、杏仁核、媒体前额叶皮层、连通性、多巴胺、视觉皮层、环路、响应、抑制、静息状态功能磁共振成像、腹侧被盖区、调制等	1.以鼠为模型利用相关技术研究大脑皮层的结构与功能	脑、鼠、前额叶皮层、神经、核磁共振成像、脑白质、突触可塑性、视觉皮层、大脑皮质、长程增强效应、功能连接、基底外侧杏仁核、腹侧被盖区等
2.对阿尔茨海默病及轻度认知障碍等神经疾病的研究	阿尔茨海默病、帕金森病、轻度认知功能障碍、转基因鼠模型、β 淀粉样蛋白老年痴呆、炎症、氧化应激、突触可塑性、meta 分析等	2.对肌萎缩性脊髓侧索硬化症及相关疾病的研究	肌萎缩性脊髓侧索硬化症、额颞痴呆、碱基重复、蛋白质、额颞叶大叶性退化、六核苷酸重复等	2.对与中枢神经系统相关的神经疾病的研究	中枢神经系统、炎症、氧化应激、多发性硬化、血脑屏障、创伤性脑损伤、大脑淀粉样血管病、成人海马神经发生、实验性自身免疫性脑脊髓炎、星形胶质细胞、小神经胶质细胞等
3.对与中枢神经系统相关的神经疾病的研究	小神经胶质细胞、肌萎缩性脊髓侧索硬化症、血脑屏障、中枢神经系统、神经炎症、外伤性脑损伤、脊髓损伤、局灶性脑缺血等	3.对与抑郁相关的及由压力引起的精神性疾病的研究	沮丧、焦虑行为、脑血流量、严重抑郁、创伤后应激障碍、随机对照试验、深部脑刺激、默认模式网络、注意力缺陷、炎症、压力、C 反应蛋白、前扣带皮层、抗抑郁治疗、安慰剂对照试验、双盲等	3.对阿尔茨海默病及相关的老年人中枢神经系统疾病的研究	阿尔茨海默病、帕金森病、鼠模型、肌萎缩性脊髓侧索硬化症、轻度认知功能障碍、小神经胶质细胞活动、神经变性疾病、额颞痴呆、神经退行性疾病、病理学、生物标记、全基因组关联、蛋白质等

续表

中国类团名称	中国主要关键词	美国类团名称	美国主要关键词	国际类团名称	国际主要关键词
4.以鼠为模型研究大脑相关疾病及星形胶质细胞在相关疾病中的作用	脑、活化、鼠、星形胶质细胞、疾病、抑制、受体等	4.对阿尔茨海默病及相关的老年人中枢神经系统疾病的研究	阿尔茨海默病、帕金森病、脑脊髓液、全基因组关联、轻度认知功能障碍、鼠模型、突变、神经退行性疾病、载脂蛋白 E、认知损害、路易氏小体、进行性核上性麻痹、痴呆神经元纤维缠结、淀粉状蛋白等	4.利用随机对照试验等方法展开对压力引起的相关精神疾病的研究	抑郁、随机对照试验、焦虑、躁郁症、经颅磁刺激、创伤后应激障碍、治疗抵抗性抑郁症、meta 分析、全基因组关联、脑卒中、双盲等
—	—	5.对与中枢神经系统相关细胞的作用及相关神经性疾病的研究	大脑皮层、中枢神经系统、小神经胶质细胞、外伤性脑损伤、表达、齿状回、神经干细胞、受体、神经系统、脊髓、神经性疼痛、巨噬细胞、血脑屏障、成人海马神经发生、局灶性脑缺血、脑卒中、氧化应激、实验性自身免疫性疾病、脑内出血、多发性硬化等	—	—

通过图 13~图 15 及表 19 类团内的主要关键词可以看出，美国与国际上在免疫学研究领域主要关注点基本一致，我国主要聚焦于自体免疫性疾病的发病机制、诊断与治疗研究，但在肿瘤免疫治疗、神经系统免疫性疾病的发病机制研究方面关注较少。建议我国可加强开展肿瘤免疫治疗机制及实践方面的研究，从而为肿瘤这一重点疾病的预防与治疗提供精准方案。

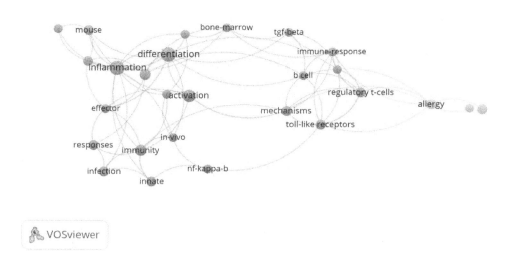

图 13　2014~2018 年免疫学领域中国 ESI 高被引文献关键词共现聚类分析图（彩图请扫封底二维码）

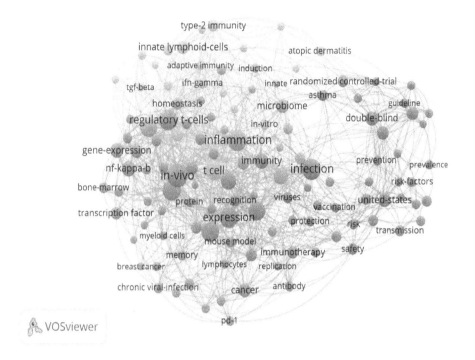

图14 2014~2018年免疫学领域美国ESI高被引文献关键词共现聚类分析图（彩图请扫封底二维码）

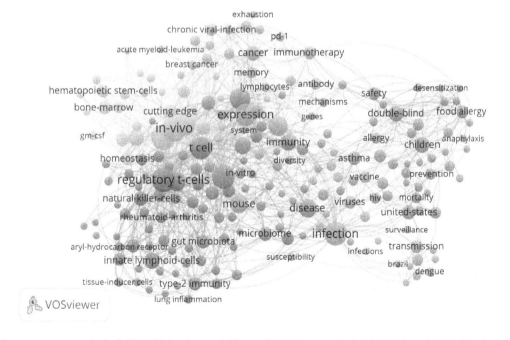

图15 2014~2018年免疫学领域国际上ESI高被引文献关键词共现聚类分析图（彩图请扫封底二维码）

表 19　2014~2018 年免疫学领域主要国家关键词聚类得到的主要研究内容表

中国类团名称	中国主要关键词	美国类团名称	美国主要关键词	国际类团名称	国际主要关键词
1.自体免疫性疾病研究	过敏、过敏性鼻炎、随机对照试验等	1.自体免疫性疾病的诊断与治疗研究	感染、双盲、美国、儿童、病毒、过敏、脱敏、预防、诊断、流行病学、人类免疫缺陷病毒、哮喘、食物过敏、疫苗、牛奶过敏、花生过敏、单克隆抗体等	1.自体免疫性疾病的诊断与治疗研究	疾病、儿童、双盲、美国、哮喘、过敏、舌下免疫治疗、安慰剂对照试验、流行病学、食物过敏、尘螨、免疫治疗、人类免疫缺陷病毒、抗逆转录病毒疗法、牛奶过敏等
2.炎症和免疫系统疾病相关性研究	炎症、变异、骨髓、造血干细胞、鼠、转录等	2.以鼠作为模式动物开展免疫系统疾病发病机制研究	炎症、分化、T 细胞、鼠、内稳态、免疫系统、微生物组、免疫反应、多样性炎症性肠炎、Th17 细胞、肠道菌群等	2.先天免疫和适应性免疫在炎症与免疫疾病中作用机制研究	调节性 T 细胞、NF-κB、丙型干扰素、肠道菌群、T 细胞、链脂肪酸、胸腺基质淋巴细胞生成素、芳烃受体、胶原诱导性关节炎、Toll 样受体、自然杀伤细胞、先天淋巴样细胞、适应性免疫、炎症性肠炎、2型免疫、转化生长因子-β（TGF-β）、生长因子 β 等
3.免疫系统疾病发病机制研究	B 细胞、肠道菌群、免疫应答、机制、调控 T 细胞、转化生长因子、Toll 样受体等	3.先天免疫和适应性免疫在炎症与免疫疾病中的作用机制研究	2 型免疫、先天淋巴样细胞、转录因子 Foxp3、转化生长因子、细胞因子、γ干扰素、自然杀伤细胞、流感病毒、类风湿性关节炎、气道炎症、先天、金黄色酿脓葡萄球菌、胸腺基质淋巴细胞生成素、特异反应性皮炎等	3.炎症与免疫系统疾病发病机制研究	炎症、表达、活化、分化、免疫、免疫反应、细胞凋亡、NLRP3 炎症体、体外、病毒感染、蛋白质、金黄色酿脓葡萄球菌、大肠杆菌等
4.先天免疫疾病研究	活化、免疫力、效应物、反应、感染、先天、nf-kappa-b、受体等	4.神经系统免疫性疾病的发病机制研究	树突状细胞、体内、骨髓、调节性 T 细胞、基因表达、实验性自身免疫性脑脊髓炎、NF-κB、宿主防御、NLRP3 炎性体、Toll 样受体、先天免疫、B 细胞、细胞凋亡、阿尔茨海默病、巨噬细胞、造血干细胞、转录因子、浆细胞样树突状细胞、肿瘤坏死因子、骨髓细胞、突变等	4.以鼠作为模式动物开展免疫系统传染性疾病研究	感染、炎症、病毒、疫苗、转录、鼠、登革热、巴西、塞卡病毒、虫媒病毒、人类单克隆抗体等
—	—	5.肿瘤的免疫治疗研究	激活、表达、响应、免疫、癌症、病毒感染、记忆、免疫治疗、抗原、淋巴球、效应子功能、PD-1、慢性病毒感染、转移性黑色素瘤、抗肿瘤免疫等	5.神经系统免疫性疾病的发病机制研究	树突状细胞、体内、阿尔茨海默病、骨髓、造血干细胞、基因表达、内稳态、中枢神经系统、粒细胞巨噬细胞刺激因子、朗格汉斯细胞、骨髓细胞、巨噬细胞等
—	—	—	—	6.肿瘤的免疫治疗研究	响应、癌症、抗原、抗肿瘤免疫、PD-1、慢性病毒感染、抗体、单克隆抗体、转移性黑色素瘤、免疫治疗、急性髓性白血病、乳腺癌等

6. 精神病与心理学

2014~2018 年中国在精神病与心理学研究领域重点关注：①精神疾病流行病学研究；②精神疾病症状研究；③精神疾病病理学研究；④基于元分析的儿童精神疾病个体化差异研究。虽然我国在精神病与心理学领域高被引文献数量较少，但研究内容涉及精神疾病的症状、病理、流行病学等各个方面。

通过图 16~图 18 及表 20 类团内的主要关键词可以看出，元分析、随机对照试验、流行病学研究等方法是精神病与心理学领域常用的调查研究方法，抑郁症、自闭症、心

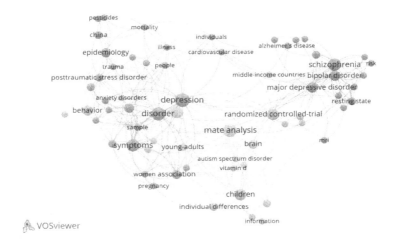

图 16　2014~2018 年精神病与心理学领域中国 ESI 高被引文献关键词共现聚类分析图
（彩图请扫封底二维码）

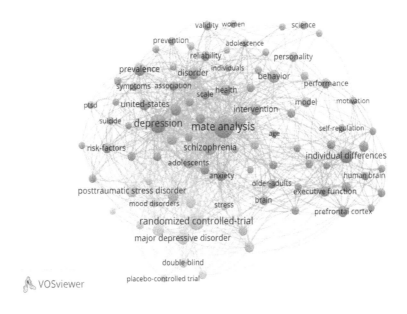

图 17　2014~2018 年精神病与心理学领域美国 ESI 高被引文献关键词共现聚类分析图
（彩图请扫封底二维码）

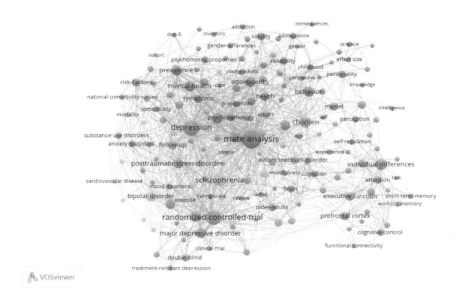

图18 2014~2018年精神病与心理学领域国际上ESI高被引文献关键词共现聚类分析图
（彩图请扫封底二维码）

表20 2014~2018年精神病与心理学领域主要国家关键词聚类得到的主要研究内容表

中国类团名称	中国主要关键词	美国类团名称	美国主要关键词	国际类团名称	国际主要关键词
1.精神疾病流行病学研究	行为、流行病学、创伤后应激障碍、中国、风险要素、心理测量特性等	1.精神疾病的致病原因、症状及流行病学研究	抑郁、心理健康、创伤后应激障碍、焦虑、精神病理学、症状、创伤、流行病学、美国、精神疾病、自杀、心理测量特性、躁郁症、边缘型人格障碍等	1.大脑决策、记忆等功能及精神疾病的个体差异化研究	个体差异、决策能力、前额皮质、注意力、工作记忆、脑、功能磁共振成像、记忆、老年人、儿童、表现、模型、肥胖、认知等
2.精神疾病的症状研究	症状、紊乱、抑郁、焦虑、年轻人、关联等	2.大脑决策、记忆等功能及精神疾病的个体差异化研究	个体差异、情绪、记忆、人脑、短时记忆、前额皮质、认知控制、自我控制、年龄、阿尔茨海默病、老年人、儿童、前扣带皮层等	2.精神疾病的致病原因、症状及治疗研究	抑郁、躁郁症、精神分裂症、精神病、焦虑、心理健康、压力、体育运动、随机对照试验、炎症、代谢综合征、心血管疾病、冠心病、生活质量等
3.精神疾病的病理学研究	精神分裂症、随机对照试验、重度抑郁症、休眠状态、功能连接等	3.利用试验方法对精神疾病发病及治疗进行研究	随机对照试验、重度抑郁症、认知行为疗法、双盲、压力、心理疗法、缺陷多动障碍、注意力缺陷、安慰剂对照试验、强迫症等	3.基于元分析的青少年精神疾病与心理疾病研究	元分析、介入、失调、精神病理学、健康、行为、模型、症状、心理失调、青少年、人格、美国、自尊、有效性、女性、大学生、心理学等
4.基于元分析的儿童精神疾病个体差异化研究	元分析、个体差异、儿童、可信度等	4.基于元分析的青少年群体为主精神疾病治疗研究	元分析、精神分裂症、青少年、精神病、干预、成人、死亡率、个体等	4.利用试验方法开展精神疾病的致病原因、症状研究	随机对照试验、创伤后应激障碍、重度抑郁、创伤、双盲、安慰剂对照试验、物质使用障碍、情绪紊乱、精神疗法、临床试验、抗抑郁等
—	—	5.对儿童和青少年心理和人格发展的研究	儿童、健康、行为、人格、影响、性别差异、女性、青少年、可信度、心理学等	5.大脑功能及精神疾病流行和追踪研究	流行、追踪、儿童、人口、诊断、自闭症谱系障碍、阿尔茨海默病、性别差异、自杀、风险因素等

理健康等疾病的发病机制、症状、治疗等一直是国际（包括国内）关注的重点。学龄前儿童、老年人等特殊人群的精神疾病与心理疾病是国际关注的重点。今后我国可加大在精神病与心理学方面的研究，重点关注特殊人群的精神与心理健康，从疾病的致病机制、临床症状、治疗与预后等全方面开展系统性研究，为保障、提高我国人口精神与心理健康提供理论和实践支撑。

7. 微生物学

2014~2018年中国在微生物学研究领域重点关注：①我国人感染禽流感的流行病学研究；②鼠类的病毒性感染、肥胖等疾病分子生物学研究；③细菌的基因组学研究；④肠道微生物学研究；⑤黄病毒属相关病毒研究；⑥微生物环境基因组学相关研究等。其中，禽流感、肠道微生物学等相关研究成为我国微生物学研究关注的重点。

通过图 19~图 21 及表 21 类团内的主要关键词可以看出，美国在病毒的免疫机制研究方面稍有侧重，国际上对病毒疫苗设计与开发研究关注较多。今后我国可针对我国境内多发病种开展相关疫苗的设计与开发研究，降低我国人口的病毒感染概率，其次可加强微生物环境基因组学相关研究，从微生物学层面为疾病的防治提供解决思路。

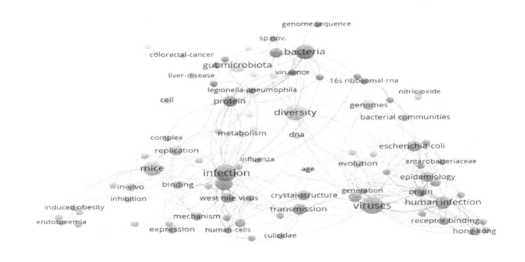

图 19 2014~2018 年微生物学领域中国 ESI 高被引文献关键词共现聚类分析图
（彩图请扫封底二维码）

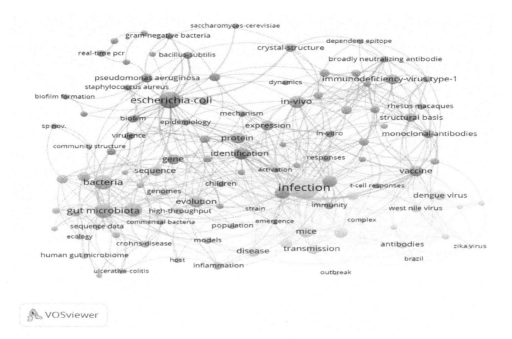

图 20　2014~2018 年微生物学领域美国 ESI 高被引文献关键词共现聚类分析图（彩图请扫封底二维码）

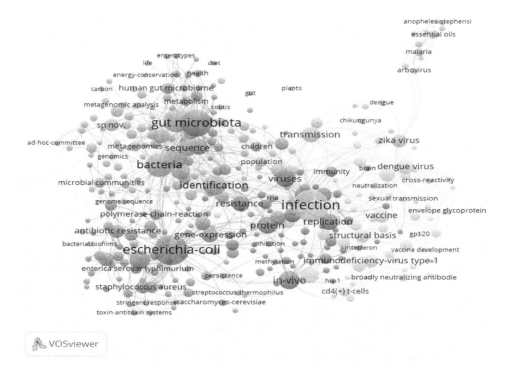

图 21　2014~2018 年微生物学领域国际上 ESI 高被引文献关键词共现聚类分析图
（彩图请扫封底二维码）

表 21 2014~2018 年微生物学领域主要国家关键词聚类得到的主要研究内容表

中国类团名称	中国主要关键词	美国类团名称	美国主要关键词	国际类团名称	国际主要关键词
1.我国人感染禽流感的流行病学研究	人类感染、大肠杆菌、中国、流行病学、香港、H7N9病毒、禽流感、华东、H9N2病毒、家禽等	1.病毒的免疫机制研究	体内、复制、病毒、疫苗、晶体结构、单克隆抗体、人类免疫缺陷病毒、免疫反应、CD4（+）T细胞、中和抗体、恒河猴、先天免疫、NF-κB、抗逆转录病毒疗法、T细胞反应、巨噬细胞等	1.感染性疾病的细菌和病毒的耐药性研究	大肠杆菌、铜绿假单胞菌、基因表达、革兰氏阴性菌、抗生素耐药性、金黄色葡萄球菌、枯草芽孢杆菌、聚合酶链反应、实时荧光定量PCR、上皮细胞、光谱β-内酰胺酶类、结核分枝杆菌、霍乱弧菌、多药耐药、随机对照试验、鼠伤寒沙门氏菌、囊性纤维化、单核细胞李斯特菌、肺炎链球菌、白色念珠菌、尿路感染、呼吸道合胞病毒、肠杆菌科、肺炎克雷伯杆菌、幽门螺杆菌等
2.鼠类的病毒性感染、肥胖等疾病分子生物学研究	鼠、体内、埃博拉病毒、内毒素血症、基因表达、免疫反应、饮食诱导性肥胖、炎症、流感、脂代谢、性传播等	2.肠道微生物学研究	肠道微生物群、多样性、克罗恩病、基因组、细菌群落、高通量、人体肠道微生物、炎性肠疾病、宏基因组学、序列数据、宿主、溃疡性结肠炎、共生细菌、粪便微生物群、代谢等	2.微生物环境基因组学相关研究	细菌、多样性、进化、基因组、细菌群落、微生物群落、宏基因组学、流行病学、16S核糖体RNA、土壤、原核生物、全基因组序列、中国、一氧化氮、物种等
3.细菌的基因组学研究	细菌、16S核糖体RNA、激活、抗生素抗性基因、拟南芥、基因组序列、人体肠道微生物群、嗜肺军团菌等	3.感染性疾病的细菌和病毒的耐药性研究	大肠杆菌、鉴定、铜绿假单胞菌、基因表达、枯草芽孢杆菌、生物膜、肠道血清型鼠伤寒沙门氏菌、上皮细胞、体外、实时荧光定量PCR、流行病学、革兰氏阴性菌、聚合酶链反应、金黄色葡萄球菌、鼠伤寒沙门氏菌、光谱β-内酰胺酶等	3.病毒的免疫机制研究	体内、鼠、发病机制、免疫应答、先天免疫、丙型肝炎病毒、树突状细胞、肝细胞癌、巨噬细胞、信使RNA、拟南芥、双链RNA、非人类灵长类、流行率、人类免疫缺陷病毒、干扰素、流感、甲基化、转基因鼠、脑炎病毒、肿瘤坏死因子等
4.肠道微生物学研究	肠道菌群、新陈代谢、结直肠癌、上皮细胞、炎症性肠病、肝病、肥胖、meta分析、磷酸化、RNA基因数据库等	4.黄病毒属相关病毒研究	感染、鼠、发病、登革热病毒、美国、西尼罗病毒、黄病毒、寨卡病毒、巴西、交叉反应、爆发、保护等	4.病毒疫苗设计与开发研究	感染、晶体结构、登革热病毒、疫苗、西尼罗病毒、人类免疫缺陷病毒、单克隆抗体、CD4（+）T细胞、黄病毒、中和抗体、恒河猴、T细胞反应、性传播、吉兰-巴雷综合征、抗体依赖性、抗逆转录病毒治疗、猕猴、脑炎病毒、疫苗设计与开发、病毒复制等
5.黄病毒属病毒研究	感染、传播、晶体结构、西尼罗病毒、基因、丙型肝炎病毒等	5.微生物学的分子生物学研究	蛋白、基因、免疫、RNA、激活机制、激活等	5.肠道微生物学研究	肠道菌群、微生物群、体外、炎症、炎症性肠病、克罗恩病、儿童、序列数据、Nf-κB、链脂肪酸、免疫系统、溃疡性结肠炎、结直肠癌、调节性T细胞、益生菌、艰难梭菌感染、肠易激综合征、胃肠道、菊粉型果聚糖等

续表

中国类团名称①	中国主要关键词	美国类团名称	美国主要关键词	国际类团名称	国际主要关键词
6.微生物环境基因组学相关研究	基因组、细菌群落、宏基因组学、一氧化氮、土壤等	—	—	6.虫媒病毒研究	寨卡病毒、美国、爆发、疟疾、巴西、虫媒病毒、蚊科、伊蚊、登革热、分子流行病学、斯氏按蚊、双翅目昆虫、结核病、虫媒病、黄热病等
—	—	—	—	7.细菌免疫机制研究	噬菌体、嗜热链球菌、适应性免疫、细菌免疫系统、人体肠道病毒组等

8. 药理学与毒理学

2014~2018 年中国在药理学与毒理学研究领域重点关注：①纳米医学在药理学中的相关研究，如利用纳米结构材料进行药物的靶向输送及控制释放等；②肿瘤的药物靶向治疗研究；③药理学的分子机制研究；④肿瘤治疗的药理学分子机制研究；⑤药物耐药性研究等。综上，纳米医学在药理学中的研究与应用，以及疾病特别是肿瘤的药物靶向治疗研究为我国药理学与毒理学研究关注的重点。

通过图 22~图 24 及表 22 类团内的主要关键词可以看出，药理学与毒理学领域美国与国际研究主题分布基本一致，多集中于纳米医学在药理学中的相关研究，神经系统疾病、心血管疾病、代谢系统疾病等的药物治疗研究，肿瘤的药物靶向治疗研究，以及病毒性疾病的耐药性与药物治疗研究等。国际上对多种疾病的药物治疗研究均有涉及，我国更多集中于肿瘤这一疾病。今后我国可开展面向更多疾病、更广疾病谱的药物学研究，以研发更多更有效的疾病靶向治疗药物。

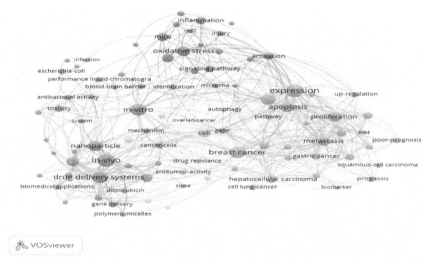

图 22　2014~2018 年药理学与毒理学领域中国 ESI 高被引文献关键词共现聚类分析图
（彩图请扫封底二维码）

---

① 因 7 这一中国类团内文献较少，关键词较少，无法准确定义研究主题，因此未列出

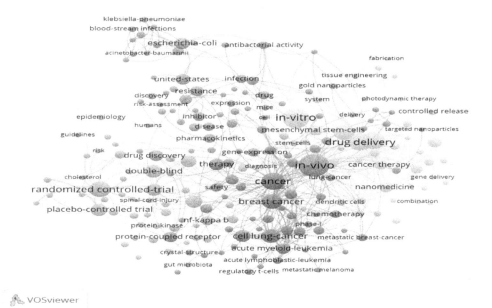

图 23 2014~2018 年药理学与毒理学领域美国 ESI 高被引文献关键词共现聚类分析图
（彩图请扫封底二维码）

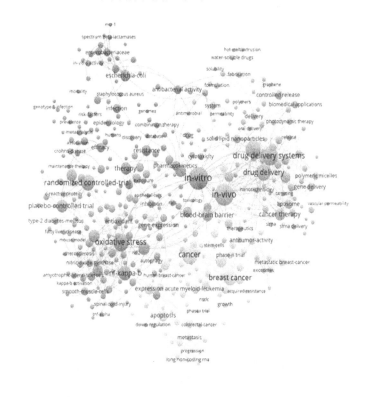

图 24 2014~2018 年药理学与毒理学领域国际上 ESI 高被引文献关键词共现聚类分析图
（彩图请扫封底二维码）

表 22　2014~2018 年药理学与毒理学领域主要国家关键词聚类得到的主要研究内容表

中国类团名称	中国主要关键词	美国类团名称	美国主要关键词	国际类团名称	国际主要关键词
1.纳米医学在药理学中的相关研究	体内、体外、药物传送系统、纳米颗粒、癌症治疗、基因传递、量子点、抗菌活性、血脑屏障、活化蛋白激酶、阿霉素、介孔二氧化硅纳米颗粒、聚合物胶束、银纳米粒子、金纳米粒子、聚合物纳米粒等	1.病毒性疾病的耐药性与药物治疗研究	大肠杆菌、美国、药代动力学、抑制剂、铜绿假单胞菌、抗菌活性、耐药性、体外活性、肠杆菌科、药效学、抗生素耐药性、肺炎克雷伯杆菌、鲍曼不动杆菌、利巴韦林、头孢他啶-阿维巴坦、雌激素受体、革兰氏阴性菌、药理学、尿路感染等	1.神经系统疾病、心血管疾病、代谢系统疾病等的药物治疗研究	氧化应激、随机对照试验、Nf-κB、中枢神经系统、阿尔茨海默病、炎症、活化蛋白激酶、帕金森病、高效液相色谱法、心血管疾病、内质网应激、一氧化氮合酶、蛋白偶联受体、血管内皮生长因子、蛋白激酶、串联质谱法、2 型糖尿病、实验性自身免疫性脑脊髓炎、姜黄素、肿瘤坏死因子、类风湿关节炎、脊髓损伤、心肌梗死、急性肺损伤、慢性肾病、神经退行性疾病、抑郁症、非甾体抗炎药、系统性红斑狼疮、β2-肾上腺素能受体、组成性雄甾烷受体、谷胱甘肽等
2.肿瘤的药物靶向治疗研究	乳腺癌、细胞凋亡、肝癌、胃癌、肺癌、宫颈癌、结直肠癌、鳞状细胞癌等	2.神经系统疾病、心血管疾病、代谢系统疾病等的药物治疗研究	随机对照试验、中枢神经系统、安慰剂对照试验、阿尔茨海默病、氧化应激、心血管疾病、内皮生长因子、内质网应激、2 型糖尿病、活化蛋白激酶、实验性自身免疫性脑脊髓炎、全基因组关联、帕金森病、抑郁症、一氧化氮合酶、肿瘤坏死因子、类风湿关节炎、肌萎缩性脊髓侧索硬化症、缺血再灌注损伤、内侧前额叶皮质、轻度认知障碍等	2.纳米医学在药理学中的相关研究	体内、药物输送系统、纳米颗粒、血脑屏障、纳米医学、间充质干细胞、脂质体、介孔二氧化硅纳米颗粒、固体脂质纳米粒、金纳米粒子、氧化铁纳米颗粒、聚合物纳米粒、抗癌药物、光动力疗法、聚乙二醇、嵌段共聚物胶束、壳聚糖、磁性纳米颗粒、碳纳米管、热熔挤出技术、功能化石墨烯等
3.药理学的分子机制研究	氧化应激 、Nf-kappa-b、炎症、信号通路、动脉粥样硬化、巨噬细胞、抑制剂、慢性肾病、基因表达、平滑肌细胞等	3.肿瘤的药物靶向治疗研究	癌症、乳腺癌、肺癌、小分子抑制剂、急性髓性白血病、蛋白偶联受体、前列腺癌、实体瘤、炎症性肠病、T 细胞、化疗、抗肿瘤活性、急性淋巴细胞白血病、慢性淋巴细胞白血病、β（2）-肾上腺素能受体、晚期黑色素瘤、促肾上腺皮质激素释放因子、酪氨酸激酶等	3.病毒性疾病的耐药性与药物治疗研究	大肠杆菌、药代动力学、炎症性肠病、肠杆菌科细菌、铜绿假单胞菌、美国、肺炎克雷伯杆菌、流行病学、溃疡性结肠炎、克罗恩病、革兰氏阴性菌、体外活性、金黄色葡萄球菌、鲍曼不动杆菌、人类免疫缺陷病毒、利巴韦林、秀丽隐杆线虫、艰难梭菌感染、结核分枝杆菌、抗病毒治疗、慢性丙型肝炎等

中国类团名称	中国主要关键词	美国类团名称	美国主要关键词	国际类团名称	国际主要关键词
4.肿瘤治疗的药理学分子机制研究	多药耐药、抗肿瘤活性、乳腺癌细胞、自噬、化疗、卵巢癌、肿瘤微环境等	4.纳米医学在药理学中的相关研究	体外、纳米颗粒、血脑屏障、间充质干细胞、纳米医学、介孔二氧化硅纳米颗粒、脂质体、氧化铁纳米颗粒、聚合物纳米粒、肿瘤微环境、固体脂质纳米粒、靶向给药、基因传递、聚乙二醇、嵌段共聚物胶束、药物开发、光动力疗法、穿膜肽、聚合物胶束等	4.肿瘤的药物靶向治疗研究	癌症、乳腺癌、肺癌、急性髓性白血病、前列腺癌、抗肿瘤活性、实体瘤、急性淋巴细胞白血病、慢性淋巴细胞白血病、卵巢癌、结直肠癌、调节性T细胞、P糖蛋白、酪氨酸激酶、胰腺癌、胃癌等
5.药物耐药性研究	大肠杆菌、基因、肠杆菌科、感染、MCR-1基因等	5.肿瘤治疗的药理学分子机制研究	体内、乳腺癌细胞、基因表达、肝癌、卵巢癌、胚胎干细胞、信使RNA、双链RNA、反义寡核苷酸、抗病毒治疗、靶向纳米颗粒等	5.药物毒理学相关研究	体外、抑制剂、机制、激活、基因表达、银纳米粒子、生物学评价、质谱法、分子机制、抗癌药、液相色谱法、代谢组学、二氧化钛纳米颗粒、碳酸酐、表观遗传学、多功能干细胞、毒理学等
—	—	6.药理学的分子机制研究	癌细胞、心肌梗死、树突状细胞、外泌体、细胞源性外体、细胞外囊泡、细胞外基质、免疫应答等	6.药理学的分子机制研究	癌细胞、内皮细胞、T细胞、外泌体、细胞外囊泡、树突状细胞、胚胎干细胞、细胞源性外体、细胞周期阻滞、代谢综合征、抗微生物性等

二、医药专利分析

钟　华　任雪菁

中国医学科学院医学信息研究所

　　卫生与健康科技创新是国家科技创新体系的重要组成部分，也是推进"健康中国"建设的核心动力和支撑。科技创新在整个卫生与健康事业改革发展中处于优先和核心地位。党的十八大报告首次提出，把实施创新驱动发展战略摆在国家发展全局的核心位置；党的十九大做出"实施健康中国战略"一系列重要决策部署。世界知识产权组织发布的《2017全球创新指数报告》显示，中国是唯一与发达经济体创新差距不断缩小的中等收入国家。世界卫生组织在2019~2023年的工作总规划中提出，要实现提供有影响力的全球公共产品的战略转变，倡导各国提升创新和研究能力。国家陆续出台多项政策推动科技成果转化、创新合作和医药研发，医学领域科技创新生态体系正在形成。

　　专利是科学研究活动最重要的成果表现形式，通过专利分析，可以在一定程度上反映一个国家、地区的研发实力、创新能力和核心竞争力。本研究应用国际专利分类号（IPC）对我国医药专利创新活动进行研究，揭示医药专利重点研究领域，分析中国医药专利在全球范围内的地位，并与美国、日本、英国、德国、法国、加拿大等主要发达国家，以及巴西、印度等发展中国家进行对比，进而揭示中国的优势与不足，为科技管理人员了解国内外医药科技发展动态及趋势提供决策咨询，也为医药研发人员提供综合参考信息。

（一）中国医药专利创新活动概况

2016 年，全球医药专利申请数量和授权数量分别为 29.61 万件和 7.82 万件，申请数量比上年度增长了 6%；中国医药专利申请数量和授权数量分别为 14.38 万件和 0.89 万件，占全球数量比值分别为 48.57% 和 11.38%。2007 年以来，中国医药专利申请数量和授权数量呈总体上升趋势（图 1）。

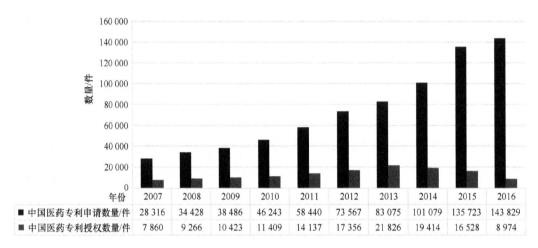

年份	2007	2008	2009	2010	2011	2012	2013	2014	2015	2016
中国医药专利申请数量/件	28 316	34 428	38 486	46 243	58 440	73 567	83 075	101 079	135 723	143 829
中国医药专利授权数量/件	7 860	9 266	10 423	11 409	14 137	17 356	21 826	19 414	16 528	8 974

图 1　2007~2016 年中国医药领域专利申请与授权情况

数据来源：Derwent Innovation，检索日期 2018-12-31。由于专利从申请到公开至少需要 18 个月，因此检索结果仅为数据库中收录数量

PCT 专利申请指通过世界知识产权组织（WIPO）的《专利合作条约》（*Patent Cooperation Treaty*）途径递交国际专利申请向 PCT 缔约国申请专利，它简化了国际专利申请手续，申请人可同时在全世界大多数国家寻求对其发明的保护。PCT 专利国际申请量是全球公认的用来衡量一个国家或地区，以及企业创新能力的重要指标。自 2007 年以来，中国 PCT 专利申请数量逐渐攀升，平均增长速度为 21.47%。2016 年中国医药 PCT 专利申请数量达到 2032 件，比 2015 年增长了 40.33%（图 2）。

分析中国医药专利申请数量和授权数量全球占比情况的年度趋势发现，中国在医药技术领域对全球的贡献和影响力日益加大。中国医药专利申请数量和授权数量的全球占比分别从 2007 年的 15.75% 和 7.82% 逐步升至 2016 年的 48.57% 和 11.47%（图 3 和图 4）。

（二）中国在全球医药专利创新中的国家表现

2016 年中国医药专利申请数量超 14 万件，医药专利授权数量超 8000 件（表 1）。

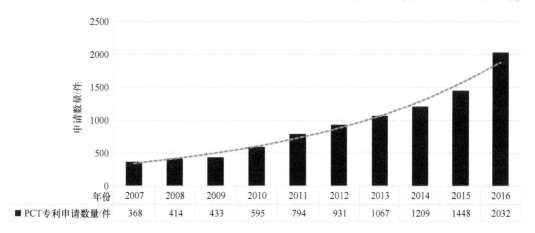

图2 2007~2016 年中国医药领域 PCT 专利申请数量年度趋势

数据来源：Derwent Innovation，检索日期 2018-12-31

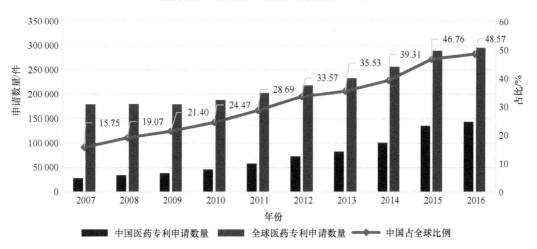

图3 2007~2016 年中国医药领域申请专利全球占比情况

数据来源：Derwent Innovation，检索日期 2018-12-31

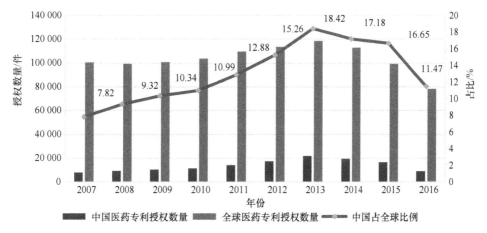

图4 2007~2016 年中国医药领域授权专利全球占比情况

数据来源：Derwent Innovation，检索日期 2018-12-31

表1 2007~2016年医药领域专利申请/授权数量国家表现

国家	国家代码	2007~2016年专利申请数量/件	2007~2016年专利授权数量/件	2012~2016年专利申请数量/件	2012~2016年专利授权数量/件	2016年专利申请数量/件	2016年专利授权数量/件
美国	US	347 137	310 137	251 878	163 586	673 304	31 069
中国	CN	730 846	132 554	530 147	81 983	143 829	8 974
日本	JP	215 570	88 820	110 567	44 253	24 086	7 366
英国	GB	29 622	19 908	14 159	8 774	4 322	1 867
德国	DE	47 770	23 833	22 034	9 425	5 780	1 220
法国	FR	26 540	21 038	11 869	8 380	3 063	1 005
加拿大	CA	5 149	2 269	1 895	876	411	159
巴西	BR	8 811	8 509	4 493	4 226	1 012	910
印度	IN	20 667	6 578	11 933	3 198	3 163	591
澳大利亚	AU	22 562	17 000	15 361	11 588	6 107	3 580

数据来源：Derwent Innovation，检索日期 2018-12-31

自 2011 年开始，中国医药专利申请数量位列世界第 1 位，高于美国、日本及加拿大等发达国家；从时间分布上看，中国专利申请数量总体也呈显著增长趋势，这标志着中国医药研发机构实力的显著提升。中国医药产业的飞速发展不仅提高了国内卫生健康事业水平，还在世界面前展示了医药领域的"中国力量"，但国内医药行业整体知识产权水平较低，我国医药企业的原始创新能力相对不足，如何在专利数量增长的基础上进一步提高专利质量，仍然是中国医药行业的一个重大课题。

从 PCT 专利申请数量来看，2016 年中国医药 PCT 专利申请数量约 2000 件（表 2），低于美国和日本。对比近五年与近十年的数据发现，中国、韩国的专利年均数量有所上升，法国、英国和澳大利亚的 PCT 专利申请数量排名有所下降。目前，中国医药产品研发机构非常重视知识产权工作，对于自主研发掌握的核心技术专利，都十分注重通过专利申请在全球及时有效获权，积极推动专利进行国际注册认证，通过构建涉及国内外、涵盖核心专利和外围专利的专利网，确保领先技术的独占地位，继而有效地开拓了国内外市场，推动知识产权价值最大化，实现长期可持续发展。

表2 2007~2016年医药领域 PCT 专利申请数量国家表现

国家	国家代码	2007~2016年 PCT 专利申请数量/件	2012~2016年 PCT 专利申请数量/件	2016年 PCT 专利申请数量/件
美国	US	138 319	68 180	14 308
中国	CN	9 291	6 687	2 032
日本	JP	30 010	17 113	3 814
英国	GB	9 957	4 597	1 061
德国	DE	10 168	4 680	908
法国	FR	7 334	3 562	663
加拿大	CA	314	105	14
巴西	BR	766	402	79
印度	IN	4 530	2 476	522
澳大利亚	AU	2 616	1 273	326

数据来源：Derwent Innovation，检索日期 2018-12-31

（三）中国医药专利创新活动的主要研发机构

　　本研究基于专利授权数量分析中国及全球医药专利创新活动中主要研发机构的整体情况及研发活跃程度，中国授权发明专利数量较多的机构以高校为主，如浙江大学、上海交通大学、清华大学等国内高校，而全球授权发明专利数量较多的机构均是大型制药企业，如诺华公司、柯惠医疗、罗氏制药公司等。从表3、表4可看出，近年来国家在创新体系建设中将高校和科研院所作为医药技术创新的重要力量，对其投入和扶持逐渐加大。国家支持和多年研究积累使得高校与科研院所成为我国医药研发的中坚力量，在产学研医药科技创新发展模式中处于主导地位，但医药产品研发是一项系统工程，其发展应遵循"基础研究-发明专利-应用研究-产业化-商业利润-基础研究"这一良性循环，我国医药创新研发主体包括科研机构、各类高等院校和企业，三者之间相互结合才能为医药科技创新提供最有效的动力，但是与全球医药创新研发主要发展模式相比，目前我国的科研院所、高校及医药企业在创新合作、技术整合等方面还有待提高，科研院所依

表3　2007~2016年中国医药领域授权专利排名前10位的机构

序号	机构名称	类型	授权数量/件
1	浙江大学	高校	1130
2	上海交通大学	高校	453
3	海军军医大学	高校	393
4	陆军军医大学	高校	350
5	清华大学	高校	348
6	四川大学	高校	341
7	山东大学	高校	321
8	中国药科大学	高校	315
9	空军军医大学	高校	283
10	中山大学	高校	282

数据来源：Derwent Innovation，检索日期 2018-12-31

表4　2007~2016年全球医药领域授权专利排名前10位的机构

序号	机构名称	类型	授权数量/件
1	诺华公司	企业	5439
2	柯惠医疗	企业	2941
3	西门子医疗公司	企业	2736
4	东芝医疗	企业	2519
5	飞利浦医疗科技	企业	2142
6	美敦力公司	企业	1905
7	宝洁公司	企业	1770
8	波士顿科学公司	企业	1755
9	罗氏制药公司	企业	1744
10	GE 医疗集团	企业	1670

数据来源：Derwent Innovation，检索日期 2018-12-31

据兴趣和热点进行科研，高等院校依据教学大纲进行教学，企业依据市场价值进行药品生产，三方各自为营的局面虽已破冰，但仍需更紧密的融合，相互协调，创新协作，进而实现资源和技术共享，促进医药技术新突破，创造新价值。

（四）重点医药领域技术布局和发展路径分析

本节选取若干重大药物（消化系统疾病药物、代谢疾病药物、血液或细胞外液疾病药物、心血管系统疾病药物、呼吸系统疾病药物、皮肤疾病药物、骨骼疾病药物、神经肌肉系统疾病药物、神经系统疾病药物等）和医疗器械领域进行专利情况分析。

1. 重大疾病药物领域专利

由于专利公开的滞后性，本研究对 2016 年各国重大疾病药物专利领域分布进行分析（表5）。由专利数据可知，各国在重大疾病领域的专利部署基本一致，抗肿瘤药物仍是各国专利申请的重点，其次为非中枢性止痛剂、神经系统疾病药物和心血管系统疾病药物。中国在消化系统疾病药物、呼吸系统疾病药物、生殖或性疾病药物、皮肤疾病药物、非中枢性止痛剂和抗肿瘤药物领域的专利数量超过了科研实力第一的美国，同时也远高于其他国家，体现了中国对药物领域研发的重视和不断提高的科研能力。而在代谢疾病药物、血液或细胞外液疾病药物、心血管系统疾病药物、骨骼疾病药物、神经系统疾病药物、神经肌肉系统疾病药物、抗感染药物及免疫及过敏性疾病药物领域的专利数量则远低于美国。其中，代谢疾病药物、血液或细胞外液疾病药物、心血管系统疾病药

表 5　2007~2016 年各国重大疾病药物专利领域分布情况

名称	美国/件	中国/件	日本/件	英国/件	德国/件	法国/件	加拿大/件	巴西/件	印度/件	澳大利亚/件
消化系统疾病药物	10 765	14 223	4 590	1 027	440	482	162	70	322	1 350
代谢疾病药物	11 804	5 751	5 445	899	514	687	195	45	396	1 242
内分泌系统疾病药物	2 884	860	1 137	234	160	83	37	12	72	439
血液或细胞外液疾病药物	6 586	3 682	2 726	467	433	274	115	41	185	982
心血管系统疾病药物	18 631	11 050	8 048	1 554	1 102	1 088	301	119	579	2 189
呼吸系统疾病药物	13 254	13 957	5 454	1 599	656	408	196	75	416	1 620
泌尿系统疾病药物	3 867	2 922	1 952	361	261	232	39	12	128	534
生殖或性疾病药物	5 838	12 539	2 368	549	422	323	125	55	155	867
皮肤疾病药物	13 378	17 755	8 344	1 274	814	1 821	261	143	397	1 753
骨骼疾病药物	7 558	3 636	3 106	724	311	357	110	47	200	1 059
神经肌肉系统疾病药物	5 932	1 928	2 790	477	141	216	140	35	135	879
神经系统疾病药物	25 912	12 450	9 491	2 381	905	1 713	404	150	826	2 671
感觉疾病药物	3 896	966	1 548	316	143	162	26	12	55	449
非中枢性止痛剂	24 253	30 509	10 417	2 457	924	1 098	399	319	907	2 815
抗感染药物	13 253	8 286	3 804	1 382	610	590	222	158	426	1 731
抗寄生虫药物	2 693	1 084	917	240	168	198	50	87	68	426
抗肿瘤药物	49 080	36 021	17 318	3 758	1 480	2 358	594	391	1 402	4 307
免疫及过敏性疾病药物	12 520	2 837	3 224	1 364	445	609	205	59	307	1 600

数据来源：Derwent Innovation，检索日期 2018-12-31

物、神经肌肉系统疾病药物、抗感染药物和免疫及过敏性疾病药物领域的专利数量也不及日本，仍需进一步提升这些领域的科研实力。在抗毒剂领域，中国投入了相对较多的科研资源，专利数量远多于其他国家，而美国、日本则相对更注重抗寄生虫药物的研究。此外，同为发展中国家的印度在各大疾病领域的研究成果均远多于德国、法国、英国这三个发达国家，反映出印度在医药领域的投入较大和重视程度较高。

2. 医疗器械领域专利

医疗器械具有高新技术应用密集、学科交叉广泛、技术集成融合等特点，是一个国家前沿技术发展水平和技术集成应用能力的集中体现。2007~2016 年，全球医疗器械专利申请数量约 48 万件，年均增长率为 9.16%，表明全球医疗器械专利发展相对趋于成熟，总体呈稳定增长趋势（表6）。中国与其他国家相比在医疗器械研发中占据重要位置（表7），并且医疗器械专利申请数量实现快速增长，10 年间共申请专利超 16 万件，年均增长率高达 26.48%，专利申请十分活跃，从 2007 年的 4546 件（占当年全球总量的 13.33%）增长到 2016 年的 3.6 万件（占当年全球总量的 49.03%），说明我国医疗器械专利申请持续活跃，增长趋势明显。这表明，政策支持、科技投入、消费升级和老龄化等因素正有力地推动我国医疗器械产业竞争实力快速提升。

表 6　2007~2016 年医疗器械专利申请数量年度趋势

范围	2007 年	2008 年	2009 年	2010 年	2011 年	2012 年	2013 年	2014 年	2015 年	2016 年
全球/件	34 098	35 849	35 678	38 602	42 674	47 957	52 762	57 566	68 273	74 377
中国/件	4 546	5 525	7 045	9 013	11 833	15 556	17 991	20 927	31 783	36 470

数据来源：Derwent Innovation，检索日期 2018-12-31

表 7　2007~2016 年医疗器械专利申请数量国家表现

国家	2007~2016 年专利申请数量/件	2012~2016 年专利申请数量/件	2016 年专利申请数量/件
美国	109 043	64 603	16 989
中国	158 066	121 015	36 470
日本	54 239	26 991	6 692
英国	3 670	2 165	738
德国	13 687	6 930	1 937
法国	3 014	1 705	531
加拿大	916	395	85
巴西	1 267	658	148
印度	2 001	1 559	517
澳大利亚	3 441	2 436	888

数据来源：Derwent Innovation，检索日期 2018-12-31

三、药品及临床试验项目统计分析

倪　萍　杨辰毓妍

中国医学科学院医学信息研究所

　　药品及临床试验信息是反映医药科技创新的重要渠道，近年来，中国药品注册审评制度逐步与国际标准接轨，各界对临床试验的关注也不断提高。本节从项目状态、时间趋势、疾病分布、地域及机构分布等方面对全球药品及临床试验项目进行分析，全面了解国内医药研发状况，同时通过国内外对比，了解中国在全球医药研发中的地位，为国内医药产业发展提供建议。

（一）药物研发情况

1. 国内药物研发概况与国际对比

　　药物研发是医药创新的重要组成部分，是推动医学科技发展的动力，通过分析中国药物的研发情况，对比国内外药物布局，有助于发现国内药物研发中的优势及短板，从而推进医药产业的健康发展。截至 2018 年 12 月 31 日，检索到在中国开展的研发药物数量为 6836 项，全球范围内研发药品数量为 71 307 项，在国内开展的研发药物占全球的 9.59%。图 1 为在中国开展的研发药物研究阶段分布，发现/探索阶段所占比例最大，达到 42.44%，该阶段主要指动物体内试验阶段。处于临床阶段（临床、临床 I 期、临床 II 期、临床III期）药物所占比例为 14.77%。上市药所占比例为 17.36%，低于临床及发现/探索阶段药物所占比例，我国需进一步加强药物研发向临床应用的转化。

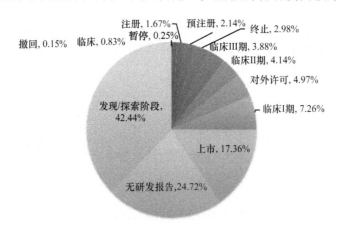

图 1　中国研发药物主要阶段分布

数据来源为 Thomson Reuters Cortellis 数据库；检索时间范围限定到 2018-12-31，检索日期为 2019-1-16；
未纳入港澳台等地区数据；部分临床试验同时处于多个阶段，因此各阶段所占比例相加大于 100%

　　为更好地了解中国药物研发情况在国际中的位置，本研究将在国内开展的研发药物与在美国、英国与日本开展的研发药物进行对比，其中重点对比了临床、上市及撤回、发现/探索及终止等阶段。

通过对比发现（图 2），在中国开展的处于发现/探索阶段的研发药物数量略大于英国、日本，该阶段主要是指动物试验阶段。中国处于临床阶段（临床、临床Ⅰ期、临床Ⅱ期、临床Ⅲ期）的药物数量略高于英国和日本，但与美国相比还存在一定的差距。在中国上市的药物仅次于美国，在英国及日本上市的药物数量均少于中国，这在一定程度上反映出我国医药市场具备一定的发展潜力，国内需求较大。停止阶段是指药物在申请上市前（申请上市获批前），针对某个适应证的研发被终止，造成终止的原因主要包括药品的有效性、安全性及经济因素，在我国开展的药物试验终止数量远低于英国、美国及日本。

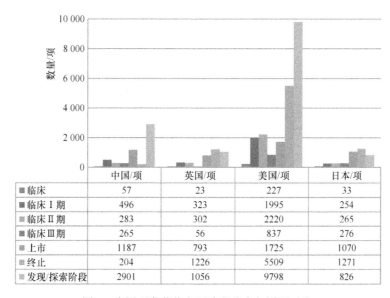

	中国/项	英国/项	美国/项	日本/项
■临床	57	23	227	33
■临床Ⅰ期	496	323	1995	254
■临床Ⅱ期	283	302	2220	265
■临床Ⅲ期	265	56	837	276
■上市	1187	793	1725	1070
■终止	204	1226	5509	1271
■发现/探索阶段	2901	1056	9798	826

图 2　中国研发药物主要阶段分布与国际对比

由于同一药物可能同时处于多个阶段，因此各阶段药品数量之和大于该国家药品总数

2. 中国各阶段药物研发情况与国际对比

为进一步了解国内药物研发情况，本研究进一步对发现/探索阶段、临床阶段及上市阶段药物研发机构分布及研究领域分布，通过与美国、英国、日本等国家进行对比，了解中国药物研发在国际中的位置。

（1）中国发现/探索阶段药物研发情况与国际对比

发现/探索阶段主要指临床前阶段，一般指动物体内试验，分析、对比该阶段的主要研究机构及领域布局，对于了解我国医药市场及医药研发能力具有一定的参考价值。表 1 为在中国开展的且处于发现/探索阶段的前 10 位（TOP 10）研发机构。处于该阶段的 TOP 10 研发机构主要来自中国，且机构类型多样，包括大学、公司、研究所三种类型，其中国科学院上海药物研究所数量最多，为 68 项，其次为四川大学，为 51 项。

表 1　中国开展药物研发主要机构（TOP 10）——发现/探索阶段

序号	机构名称	类型	国家	数量/项
1	中国科学院上海药物研究所	研究所	中国	68
2	四川大学	大学	中国	51
3	无锡药明康德新药开发有限公司	公司	中国	42
4	中国药科大学	大学	中国	41
5	苏州康宁杰瑞生物科技有限公司	公司	中国	33
6	江苏恒瑞医药股份有限公司	公司	中国	30
7	正大天晴药业集团股份有限公司	公司	中国	26
7	辉瑞制药有限公司	公司	美国	26
9	阿斯利康制药有限公司	公司	英国	25
9	中国科学院	大学	中国	25

对比中国及美国、英国、日本各类型机构研发药物所占比例情况（TOP 10 研发机构）（图 3），该阶段在中国开展药物研发的主要为大学、公司及研究所三种类型，其中公司研发药物所占比例最高（49.59%），其次为大学及研究所，该部分与美国、英国及日本基本一致。

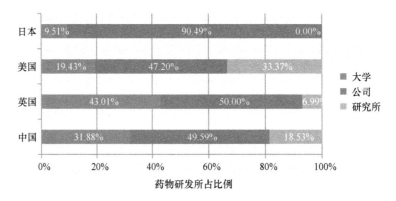

图 3　中国开展药物研发机构分布（TOP 10）与国际对比——发现/探索阶段

分析在中国开展的且处于发现/探索阶段的研发药物疾病领域分布情况（表 2），可知该阶段的药物试验主要面向实体瘤、乳腺肿瘤、非小细胞肺癌、类风湿关节炎、非胰岛素依赖型糖尿病、炎症性疾病、乙型肝炎病毒感染、细菌感染、肝细胞癌、胃癌等疾病领域，肿瘤或癌症相关领域居多。

表 2　中国研发药物主要疾病领域分布（TOP 10）——发现/探索阶段

序号	疾病	数量/项
1	实体瘤	218
2	乳腺肿瘤	138
3	非小细胞肺癌	136
4	类风湿关节炎	103
5	非胰岛素依赖型糖尿病	96
6	炎症性疾病	75

序号	疾病	数量/项
7	乙型肝炎病毒感染	65
8	细菌感染	62
9	肝细胞癌	59
10	胃癌	55

　　表 3 为中国、美国、英国及日本在该研发阶段主要疾病的布局情况，通过对比发现，上述 4 个国家均在实体瘤、乳腺肿瘤领域进行了重点布局。与美国、日本、英国相比，中国还重点布局了非小细胞肺癌、乙型肝炎病毒感染、细菌感染、肝细胞癌、胃癌等疾病领域，但在多发性骨髓瘤、获得性免疫缺陷综合征、急性粒细胞白血病、胶质母细胞瘤、卵巢肿瘤、帕金森病、哮喘、胰腺肿瘤、自身免疫性疾病等领域布局相对薄弱，需进一步提升相关领域研发实力。

表 3　中国研发药物主要疾病领域分布（TOP 10）与国际对比——发现/探索阶段

疾病领域 ＼ 国家	中国/项	美国/项	日本/项	英国/项
实体瘤	218	435	50	39
乳腺肿瘤	138	389	37	40
非小细胞肺癌	136	—	—	—
类风湿关节炎	103	—	26	20
非胰岛素依赖型糖尿病	96	164	—	—
炎症性疾病	75	308	28	51
乙型肝炎病毒感染	65	—	—	—
细菌感染	62	—	—	22
肝细胞癌	59	—	—	—
胃癌	55	—	—	—
多发性骨髓瘤	—	—	20	—
获得性免疫缺陷综合征	—	166	—	—
急性粒细胞白血病	—	168	16	—
胶质母细胞瘤	—	155	—	—
卵巢肿瘤	—	--	18	20
帕金森病	—	478	—	38
哮喘	—	—	—	21
胰腺肿瘤	—	—	16	—
自身免疫性疾病	—	219	32	22

　　（2）中国临床试验阶段药物研发情况与国际对比

　　为了解临床试验阶段药物研发情况，本研究对临床试验阶段（临床、临床Ⅰ期、Ⅱ期、Ⅲ期）的数据进行分析。表 4 为在中国开展的且处于临床试验阶段的研发机构分布情况，从机构类型上看，主要为公司、研究所两种类型。正大天晴药业集团股份有限公司、江苏恒瑞医药股份有限公司数量最多，均为 22 项。研究所主要为深圳免疫基因治疗研究院、中国科学院上海药物研究所、中国医学科学院药物研究所。

表 4 中国研发药物主要机构（TOP 10）——临床试验阶段

序号	机构名称	类型	国家	数量/项
1	正大天晴药业集团股份有限公司	公司	中国	22
1	江苏恒瑞医药股份有限公司	公司	中国	22
3	浙江海正药业股份有限公司	公司	中国	17
4	诺华公司	公司	瑞士	14
4	深圳免疫基因治疗研究院	研究所	中国	14
6	礼来公司	公司	美国	13
6	辉瑞制药有限公司	公司	美国	13
6	中国科学院上海药物研究所	研究所	中国	13
9	中国医学科学院药物研究所	研究所	中国	12
9	默克公司	公司	美国	12

各国前 10 位的机构中，公司所占比例均大于其他类型的机构，如图 4 所示，美国、中国主要为公司和研究所，英国主要为大学和公司。

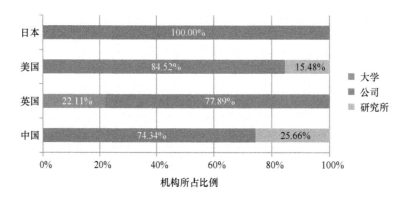

图 4 在中国开展药物研发的机构分布（TOP 10）与国际对比——临床试验阶段

表 5 为在中国开展的处于临床试验阶段的研发药物主要疾病领域分布情况，该阶段物研发主要面向肿瘤或癌症相关疾病领域，如非小细胞肺癌、乳腺肿瘤、肝细胞癌、转移性结直肠癌、卵巢肿瘤、非霍奇金淋巴瘤、胶质母细胞瘤、B 细胞淋巴瘤、多发性骨髓瘤等疾病领域。

表 5 中国研发药物主要疾病领域分布（TOP 10）——临床试验阶段

序号	疾病	数量/项
1	实体瘤	176
2	非小细胞肺癌	146
3	乳腺肿瘤	114
4	肝细胞癌	64

续表

序号	疾病	数量/项
5	类风湿关节炎	56
6	转移性结直肠癌	46
7	卵巢肿瘤	42
8	非霍奇金淋巴瘤	41
9	胶质母细胞瘤	40
10	B细胞淋巴瘤	39
10	多发性骨髓瘤	39

对比中国、美国、日本及英国在该阶段药物研发的主要疾病领域分布情况（表6），发现实体瘤、非小细胞肺癌及乳腺肿瘤是各个国家共同关注的疾病领域。相对于其他国家，中国在转移性结直肠癌、B细胞淋巴瘤、肝细胞癌等领域进行了重点布局，但在急性粒细胞白血病、结直肠肿瘤、前列腺癌、头颈部肿瘤、哮喘、胰腺肿瘤等领域布局相对薄弱，需进一步提升相关领域研发实力。

表6　中国研发药物主要疾病领域分布（TOP 10）与国际对比——临床试验阶段

疾病领域＼国家	中国/项	美国/项	日本/项	英国/项
实体瘤	176	656	155	87
非小细胞肺癌	146	408	130	68
乳腺肿瘤	114	433	96	71
肝细胞癌	64	—	42	—
类风湿关节炎	56	162	60	31
转移性结直肠癌	46	--	—	—
卵巢肿瘤	42	227	55	44
非霍奇金淋巴瘤	41	157	—	—
胶质母细胞瘤	40	156	—	—
B细胞淋巴瘤	39	--	—	—
多发性骨髓瘤	39	187	46	—
急性粒细胞白血病	—	222	50	29
结直肠肿瘤	—	—	—	27
前列腺癌	—	—	—	42
头颈部肿瘤	—	—	63	—
哮喘	—	—	—	29
胰腺肿瘤	—	239	74	27

（3）中国上市药物分布与国际对比

上市药物是指药物已经进入市场销售，是研究向应用的转换，能在一定程度上体现临床研究的社会价值及商业价值。在中国上市药物排名前10位的机构均来自其他国家，一方面，体现了中国医药市场的潜力，另一方面，中国本土机构在加强药物研发与转化的同时也要加强对本国市场的重视。分析在中国进行药物研发且处于上市阶段的研发机构分布发现，前10位的机构均为公司，排名前三位的分别为辉瑞制药有限公司、葛兰素史克公司及默克公司（表7）。

表 7　中国上市药物主要机构分布（TOP 10）

序号	机构名称	类型	国家	数量/项
1	辉瑞制药有限公司	公司	美国	77
2	葛兰素史克公司	公司	英国	70
3	默克公司	公司	美国	59
4	诺华公司	公司	瑞士	54
5	赛诺菲制药有限公司	公司	法国	48
6	雅培制药有限公司	公司	美国	36
6	百时美施贵宝公司	公司	美国	36
8	阿斯利康制药有限公司	公司	英国	35
9	安斯泰来制药有限公司	公司	日本	34
9	罗氏制药公司	公司	瑞士	34

表 8 为在中国开展的处于上市阶段的药物主要疾病领域分布情况，该阶段药物主要面向高血压、乳腺肿瘤、非小细胞肺癌、乙型肝炎病毒感染、细菌感染、黑色素瘤、类风湿关节炎、哮喘、卵巢肿瘤、非胰岛素依赖型糖尿病等疾病领域。

表 8　中国上市药物主要疾病分布（TOP 10）

序号	疾病	数量/个
1	高血压	90
2	乳腺肿瘤	86
3	非小细胞肺癌	62
4	乙型肝炎病毒感染	57
5	细菌感染	52
6	黑色素瘤	51
7	类风湿关节炎	47
8	哮喘	41
9	卵巢肿瘤	39
10	非胰岛素依赖型糖尿病	37

对比国内外上市药物主要疾病领域分布情况发现（表 9），高血压、乳腺肿瘤、非小细胞肺癌、类风湿关节炎、哮喘、卵巢肿瘤、非胰岛素依赖型糖尿病是各个国家共同关注的领域。相对于其他国家，中国还重点布局了乙型肝炎病毒感染、细菌感染及黑色素瘤等疾病领域，但在多发性骨髓瘤、非霍奇金淋巴瘤、结直肠肿瘤、前列腺癌、银屑病等疾病领域布局相对薄弱，需进一步加强相关疾病领域药物研发及研发成果转化能力。

表 9　中国上市药物主要疾病领域分布（TOP 10）与国际对比——上市阶段

疾病领域　　　　国家	中国/项	美国/项	日本/项	英国/项
高血压	90	152	121	69
乳腺肿瘤	86	154	127	94
非小细胞肺癌	62	107	89	58
乙型肝炎病毒感染	57	—	—	—
细菌感染	52	—	44	—

续表

疾病领域 国家	中国/项	美国/项	日本/项	英国/项
黑色素瘤	51	—	—	—
类风湿关节炎	47	95	64	56
哮喘	41	66	59	36
卵巢肿瘤	39	68	50	38
非胰岛素依赖型糖尿病	37	98	54	31
多发性骨髓瘤	—	59	53	33
非霍奇金淋巴瘤	—	56	—	—
结直肠肿瘤	—	—	—	49
前列腺癌	—	—	58	—
银屑病	—	56	—	36

（二）临床试验注册情况

截至 2018 年 12 月 31 日，Clinical Trials 数据库收录了在中国开展的临床试验项目数为 13 360 项，在美国开展的临床试验项目数为 117 526 项，在英国开展的临床试验项目数为 16 027 项，在日本开展的临床试验项目数为 5286 项。中国开展临床试验项目略多于日本，但对比美国、英国还有一定的差距。从时间趋势分布上看，中国临床试验整体呈增长趋势，相对而言，英国、日本整体呈减少趋势（图 5）。

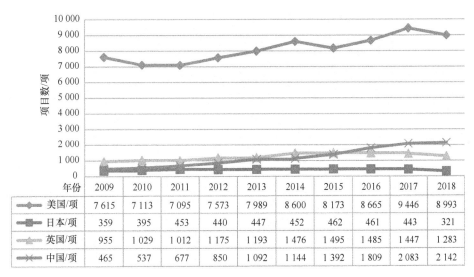

年份	2009	2010	2011	2012	2013	2014	2015	2016	2017	2018
美国/项	7 615	7 113	7 095	7 573	7 989	8 600	8 173	8 665	9 446	8 993
日本/项	359	395	453	440	447	452	462	461	443	321
英国/项	955	1 029	1 012	1 175	1 193	1 476	1 495	1 485	1 447	1 283
中国/项	465	537	677	850	1 092	1 144	1 392	1 809	2 083	2 142

图 5　在各国开展的临床试验项目数随时间变化趋势（2009~2018 年）

部分数据时间字段缺失，因此各年份数据相加总和≤各国检索得到的临床试验项目数；中国暂未纳入港澳台等地区的数据

分析开展临床试验的主要机构对于了解国内研发主力及医药合理布局具有重要意义，在中国开展临床试验的 TOP 10 机构中，如表 10 所示，从分析结果上看，在国内主要为大学、医院及公司三种类型的机构，其中大学为研发主力，大学包括中山大学、复

旦大学、上海交通大学及中国医学科学院。

表 10　在中国开展的临床试验主要机构分布（TOP 10）

序号	机构名称	类型	数量/项
1	中山大学	大学	1049
2	复旦大学	大学	546
3	上海交通大学	大学	414
4	中国医学科学院北京协和医院	医院	336
5	中国人民解放军总医院	医院	292
6	香港大学	大学	193
7	诺华公司	公司	187
8	阿斯利康制药有限公司	公司	183
9	罗氏制药有限公司	公司	149
10	葛兰素史克公司	公司	129

图 6 对比了中国、美国、英国、日本各类型机构临床试验项目所占比例，区别于英国和日本，国内临床试验主要开展机构为大学，所占比例达到 63.31%，而英国和日本主要来自公司；在美国开展临床试验的主要为大学及研究所，TOP 10 机构中，这两类机构开展的临床试验项目所占比例分别达到 51.24%、25.16%。

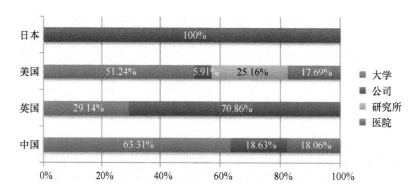

图 6　各类型机构临床试验项目所占比例国内外对比（TOP 10）

了解国内外临床试验疾病领域分布，对于了解我们医药研发布局、调整医药研发结构具有一定的参考价值。在中国开展临床试验的主要疾病领域分布如表 11 所示，主要面向乳腺癌、2 型糖尿病及非小细胞肺癌等疾病领域。

表 11　在中国开展的临床试验主要疾病领域分布（TOP 10）

序号	疾病名称	例数
1	乳腺癌	369
2	2 型糖尿病	314
3	非小细胞肺癌	301
4	肝细胞癌	280
5	高血压	258
6	胃癌	257

续表

序号	疾病名称	例数
7	脑卒中	248
8	慢性乙型肝炎	226
9	结直肠癌	181
10	冠状动脉疾病	172

对比在中国开展的临床试验主要疾病领域分布与国际情况，分析可知，乳腺癌、2型糖尿病是4个国家共同布局的疾病领域，如表12所示。相对于其他国家，中国还重点布局了非小细胞肺癌、肝细胞癌、高血压、胃癌、脑卒中、慢性乙型肝炎等疾病领域，但在哮喘、慢性阻塞性肺疾病、心力衰竭、前列腺癌、类风湿性关节炎、多发性硬化、阿尔茨海默病、肥胖、获得性免疫缺陷综合征、抑郁、黑色素瘤、囊性纤维化等疾病领域相对薄弱，需进一步加强相关领域研发实力。

表12 在中国开展的临床试验主要疾病领域分布与国际对比（TOP 10）

疾病领域 ＼ 国家	中国/项	英国/项	日本/项	美国/项
乳腺癌	369	395	120	1835
2型糖尿病	314	350	279	965
非小细胞肺癌	301	—	140	728
肝细胞癌	280	—	—	—
高血压	258	—	180	926
胃癌	257	—	79	—
脑卒中	248	—	—	—
慢性乙型肝炎	226	—	—	—
结直肠癌	181	154	—	—
冠状动脉疾病	172	—	94	—
哮喘	—	344	86	—
慢性阻塞性肺疾病	—	493	67	—
心力衰竭	—	238	—	759
前列腺癌	—	233	—	985
类风湿性关节炎	—	196	108	—
多发性硬化	—	179	—	—
阿尔茨海默病	—	—	88	—
肥胖	—	—	—	1759
获得性免疫缺陷综合征	—	—	—	1035
抑郁	—	—	—	944
黑色素瘤	—	—	—	702
囊性纤维化	—	—	—	548

第四章 中国医学学科研究进展

一、重大慢性非传染性疾病防治研究进展

基于计量学的研究进展分析

李 玲 高东平 殷 环 张 冉 秦 奕 杜然然

中国医学科学院医学信息研究所

（一）冠心病防治研究进展

随着人口老龄化及城镇化进程的加速，中国心血管疾病患病率及死亡率始终处于上升阶段，由心血管疾病导致的死亡已居城乡居民总死亡原因的首位，并呈现出在低龄化、低收入群体中快速增长及个体聚集的趋势。今后 10 年心血管疾病患病人数仍将快速增长。本部分对我国近年来在心血管疾病尤其在冠心病方面取得的研究进展进行综述，将有利于我们明确下一步的研究方向。

1. 冠心病流行病学情况

根据《中国卫生和计划生育统计年鉴 2016》，2015 年中国城市和农村居民冠心病死亡率继续 2012 年以来的上升趋势，农村地区冠心病死亡率明显上升，到 2015 年已略高于城市水平，农村地区死亡率 110.91/10 万，城市地区死亡率 110.67/10 万。2002~2015 年急性心肌梗死（AMI）死亡率总体呈上升态势，农村地区急性心肌梗死死亡率不仅于 2007 年、2009 年、2011 年数次超过城市地区，而且于 2012 年开始农村地区 AMI 死亡率明显超过城市地区，到 2015 年农村地区死亡率达 70.09/10 万，城市地区死亡率达 56.38/10 万。

2. 冠心病相关基础研究

科学文献是研究成果的一个重要载体。为了客观反映 2017~2018 年我国冠心病相关研究进展，采用 Web of Science 核心合集数据库检索我国高被引及热点论文，确定近两年我国在各重点领域及主要疾病研究上取得的代表性成果。采用主题词（疾病名称）、国家、出版年等关键词设计检索式为 "TS+CU+PY"，其中，TS 为主题词（冠心病）、CU 为国家/地区（中国）、PY 为出版年（2017~2018）。共检索到 3192 条文献记录，采用数据库的"精炼检索结果"功能进行精炼，过滤出其中文献类型为"ARTICLE"的文章，并按被引频次排序，剔除第一作者和通讯作者均为外国人的文章，列举高被引论文前 10 位的文章，见表 1。

表1 2017~2018年我国冠心病领域高被引论文（TOP 10）

序号	标题	作者
1	Effective anti-thrombotic therapy without stenting: intravascular optical coherence tomography-based management in plaque erosion（the EROSION study）	Jia HB，Dai JN，Hou JB，et al.
2	Association of positive airway pressure with cardiovascular events and death in adults with sleep apnea a systematic review and meta-analysis	Yu J，Zhou Z，McEvoy D，et al.
3	An integrated decision support system based on ANN and Fuzzy_AHP for heart failure risk prediction	Samuel OW，Asogbon GM，Sangaiah AK，et al.
4	Defective branched-chain amino acid catabolism disrupts glucose metabolism and sensitizes the heart to ischemia-reperfusion injury	Li T，Zhang Z，Kolwicz SC，et al.
5	The gut microbiome in atherosclerotic cardiovascular disease	Jie ZY，Xia HH，Zhong SL，et al.
6	Novel biomarkers for cardiovascular risk prediction	Wang J，Tan GJ，Han LN，et al.
7	Double kissing crush versus provisional stenting for left main distal bifurcation lesions	Chen SL，Zhang JJ，Han YL，et al.
8	Impact of the dietary fatty acid intake on C-reactive protein levels in US adults	Mazidi M，Gao HK，Vatanparast H，et al.
9	The histone H3K9 methyltransferase SUV39H links SIRT1 repression to myocardial infarction	Yang G，Weng XY，Zhao YH，et al.
10	LncRNA H19 promotes atherosclerosis by regulating MAPK and NF-κB signaling pathway	Pan JX

3. 冠心病相关药物研发

在 Cortellis 数据库中检索 2017~2018 年国内冠心病相关的药物研发情况，检索框中输入 Ischemic heart disease，Report type 选择 Drugs，Country territory 选定为 China，Added date 选定为 2017 年 1 月 1 日至 2018 年 10 月 31 日，共筛选出 18 条记录（表2）。

表2 我国冠心病相关药物研发情况（2017~2018年）

药物进展阶段	药物名称	研发公司	主要适应证
探索阶段	GPR35 agonists 2017-040 DT-010 fasudil AMPK activator 牡荆素	中国科学院 江苏吴中医药集团有限公司 广州喜鹊医药有限公司 天津红日药业股份有限公司 中国科学院上海药物研究所 合肥七星医药科技有限公司	冠心病 冠心病 缺血性心脏病 心绞痛 冠心病 缺血性心肌病
Ⅰ期临床试验	NL-005 伪人参皂苷 GQ dornase alfa biosimilar MT-1001	北京诺思兰德生物技术股份有限公司 吉林华康药业股份有限公司 喜康（武汉）生物医药有限公司 山西迈克生物有限公司	心肌梗死 缺血性心肌病 急性冠脉综合征 急性冠脉综合征
Ⅱ期临床试验	Ad-HGF Anfibatide piperphentonamine	中国人民解放军军事医学科学院 李氏大药厂 海南四环心脑血管药物研究院有限公司	缺血性心肌病 急性冠脉综合征 缺血性心肌病

续表

药物进展阶段	药物名称	研发公司	主要适应证
III期临床试验	巴替非班 重组人纽兰格林	百奥泰生物制药股份有限公司 泽生科技	急性冠脉综合征 心力衰竭、心肌梗死
已提交上市申请	替奈普酶生物类似物	北京世贸天阶生物科技股份有限公司	心肌梗死
已上市	T-89 Pro-UK	天士力控股集团有限公司 中国人民解放军军事医学科学院	心绞痛 心肌梗死

4. 冠心病相关临床试验

检索美国 ClinicalTrials.gov 网站上国内开展的冠心病的临床试验数据。美国 ClinicalTrials.gov 网站 2017~2018 年注册了 52 项在中国开展的临床试验项目，其中 12 项为III期临床试验，主要在冠心病、支架内再狭窄、动脉粥样硬化、介入治疗及冠心病预防治疗等方面进行研究，详细情况见表 3。

表 3　12 项冠心病相关III期临床试验部分信息汇总

序号	试验名称	干预措施	适应证
1	不同剂量替格瑞洛对糖尿病合并冠状动脉疾病病人血小板聚集和内皮功能的影响	药物 1：替格瑞洛 药物 2：氯吡格雷	冠心病
2	右美托咪啶对心脏手术结果的影响	药物 1：右美托咪啶 药物 2：安慰剂	冠心病
3	冠心病诊断和治疗后高血压病人同型半胱氨酸与造影剂肾病的关系	药物 1：依那普利马来酸盐片 药物 2：依那普利马来酸盐和叶酸片 药物 3：安慰剂	冠心病
4	De Novo coronary 病变的 Fractional Flow Reserve 指导药物涂层球囊治疗策略	装置 1：药物涂层球囊 装置 2：药物洗脱支架	冠脉狭窄
5	评估利伐沙班降低失代偿性心力衰竭发作后心力衰竭和冠心病病人死亡，心肌梗死或卒中方面的有效性和安全性研究	药物 1：利伐沙班 药物 2：安慰剂	冠心病
6	ODYSSEY 结果：Alirocumab 治疗期间急性冠状动脉综合征发生后心血管结局的评估	药物 1：Alirocumab 药物 2：安慰剂	急性冠脉综合征
7	替格瑞洛治疗 ST 段抬高心肌梗死的药物溶栓治疗	药物 1：替格瑞洛 药物 2：氯吡格雷	急性心梗
8	比伐卢定治疗急性心肌梗死	药物 1：比伐卢定 药物 2：肝素	急性心梗
9	利伐沙班用于预防冠状动脉或外周动脉疾病中主要心血管事件的研究	药物 1：利伐沙班 药物 2：阿司匹林 药物 3：阿司匹林安慰剂 药物 4：利伐沙班安慰剂 药物 5：泮托拉唑	冠心病预防
10	紫杉醇控制释放球囊导管和紫杉醇释放冠状动脉球囊导管在治疗冠状动脉病变支架内再狭窄方面的安全性和有效性的比较研究	装置 1：紫杉醇控释球囊导管 VasoguardTM 装置 2：紫杉醇释放冠状动脉球囊导管 SeQuent Please	支架内再狭窄

序号	试验名称	干预措施	适应证
11	心血管风险降低研究(减少复发性主要CV疾病事件)	药物1:Canakinumab 药物2:安慰剂 药物3:标准治疗	动脉粥样硬化
12	紫杉醇控释球囊导管（VasoguardTM）和常见冠状动脉球囊导管（Maverick2）在治疗小冠状动脉狭窄方面的安全性和有效性的比较研究	装置1:紫杉醇控释球囊导管（Vasoguard TM） 装置2:普通球囊导管（Maverick2）	小冠状动脉狭窄

5. 冠心病临床指南和共识发布

2017~2018 年我国制定或更新了冠心病相关指南和专家共识 8 个。

（1）《冠状动脉微血管疾病诊断和治疗的中国专家共识》

该专家共识由中华医学会心血管病学分会制定。冠状动脉微血管疾病是一个较新的研究领域，该共识和建议旨在对于该领域更加深入的基础与临床研究起到引领、推动的作用。

（2）《社区人群心血管疾病综合防治指南（试行）》

由社区人群心血管疾病综合防治指南（试行）编审委员会制定。《中国心血管病报告 2015》显示，中国心血管疾病患病率处于持续上升阶段。因此，在社区人群中筛查主要心血管疾病危险因素和防治主要心血管疾病，是将工作重点前移，做好心血管疾病的社区防治工作尤为重要而迫切。

（3）《稳定性冠心病无创影像检查路径的专家共识》

由中华医学会心血管病学分会制定，旨在帮助心血管专业医师根据病人临床特点合理应用各项无创影像检查技术。

（4）《冠心病合理用药指南（第 2 版）》

由国家卫生计生委合理用药专家委员会制定。

（5）《高龄老年（≥75 岁）急性冠状动脉综合征患者规范化诊疗中国专家共识》

由中国老年医学学会心血管病分会制定，旨在减少我国高龄老年急性冠脉综合征病人的病死率，并改善长期预后。

（6）《ST 段抬高型急性心肌梗死院前溶栓治疗中国专家共识》

由中国医师协会胸痛专业委员会制定，旨在帮助院前医疗急救人员对急性心肌梗死病人选择最佳的治疗策略。

（7）《冠心病稳定型心绞痛中医诊疗专家共识》

由中华中医药学会制定，旨在提高中医药防治冠心病稳定型心绞痛的水平，规范中医药在冠心病稳定型心绞痛中的应用。

（8）《冠心病心绞痛介入前后中医诊疗指南》

由中华中医药学会制定，可供中医、中西医结合临床医师参考使用。

（二）高血压病防治研究进展

高血压是全球重要死因之一，2010 年全球约 770 万人死亡可归因于高血压。在中国也有近一半的心血管慢性肾病、糖尿病病人死于高血压。对我国近年来在高血压防治方面取得的研究进展进行综述，将有利于我们明确下一步的研究方向。

1. 高血压流行病学情况

《中国居民营养与慢性病状况报告（2015 年）》显示，2012 年中国≥18 岁居民高血压患病率为 25.2%，中国高血压患病人数为 2.7 亿；患病率城市高于农村（26.8% vs 23.5%），男性高于女性，并且随年龄增加而显著增高。高血压的知晓率、控制率、治疗率在近几十年有明显改善，这来源于我国的巨大努力，尤其是控制率水平明显提高。

2. 高血压相关基础研究

科学文献是研究成果的一个重要载体。为了客观反映 2017~2018 年我国高血压相关研究进展，采用 Web of Science 核心合集数据库检索我国高被引及热点论文，确定近两年我国在各重点领域及主要疾病研究上取得的代表性成果。采用主题词（疾病名称）、国家、出版年等关键词设计检索式为"TS+CU+PY"，其中，TS 为主题词（高血压）、CU 为国家/地区（中国）、PY 为出版年（2017~2018）。共检索到 5033 条文献记录，采用数据库的"精炼检索结果"功能进行精炼，过滤出其中文献类型为"ARTICLE"的文章，并按被引频次排序，剔除第一作者和通讯作者均为外国学者的文章，高被引论文前 10 位的文章见表 4。

表 4　2017~2018 年我国高血压领域高被引论文（TOP 10）

序号	标题	作者
1	Prevalence, incidence, and mortality of stroke in china results from a nationwide population-based survey of 480 687 adults	Wang WZ, Jiang B, Sun HX, et al.
2	Gut microbiota dysbiosis contributes to the development of hypertension	Li J, Zhao FQ, Wang YD, et al.
3	Association of positive airway pressure with cardiovascular events and death in adults with sleep apnea a systematic review and meta-analysis	Yu J, Zhou Z, McEvoy D, et al.
4	Prevalence, awareness, treatment, and control of hypertension in China: data from 1.7 million adults in a population-based screening study（China PEACE Million Persons Project）	Lu JP, Lu Y, Wang XC, et al.
5	Burden of hypertension in China: a nationally representative survey of 174, 621 adults	Li YC, Yang L, Wang LM, et al.
6	China cardiovascular diseases report 2015: a summary	Chen WW, Gao RL, Liu LS, et al.
7	Long-term effects of ambient $PM_{2.5}$ on hypertension and blood pressure and attributable risk among older Chinese adults	Lin HL, Guo YF, Zheng Y, et al.
8	MD2 mediates angiotensin II-induced cardiac inflammation and remodeling via directly binding to Ang II and activating TLR4/NF-kappa B signaling pathway	Han J, Zou CP, Mei LQ, et al.
9	HOTAIR functions as a competing endogenous RNA to regulate PTEN expression by inhibiting miR-19 in cardiac hypertrophy	Lai YJ, He S, Ma LM, et al.
10	Effects of sacubitril/valsartan（LCZ696）on natriuresis, diuresis, blood pressures, and NT-proBNP in salt-sensitive hypertension	Wang TD, Tan RS, Lee HY, et al.

3. 高血压相关药物研发

在 Cortellis 数据库中检索国内高血压相关的药物研发情况,检索框中输入 hypertension,Report type 选择 Drugs,Country territory 选定为 China,Added date 选定为 2017 年 1 月 1 日至 2018 年 10 月 31 日,共筛选出 3 条记录(表 5)。

表 5　我国高血压相关药物研发情况(2017~2018 年)

药物进展阶段	药物名称	研发公司	主要适应证
I 期临床试验	盐酸泰乐地平	山东轩竹医药科技有限公司	原发性高血压
已提交上市申请	苯磺酸氨氯地平+叶酸片	安徽省生物医学研究所	原发性高血压
已上市	阿利沙坦酯	上海艾力斯医药科技有限公司	原发性高血压

4. 高血压相关临床试验

检索美国 ClinicalTrials.gov 网站上国内开展的高血压的临床试验数据。美国 ClinicalTrials.gov 网站 2017~2018 年共注册了 37 项在中国开展的临床试验项目,其中 9 项为III期临床试验,主要为利用药物与有创操作控制和治疗高血压的治疗疗效及安全性评价研究,详细情况见表 6。

表 6　9 项高血压相关III期临床试验部分信息汇总

序号	试验名称	干预措施	适应证
1	薄荷醇对高血压和轻度高血压病人血压及代谢指标的影响及安全性评价研究	药物 1:薄荷醇 药物 2:安慰剂	高血压
2	多沙唑嗪和硝苯地平对高血压病人血压变异性及血尿酸的影响的比较研究	药物 1:多沙唑嗪 药物 2:硝苯地平	高血压
3	美托洛尔和氨氯地平对睡眠呼吸暂停综合征高血压病人心肌重塑,心律失常和血压变化的影响研究	药物 1:氨氯地平 药物 2:美托洛尔	高血压
4	冠心病诊断和治疗后高血压病人同型半胱氨酸与造影剂肾病的关系	药物 1:依那普利马来酸盐片 药物 2:依那普利马来酸盐和叶酸片 药物 3:安慰剂	高血压
5	阿齐沙坦在中国轻度和中度高血压病人中的应用研究	药物 1:阿齐沙坦 药物 2:阿齐沙坦安慰剂 药物 3:奥美沙坦酯 药物 4:奥美沙坦酯安慰剂	高血压
6	肾上腺动脉消融治疗原发性醛固酮增多症的研究	手术:肾上腺的血管内化学消融术	高血压
7	阿齐沙坦酯钾盐与缬沙坦对中国高血压病人治疗效果的对比研究	药物 1:阿齐沙坦酯钾盐 药物 2:缬沙坦 药物 3:阿齐沙坦酯钾盐安慰剂 药物 4:缬沙坦安慰剂	高血压
8	评估坎地沙坦加氨氯地平在轻度/中度原发性高血压病人中固定剂量组合的疗效和安全性研究	药物 1:氨氯地平 药物 2:TCV-116CCB 药物 3:氨氯地平安慰剂 药物 4:TCV-116CCB 安慰剂	高血压
9	肾脏去神经支配治疗顽固性高血压的随机对照试验	装置:射频消融导管 药物:氨氯地平、氯沙坦钾和氢氯噻嗪	高血压

5. 高血压临床指南更新

2017~2018 年我国制定或更新了高血压相关指南和专家共识 7 个。

（1）《中国急诊高血压诊疗专家共识（2017 年版）》

由中国医师协会急诊医师分会制定，旨在帮助从事急诊医疗工作的医师对这类急症病人做出适当的评估与治疗，对高血压急症建立合理的综合处理模式及制定不同受损器官的降压策略。

（2）《国家基层高血压防治管理指南》

由国家基本公共卫生服务项目基层高血压管理办公室制定，旨在通过合理、有效的治疗，提高血压达标率，减少或延缓并发症的发生，以达到降低病死率、提高生活质量的最终目的。

（3）《高血压患者心率管理中国专家共识》

由中国医疗保健国际交流促进会制定，旨在提出针对我国高血压病人心率管理的共识性建议。

（4）《高血压合理用药指南（第 2 版）》

由国家卫生计生委合理用药专家委员会制定，旨在帮助医生认识规范使用降压药物的重要性，指导医生在不同血压水平、不同高血压并发症情况下恰当、合理地使用降压药物，提高自身的治疗水平，使高血压病人的治疗依从性和持续性有所改善，提高血压控制率，减少心脑血管事件。

（5）《高血压中医诊疗指南》

由中华中医药学会制定，旨在为中医高血压临床诊断、治疗提供规范化合理建议。

（三）慢性阻塞性肺疾病防治进展

慢性阻塞性肺疾病（简称慢阻肺，COPD）是一种具有气流阻塞特征的最常见的慢性呼吸系统疾病，可进一步发展为肺心病和呼吸衰竭的常见慢性疾病。通常会有慢性咳嗽、咳痰、气短或呼吸困难、喘息和胸闷等症状。世界卫生组织数据显示，我国慢阻肺死亡率居各国之首，成为居民第三大主要死因。本部分通过梳理我国 2017~2018 年在慢阻肺领域研究的最新进展，为医疗工作者提供参考。

1. 慢阻肺流行病学情况

慢阻肺患病率呈上升趋势。最新数据显示，≥40 岁人群慢阻肺患病率为 9.9%，患病率的上升与社会经济发展、人口老龄化和环境污染等因素密切相关，同时患病率与年龄呈正相关，且农村高于城市、男性高于女性。

慢阻肺仍是我国重要的死亡原因。慢阻肺成为我国第三大死亡病因，并位于男性死因第二位。而且我国慢阻肺漏诊率与误诊率仍相当高，其结果会低估慢阻肺的实际病例数和死亡数。

慢阻肺的疾病负担较重，主要体现在导致生活质量下降、致残和医疗负担等方面。慢阻肺是导致我国寿命年损失的主要原因之一，是导致过早死亡和伤残的重要因素。慢阻肺不仅会产生大量直接医疗成本，还会对病人职业及家庭生产力产生更大影响，间接对我国的经济发展产生威胁。

2. 慢阻肺相关基础研究

科学文献是研究成果的一个重要载体。为了客观反映2017~2018年我国COPD相关研究进展，采用Web of Science核心合集数据库检索我国高被引论文，确定近两年我国在各重点领域及主要疾病研究上取得的代表性成果。采用主题词（疾病名称）、国家、出版年等关键词设计检索式为"TS+CU+PY"，其中，TS为主题词（慢性阻塞性肺疾病）、CU为国家/地区（中国）、PY为出版年（2017~2018）。共检索到1048条文献记录，采用数据库的"精炼检索结果"功能进行精炼，过滤出其中文献类型为"ARTICLE"与"MEETING ABSTRACT"的论文，按照被引数排序，从前200篇文章中剔除第一作者与通讯作者均为外国学者且主题与COPD不相关的文章，剩余65篇，列举高被引论文前10位的文章见表7。

表7　2017~2018年我国慢阻肺领域高被引论文（TOP 10）

序号	标题	作者
1	Tiotropium in early-stage chronic obstructive pulmonary disease	Zhou Y，Zhong N，Li XC，et al.
2	Association between exposure to ambient particulate matter and chronic obstructive pulmonary disease：results from a cross-sectional study in China	Liu S，Zhou YM，Liu SX，et al.
3	Polycyclic aromatic hydrocarbons are associated with increased risk of chronic obstructive pulmonary disease during haze events in China	Yang LY，Wang WC，Lung SC，et al.
4	Relationship between fractional exhaled nitric oxide level and efficacy of inhaled corticosteroid in Asthma-COPD overlap syndrome patients with different disease severity	Feng JX，Lin Y，Lin J，et al.
5	Comprehensive care programme for patients with chronic obstructive pulmonary disease：a randomised controlled trial	Ko FWS，Cheung NK，Rainer TH，et al.
6	Prevalence and risk factors of chronic obstructive pulmonary disease in China （the China Pulmonary Health [CPH] study）：a national cross-sectional study	Wang C，Xu JY，Yang L，et al.
7	Effect of Statins on COPD—A Meta-Analysis of Randomized Controlled Trials	Zhang W，Zhang Y，Li CW，et al.
8	Klotho regulates cigarette smoke-induced autophagy：implication in pathogenesis of COPD	Li LL，Zhang M，Zhang LQ，et al.
9	Exposure to ambient particulate matter induced COPD in a rat model and a description of the underlying mechanism	He F，Liao BL，Pu JD，et al.
10	Coexistence of OSA may compensate for sleep related reduction in neural respiratory drive in patients with COPD	He BT，Lu G，Xiao SC，et al.

3. 慢阻肺相关药物研发

在Cortellis数据库中检索国内慢阻肺相关的药物研发情况，检索框中输入COPD，Report type选择Drugs，Indication栏选定"Chronic Obstructive Pulmonary Disease""Chronic Bronchitis""Chronic Obstructive Airway Disease"，Country territory选定为

China，Date 选定为 2017 年 1 月 1 日至 2018 年 10 月 31 日，试验状态不作限制，共筛选出 41 条记录。其中 27 项完成状态、3 项处在Ⅲ期临床试验、3 项处于Ⅱ期临床试验状态。现将国内企业慢阻肺新药研制进展列于表 8。

表 8　我国慢阻肺相关药物研发情况（2017~2018 年）

药物进展	药物名称	研发公司	适应证
Ⅰ期临床	bencycloquidium bromide 苯环喹溴铵	浙江大学医学院、银谷制药有限责任公司	慢性阻塞性肺疾病
Ⅰ期临床	ZL-2102	再鼎医药	慢性阻塞性肺疾病
发现阶段	PDE4 抑制剂	华南农业大学	慢性阻塞性肺疾病、哮喘
发现阶段	Vam-3	中国医学科学院药物研究所、北京大学	慢阻肺、哮喘

4. 慢阻肺相关临床试验

检索美国 ClinicalTrials.gov 网站上国内开展的慢性阻塞性肺疾病的临床试验数据。美国 ClinicalTrials.gov 网站 2017~2018 年共注册了 22 项在中国开展的临床试验项目，其中 6 项为Ⅱ期、Ⅲ期和Ⅳ期临床试验，如表 9 所示，主要为慢阻肺的药物治疗效果、药物安全性和耐药性。

表 9　我国慢阻肺相关临床试验信息汇总

序号	标题	适应证	干预	临床分期
1	慢性阻塞性肺疾病（COPD）与哮喘-COPD 重叠（ACO）病人小气道功能的差异	慢阻肺、肺部疾病	药物：布地奈德（160μg）福莫特罗（4.5μg）	Ⅳ期临床
2	自体支气管基底细胞移植治疗慢性阻塞性肺疾病	慢阻肺	生物学：支气管基底细胞	Ⅰ期或Ⅱ期临床
3	针刺治疗慢性阻塞性肺疾病的疗效观察	慢阻肺	其他：针灸 药物：常规药物 其他：针灸加常规药物	Ⅲ期临床
4	中国中重度慢性阻塞性肺疾病病人溴化铵/富马酸福莫特罗固定剂量联合用药的药代动力学、安全性和耐受性研究	慢阻肺	药物：溴化铵/富马酸福莫特罗	Ⅱ期临床
5	慢性阻塞性肺疾病病人运动后肺功能的变化	肺部疾病、慢性阻塞性肺疾病	药物：布地奈德和富马酸福莫特罗	Ⅳ期临床
6	慢性阻塞性肺疾病稳定期病人溴化铵/富马酸福莫特罗（Duaklir）疗效和安全性的研究	慢阻肺	药物：溴化铵/福莫特罗固定剂量组合 药物：溴化铵 药物：富马酸福莫特罗 药物：安慰剂	Ⅲ期临床

5. 慢阻肺相关临床指南

（1）《雾化吸入疗法急诊临床应用专家共识（2018）》

为了规范雾化吸入疗法的临床应用，结合急诊急救专业的特殊性：①急症病人发病突然，疾病进展不可预见；②呼吸系统疾病占比高，有统计显示，我国因呼吸系统疾病急诊就诊的病人占急诊总数的比率接近30%,如哮喘、慢性阻塞性肺疾病(简称慢阻肺)、急性喉梗阻、急性呼吸道感染、重症肺炎等,一些因非呼吸系统疾病急诊就诊的病人也可伴呼吸道相关症状或并发症;③儿童及老年人占比高;④急危重症、并发症复杂、病史不清、病因不明的病人占比高;⑤雾化吸入疗法在我国急诊中应用尚不规范,使用率远低于临床要求。中国医师协会急诊医师分会、中国人民解放军急救医学专业委员会和北京急诊医学学会邀请全国急诊急救领域专家经多次协商、讨论,共同制定了《雾化吸入疗法急诊临床应用专家共识(2018)》,希望能为一线急诊医护人员提供理论与实践指导,进一步提高雾化吸入疗法在急诊中的应用水平,以使更多病人获益。

(2)《院前急救雾化治疗流程指引》

雾化吸入疗法是呼吸系统疾病治疗的基础,有驱动动力使得吸入药物能够迅速、顺利进入气道,到达局部作用点并快速起效,具有无创伤、痛苦小及操作方便、效果显著等优点,符合院前急救快速、方便的原则,尤其适用于因呼吸系统疾病病情危重、使用其他吸入装置存在困难的院前急救病人。

雾化吸入疗法临床用于儿童和成人适应证广泛,疗效明确且不良反应少,包括:哮喘急性发作、慢性阻塞性肺疾病急性加重、急性喉梗阻、呼吸窘迫综合征、急性呼吸衰竭、吸入性肺损伤等。研究证明,雾化吸入糖皮质激素和全身应用糖皮质激素相比,疗效相同,不良反应更少。雾化吸入疗法在院内医疗急诊中已经普及应用,但在院前急救处理中尚未充分开展。为规范院前急救雾化吸入疗法的应用,国内急诊/重症相关专家小组急诊领域专家多次协商、讨论,共同制定院前急救雾化治疗流程。

(3)《肺痿诊疗专家共识意见(江西省)》

肺痿是一类慢性虚损性肺系疾患。现代医学的多种肺病,如慢性支气管炎、慢性阻塞性肺疾病、支气管扩张、肺结核、间质性肺疾病等发展到一定阶段,均可归属于"肺痿"范畴,其中,尤以特发性肺间质纤维化的"肺痿"归属最为典型。众所周知,特发性肺纤维化是目前尚无特效药的难治性疾病,寻找有效的治疗措施是当前肺病研究的热点和难点,诸多研究证实,中医药凭借整体观和辨证施治特色在防治肺间质纤维化方面有独特优势。江西中医药大学附属医院肺病科经过10余年的临床探索和实践,形成了治疗该病的初步方案。

(四)肺癌防治研究进展

肺癌是发病率和死亡率增长最快、对人群健康和生命威胁最大的恶性肿瘤之一。近50年来,许多国家都报道肺癌的发病率和死亡率均明显增高。对我国近年来在肺癌防治方面取得的研究进展进行综述,将有利于我们明确下一步的研究方向。

1. 肺癌流行病学情况

2017年12月《中国肿瘤》杂志上的最新研究论文《2014年中国分地区恶性肿瘤发病和死亡分析》数据显示,我国肺癌的发病率和死亡率均排第一名,每年发病约78.1万例,发病率为57.13/10万,死亡病例约62.6万例,死亡率为45.8/10万。

2. 肺癌相关基础研究

科学文献是研究成果的一个重要载体。为了客观反映2017~2018年我国肺癌相关研究进展，采用 Web of Science 核心合集数据库检索我国高被引及热点论文，确定近两年我国在各重点领域及主要疾病研究上取得的代表性成果。采用主题词（疾病名称）、国家、出版年等关键词设计检索式为"TS+CU+PY"，其中，TS 为主题词（肺癌）、CU 为国家/地区（中国）、PY 为出版年（2017~2018），共检索到 12 668 条文献记录，采用数据库的"精炼检索结果"功能进行精炼，过滤出其中文献类型为"ARTICLE"的"领域中的高被引论文"和"领域中的热点论文"，共计 93 条，剔除第一作者和通讯作者均为外国学者的文章，剩余 69 篇。表 10 列举了高被引论文前 10 位的文章。

表 10　2017~2018 年我国肺癌领域高被引论文（TOP 10）

序号	标题	作者
1	Osimertinib or platinum-pemetrexed in EGFR T790M-positive lung cancer	Mok TS，Wu YL，Ahn MJ，et al.
2	Alectinib versus crizotinib in untreated ALK-positive non-small-cell lung cancer	Peters S，Camidge DR，Shaw AT，et al.
3	Dacomitinib versus gefitinib as first-line treatment for patients with EGFR-mutation-positive non-small-cell lung cancer （ARCHER 1050）：a randomised，open-label，phase 3 trial	Wu YL，Cheng Y，Zhou XD，et al.
4	Upregulated lncRNA SNHG1 contributes to progression of nonsmall cell lung cancer through inhibition of miR-101-3p and activation of Wnt/beta-catenin signaling pathway	Cui Y，Zhang FM，Zhu CK，et al.
5	hsa_circ_0013958: a circular RNA and potential novel biomarker for lung adenocarcinoma	Zhu XL，Wang XY，Wei，SZ，et al.
6	Potential predictive value of TP53 and KRAS mutation status for response to PD-1 blockade immunotherapy in lung adenocarcinoma	Dong ZY，Zhong WZ，Zhang XC，et al.
7	Long non-coding RNA TUG1 is involved in cell growth and chemoresistance of small cell lung cancer by regulating LIMK2b via EZH2	Niu YC，Ma F，Huang WM，et al.
8	Over-expression of CircRNA_100876 in non-small cell lung cancer and its prognostic value	Yao JT，Zhao SH，Liu QP，et al.
9	Multi-crop convolutional neural networks for lung nodule malignancy suspiciousness classification	Shen W，Zhou M，Yang F，et al.
10	Circulating exosomal microRNAs as prognostic biomarkers for non-small-cell lung cancer	Liu QY，Yu ZB，Yuan S，et al.

3. 肺癌相关药物研发

在 Cortellis 数据库中检索国内肺癌相关的药物研发情况，检索框中输入 lung cancer，Report type 选择 Drugs，Indication 栏选定"lung tumor""non-small-cell lung cancer""metastatic non small cell lung cancer""small-cell lung cancer"，Country territory 选定为 China，Date 选定为 2017 年 1 月 1 日至 2018 年 10 月 31 日。对下载的结果进行解读，删除创始公司为外国的记录，删除对应适应证研发状态在 2017 年之前的记录，共有 2 个药物已上市、1 个已获得上市批准、3 个已提交上市申请、8 个已进入III期临床试验，详见表 11。

4. 肺癌相关临床试验

检索美国 ClinicalTrials.gov 网站上国内开展的肺癌的临床试验数据。美国 ClinicalTrials.gov 网站 2017~2018 年共注册了 197 项在中国开展的临床试验项目，其中

23 项为Ⅲ期临床试验,主要为非小细胞肺癌、鳞状细胞肺癌的抗体治疗、化疗及手术治疗效果的疗效及安全性评价研究,详细情况见表 12。

表 11 我国肺癌药物研发情况统计表（2017~2018 年）

药物进展阶段	药物名称	研发公司	主要适应证
已上市	uroacitides	恒生药业有限公司	非小细胞肺癌
	康莱特胶囊	康莱特美国分公司	非小细胞肺癌
已获得批准	anlotinib	正大天晴药业集团有限公司	转移性非小细胞肺癌
已提交上市申请	recombinant human endostatin	江苏吴中药业集团公司	转移性非小细胞肺癌
	abivertinib	艾森生物（杭州）有限公司	转移性非小细胞肺癌
	bevacizumab biosimilar	齐鲁制药有限公司	非小细胞肺癌
Ⅲ期临床试验	camrelizumab	上海恒瑞药业有限公司	转移性非小细胞肺癌
	bevacizumab biosimilar	北京天广实生物技术股份有限公司	转移性非小细胞肺癌
	sintilimab	信达生物制药（苏州）有限公司	转移性非小细胞肺癌
	bevacizumab biosimilar	百奥泰生物制药股份有限公司	转移性非小细胞肺癌
	tislelizumab	百济神州	转移性非小细胞肺癌
	paclitaxel	石药集团中奇制药技术（石家庄）有限公司	非小细胞肺癌
	bevacizumab biosimilar	山东博安生物科技有限公司	非小细胞肺癌
	bevacizumab biosimilar	上海复宏汉霖生物科技股份有限公司	非小细胞肺癌

表 12 23 项Ⅲ期临床试验部分信息汇总

序号	试验名称	干预措施	适应证
1	吉非替尼在肺腺癌辅助化疗中的疗效和安全性评价	药物 1：吉非替尼 药物 2：长春瑞滨 药物 3：卡铂	非小细胞肺癌
2	Apatinib 联合 EGFR-TKI 治疗晚期缓慢进展的 EGFR-TKI 耐药性非小细胞肺癌	药物：Apatinib（Tab.500mg/d）与 EGFR-TKI 结合使用	非小细胞肺癌、EGFR-TKI
3	标准疗法+/-阿帕替尼治疗广泛期小细胞肺癌的研究	药物 1：顺铂,依托泊苷 药物 2：顺铂,依托泊苷,阿帕替尼	无进展生存期
4	中心型肺癌单腔与开腹肺叶切除术的疗效及生活质量对比研究	手术 1：单孔套管肺叶切除术 手术 2：开套肺叶切除术	视频辅助胸外科|肺癌
5	肺癌病人剑突下与肋间 VATS 术后疼痛及生活质量的比较研究	手术 1：剑突下单叶 VATS 手术 2：肋间单孔 VATS	肺肿瘤、非小细胞肺癌、肺部疾病、支气管源性胸部肿瘤
6	IBI308 与多西紫杉醇治疗晚期或转移性非小细胞肺癌的疗效和安全性的比较研究	生物制剂：IBI308 药物：多西紫杉醇	鳞状细胞肺癌
7	Lorlatinib 与 Crizotinib 一线治疗 ALK 阳性 NSCLC 病人的对比研究	药物 1：Lorlatinib 药物 2：Crizotinib	非小细胞肺癌
8	新辅助 Atezolizumab 加化疗与安慰剂加化疗治疗可切除的 Ⅱ 期,ⅢA 期或 ⅢB 期非小细胞肺癌的研究（IMpower030）	药物 1：Atezolizumab（MPDL3280A）,一种改造的抗 PD-L1 抗体 药物 2：安慰剂比较物 药物 3：卡铂+Nab-paclitaxel 药物 4：卡铂+培美曲塞 药物 5：顺铂+培美曲塞	非小细胞肺癌
9	Tislelizumab 与化疗联合治疗晚期非鳞状细胞癌的疗效和安全性研究	药物 1：Tislelizumab,顺铂或卡铂,培美曲塞 药物 2：顺铂或卡铂,培美曲塞	非小细胞肺癌

续表

序号	试验名称	干预措施	适应证
10	Tislelizumab 联合化疗治疗晚期肺癌的临床研究	药物 1：Tislelizumab、卡铂、紫杉醇 药物 2：Tislelizumab 卡铂、萘普生紫杉醇 药物 3：卡铂、紫杉醇	非小细胞肺癌
11	亚洲非小细胞肺癌（NSCLC）病人接受二线 Nivolumab 单药治疗的研究	生物制剂：Nivolumab	肺癌、非小细胞肺癌
12	SHR-1210 联合培美曲塞和卡铂治疗非鳞状 NSCLC 的研究	生物制剂：SHR-1210 药物 2：卡铂 药物 3：培美曲塞	肺肿瘤/癌、非小细胞肺癌、呼吸道肿瘤、胸部肿瘤、肺部疾病、呼吸道疾病、支气管肿瘤、支气管疾病
13	MIL60 与 Bevacizumab 治疗初期非鳞状细胞非小细胞肺癌病人的对比研究	药物 1：MIL60 药物 2：Bevacizumab	非小细胞肺癌
14	Atezolizumab 与化疗联合治疗那些不适合进行含铂治疗的局部晚期或复发或转移性非小细胞肺癌病人的研究	药物 1：Atezolizumab（MPDL3280A），一种工程化的抗 PD-L1 抗体 药物 2：Vinorelbine 药物 3：Gemcitabine	非小细胞肺癌
15	自发性通气麻醉下胸腔镜肺叶切除术的临床试验	手术 1：自发性通气 手术 2：单肺机械通气插管麻醉	非小细胞肺癌
16	分次化疗与常规分次化疗同步 CRT 治疗不可切除的III期 NSCLC 病人的比较研究	放疗：Arm1（放射分割放疗）	无法切除的III期非小细胞肺癌
17	QL1101、Avastin® 分别与紫杉醇和卡铂联合治疗非鳞状非小细胞肺癌的疗效和安全性研究	药物 1：QL1101+紫杉醇+卡铂 药物 2：Avastin®+紫杉醇+卡铂	非鳞状细胞非小细胞肺癌
18	nirapairb 用于广泛分期小细胞肺癌一线铂类化疗后维持治疗的研究	药物 1：ZL-2306（nirapairb） 药物 2：安慰剂	广泛期小细胞肺癌
19	晚期非鳞状非小细胞肺癌病人 BAT1706 与 EUAvastin® 治疗的对照研究	药物 1：EUAvastin®紫杉醇+卡铂 药物 2：BAT1706 紫杉醇+卡铂	非鳞状细胞非小细胞肺癌
20	抗 PD-1 抗体 BGB-A317 与多西紫杉醇在 NSCLC 病人二线或三线治疗中的疗效和安全性比较	药物 1：BGB-A317 药物 2：多西紫杉醇	非小细胞肺癌
21	Nivolumab 加 Ipilimumab 或 Nivolumab 加化疗与单独化疗治疗早期非小细胞肺癌（NSCLC）的新辅助化疗研究	生物制剂 1：Nivolumab+ Ipilimumab 药物 2：顺铂+长春瑞滨+吉西他滨+多西紫杉醇+培美曲塞+卡铂 生物制剂+药物 3：Nivolumab+顺铂+吉西他滨+培美曲塞+卡铂	非小细胞肺癌
22	LY01008、贝伐珠单抗联合紫杉醇和卡铂治疗转移性或复发性非鳞状细胞癌的研究	药物 1：LY01008+紫杉醇+卡铂 药物 2：贝伐珠单抗+紫杉醇+卡铂	非小细胞肺癌、非小细胞肺癌转移、非小细胞肺癌复发
23	单克隆抗体治疗晚期非小细胞肺癌的研究	药物 1：Durvalumab（MEDI4736） 药物 2：紫杉醇+卡铂 药物 3：吉西他滨+顺铂 药物 4：吉西他滨+卡铂 药物 5：培美曲塞+顺铂 药物 6：培美曲塞+卡铂	非小细胞肺癌 NSCLC

5. 肺癌临床指南更新

在临床指南方面，2017~2018 年制定或更新了 4 个。

（1）《中国肺癌脑转移诊治专家共识（2017 年版）》

由中国医师协会肿瘤医师分会和中国抗癌协会肿瘤临床化疗专业委员会组织全国专家编写。

（2）《中国肺癌低剂量螺旋 CT 筛查指南（2018 版）》

国家卫计委任命的中国肺癌早诊早治专家组专家及部分非专家组专家，包括：4 名胸外科专家、4 名胸部影像学专家、2 名肿瘤学专家、2 名肺内科专家、2 名病理学专家和 2 名流行病学专家，共同参与了本指南的制定工作。各专家在系统评价了美国 NLST 和中国农村肺癌 LDCT 筛查结果及经验并达成共识的基础上，共同推荐了本指南。

（3）《中国临床肿瘤学会（CSCO）原发性肺癌诊疗指南（2018 版）》

《中国临床肿瘤学会（CSCO）原发性肺癌诊疗指南（2018 版）》为中国临床肿瘤学会发布的第一个指南，2016 年首次发布，2018 版为第二次更新，凸显了精准医学的特点，旨在推进中国肿瘤治疗的规范化。

（4）《原发性肺癌诊疗规范（2018 年版）》

为进一步提高相关肿瘤诊疗规范化水平，保障医疗质量与安全，2018 年年底，国家卫生健康委员会组织对原发性肺癌等 18 个肿瘤病种诊疗规范进行了修订，形成了相关肿瘤诊疗规范（2018 年版）。

（五）肝癌防治研究进展

癌症已经成为我国居民死亡的第二大原因。国家肿瘤登记中心收集的相关数据显示，2015 年肝癌是我国发病率排名第 4 位的癌症，死亡率排名第 3 位，已经成为影响我国居民健康状况的重要疾病之一。本节检索列出近两年我国学者在肝癌防治研究领域发表的前 10 位高被引或热点论文，以及肝癌相关的药物研发和临床试验情况，为了解肝癌防治领域的研究进展提供参考。

1. 肝癌研究领域高被引及热点论文

科学文献是研究成果的一个重要载体。为客观反映 2017~2018 年我国肝癌相关研究进展，在 Web of Science 核心合集数据库检索我国肝癌领域高被引及热点论文。采用主题词（疾病名称）、国家、出版年等关键词设计检索式为 "TS+CU+PY"，其中，TS 为主题词（肝癌）、CU 为国家/地区（中国）、PY 为出版年（2017~2018 年），共检索到 50 737 条文献记录，采用数据库的 "精炼检索结果" 功能进行精炼，得到文献类型为 "Article" 的 "领域中的高被引论文" 和 "领域中的热点论文"，共计 296 条，剔除第一作者和通讯作者单位为非中国机构的文章，剩余 249 篇。通过人工删除非相关文献并最终按被引频次排序。表 13 列举了高被引论文前 10 位的文章。

2. 肝癌相关药物研发

利用 Cortellis 数据库检索国内机构肝癌相关的药物研发情况，检索词为 "liver cancer"，时间设定为 2017~2018 年。删除结果中创始公司为外国的记录，结果显示，近两年我国共有 2 项肝癌相关药物处在研发阶段，2 项进入Ⅲ期临床试验，详见表 14。

表 13 2017~2018 年我国肝癌领域高被引及热点论文（TOP 10）

序号	标题	作者
1	Circular RNA circMTO1 acts as the sponge of MicroRNA-9 to suppress hepatocellular carcinoma progression	Han D，Li JX，Wang HM，et al.
2	The aptamers generated from HepG2 cells	Huang RR，Chen ZS，Liu M，et al.
3	Landscape of infiltrating T cells in liver cancer revealed by single-cell sequencing	Zheng CH，Zheng LT，Yoo JK，et al.
4	Targeting of tumour-infiltrating macrophages via CCL2/CCR2 signalling as a therapeutic strategy against hepatocellular carcinoma	Li XG，Yao WB，Yuan Y，et al.
5	LncRNA HULC triggers autophagy via stabilizing Sirt1 and attenuates the chemosensitivity of HCC cells	Xiong H，Ni Z，He J，et al.
6	Exosome-delivered EGFR regulates liver microenvironment to promote gastric cancer liver metastasis	Zhang HY，Deng T，Liu R，et al.
7	Screening differential circular RNA expression profiles reveals hsa_ circ_ 0004018 is associated with hepatocellular carcinoma	Fu LY，Yao T，Chen QQ，et al.
8	MiR-26 enhances chemosensitivity and promotes apoptosis of hepatocellular carcinoma cells through inhibiting autophagy	Jin FF，Wang YB，Li MZ，et al.
9	Recurrently deregulated lncRNAs in hepatocellular carcinoma	Yang Y，Chen L，Gu J，et al.
10	Comprehensive circular RNA profiling reveals the regulatory role of the circRNA-100338/miR-141-3p pathway in hepatitis B-related hepatocellular carcinoma	Huang XY，Huang ZL，Xu YH，et al.

表 14 我国进入临床试验的肝癌药物研发情况（2017~2018 年）

药物进展阶段	药物名称	研发公司	主要适应证
Ⅲ期临床试验	tislelizumab	百济神州	肝细胞癌
Ⅲ期临床试验	icaritin	北京珅奥基医药科技有限公司	肝细胞癌
研发阶段	sintilimab	信达生物制药（苏州）有限公司	肝细胞癌
研发阶段	bevacizumab biosimilar, Innovent Biologics	信达生物制药（苏州）有限公司	肝细胞癌

3. 肝癌相关临床试验

利用 ClinicalTrials.gov 网站，检索国内开展的肝癌临床试验数据。结果显示，2017~2018 年，国内进入Ⅰ至Ⅳ期临床试验的项目共注册 87 项，其中 21 项处于Ⅲ期临床试验，主要为肝细胞癌的放疗、化疗及手术治疗效果与安全性评价研究，详细情况见表 15。

表 15 21 项肝癌相关Ⅲ期临床试验

序号	试验名称	干预措施	适应证
1	γδT 细胞治疗肝癌的安全性和效率	手术：冷冻手术或 IRE 生物：γδT 细胞 其他：γδT 细胞/冷冻手术或 IRE	肝癌
2	乌梅、口香糖对肝切除术后肠功能的影响	药物：乌梅 药物：口香糖	肝癌
3	原发性肝癌病人 HR 与 RFA 的比较	程序：肝切除 程序：射频消融术	肝细胞癌、肝癌、腺癌和上皮癌

续表

序号	试验名称	干预措施	适应证
4	辅助放疗与 TACE 治疗肝细胞癌的效果比较	其他：经动脉化疗 其他：放射治疗	肝细胞癌
5	TACE 联合重组人腺病毒治疗肝细胞癌	药物：重组人腺病毒 5 型注射 程序：经动脉化疗栓塞	肝细胞癌
6	雷莫芦单抗（LY3009806）与安慰剂在肝细胞癌和甲胎蛋白基线升高的病人中的对比研究	药物：雷莫芦单抗 药物：安慰剂	肝细胞癌
7	使用两种不同溶剂的化疗药物在进行肝细胞癌经动脉化疗栓塞的比较	其他：密度小于碘油的溶剂 其他：密度等于碘油的溶剂	肝细胞癌
8	针对不能切除的肝细胞癌，联合或不联合碘油的化疗栓塞比较	其他：栓塞 其他：输注抗癌药物 其他：输注抗癌药物与碘油合剂	肝细胞癌
9	比较基于雷替曲塞与基于 5-FU 新辅助化疗在治疗结肠直肠癌肝转移时的疗效和安全性	药物：雷替曲塞为主化疗 药物：5-氟尿嘧啶为主化疗	结直肠癌|肝脏转移
10	联合 TACE 和 RFA 与单独应用 TACE 治疗肝细胞癌伴随 PVTT 的比较	程序：TACE 程序：RFA 药物：吡柔比星、丝裂霉素、洛铂	肝细胞癌
11	TACE 联合 RFA/MV 治疗米兰标准以外的肝癌	设备：经导管动脉化疗栓塞 设备：射频消融/微波消融	肝细胞癌
12	TACE 联合同步射频/微波消融治疗巨大肝细胞癌	方法：热消融 药物：EADM 药物：超流体碘油 其他：明胶海绵制品	肝细胞癌
13	HCC 和 MVI 病人的辅助治疗	程序：TACE 药物：索拉非尼 药物：TACE＋索拉非尼 程序：经动脉化疗+栓塞	肝细胞癌
14	阿帕替尼在肝细胞癌病人进行系统治疗后的研究（AHELP）	药物：阿帕替尼 药物：安慰剂	肝细胞癌
15	治疗复发性小型肝细胞癌的 TACE+RFA 与再切除的比较	过程：TACE＋RFA 过程：再切除	肝细胞癌、手术、消融
16	肝细胞癌肝切除术后辅助 TACE 治疗的 RCT 研究	方法：采用顺铂-碘油混合物经动脉化疗栓塞	肝细胞癌
17	乙醇-凝胶泡沫合剂治疗肝细胞癌动脉门静脉分流（APS）的疗效	方法：TACE 药物：EGM 药物：PVA	肝细胞癌
18	ThermoDox 与标准射频消融术（RFA）治疗肝细胞癌的研究	药物：ThermoDox 药物：安慰剂	肝细胞癌
19	索拉非尼单独与索拉非尼联合 HAIC 治疗晚期肝细胞癌	药物：索拉非尼 程序：肝动脉灌注化疗 药物：Folfox 方案	肝细胞癌
20	HAIC+索拉非尼与 TACE+索拉非尼治疗晚期肝细胞癌	程序：肝动脉灌注化疗 程序：经动脉化疗栓塞 药物：TACE 方案 药物：HAIC 方案 药物：口服索拉非尼	肝细胞癌
21	选择性内部放射治疗（SIRT）与索拉非尼治疗局部晚期肝细胞癌的比较研究	仪器：SYR-Spheres 药物：甲苯磺酸索拉非尼	肝细胞癌

4. 肝癌临床指南更新

在临床指南方面，2017~2018 年制定或更新了 6 个。

（1）《原发性肝癌诊疗规范（2017 年版）》

《原发性肝癌诊疗规范（2017 年版）》依据中国实践，提出符合中国国情的肝癌分期，并形成以外科手术治疗为主的多学科联合诊治模式，将肝移植术纳入肝癌外科治疗手段，强调循证医学的证据支持，为未来中国肝癌诊治及研究的进步奠定了坚实的基础。

（2）《复杂性肝脏肿瘤三维可视化精准诊治专家共识》

为规范三维可视化和 3D 打印在复杂性肝脏肿瘤精准诊治中的应用，由中华医学会数字医学分会和中国研究型医院学会数字医学临床外科专业委员会组织国内相关领域的专家制定。

（3）《肝脏及胆道恶性肿瘤多学科综合治疗协作组诊疗模式专家共识》

肝脏及胆道恶性肿瘤往往恶性程度较高，传统、单一的诊疗手段效果有限，故建立多学科综合治疗协作组（MDT）诊疗模式的需求尤为迫切。

（4）《中国临床肿瘤学会（CSCO）原发性肝癌诊疗指南（2018.V1）》

《中国临床肿瘤学会（CSCO）原发性肝癌诊疗指南（2018.V1）》对具体每个治疗手段、每个治疗药物及它的适应证、禁忌证、注意事项都进行了细化，为中国肝癌诊治及研究提供了权威的临床实践依据和重要参考。

（5）《中国肝癌一级预防专家共识（2018）》

根据我国肝癌的流行病学特征，依据在我国人群中开展并获得的肝癌一级预防证据，探讨了乙肝疫苗接种，包括针对不同 HBV 感染状态母亲的新生儿及儿童的乙肝疫苗接种程序；慢性乙型、丙型肝炎病人的抗病毒治疗；预防和避免黄曲霉毒素及蓝藻毒素暴露；改变高危致癌风险相关的生活方式等，以期制定中国肝癌干预一级预防指南，推进我国肝癌的有效预防。

（6）《中国肝细胞癌经动脉化疗栓塞治疗临床实践指南（2018 版）》

作为首个反映中国病人特点及需求的 TACE 治疗临床实践指南，该指南将推动我国介入治疗在肝癌领域的规范化与标准化，并促进介入医学学科的健康发展。

（六）乳腺癌防治研究进展

随着中国城镇化的加剧发展，随之而来的疾病负担重心已经由传染病转为非传染性疾病，特别是癌症的健康负担逐年增长，而乳腺癌也成为中国女性最常见的癌症。中国每年乳腺癌新发数量、死亡数量分别占全世界的 12.2% 和 9.6%。本部分内容将对近年在乳腺癌防治方面取得的研究进展进行综述，这将有利于我们明确下一步的研究方向。

1. 乳腺癌流行病学情况

2017 年 12 月《中国肿瘤》杂志上的最新研究论文《2014 年中国分地区恶性肿瘤发病和死亡分析》数据显示，乳腺癌发病率虽然排在全国癌症发病率第 5 位，但是位居女性癌症发病的第一位，发病人数为 27.9 万例。乳腺癌死亡率排在全国癌症死亡率第 7

位，女性癌症死亡率第 5 位，死亡人数为 6.6 万。

2. 乳腺癌相关基础研究

科学文献是研究成果的一个重要载体。为了客观反映 2017~2018 年我国乳腺癌相关研究进展，我们采用 Web of Science 核心合集数据库检索我国高被引及热点论文，确定近两年我国在各重点领域及主要疾病研究上取得的代表性成果。采用主题词（疾病名称）、国家、出版年等关键词设计检索式为"TS+CU+PY"，其中，TS 为主题词（乳腺癌）、CU 为国家/地区（中国）、PY 为出版年（2017~2018）。共检索到 13 847 条文献记录，采用数据库的"精炼检索结果"功能进行精炼，过滤出其中文献类型为"ARTICLE"的"领域中的高被引论文"和"领域中的热点论文"，共计 106 条，按照被引频次进行降序排列，剔除第一作者为外国学者的文章，剩余 80 篇。表 16 列举了高被引论文前 10 位的文章。

表 16　2017~2018 年我国乳腺癌领域高被引论文（TOP 10）

序号	标题	作者
1	Black phosphorus nanosheets as a robust delivery platform for cancer theranostics	Tao W，Zhu XB，Yu XH，et al.
2	Tunable photoluminescence of water-soluble AgInZnS-graphene oxide（GO） nanocomposites and their application *in-vivo* bioimaging	Zang ZG，Zeng XF，Wang M，et al.
3	Long non-coding RNAs and complex diseases：from experimental results to computational models	Chen X，Yan CC，Zhang X，et al.
4	Synthesis of aptamer-functionalized Ag nanoclusters for MCF-7 breast cancer cells imaging	Li TT，Yang JJ，Ali ZS，et al.
5	Highly emissive dye-sensitized upconversion nanostructure for dual-photosensitizer photodynamic therapy and bioimaging	Xu JT，Yang PP，Sun MD，et al.
6	Graphene quantum dots-capped magnetic mesoporous silica nanoparticles as a multifunctional platform for controlled drug delivery，magnetic hyperthermia，and photothermal therapy	Yao XX，Niu XX，Ma KX，et al.
7	Cancer cell membrane camouflaged cascade bioreactor for cancer targeted starvation and photodynamic therapy	Li SY，Cheng H，Xie BR，et al.
8	H_2O_2-responsive liposomal nanoprobe for photoacoustic inflammation imaging and tumor theranostics via *in vivo* chromogenic assay	Chen Q，Liang C，Sun XQ，et al.
9	Circular RNA circ-ABCB10 promotes breast cancer proliferation and progression through sponging miR-1271	Liang HF，Zhang XZ，Liu BG，et al.
10	Long-term prognostic risk after neoadjuvant chemotherapy associated with residual cancer burden and breast cancer subtype	Symmans WF，Wei CM，Gould R，et al.

3. 乳腺癌相关药物研发

在 Cortellis 数据库中检索国内乳腺癌相关的药物研发情况，检索框中输入 breast tumor，Report type 选择 Drugs，Indication 栏选定"breast tumor"，Country territory 选定为 China，Date 选定为 2017~2018 年，共筛选出 18 条记录，见表 17。

4. 乳腺癌相关临床试验

检索美国 ClinicalTrials.gov 网站上国内开展的乳腺癌的临床试验数据。美国

ClinicalTrials.gov 网站 2017~2018 年共注册了 72 项在中国开展的临床试验项目，其中Ⅲ期和Ⅳ期共有 26 项临床试验，主要为乳腺癌、转移性乳腺癌或妇科肿瘤，见表 18。

表 17　我国乳腺癌药物研发情况（2017~2018 年）

药物进展阶段	药物名称	研发公司	主要适应证
探索阶段	BAT8001	百奥泰生物科技有限公司	转移性乳腺癌
	CS-055（西达本胺）	吉泰药品股份有限公司	乳腺肿瘤
Ⅱ期临床试验	famitinib L-malate	江苏恒瑞医药	乳腺肿瘤
Ⅲ期临床试验	曲妥珠单抗生物类似物	上海复宏汉霖生物技术有限公司	乳腺肿瘤
	曲妥珠单抗生物类似物	浙江海正化工股份有限公司	乳腺肿瘤
	tucidinostat	深圳微芯生物科技股份有限公司	乳腺肿瘤
	曲妥珠单抗生物类似物	安徽安科生物工程（集团）股份有限公司	转移性乳腺癌
	曲妥珠单抗生物类似物	嘉和生物药业有限公司	乳腺肿瘤
已提交申请	UTD-1	北京华昊中天生物技术有限公司	转移性乳腺癌
	曲妥珠单抗生物类似物	三生国健药业（上海）股份有限公司	转移性乳腺癌
已获得批准	紫杉醇	石药控股集团有限公司	乳腺肿瘤
已上市	pyrotinib dimaleate	上海复宏汉霖生物技术有限公司	转移性乳腺癌
	尿多酸肽	安徽立方制药股份有限公司	转移性乳腺癌
	lobaplatin	海南长安国际制药有限公司（原：海南天王国际制药有限公司）	乳腺肿瘤
	doxorubicin hydrochloride	台湾微脂体股份有限公司	乳腺肿瘤
	白细胞介素-2	长春长生基因药业股份有限公司	乳腺肿瘤
	重组人白介素 2	深圳市海王英特龙生物技术有限公司	乳腺肿瘤
转移到被许可方	尿多酸肽	合肥永生制药有限公司	转移性乳腺癌

表 18　26 项Ⅲ期、Ⅳ期临床试验部分信息汇总

序号	试验名称	干预措施	适应证
1	奇达米特联合依西美坦治疗晚期乳腺癌的临床试验	药物：奇达米特 药物：依西美坦 药物：安慰剂	乳腺癌
2	同时或连续使用辅助化疗和 GnRHa 治疗 ER 阳性、绝经前乳腺癌	药物：Zoladex	乳腺癌
3	在 ER 阳性、HER2 阴性乳腺癌中，新辅助化疗-内分泌治疗与单独化疗	药物：来曲唑，亮丙瑞林，氟尿嘧啶，表柔比星，环磷酰胺，多西他赛 药物：氟尿嘧啶，表柔比星，环磷酰胺，多西他赛	女性乳腺癌
4	乳腺癌早期腋窝淋巴结内前哨淋巴结活检临床结果呈阳性	方法：IM-SLNB|辐射：99mTc-SC 装置：组织学检查 装置：LSG 药物：甲基硫代尼	乳腺癌
5	新辅助芳香酶抑制剂（AI）对绝经前乳腺癌病人卵巢抑制和化疗的影响	药物：新辅助内分泌治疗 药物：新辅助化疗	乳腺癌
6	托米芬和他莫昔芬治疗绝经前可手术乳腺癌的安全性	药物：Toremifene 药物：他莫昔芬	乳腺癌
7	盐酸阿霉素脂质体注射联合环磷酰胺与吡柔比星联合环磷酰胺治疗局部晚期乳腺癌的疗效观察	药物：盐酸阿霉素脂质体注射和环磷酰胺 药物：吡柔比星和环磷酰胺	乳腺癌
8	乳腺癌阳性淋巴结的治疗方案比较	药物：表柔比星，CTX，紫杉醇 药物：表柔比星，紫杉醇	乳腺癌

序号	试验名称	干预措施	适应证
9	sts 遗传模型辅助乳腺癌新辅助化疗决策系统	药物：NVB 药物：EPI 药物：DDP 药物：CAP 药物：GEM 药物：H 药物：CTX 药物：T	乳腺癌模型|化疗的影响|乳腺癌
10	转移性乳腺癌（MBC）中 S1 类与卡培他滨的比较	药物：卡培他滨 药物：S1 类	转移性乳腺癌
11	亚甲蓝皮内注射用于乳腺癌前哨淋巴结活检	设备：亚甲蓝皮内注射 设备：亚甲蓝皮下注射	乳腺癌女性|早期乳腺癌|前哨淋巴结
12	重组人粒细胞集落刺激因子在乳腺癌病人接受密集化疗中的疗效和安全性评价	药物：PEG-rhG-CSF	乳腺癌
13	乳腺癌的生物信息治疗	设备：肿瘤消融 药物：生命信息康复治疗	晚期乳腺癌
14	拉帕替尼与赫赛汀治疗 HER2 阳性乳腺癌病人的随机对照试验	药物：拉帕替尼/赫赛汀	HER2 阳性乳腺癌
15	芳香化酶抑制剂联合化疗 vs 化疗作为新辅助治疗绝经后 HR（+）乳腺癌	药物：来曲唑（芳香化酶抑制剂） 药物：AC*4- t*4	新辅助治疗
16	PEG-rhG-CSF 预防化疗引起的中性粒细胞减少症的有效性和安全性	药物：PEG-rhG-CSF	乳腺癌
17	PEG-rhG-CSF 治疗化疗后中性粒细胞减少症的疗效及安全性	药物：PEG-rhG-CSF	乳腺癌|淋巴瘤|骨癌|妇科肿瘤
18	Plinabulin 与 Pegfilgrastim 在降低乳腺癌病人骨髓抑制严重性中的作用	药物：Pegfilgrastim 药物：Plinabulin 其他：D5W 安慰剂 其他：生理盐水安慰剂 药物：多西他赛、阿霉素和环磷酰胺（TAC）	化疗所致嗜中性白细胞减少症
19	一项评价 Pertuzumab+曲妥珠单抗+多西他赛与安慰剂+曲妥珠单抗+多西他赛在未接受治疗的人表皮生长因子受体 2 （HER2）阳性转移乳腺癌（MBC）中的疗效和安全性的研究	药物：多西他赛 药物：Pertuzumab 药物：安慰剂 药物：曲妥珠单抗	乳腺癌
20	对早期或局部晚期人表皮生长因子受体（HER）2 阳性乳腺癌病人进行研究，评价曲妥珠单抗+帕妥珠单抗+多西他赛与曲妥珠单抗+安慰剂+多西他赛的治疗效果	药物：FEC 化疗 步骤：手术 药物：多西他赛 药物：Pertuzumab 药物：安慰剂 药物：曲妥珠单抗	乳腺癌
21	在晚期或转移性乳腺癌病人中，使用 Taselisib+Fulvestrant 和安慰剂+Fulvestrant 进行研究，这些病人在芳香化酶抑制剂治疗期间或治疗后出现疾病复发或进展	药物：Taselisib 药物：安慰剂 药物：Fulvestrant	乳腺癌
22	曾使用蒽醌和紫杉烷类药物治疗局部复发或转移性乳腺癌病人的 Eribulin 和 Vinorelbine	药物：E7389（甲磺酸艾瑞布林） 药物：长春瑞滨注射液	HER2 阴性乳腺癌|三阴性乳腺癌|乳腺癌|乳腺癌肿瘤

序号	试验名称	干预措施	适应证
23	Vinflunine Plus Capecitabine 和 Capecitabine Alone 在晚期乳腺癌病人中的Ⅲ期研究	药物：vinflunine 药物：卡培他滨	乳腺恶性肿瘤
24	局部麻醉和乳腺癌复发	药物：全身麻醉和类鸦片类 药物：局部镇痛和异丙酚	乳腺肿瘤
25	每周用紫杉醇和顺铂治疗激素受体阳性和三阴性乳腺癌病人	药物：紫杉醇 药物：顺铂 药物：促性腺激素释放激素激动剂 药物：来曲唑	管状乳腺癌|黏液性乳腺癌|浸润性导管乳腺癌|炎性乳腺癌
26	使用 18F-ALF-NOTA-PRGD2 PET/CT 扫描预测 Apatinib 在恶性肿瘤中的疗效和不良事件	药物：Apatinib	恶性肿瘤|胃癌|非小细胞肺癌|食管癌|乳腺癌|卵巢癌|宫颈癌

5. 乳腺癌临床指南更新

在临床指南方面，2017~2018 年制定或更新了 9 个。

（1）《中国抗癌协会乳腺癌诊治指南与规范（2017 年版）》

由中国抗癌协会乳腺癌专业委员会制定，于 2017 年 9 月 30 日发布。

（2）《乳腺癌植入式静脉输液港临床应用专家共识及技术操作指南（2017 版）》

中心静脉作为一种安全的输液途径已经获得共识。1982 年，Niederhuber 等首次报道将植入式静脉输液港（implantable venous access port，IVAP，简称 PORT）应用于临床。由于具有血管并发症少、局部感染和导管移位发生率低且不需要换药等优点，PORT 在乳腺癌临床领域得到广泛应用。为规范 PORT 的临床应用，由中华医学会外科学分会乳腺外科学组组织国内部分专家讨论并制定，旨在为国内乳腺癌及其他专业医师提供参考借鉴。

（3）《中国临床肿瘤学会（CSCO）乳腺癌诊疗指南（2017.V1）》

在 CSCO 乳腺癌专家委员会主任委员江泽飞教授的带领下，由 CSCO 乳腺癌诊疗指南写作小组共 13 位专家基于中国乳腺癌诊疗现状与病人需求，结合循证医学证据与多年临床诊疗经验，历时 1 年，经过多轮讨论与修改编写。

（4）《中国乳腺癌患者生活方式指南》

2017 年 2 月，中华预防医学会妇女保健分会乳腺学组组织专家对全球相关领域循证医学证据进行了系统回顾，结合中国乳腺癌病人的特点，制定了《中国乳腺癌患者生活方式指南》，就乳腺癌病人的无病生存和疾病稳定期的长期生存问题提出针对其日常生活的建议与推荐，为医务人员、卫生服务人员、乳腺癌病人及其家属提供指导。

（5）《绝经后早期乳腺癌患者血脂异常管理的中国专家共识》

2017 年 1 月 23 日，《中华肿瘤杂志》上发表的《绝经后早期乳腺癌患者血脂异常管理的中国专家共识》，明确了血脂干预目标和措施，以期有效地降低绝经后乳腺癌病人动脉粥样硬化性心血管疾病的风险，进一步改善病人的长期生存。

（6）《中国乳腺癌患者 BRCA1/2 基因检测与临床应用专家共识（2018 年版）》

基于当前对乳腺癌易感基因 1 和乳腺癌易感基因 2 在乳腺癌中发病、预防、治疗及预后认识的深化、检测技术的成熟及新靶向药物中的应用，中国医师协会精准治疗委员会乳腺癌专业委员、中华医学会肿瘤学分会乳腺肿瘤学组及中国抗癌协会乳腺癌专业委员会参考美国国立综合癌症网络《遗传/家族性高风险评估：乳腺癌与卵巢癌（2018 年第 1 版）》、欧洲临床肿瘤学会《乳腺癌 BRCA 基因筛查 ESMO 临床实践指南（2011 年版）》及美国乳腺外科医师协会《乳腺癌患者遗传基因检测指南（2016 年版）》等指南，以及近 10 年来发表的重要参考文献（包括中国人群的相关研究），总结我国部分肿瘤中心的数据和临床经验，在专家组讨论与投票的基础上，形成共识。

（7）《中国蒽环类药物治疗乳腺癌专家共识》

为进一步明确蒽环类药物在乳腺癌中的治疗作用、准确评估蒽环类药物的临床疗效及不良反应、减少治疗的盲目性并增强规范性，由中国抗癌协会肿瘤临床化疗专业委员会组织乳腺癌专家，在近几年新的国内外研究成果的基础上制定而成。

（8）《中国老年乳腺癌治疗专家共识（2018 年）》

临床对于老年乳腺癌的治疗存在较多争议和不确定性。中国老年肿瘤学会乳腺分委会的治疗共识专家组就老年乳腺癌的治疗问题经过充分讨论后，本着"关键问题上达成共识，争议问题上求同存异"的原则，在老年乳腺癌局部治疗、辅助全身治疗、解救治疗及新辅助治疗等问题上形成专家共识，以供临床医师参考。

（9）《中国临床肿瘤学会（CSCO）乳腺癌诊疗指南（2018.V1）》

《乳腺癌诊疗指南》于 2017 年首次颁布，经过 1 年时间推广，对收到的反馈意见及乳腺癌领域的重要研究进展分析讨论，2018 年更新后的指南更具科学性、权威性，并且兼顾全面性、可及性，将进一步促进我国乳腺癌诊疗的规范化，提高我国乳腺癌诊疗水平，为中国乳腺癌病人带来更多好处。

（七）胃癌防治研究进展

国家肿瘤登记中心收集的相关数据显示，2015 年胃癌是我国发病率和死亡率均排名第二位的癌症，是对人群健康和生命威胁最大的恶性肿瘤之一。本节检索列出近两年我国学者在胃癌防治研究领域发表的前 10 位高被引或热点论文，以及胃癌相关的药物研发和临床试验情况，为了解胃癌防治领域的研究进展提供参考。

1. 胃癌研究领域高被引及热点论文

科学文献是研究成果的一个重要载体。为了客观反映 2017~2018 年我国胃癌相关研究进展，利用 Web of Science 核心合集数据库检索我国胃癌领域高被引及热点论文。采用主题词（疾病名称）、国家、出版年等关键词设计检索式为"TS+CU+PY"，其中，TS 为主题词（胃癌）、CU 为国家/地区（中国）、PY 为出版年（2017~2018），共检索到 43 263 条文献记录，采用数据库的"精炼检索结果"功能进行精炼，得到文献类型为"Article"的"领域中的高被引论文"和"领域中的热点论文"，共计 289 条，剔除第一作者和通讯作者单位为非中国机构的文章，剩余 249 篇。通过人工删除非相关文献并最终按被引频次排序。表 19 列举了高被引论文前 10 位的文章。

表 19　2017~2018 年我国胃癌领域高被引及热点论文（TOP 10）

序号	标题	作者
1	Circular RNA profile identifies circPVT1 as a proliferative factor and prognostic marker in gastric cancer	Chen J，Li Y，Zheng QP，et al.
2	Using circular RNA hsa_circ_0000190 as a new biomarker in the diagnosis of gastric cancer	Chen SJ，Li TW，Zhao QF，et al.
3	Circular RNA 0000096 affects cell growth and migration in gastric cancer	Li PF，Chen HL，Chen SC，et al.
4	A Positive Feedback Loop of lncRNA-PVT1 and FOXM1 Facilitates Gastric Cancer Growth and Invasion	Xu MD，Wang YQ，Weng WW，et al.
5	Exosome-delivered EGFR regulates liver microenvironment to promote gastric cancer liver metastasis	Zhang HY，Deng T，Liu R，et al.
6	Long Noncoding RNA LINC00673 is Activated by SP1 and Exerts Oncogenic Properties by Interacting with LSD1 and F7H2 in Gastric Cancer	Huang MD，Hou JK，Wang YF，et al.
7	Long non-coding RNA XIST promotes cell growth and invasion through regulating miR-497/MACC1 axis in gastric cancer	Ma L，Zhou YJ，Luo XJ，et al.
8	Exosomal transfer of tumor-associated macrophage-derived miR-21 confers cisplatin resistance in gastric cancer cells	Zheng PM，Chen L，Yuan XL，et al.
9	Exosomes-mediated transfer of long noncoding RNA ZFAS1 promotes gastric cancer progression	Pan L，Liang W，Fu M，et al.
10	Global circular RNA expression profile of human gastric cancer and its clinical significance	Shao YF，Li JY，Lu RD，et al.

2. 胃癌相关药物研发

利用 Cortellis 数据库检索国内机构胃癌相关的药物研发情况，检索词为"stomach cancer"，时间设定为 2017~2018 年。删除创始公司为外国的记录，结果显示，共有 1 项处在研发阶段、2 项进入 II 期临床试验、2 项进入 III 期临床试验，详见表 20。

表 20　我国进入研发及临床试验的胃癌药物研发情况（2017~2018 年）

药物进展阶段	药物名称	研发公司	主要适应证
II 期临床试验	savolitinib	和记黄埔医药有限公司	胃癌
	tislelizumab	百济神州	胃癌
III 期临床试验	fruquintinib	和记黄埔医药有限公司	胃癌
	pamiparib	百济神州	转移性胃癌
研发阶段	KN-035	苏州康宁杰瑞生物科技有限公司	转移性胃癌

3. 胃癌相关临床试验

利用 ClinicalTrials.gov 网站检索在中国开展的胃癌临床试验数据。结果显示，2017~2018 年中国进入 I 至 IV 期临床试验的项目共注册了 67 项，其中 15 项处于 III 期临床试验，主要为胃癌手术治疗及化疗的效果研究，详细情况见表 21。

表 21 15 项胃癌相关Ⅲ期临床试验

序号	试验名称	干预措施		适应证
1	三种药物在晚期胃癌新辅助化疗Ⅲ期临床中的研究	药物：多西紫杉醇、奥沙利铂、卡培他滨 药物：奥沙利铂、卡培他滨		胃癌
2	腹腔镜保脾 10 号淋巴结切除术治疗晚期中、上三分之一胃癌的研究	步骤：D2 淋巴结切除术，包括第 10 例 步骤：D2 淋巴结切除术，不包括第 10 例		胃肿瘤
3	ⅢB/ⅢC 期胃癌病人 SEEOX 方案与 SOX 方案的比较	药物：奥沙利铂 药物：依托泊苷 药物：表阿霉素 药物：S-1、奥沙利铂		胃肿瘤/胃癌
4	改良三角型胃十二指肠吻合术在远端胃癌全腹腔镜手术中的应用前景研究	程序：全腹腔镜下远端胃切除 程序：腹腔镜辅助下远端胃切除		胃肿瘤
5	晚期胃癌病人伴/不伴 HIPEC 根治性胃切除	方法：腹腔内化疗		恶性胃肿瘤
6	晚期胃癌静脉注射抗坏血酸	药物：抗坏血酸 药物：mFOLFOX6		胃癌
7	XELOX 与 EOX 在晚期胃癌一线治疗中的比较	药物：表阿霉素 药物：奥沙利铂 药物：卡培他滨		胃癌
8	早期姑息治疗转移性食管鳞癌（ESCC）和胃癌	其他：姑息治疗		转移性食管鳞癌|胃癌
9	腹腔镜辅助下开腹远端胃癌切除术治疗老年胃癌	手术方式：腹腔镜胃切除 手术方式：开腹胃切除		并发症
10	S-1+奥沙利铂 vs S-1+顺铂一线治疗晚期或复发性非肠型胃腺癌病人	药物：S-1 药物：奥沙利铂 药物：顺铂		胃癌
11	局部晚期胃腺癌 D2 清扫术围手术期使用奥沙利铂联合 S-1（SOX）和 SOX/奥沙利铂联合卡培他滨（XELOX）进行化疗的Ⅲ期临床比较研究	药物：奥沙利铂、卡培他滨 药物：奥沙利铂、S-1		晚期胃癌
12	胃管重建宽度对食管癌病人生活质量的影响	程序：全胃切除后食管空肠吻合术 程序：Roux-en-Y 胃空肠吻合术 程序：宽管全胃切除后重建 程序：窄管全胃切除后重建		胃肿瘤|食管肿瘤
13	腹腔镜下远端胃大部切除术治疗晚期胃癌的多中心研究（01 类）	手术方式：腹腔镜胃切除 手术方式：开腹胃切除		胃肿瘤
14	比较胃癌Ⅱ期、ⅢA 期和ⅢB 期病人 D2 切除后 6 个月至 1 年的 S-1 辅助化疗情况	药物：S-1 6 个月 药物：S-1 1 年		胃肿瘤
15	BBI608 联合紫杉醇治疗胃食管交界癌的研究	药物：BBI608 药物：紫杉醇 其他：安慰剂		胃癌|胃食管交界癌

4. 胃癌临床指南更新

在临床指南方面，2017~2018 年制定或更新了 3 个。

（1）《中国胃肠肿瘤外科术后并发症诊断登记规范专家共识（2018 年版）》

由中国胃肠肿瘤外科联盟、中国抗癌协会胃癌专业委员会组织国内相关领域部分专家制定。

（2）《早期胃癌内镜下规范化切除的专家共识意见（2018，北京）》

由北京市科学技术委员会重大项目"早期胃癌治疗规范研究"专家组参考国内外相关指南及最新研究进展，通过集体讨论与投票等方式共同制定。

（3）《腹腔镜胃癌根治术手术入路选择专家共识》

由中华医学会外科学分会腹腔镜与内镜外科学组组织国内部分专家编写，旨在总结腹腔镜胃癌根治术中各种手术入路的手术方式、技术要点，以及各自的优势与不足，以使腹腔镜胃癌根治术的入路选择更趋于规范与合理。

（八）结肠癌防治研究进展

结肠癌是消化道的常见恶性肿瘤之一，发生率及死亡率较高。近年诸多资料显示，随着人民生活水平的提高、饮食结构的改变，结肠癌发病率呈逐年上升趋势。本节对我国近年来在结肠癌防治方面取得的研究进展进行综述，这将有利于我们明确下一步的研究方向。

1. 结肠癌流行病学情况

2017 年 12 月《中国肿瘤》杂志上的最新研究论文《2014 年中国分地区恶性肿瘤发病和死亡分析》数据显示，我国结肠癌的发病率和死亡率均在第 4 位，每年发病率为 27.08/10 万，死亡率为 14.11/10 万。

2. 结肠癌相关基础研究

科学文献是研究成果的一个重要载体。为了客观反映 2017~2018 年我国结肠癌相关研究进展，采用 Web of Science 核心合集数据库检索我国高被引及热点论文，确定近两年我国在各重点领域及主要疾病研究上取得的代表性成果。采用主题词（疾病名称）、国家、出版年等关键词设计检索式为"TS+CU+PY"，其中，TS 为主题词（结肠癌）、CU 为国家/地区（中国）、PY 为出版年（2017~2018）。共检索到 43 127 条文献记录，采用数据库的"精炼检索结果"功能进行精炼，过滤出其中文献类型为"Article"的"领域中的高被引论文"和"领域中的热点论文"，共计 275 条，剔除第一作者为外国学者的文章，剩余 248 篇。表 22 列举了高被引论文前 10 位的文章。

3. 结肠癌相关药物研发

在 Cortellis 数据库中检索国内结肠癌相关的药物研发情况，检索词为"Colon cancer"，时间设定为 2017~2018 年。删除创始公司为外国的记录，结果显示，共有 4 个药物已上市、1 个已获得上市批准、3 个已提交上市申请、9 个已进入III期临床试验，见表23。

表 22　2017~2018 年我国结肠癌领域高被引论文（TOP 10）

序号	标题	作者
1	MVP-mediated exosomal sorting of miR-193a promotes colon cancer progression	Teng Y，Ren Y，Hu X，et al.
2	Melatonin synergizes the chemotherapeutic effect of 5-fluorouracil in colon cancer by suppressing PI3K/AKT and NF-B/iNOS signaling pathways	Gao Y，Xiao XS，Zhang CL，et al.
3	A Peptide Encoded by a Putative lncRNA HOXB-AS3 Suppresses Colon Cancer Growth	Huang JZ，Chen M，Chen D，et al.
4	Mcl-1 Degradation is Required for Targeted Therapeutics to Eradicate Colon Cancer Cells	Tong JS，Wang P，Tan S，et al.
5	Inflammatory cytokines IL-17 and TNF-alpha up-regulate PD-L1 expression in human prostate and colon cancer cells	Wang X，Yang LY，Huang F，et al.
6	International validation of the consensus Immunoscore for the classification of colon cancer：a prognostic and accuracy study	Pages F，Mlecnik B，Marliot F，et al.
7	Long non-coding RNA HNF1A-AS1 mediated repression of miR-34a/SIRT1/p53 feedback loop promotes the metastatic progression of colon cancer by functioning as a competing endogenous RNA	Fang CY，Qiu SL，Sun F，et al.
8	Cytosolic calcium mediates RIP1/RIP3 complex-dependent necroptosis through JNK activation and mitochondrial ROS production in human colon cancer cells	Sun W，Wu XX，Gao HW，et al.
9	H19 promotes the migration and invasion of colon cancer by sponging miR-138 to upregulate the expression of HMGA1	Yang QQ，Wang X，Tang CY，et al.
10	Transcriptional repression of miR-200 family members by Nanog in colon cancer cells induces epithelial mesenchymal transition （EMT）	Pan Q，Meng LK，Ye J，et al.

表 23　我国结肠癌药物研发情况统计表（2017~2018 年）

药物进展阶段	药物名称	研发公司	主要适应证
已上市	sintilimab fruquintinib tucidinostat Endostar	信达生物制药（苏州）有限公司 和记黄埔医药有限公司 深圳微芯生物科技有限责任公司 山东先声麦得津生物制药有限公司	转移性结直肠癌 转移性结直肠癌 转移性结直肠癌 转移性结直肠癌
已获得批准	anlotinib camrelizumab	正大天晴药业集团股份有限公司 上海恒瑞医药有限公司	转移性结直肠癌 转移性结直肠癌
已提交上市申请	bevacizumab biosimilar, Innovent Biologics bevacizumab biosimilar, Qilu Pharmaceutical	信达生物制药（苏州）有限公司 齐鲁制药有限公司	转移性结直肠癌 结直肠癌
III期临床试验	APDC envafolimab bevacizumab biosimilar, Shandong Luye Pharmaceutical	第二军医大学 苏州康宁杰瑞生物科技有限公司 山东博安生物科技有限公司	转移性结直肠癌 转移性结直肠癌 结直肠肿瘤

药物进展阶段	药物名称	研发公司	主要适应证
	bevacizumab biosimilar, Shanghai Henlius Biotech	上海复宏汉霖生物技术有限公司	转移性结直肠癌
	famitinib L-malate	江苏恒瑞医药有限公司	结直肠肿瘤；胃肠道间质瘤
	cetuximab biobetter, Mabtech/Sorrento	迈博太科药业有限公司	转移性结直肠癌
	donafenib tosylate （oral tablet, cancer）, Suzhou Zelgen	苏州泽璟生物制药有限公司	转移性结直肠癌
Ⅲ期临床试验	Biopharmaceutical cetuximab biosimilar （metastatic colorectal cancer）, Kelun Pharmaceutical Research	科伦药业股份有限公司	转移性结直肠癌
	anti-EGFR mAb （intravenous, metastatic colorectal cancer）, Taizhou Mabtech Pharmaceutical/ Zhangjiang Biotechnology/Shanghai Biomabs Pharmaceutical	泰州迈博太科药业有限公司	转移性结直肠癌

4. 结肠癌相关临床试验检索

检索美国 ClinicalTrials.gov 网站上中国开展的结肠癌的临床试验数据。美国 ClinicalTrials.gov 网站 2017~2018 年共注册了 53 项在中国开展的临床试验项目，其中 13 项为Ⅲ期临床试验，主要为结直肠癌、辅助治疗、原发肿瘤切除的有效性研究等，见表 24。

表 24　13 项Ⅲ期临床试验部分信息汇总

序号	试验名称	干预措施	适应证
1	Ⅳ期结直肠癌病人原发肿瘤切除的有效性研究	程序：原发肿瘤的手术切除	转移性结直肠癌
2	槐耳颗粒作为根治术后结直肠癌的辅助治疗	药物 1：槐耳颗粒	结直肠癌
3	辅助化疗联合槐耳颗粒治疗高危Ⅱ期、Ⅲ期结直肠癌	药物 1：槐耳颗粒 药物 2：奥沙利铂 药物 3：亚叶酸钙 药物 4：5-氟尿嘧啶	结直肠癌
4	低剂量卡培他滨辅助化疗治疗 II/III 期结直肠癌老年病人	药物 1：卡培他滨	结直肠肿瘤
5	GM1 预防奥沙利铂诱导 II/III 期结直肠癌神经毒性的作用	药物 1：GM1 药物 2：安慰剂 药物 3：mFOLFOX6 或 XELOX	结直肠癌
6	Donafenib 治疗以前曾治疗过的转移性结直肠癌	药物 1：Donafenib 药物 2：安慰剂	转移性结直肠癌
7	精密医学背景下两种抗血管生成药物联合化疗在晚期结直肠癌中的应用	药物 1：两种抗血管生成 药物 2：ndostar 和 thalidomide 药物 3：纯化疗	结直肠肿瘤

续表

序号	试验名称	干预措施	适应证
8	mCRC 中二线 FOLFIRI 贝伐珠单抗与伊立替康贝伐珠单抗的研究	生物学：贝伐珠单抗 药物 1：CPT-11 药物 2：5-FU Bolus 药物 3：5-FU 输液 药物 4：l-LV（dl-LV）	结直肠肿瘤
9	III 期临床试验评估 Fruquintinib 对 3+线结直肠癌病人的疗效和安全性（RESCO）	药物 1：fruquintinib 药物 2：安慰剂	结直肠癌
10	比较 Raltitrexed、5-FU 为基础的新辅助化疗治疗结直肠肝转移的疗效和安全性	药物 1：基于 Raltitrexed 的化疗 药物 2：基于 5-氟尿嘧啶的化学疗法	结直肠癌
11	米诺环素减轻术后认知功能障碍和谵妄	药物 1：米诺环素 药物 2：安慰剂	直肠癌 结肠癌
12	局部晚期直肠癌病人单独进行新辅助化疗与术前化放疗	药物 1：奥沙利铂 药物 2：卡培他滨 辐射：辐射	直肠肿瘤
13	用 UGT1A1 驱动的有或没有伊立替康的卡培他滨试验	辐射：辐射 药物 1：卡培他滨 药物 2：伊立替康 药物 3：奥沙利铂	局部晚期直肠癌

5. 结肠癌临床指南更新

（1）《中国结直肠癌诊疗规范（2017 年版）》

由国家卫生计生委医政医管局和中华医学会肿瘤学分会制定，旨在进一步规范我国结直肠癌诊疗行为，提高医疗机构结直肠癌诊疗水平，改善结直肠癌病人预后，保障医疗质量和医疗安全。

（2）《结直肠癌分子生物标志物检测专家共识》

《中华病理学杂志》正式发布了国内首部针对结直肠癌分子生物标志物检测的专家共识——《结直肠癌分子生物标志物检测专家共识》。由分子病理学组专家和国内多位知名结直肠癌治疗方面的临床专家组成的编写组共同完成撰写，为进一步规范中国结直肠癌病人的分子标志物检测，为临床治疗提供可靠的依据。

（3）《结直肠癌肺转移多学科综合治疗专家共识（2018 版）》

中国医师协会外科医师分会多学科综合治疗专业委员会和中国抗癌协会大肠癌专业委员会组织国内相关领域专家，结合国内外研究报道及专家的临床实践经验和认识，充分进行讨论，达成《结直肠癌肺转移多学科综合治疗专家共识（2018 版）》，以便推荐结直肠癌肺转移的最佳多学科治疗。

（4）《中国临床肿瘤学会（CSCO）结直肠癌诊疗指南（2018.V1）》

由中国临床肿瘤学会制定，在 2017 版的基础上，根据证据级别分为基本策略和可选策略两部分，2018 版进一步把相应的证据级别分成了三个等级的专家推荐。

心血管疾病研究进展

胡盛寿　魏英杰

国家心血管病中心　中国医学科学院阜外医院

心血管疾病是全球第一大慢性非传染性疾病，也是导致我国居民死亡疾病中排名首位的疾病，各国专家和研究机构均对心血管疾病研究给予了高度重视，心血管疾病的基础研究和临床研究在过去一年也取得了诸多进展。本文谨基于已经发表的文献报道和国家心血管病中心掌握的资料，对过去一年心血管疾病在基础研究和临床研究方面取得的进展分别进行评述。

（一）心血管疾病基础研究进展

2017~2018 年，中国学者在动脉粥样硬化、高血压、心力衰竭、心肌缺血再灌注损伤和血管损伤与修复等心血管疾病基础研究方面取得了可喜的成绩，突出的特点是研究的深度和临床应用潜力方面有了较大的进步，为心血管疾病基础研究向临床的转化和精准医学的有效开展提供了良好的应用前景。

1. 动脉粥样硬化

动脉粥样硬化是一种复杂的慢性疾病，由此引起的心血管疾病是目前最主要的致死和致残疾病之一，因此对动脉粥样硬化的基础研究一直是医学界的热点。2017~2018 年，我国学者在动脉粥样硬化的分子发病机制及相关治疗靶点等研究方面都取得了重要的进展。

大量基础研究和临床研究表明，动脉粥样硬化是一种慢性炎症性疾病，是血管壁对各种损伤的一种异常反应，具有经典炎症变性、渗出及增生的特点。炎症反应贯穿动脉粥样硬化发病的各个阶段，可能是多种动脉粥样硬化因素致病机制的共同环节或通路。炎症机制不但与动脉粥样硬化的发生发展有关，而且与动脉粥样硬化的多种并发症的发生密切相关。南华大学心血管病研究所课题组在动脉粥样硬化的炎症机制方面取得新进展，免疫组织化学分析显示，载脂蛋白 E 敲除（Apo E KO）小鼠的动脉粥样硬化斑块中 PCSK9 表达增加，进一步通过慢病毒介导的 PCSK9 shRNA（LV-PCSK9 shRNA）载体转导的 PCSK9 沉默，结果显示，与对照组相比，LV-PCSK9 shRNA 组小鼠的主动脉粥样硬化斑块较少，同时巨噬细胞数量减少，血管炎症调节因子如 TNF-α、IL-1β、MCP-1、NF-κB 等表达减少。作者的进一步研究表明，PCSK9 在体外巨噬细胞中的过表达增加了 oxLDL 诱导的促炎细胞因子的分泌。PCSK9 过表达上调 TLR4 表达并增加 p-IkBa 水平、IkBa 降解和巨噬细胞中 NF-κB 核转位，但 PCSK9 敲低在 oxLDL 处理的巨噬细胞中具有相反的作用。PCSK9 基因干扰可通过降低血管炎症和抑制 TLR4/NF-κB 信号通路直接抑制动脉粥样硬化而不影响高脂饮食喂养的 ApoE KO 小鼠的血浆胆固醇水平。该研究提示，PCSK9 可能是动脉粥样硬化发病的一种新的炎症介质。

近年来，DNA 甲基化在动脉粥样硬化发病机制中的作用日益引起重视。上海第十人民医院心内科课题组利用小鼠动脉粥样硬化模型和颈动脉结扎模型,观察到抑制 DNA 甲基化可降低动脉粥样硬化程度、抑制血管内膜新生。体外研究发现,其机制是:抑制 DNA 甲基化可以降低 5-甲基胞嘧啶含量和 *Tet2* 的甲基化程度,从而使得 5 羟甲基胞嘧啶(5-hmC)含量升高,恢复心肌素(myocardin)的表达,因此抑制血管平滑肌细胞的增殖、分化和迁移,以此降低血管重构程度,减缓动脉粥样硬化进程。中国科学技术大学公共卫生学院课题组对 102 例急性冠脉综合征(acute coronary syndrome,ACS)病人和 101 例正常对照的血样进行了全基因组甲基化的检测,发现了 47 个新的甲基化胞嘧啶-磷酸鸟嘌呤位点,其中 26 个甲基化胞嘧啶-磷酸鸟嘌呤位点与注释基因的表达[包括白细胞介素-6 受体(IL-6R)、FASLG 和 CCL18,$P<5.9\times10^{-4}$]有强相关性。在纯化的 B 淋巴细胞、T 淋巴细胞中对 ACS 强相关的甲基化位点进行功能研究,研究结果揭示了与致动脉粥样硬化和适应性免疫应答有关的关键信号通路,阐明了 DNA 甲基化对 ACS 发生发展的影响。该研究提示,甲基化水平的改变与 ACS 的发生有关,并为探索新型的生物标志物和治疗靶标提供依据。

对动脉粥样硬化分子机制的研究为寻找新的治疗靶点提供了有效的途径。中国药科大学课题组对 *N*-乙酰神经氨酸(Neu5Ac)在冠状动脉疾病中的关键作用进行了较深入的研究,通过对来自 4 个独立中心的 2324 份血浆临床样本进行非靶向代谢组学分析,发现冠心病病人中有 36 种代谢物出现显著差异,其中 *N*-乙酰神经氨酸作为信号分子可激活 Rho-ROCK 通路,从而触发 RhoA 和 Cdc42 依赖性心肌损伤,神经氨酸酶抑制剂可以有效保护心肌受损。这一结果为冠心病药物研发提供了新的靶点,也为早已上市的神经氨酸酶抑制剂奥塞米韦和扎那米韦的“老药新用”提供了药理学基础。

动脉粥样硬化引发的急性心脑血管疾病已经成为危害人类健康的“第一杀手”。早期干预动脉粥样硬化的进程可以有效降低心脑血管疾病的发病率和死亡率。山东师范大学课题组针对目前临床使用的雷帕霉素、辣椒素等药物特异性差、不可调控、毒副作用大、疗效低的问题,通过组装能够控制温敏离子通道 TRPV1 的纳米光热开关,实现了对血管平滑肌细胞内 TRPV1-自噬信号通路的精准激活,从而有效阻止泡沫细胞的堆积和动脉粥样硬化斑块的形成,极大地提高了动脉粥样硬化治疗的精准性、有效性和安全性,具有临床应用参考价值。

北京大学人民医院心脏病中心课题组在冠状动脉粥样硬化斑块破裂相关生物标志物研究中取得新进展,课题组以经皮冠状动脉介入术(percutaneous coronary intervention,PCI)获得的斑块组织作为斑块的损伤与破裂模型,借助经典的表达谱-重复-验证方法,识别出 miR-155-5p、miR-483-5p、miR-451a 三个微 RNA(miRNA),这些 miRNA 可能是识别早期斑块破裂的生物标志物。该研究的相关发现为冠状动脉斑块破裂早期发现与确诊提供了潜在的生物标志物。

中国医学科学院阜外医院课题组首次提出,THOC5(作为动脉粥样硬化等病理状态下血管平滑肌细胞(VSMC)表型转换的强有力的正向调控因子)发挥了重要作用,并首次提出 THOC5 通过转录后调控来介导 VSMC 标记基因的表达。本研究结果提示,转录后调控可能是平滑肌细胞表型转换的一个重要的调控模式,可被用于动脉粥样硬化等增殖性心血管疾病的预防和干预方面。

2. 高血压

高血压是我国最常见且危害严重的心血管疾病之一，是心、脑血管疾病的重要病因和危险因素，可影响心、脑、肾等重要脏器的结构与功能，最终导致器官的功能衰竭甚至多功能脏器衰竭而死亡。高血压的发病机制相对比较复杂，中国学者对高血压的发病机制进行了一些新的探索。

上海市高血压研究所课题组研究发现，$Sirt3$ 基因敲除的高血压模型小鼠心肌纤维化和心脏微血管狭窄程度加重、心功能恶化，这一结果提示 $Sirn3$ 缺乏可使高血压心肌重塑加重。华中科技大学同济医学院课题组研究发现，抑制 SRF/Myocardin 的表达可通过改变血管平滑肌的机械特性而降低高血压大鼠的主动脉的僵硬度，这一结果为改善高血压病人主动脉的僵硬度提供了新思路。

免疫和炎症细胞在高血压发病中的作用日益受到重视。上海市高血压研究所课题组研究了补体介导的 T 细胞功能对高血压的调节机制。结果显示，C3aR 和 C5aR DKO 介导的调节性 T 细胞（Tregs）功能增强可预防血管紧张素 II（Ang II）诱导的高血压和靶器官损伤。这一结果提示，免疫调节可参与高血压的发病，也为高血压防治提供了一个新的参考靶点。上海交通大学医学院第九人民医院课题组利用 T 细胞盐皮质激素受体（MR）基因敲除小鼠，结合 Ang II 诱导的高血压小鼠模型，证明 T 细胞 MR 缺乏可显著降低收缩期和舒张期的血压，减轻肾和血管损伤，而 T 细胞 MR 过表达小鼠在注射血管紧张素 II 后血压较对照组显著升高。因此，T 细胞特异靶向 MR 可能成为一种有效的治疗高血压的新靶点。

近年来，肠道微生物在代谢性疾病特别是心血管疾病中的潜在作用也日益受到重视。肠道菌群紊乱失调是否直接诱导高血压发病？其中的作用机制是什么？能否将肠道菌群作为药物干预的靶点？针对上述问题，中国医学科学院阜外医院课题组和大连医科大学课题组在肠道微生态致高血压发病方面取得新进展。阜外医院课题组对 41 名健康对照者、56 名高血压前期病人、99 名原发性高血压病人进行了综合的宏基因组学和代谢组学分析，并将病人粪便微生物移植到无菌小鼠体内。结果显示，高血压前期组与高血压组人群的肠道微生物基因数目及多样性均较健康对照组显著降低，提示可能在高血压前期肠道微生物的组成已经发生变化。通过把高血压人供体粪便移植到无菌小鼠体内，观察到小鼠血压升高，可证明肠道微生物对宿主血压的直接影响。大连医科大学课题组对 60 例高血压病人和 60 例健康对照者的肠道菌群进行了比较研究，结果显示，高血压病人肠道菌群明显异常，菌群多样性明显减少，微生物成分发生变化。因此，进一步研究高血压与肠道微生物之间的因果关系，将为高血压的防治提供新策略。

3. 心力衰竭

几乎所有的心血管疾病最终都会导致心力衰竭的发生，心肌梗死、心肌病、血流动力学负荷过重、炎症等任何原因引起的心肌损伤，均可造成心肌结构和功能的变化，最后导致心力衰竭。深入研究心力衰竭的发生机制和探索新的治疗方法是心力衰竭研究的重点。华中科技大学同济医学院附属同济医院课题组的研究成果引人注目，他们针对扩张性心肌病心衰病人外周血髓系来源的免疫抑制细胞（MDSCs）增加的现象，首次将MDSCs 与心衰的发生、发展过程进行联系。分析小鼠心衰模型发现，MDSCs 在小鼠心衰模型中的募集中起到免疫抑制作用，应用 5-氟尿嘧啶和吉西他滨清除 MDSCs，可使小鼠心衰程度明显加重。进一步研究发现，MDSCs 回输后通过外周血—脾—心脏的途径进入心脏，并分泌一氧化氮，从而延缓了心衰的进程，证实了 MDSCs 对心肌的保护作用。该研究揭示了心衰发生、发展过程中 MDSCs 的免疫抑制作用及心脏保护作用。

4. 心肌缺血再灌注损伤

心肌缺血再灌注损伤是因为血液氧合血红蛋白（HbO_2）中的氧与受损心肌细胞或坏死心肌细胞的溶解物质反应形成的氧自由基对部分心肌有损伤作用，表现为心肌细胞坏死、凋亡，线粒体功能障碍，脂质过氧化物增加，自由基大量生成，并导致恶性心律失常发生、左心室收缩力减弱、室内压下降等心肌功能的抑制。中国学者在探索心肌缺血再灌注损伤新的调控机制及其治疗靶点方面取得了新进展。

暨南大学第二临床医学院课题组研究发现，N-乙酰半胱氨酸通过抑制过度自噬改善糖尿病病人的心肌缺血再灌注损伤，这可能是糖尿病病人心脏更不耐受缺血再灌注损伤的机制之一。

上海交通大学医学院附属瑞金医院课题组研究发现，在缺血再灌注早期，巨噬细胞表达的 Dectin-1 水平升高，并通过调节趋化因子 CXCL1 及 G-CSF 的表达来促进中性粒细胞聚集，通过调控 IL-23/IL-1β 来影响 γδT 细胞分泌 IL-17A，从而影响炎症细胞浸润、参与心肌细胞凋亡、加重心肌缺血再灌注损伤，使心功能恶化。该研究提示，Dectin-1作为心肌缺血再灌注损伤的重要免疫调节介质，可能为缺血性心肌病的治疗提供新的干预靶点。

复旦大学附属中山医院和南京医科大学课题组首次证明，心脏巨噬细胞中升高的转录因子 MKL1 直接结合了 NADPH 氧化酶（NOX）基因的启动子，激活 NOX 的转录催化使活性氧（ROS）过度积聚，从而参与缺血再灌注损伤的发病，这一机制的阐明为缺血性心脏病的治疗提供了新的参考靶标，他们的另一项研究发现，在缺血性心脏中，SUV39H 通过转录抑制 SIRT1 的表达，进而引起 ROS 的堆积，导致心肌细胞的死亡，使心功能降低。因此，SUV39H 可以作为治疗缺血性心脏病的潜在靶点。

5. 心肌再生

成年哺乳动物心脏是否含有干细胞是心肌再生领域中一个非常重要但一直有争议的话题，有研究报道成人心脏存在内源性的干细胞，并可分化成新的心肌细胞。2018年 10 月 15 日，哈佛医学院附属布莱根妇女医院（Brigham and Women's Hospital）公布，已从多个医学期刊上撤回哈佛医学院原教授、再生医学研究中心主任皮艾罗·安维萨（Piero Anversa）有关心脏干细胞研究的论文，撤回数量达 31 篇，所撤回的心脏干细胞研究论文均涉嫌伪造和篡改实验数据。因此，成人心脏中是否存在内源性的干细胞需要坚实的实验数据科学地加以澄清。中国学者在心肌再生研究方面的标志性成果就是中国科学院生物化学与细胞生物学研究所课题组利用独创的基因谱系追踪技术从遗传学角度彻底否定了成体心脏存在干细胞的假说。

中国科学院上海生命科学研究院课题组与浙江大学医学院附属第二医院教授课题组针对人多能干细胞来源的心血管祖细胞在灵长类动物心肌梗死（myocardial infarction, MI）后的植入存活时间及使用不同免疫抑制剂的有效性和安全性进行了研究。这是迄今为止心血管领域灵长类动物研究中入选动物最多的干细胞治疗心脏病的研究（$n=32$）。结果显示，与单用环孢素相比，多种免疫抑制联合使用可降低灵长类动物移植 28 天时的免疫排斥反应，细胞凋亡减少，干细胞存活率提高，左心室功能恢复良好。然而，即使联合使用多种免疫抑制剂，移植后 140 天也没有干细胞存活，因此没有植入的干细胞在心脏中转化成心肌细胞的证据。

复旦大学课题组的研究揭示，CCND2 过表达激活了 hiPSC-CMs 的细胞周期进程，通过损伤心肌的再分化，心肌修复能力显著增强。左心室肌的再生和边界区血管生成的增加伴随左心室腔功能的显著改善。另外，哈尔滨医科大学课题组研究结果显示，长链非编码 RNA-CAREL（作为 miR-296 的竞争性内源性核苷酸）可以调控小鼠心脏损伤后心脏的再生能力。

6. 血管损伤与修复

血管是血液流通的管道，负责运输氧气、营养物质及代谢废物，在器官和组织的发育及再生过程中起到至关重要的作用。动脉粥样硬化、高血压、心肌梗死、炎症和免疫反应等都可引起血管损伤，深入研究血管损伤及其修复机制，并发现针对性的治疗靶点，将会有力地改善心血管病的预后。

浙江大学第一附属医院心内科课题组着眼于血管损伤后内膜异常增生的形成机制，系统阐述了一个全新发现的靶点，即非编码小 RNA——miR-22 在血管疾病中的作用，为解决上述心血管难题提供了新途径。最具创新之处是 miR-22 作为血管异常重构性疾病的治疗靶点，能够通过调控 *MECP-2* 和 *EVI-1* 减轻血管损伤后的病理性内膜增生，从而改善血管病理性重构，减轻血管狭窄。

北京大学医学部课题组发现，脂肪组织来源的 FAM19A5 可以激活血管平滑肌细胞上 S1PR2 下游的 G12/13-RhoA 信号通路，从而抑制血管平滑肌细胞的增殖/迁移及后续血管损伤后的新生内膜形成。该研究为与肥胖相关的心血管疾病防治提供了新的潜在治疗靶点。孔炜教授课题组的另一项研究发现，多种心血管疾病的危险因素同型半胱氨酸可直接激活血管紧张素 II 受体 1，从而加重血管损伤，该研究为与高同型半胱氨酸血症相关的大血管损害防治提供了新思路。

中国医学科学院阜外医院课题组在血管平滑肌细胞稳态的表观遗传调控机制研究中取得新进展。通过单细胞转录组测序技术，结合其他高通量测序研究手段与一系列病理学、细胞学及动物学实验，研究疾病状态下血管组织中细胞亚群分布及其基因表达特点，首次揭示组蛋白变异体 H2A.Z 可以靶向调控多种血管平滑肌细胞特异性基因的表达，是维持血管平滑肌细胞表型的关键因子。通过在血管损伤动物模型的手术灶过表达 H2A.Z，可以有效地抑制新生内膜的形成。该研究首次从组蛋白变异体调控的角度解读心血管疾病，这可能为临床预防和治疗血管疾病提供新的思路与靶点。

尽管我国心血管基础研究已经取得了很大的进步，但以发论文为驱动的心血管病基础研究并不能让心血管病病人获益，源于基础研究转化的心血管病靶向药物还很少，未出现新的理论突破，临床转化率低，特别是基于动物模型研究的临床转化率较低，实验动物模型与人类疾病表型存在显著差异，而种属差异也是靶向药物研发的障碍。

未来的心血管病基础研究要在原创性和创新性上下功夫，大力推进具有本土化特色和独立知识产权的研究工作，特别要加强基础研究和临床研究的紧密结合，基础研究的成果要服务于精准医疗的需求，将临床表型指导的医疗和基因型指导的医疗相结合，指导临床操作流程，利用基因型指导疾病预防及药物干预。

（二）心血管疾病人群和临床研究进展

2017 年，*The Lancet* 杂志公布了全球 195 个国家和地区 1990~2015 年"医疗可及性和质量指数"（HAQ）的发展状况。报告显示，我国的 HAQ 从 1990 年的 49 增长到 2016 年的 79，全球排名从第 113 位提高到第 48 位，成为全球进步幅度最大的国家之一。尽管如此，我国心血管领域常见危险因素在基层的防控和重大疾病在各级医院的诊疗中仍面临巨大的挑战：一方面，患病率仍处于持续攀升阶段，而防控缺少有效可行的策略与技术储备；另一方面，诊疗模式与指南推荐相比差距巨大，且机构和区域间存在显著的异质性。针对于此，我国在过去的两年中开展了一系列高水平的研究，获得了一批有影响的证据，将为我国心血管病防治的提质增效发挥重要的技术支撑作用。

1. 风险防控

国内的领先研究机构聚焦高血压等主要危险因素，采用大规模现况调查和队列研究等手段，深入分析了其分布特征、影响因素和管理短板。

过去的两年中，国家心血管病中心和中国疾病预防控制中心（以下简称中国疾控中心）开展了 3 项针对高血压的全国性流行病学调查。尽管各研究不同的设计方法（如对象的抽样方案和年龄范围）导致结果存在较大差异，但总体上中国人群中高血压的患病率持续上升，而知晓率、治疗率和控制率均较低（表 1）。其中两项全国代表性流行病学调查显示，大约四分之一的成年人患有高血压，而在病人中，知晓率和治疗率并不理想，进而导致控制率较差（分别为 9.7% 和 15.3%）。而"心血管病高危人群早期筛查与综合干预项目"累计筛查 35~75 岁城乡社区居民超过 170 万人，在 *The Lancet* 上发表了分析其中 20 万人群亚组的研究，揭示了教育水平低、收入少、年龄轻及男性病人的血压管理情况更差，西部地区和农村地区问题尤为突出。该研究的后续分析进一步指出，如果按照美国心脏病学会、美国心脏协会 2017 年最新的高血压诊断和降压治疗指南，将高血压的治疗门槛从之前指南推荐的 140/90mmHg 前移到 130/80mmHg，这意味着中国还将新增 5530 万需要降压治疗的人群。

针对上述挑战，国家心血管病中心进一步开展了我国迄今为止覆盖最广、规模最大的基层医疗卫生服务能力和质量调查。其中在 *The Lancet* 上发表了分析降压药物可及性和用药合理性的研究，通过收集 3362 家基层医疗卫生机构过去一年的药房药品存储记录单和门诊处方等，指出：①8% 的基层医疗卫生机构没有任何降压药物，而配备有所

表1 2009 年以来大样本人群研究中的高血压患病率、知晓率、治疗率和控制率

研究	年份	对象年龄/岁	抽样方法	项目点数	样本量	患病率/%			知晓率/%			治疗率/%			控制率/%		
						合计	乡村	城市	合计	乡村	城市	合计	乡村	城市	合计	乡村	城市
中国高血压调查	2012~2015	≥18	分层多阶段随机抽样	31 省 262 市级项目点	451 755	23.2	23.1	23.4	46.9	44.7	50.9	40.7	38	45.8	15.3	13.1	19.4
心血管病高危人群早期筛查和综合干预项目	2014~2017	35~75	非随机抽样	31 省 141 县级项目点	1 738 886	44.7	46.1	42.5	44.7	43.8	46.3	30.1	28.2	33.4	7.2	6.1	9.1
中国高血压负担研究	2013~2014	>18	分层多阶段随机抽样	31 省 605 县级项目点	174 621	27.8	31.6	32.3	31.9	20.1	32.5	26.4	14.9	26.8	9.7	5.5	10.1

有四类降压药物的机构只占 34%;②33% 的机构配备有指南推荐且价格较低的降压药物,而这类药物高血压门诊处方中的使用比例仅为 11%。此外,该研究在同期 *The Lancet* 杂志上发表的另一篇文章全面分析了我国基层医疗卫生机构在人员、经费、设备、医保等方面面临的问题,特别是以心血管疾病防控为切入点,分析了现有体系在服务能力和质量方面面临的挑战,为后续的改进指明了方向。

此外,两项流行病学研究分别从环境和生活方式危险因素的角度带来了创新性的发现。国家心血管病中心在 *European Heart Journal* 杂志上发表了对 21 个国家 116 632 人的观察结果,显示成年人每天睡 6~8h 主要心血管事件和全因死亡风险最低,夜间睡足6h 但白天小睡的人主要心血管事件和死亡风险较高,而对夜间睡眠不足 6h 的人来说白天小睡并没有带来风险增加,从而提出睡眠时长与主要心血管事件和全因死亡之间呈 J型关联。另一项针对 PM$_{2.5}$ 对成人高血压和血压的远期影响的研究,调查了 12 665 名 50岁以上受访者的血压,结合卫星数据估算当地年平均 PM$_{2.5}$ 浓度,采用多水平逻辑斯谛(logistic)回归模型来检验其中关联。研究揭示,PM$_{2.5}$ 每增加 10μg/m^3,高血压患病风险增加 14%,并进一步估计研究人群中 12% 的高血压可归因于 PM$_{2.5}$,从而提出长期暴露于 PM$_{2.5}$ 是中国成年人患高血压的重要危险因素之一。

2. 临床诊疗

针对冠心病、心力衰竭等重大疾病的诊疗,我国研究人员围绕"无据可依"和"有据不依"两大核心问题,通过多中心研究开展了探索与验证。

在诊断技术应用方面,国家心血管病中心评价了基于血管造影的定量血流分数(quantitative flow ratio,QFR)测量用于在线评估冠状动脉狭窄的诊断准确率。该研究在 5 家医院纳入 308 例冠心病病人,采用在线和离线形式独立评估了造影期间的 QFR、定量冠状动脉造影(quantitative coronary angiography,QCA)和血流储备分数(fractional flow reserve,FFR)结果。结果显示,QFR 的诊断准确率均显著高于预定目标值,诊断血流动力学显著性狭窄的敏感性和特异性显著高于 QCA。哈尔滨医科大学附属第二医院通过对 6 个国家 1474 例冠脉介入治疗的病人进行 4 年随访,利用光学相干断层扫描探讨了靶血管非罪犯区脂质斑块的临床意义。结果显示,有脂质斑块的病人中非罪犯病变相关主要不良心脏事件的发生率比无脂质斑块的病人高1倍,其中脂质斑块的脂质长度、脂质环弧度、最小管腔面积与主要不良心脏事件独立相关。

在治疗措施创新方面,南京市第一医院从5个国家入选482例左主干末端真性分叉病变冠心病病人,通过随机对照临床试验,比较证实了采用双对吻挤压术行药物洗脱支架植入的治疗效果明显优于分支支架术,结果同步发表在*JACC*杂志。双对吻挤压术为左主干分叉病变的治疗提供了更多的选择空间,2018年欧洲心脏病学会《心肌血运重建指南》中也推荐了这个术式。哈尔滨医科大学附属第二医院在405例急性冠脉综合征病人中,通过光学相干断层成像发现103例斑块侵蚀,在对其中55例进行为期一个月的随访后,22例无明显血栓形成,血栓体积从 $3.7mm^3$ 下降到 $0.2mm^3$,最小流面积从 $1.7mm^2$ 增加到 $2.1mm^2$,说明不植入支架而采用抗栓的保守治疗也是一种合理的选择。

在医疗质量评价方面,国家心血管病中心在一项大规模多中心前瞻性病人队列研究中,从18个省的35家医院连续登记超过1万例冠脉介入治疗病人,收集了其冠脉造影原始影像和住院病历扫描件,从中随机选取1295例,由核心实验室专家对其造影狭窄程度进行独立的定量判读,并与病历中记录的狭窄程度进行比较,发现医生普遍高估冠脉狭窄情况——医生目测的狭窄程度比定量判读平均高估 10%~16%,而择期手术植入支架的病变中,有一半在定量判读中狭窄程度不足70%——这些比美国更为突出。

3. 我国在心血管病研究方面存在的不足及挑战

总体来说,我国在心血管病领域开展高质量防治研究的能力仍存在明显不足。第一,尽管政府对医学领域的科研投入逐年增加,但相比于基础生物医学研究领域,用于临床应用型研究的资金仍相对不足,仅为其 1/4。第二,大部分临床研究仍依赖于由个别或少数医生所组成的小团队的单打独斗和业余时间投入,这极大地制约了研究的发展,也束缚了其中统计学、社会学或经济学等学科间的协作。第三,由于缺乏持续的资金支持,多中心临床研究中建立的医院协作网络往往只能针对单个项目中发挥"一次性"的作用,缺乏必要的培训和相互间的有效沟通,也导致了资源的大量浪费。第四,长期以来的观念壁垒和技术瓶颈限制了散在数据资源的整合互用——这既包括不同医疗机构的临床诊疗资料,又包括不同研究机构的既往科研项目中所收集的数据。鉴于此,我国还需要制定针对疾病防治研究的整体战略规划。

4. 我国心血管病研究的发展方向和趋势

根据世界卫生组织提出的医疗卫生研究四个核心目标,把握大数据资源汇聚应用的技术趋势,建立"学习型"医疗卫生体系应成为心血管疾病防治科技创新的主攻方向之一。建设和应用"学习型"医疗卫生体系,首先要明确:学习型医疗卫生体系从设计之初,就从各个环节确保让每一位医生能掌握并应用目前最好、最全面的研究证据,并且推动在每一次诊疗过程中积累对疾病和治疗的新知识,使得整个医疗卫生体系能够持续创新、改善质量、确保安全、追求价值。

"学习型"医疗卫生体系以医疗结果评价研究和实施研究(implementation research)

的理念和方法为指导。其中，"医疗结果评价研究"根植于真实的医疗环境，能够从体系角度揭示医疗服务中存在的问题及其原因，确定了质量干预的"靶点"。"实施研究"针对有关实践推广中面临的问题，将医疗机构和人员等的行为视为影响循证干预方法被采纳、改良和实施的关键因素。二者为从实践中学习奠定基础，包括对已应用的防治策略开展针对实际应用效果的评估，然后将其结果应用于优化疾病防治体系。从这一点出发，"学习型"医疗卫生体系有以下六大特点。

（1）立足实践：研究问题要来自实践需求，研究数据要基于实践工作，结果解释要充分考虑实践环境。

（2）全面收集：数据收集要覆盖整个医疗卫生体系，覆盖所有人口，覆盖生命全过程。

（3）针对反馈：要持续评价医疗机构的工作，及时指出其中不合理的环节，针对性给出改善方案。

（4）快速迭代：实时分析，使得医务人员每一天的服务都能够因为有前一天的新证据支持而更加合理。

（5）集体智慧：快速共享，使得每一个医生都能够获得所有医生实践中汇集的经验而更加明智。

（6）技术支撑：毫无疑问，要实现上述的特点，需要大数据、人工智能、云计算和物联网等创新技术的支持。

主要参考文献

[1] Tang ZH, Peng J, Ren Z, et al. New role of *PCSK9* in atherosclerotic inflammation promotion involving the TLR4/NF-κB pathway. Atherosclerosis, 2017, 262: 113-122.

[2] Zhuang J, Luan P, Li H, et al. The Yin-Yang dynamics of DNA methylation is the key regulator for smooth muscle cell phenotype switch and vascular remodeling. Arterioscler Thromb Vasc Biol, 2017, 37(1): 84-97.

[3] Li J, Zhu X, Yu K, et al. Genome-wide analysis of DNA methylation and acute coronary syndrome. Circ Res, 2017, 120(11): 1754-1767.

[4] Zhang L, Wei TT, Li Y, et al. Functional metabolomics characterizes a key role for N-acetylneuraminic acid in coronary artery diseases. Circulation, 2017, 137: 1374-1390.

[5] Gao W, Sun YH, Cai M, et al. Copper sulfide nanoparticles as a photothermal switch for TRPV1 signaling to attenuate atherosclerosis. Nature Communications, 2018, 9: 231.

[6] Li SF, Lee CY, Song JX, et al. Circulating microRNAs as potential biomarkers for coronary plaque rupture. Oncotarget, 2017, 8(29): 48145-48156.

[7] Yuan XL, Zhang T, Yao F. THO complex-dependent posttranscriptional control contributes to vascular smooth muscle cell fate decision. Circulation Research, 2010, 123: 538-549.

[8] Wei T, Huang GJ, Gao J. Sirtuin 3 deficiency accelerates hypertensive cardiac remodeling by impairing angiogenesis. J Am Heart Assoc, 2017, 6: e006114.

[9] Zhou N, Lee JJ, Stoll S. Inhibition of SRF/myocardin reduces aortic stiffness by targeting vascular smooth muscle cell stiffening in hypertension. Cardiovasc Res, 2017, 113(2): 171-182.

[10] Chen XH, Ruan CC, Ge Q, et al. Deficiency of complement C3a and C5a receptors prevents angiotensin II-induced hypertension via regulatory T cells. Circ Res, 2018, 122(7): 970-983.

[11] Sun XN, Li C, Liu Y. T-Cell mineralocorticoid receptor controls blood pressure by regulating interferon-Gamma. Circ Res, 2017, 120(10): 1584-1597.

[12] Li J, Zhao FQ, Wang YD. Gut microbiota dysbiosis contributes to the development of hypertension. Microbiome, 2017, 5: 14.

[13] Yan Q, Gu Y, Li X. Alterations of the gut microbiome in hypertension. Front Cell Infect Microbiol, 2017, 7: 381.

[14] Zhou L, Miao K, Yin BJ, et al. Cardioprotective role of myeloid-derived suppressor cells in heart failure. Circulation, 2018, 138: 181-197.

[15] Wang S, Wang CY, Yan FX, et al. *N*-acetylcysteine attenuates diabetic myocardial ischemia reperfusion injury through inhibiting excessive autophagy. Mediators Inflamm, 2017, 2017: 9257291.

[16] Fan Q, Tao R, Zhang H, et al. Dectin-1 contributes to myocardial ischemia-reperfusion injury by regulating macrophage polarization and neutrophil infiltration. Circulation, 2018.

[17] Yu LM. Yang G, Zhang XJ, et al. Megakaryocytic leukemia 1 bridges epigenetic activation of NADPH oxidase in macrophages to cardiac ischemia-reperfusion injury. Circulation, 2018, 138: 2820-2836.

[18] Yang G, Weng XY, Zhao YH, et al. The histone H3K9 methyltransferase SUV39H links SIRT1 repression to myocardial infarction. Nature Communications, 2017, 8: 14941.

[19] Li Y, He LJ, Huang XZ. Genetic lineage tracing of non-myocyte population by dual recombinases. Circulation, 2018, 138: 793-805.

[20] Zhu KY, Wu Q, Ni C, et al. Lack of remuscularization following transplantation of human embryonic stem cell-derived cardiovascular progenitor cells in infarcted nonhuman primates. Circulation Research, 2018, 122: 958-969.

[21] Zhu WQ, Zhao M, Mattapally S, et al. CCND2 overexpression enhances the regenerative potency of human induced pluripotent stem cell–derived cardiomyocytes. Circulation Research, 2017, 122: 88-96.

[22] Cai BZ, Ma WY, Ding FZ, et al. The long noncoding RNA CAREL controls cardiac regeneration. JACC, 2018, 72(5): 534-550.

[23] Yang F, Chen QS, He SP, et al. miR-22 is a novel mediator of vascular smooth muscle cell phenotypic modulation and neointima formation. Circulation, 2018, 137(17): 1824-1841.

[24] Wang Y, Chen D, Zhang Y, et al. Novel adipokine, FAM19A5, inhibits neointima formation after injury through sphingosine-1-phosphate receptor 2. Circulation, 2018, 138(1): 48-63.

[25] Li TY, Yu B, Liu ZX, et al. Homocysteine directly interacts and activates the angiotensin II type I receptor to aggravate vascular injury. Nature Communications, 2018, 9: 11.

[26] Yao F, Yu P, Li Y, et al. Histone variant H2A.Z is required for the maintenance of smooth muscle cell identity as revealed by single-cell transcriptomics. Circulation, 2018, 138: 2274-2288.

[27] Li Y, Yang L, Wang L, et al. Burden of hypertension in China: A nationally representative survey of 174, 621 adults. Int J Cardiol, 2016, 227: 516-523.

[28] Wang Z, Chen Z, Zhang L, et al. Status of hypertension in China: results from the China hypertension survey, 2012-2015. Circulation, 2018, 137(22): 2344-2356.

[29] Lu JP, Lu Y, Wang XC, et al. Prevalence, awareness, treatment, and control of hypertension in China: data from 1.7 million adults in a population-based screening study (China PEACE Million Persons Project). The Lancet, 2017, 390(10112): 2549-2558.

[30] Khera R, Lu Yuan, Saxena A, et al. The impact of 2017 ACC/AHA guidelines on the prevalence of hypertension and eligibility for anti-hypertensive therapy in the United States and China. bioRxiv, 2017.

[31] Su M, Zhang Q, Bai X, et al. Availability, cost, and prescription patterns of antihypertensive medications in primary health care in China: a nationwide cross-sectional survey. The Lancet, 2017, 390(10112): 2559-2568.

[32] Li X, Lu J, Hu S, et al. The primary health-care system in China. The Lancet, 2017, 390(10112): 2584-2594.

[33] Wang C, Bangdiwala SI, Rangarajan S, et al. Association of estimated sleep duration and naps with mortality and cardiovascular events: a study of 116 632 people from 21 countries. European Heart Journal, 2018, 0: 1-10.

[34] Lin H, Guo Y, Zheng Y, et al. Long-term effects of ambient $PM_{2.5}$ on hypertension and blood pressure and attributable risk among older Chinese adults. Hypertension, 2017, 69(5): 806-812.

[35] Xu B, Tu S, Qiao S, et al. Diagnostic accuracy of angiography-based quantitative flow ratio measurements for online assessment of coronary stenosis. Journal of the American College of Cardiology, 2017, 70(25): 3077-3087.

[36] Xing L, Higuma T, Wang Z, et al. Clinical significance of lipid-rich plaque detected by optical coherence tomography: A 4-year follow-up study. Journal of the American College of Cardiology, 2017, 69(20): 2502-2513.

[37] Chen SL, Zhang JJ, Han Y, et al. Double kissing crush versus provisional stenting for left main distal bifurcation lesions: DKCRUSH-V randomized trial. Journal of the American College of Cardiology, 2017, 70(21): 2605-2617.

[38] Jia H, Dai J, Hou J, et al. Effective anti-thrombotic therapy without stenting: intravascular optical coherence tomography-based management in plaque erosion (the EROSION study). European Heart Journal, 2016, 38(11): 792-800.

[39] Zhang H, Mu L, Hu S, et al. Comparison of physician visual assessment with quantitative coronary angiography in assessment of stenosis severity in China. Jama Intern Med, 2018, 178(2): 239-247.

慢性阻塞性肺疾病防治研究进展

王 辰

中国医学科学院 中国工程院

慢性阻塞性肺疾病（以下简称慢阻肺）是一种常见的慢性呼吸系统疾病，以持续呼吸系统症状和气流受限为特征，通常与有毒颗粒或气体显著暴露引起的气道和（或）肺泡异常有关，是可以预防和治疗的慢性疾病。慢阻肺是最为常见、疾病负担最为严重的慢性呼吸疾病，也是全球防治任务最为严峻的慢性疾病之一。我国慢阻肺负担亦极为严重，根据全球疾病负担研究（global burden of diseases study）数据，2017 年我国因慢阻肺死亡总人数达 96 万人，占全因死亡总人数的近 10%。同时，考虑到慢阻肺的主要危险因素如老龄化、吸烟与二手烟暴露、室内外空气污染等在我国的严峻现状，如不采取有效防控措施，未来我国慢阻肺负担将愈发严峻。基于国人的高水平研究证据对于我国慢阻肺整体防控政策与方略的制定至关重要。近年来国家科技及卫生部门对于慢阻肺相关医学研究的重视程度显著提升，在"十三五"重点研发计划"重大慢性非传染性疾病防控研究"专项中设立了系列项目以支持慢阻肺防治相关研究。我国本领域研究者也在慢阻肺的流行状况、风险因素、发病机制、疾病特征、药物治疗与疾病管理等方面开展了大量研究并取得了重要进展。

（一）慢阻肺流行状况和危险因素研究

中国成人肺部健康研究（China pulmonary health study）揭示了我国慢阻肺的最新流行状况，报道显示，20 岁以上人群慢阻肺患病率为 8.6%，40 岁以上则达 13.7%，首次明确我国慢阻肺病人约 1 亿人，已成为与高血压、糖尿病"等量齐观"的慢性疾病。该项研究同时发现，我国慢阻肺知晓率及肺功能检查普及率极低，不足 10% 的受访者曾接受过肺功能检查，在所有慢阻肺病人中，不足 3%知道自己患有慢阻肺，近 90%此前从未得到明确诊断。同期发表的中国居民慢阻肺监测调查结果亦得出了相仿结论，两项研究共同揭示了我国慢阻肺巨大的疾病负担与严峻的防控现状。

　　大气污染是近些年慢阻肺研究的重要危险因素。广东省 4 个城市地区的慢阻肺调查研究显示，暴露于高浓度细微颗粒物与慢阻肺患病率上升和肺功能下降有关。北京地区开展的一项关于臭氧浓度对心肺功能影响的定群研究显示，臭氧不同测量单位（1h 臭氧浓度最大值、8h 平均值最大值和 24h 平均值）中，以 8h O_3 浓度平均值的最大值对呼吸系统健康的短期效应尤为明显，随着该测量值上升，1s 用力呼出容积和峰流速出现下降，提示臭氧浓度上升对慢阻肺病人产生了短期心肺功能影响。大气污染还会对慢阻肺病人其他常见慢性疾病产生影响，上海地区的一项研究显示，$PM_{2.5}$ 污染物的成分有机碳（OC）、元素碳（EC）、NO_3^- 和 NH_4^+ 与慢阻肺病人血压升高有关。流行病学研究提示，$PM_{2.5}$ 与慢阻肺发生有关，相关机制研究表明，$PM_{2.5}$ 的组分是慢阻肺的重要危险因素。一项关于苏州城区雾霾天气 $PM_{2.5}$ 中的有机成分和水溶性物质对人体肺组织细胞影响的研究，将正常人肺组织中的上皮细胞系 BEAS-2B 暴露于 $PM_{2.5}$ 有机物和水溶性物质中，分析暴露于 $PM_{2.5}$ 中的这些成分对肺屏障、氧化应激、炎症反应和慢阻肺早期标记物表达的影响，结果显示，$PM_{2.5}$ 中主要的有机成分是导致肺上皮细胞损伤的危险因素，通过消耗来自细胞的紧密黏连蛋白来影响肺上皮屏障，该有机成分能诱导严重的氧化应激，引起 DNA 损伤、BEAS-2B 细胞产生抗炎细胞活素，以及减少 α-抗胰蛋白酶表达，揭示了 $PM_{2.5}$ 暴露引起慢阻肺的机制，这些效应主要通过芳基烃受体通路调节。有研究通过 $PM_{2.5}$ 暴露诱导慢阻肺的小鼠模型来分析大气污染与慢阻肺发生之间的潜在机制，暴露于生物燃料（BMF）和机动车燃料（MVE）引起气道细胞释放多个细胞活素，引起小鼠发生慢阻肺，暴露于生物燃料（BMF）或机动车燃料（MVE）在小鼠肺中引起的慢阻肺表型有所不同。另有关于小鼠的实验表明，$PM_{2.5}$ 通过 Notch 信号通路参与慢阻肺小鼠的免疫紊乱，可促使 Notch 信号通路的过度激活并加重免疫紊乱。

　　吸烟是慢阻肺公认的危险因素，已有多项研究报道了吸烟导致慢阻肺的可能机制。有研究提出，吸烟诱导肺泡巨噬细胞的自我吞噬，诱导循环 miRNAs 的不同表达来影响慢阻肺，吸烟还通过 149-3p microRNA 抑制 Toll 样受体 4（Toll-like 受体 4，TLR-4），149-3p microRNA 的减少可通过调节 TLR-4/NF-κBs 信号通路来增加慢阻肺病人中的炎症反应，通过下调 149-3p microRNA 抑制 Toll-like 受体 4，从而导致由吸烟引起的慢阻肺。动物实验研究结果显示，白桦脂醇在小鼠中可通过 ROCK/NF-κB 通路延缓慢阻肺进展，能抑制由烟草烟雾引起的慢阻肺，它也可抑制由烟草烟雾暴露引起的肺组织病理损伤、恢复血清和肺部中超氧化物歧化酶（superoxide dismutase，SOD）及血清中过氧化氢酶的活性、减少血清和肺部丙二醛（malondialdehyde，MDA）的浓度，还可抑制过量的促炎细胞活素和抑制 ROCK/NF-κB 通路的蛋白表达。另外，对红景天甙（salidroside）在吸烟引起的慢阻肺中的作用及机制进行研究，结果显示，salidroside 可减轻吸烟引起的肺部损伤，增强超氧化物歧化酶的活性、减少血清丙二醛的浓度。salidroside 抑制产生抗炎细胞活素[含血清和肺部的肿瘤坏死因子（TNF-α）、白细胞介素-6（interleukin-6，IL-6）和白细胞介素-1β（interleukin-1β，IL-1β）]，调节 salidroside 可抑制 MAPK/NF-kB

通路上蛋白水平，进而来减缓慢阻肺进展。

（二）慢阻肺发病机制与疾病特征研究

利用生物信息学分析慢阻肺病人外周血单核细胞中 miRNA 和 mRNA 的调节机制，结果显示，与无气道受限的吸烟者相比，慢阻肺病人外周血单核细胞中 miRNA 和 mRNA 表达不受调控，提示慢阻肺药物靶向治疗。气道重建是慢阻肺的重要病理改变，中性粒细胞明胶酶相关载脂蛋白（NGAL）促进支气管平滑肌细胞的繁殖和迁移，NGAL 上升可能通过改变上皮-间充质转化（EMT）促使慢阻肺气道重建，提示 NGAL 是慢阻肺气道受阻和重建的靶向目标。相关遗传学研究显示，CNV nsv823469 可能通过改变 *HCG4B* 的表达来影响慢阻肺的发生和肺功能遗传，提示 CNV nsv823469 是中国人群慢阻肺的遗传标记物。研究慢阻肺相关生物标志物有助于认识和阐释慢阻肺的发生、发展机制。有研究发现，处于恢复期的慢阻肺病人血清亲环素 A 升高，在急性加重期继续升高。血清亲环素 A 水平与白介素-6、基质金属蛋白酶-9、高敏 C 反应蛋白（hs-CRP）有关，在恢复期慢阻肺病人中，血清亲环素 A 与肺功能指标存在反向关系，提示血清亲环素 A 是潜在的炎症标记物，反映炎症程度。

慢阻肺病人中血清 IL-1β 和白细胞介素-17（IL-17）与临床特征有关，同时测量血清中这两个指标，可以将其作为中性粒细胞炎症、慢性气道阻力和急性加重的标记物，阻断 IL-1β、IL-17 可用于预防和控制慢阻肺；急性加重后病人中口咽微生物和痰标本中微生物相似，提示口咽唾液可替代痰标本用于慢阻肺急性加重研究。血清半乳凝素 3（galectin-3）水平和高敏 C 反应蛋白在慢阻肺急性加重病人中升高，在恢复期病人中降低，galectin-3 水平与 hs-CRP 和 B 型钠尿肽前体（pro-BNP）水平有关，同时慢阻肺病人中 hs-CRP 受吸烟状态影响，提示 galectin-3 可能是慢阻肺急性加重的一个标记物。

早期慢阻肺会出现气道损伤等表型特征，其早期表型与暴露的危险因素有关，研究显示，早期慢阻肺的小气道疾病与暴露于生物燃料烟雾有关，在轻、中度气道受限的慢阻肺病人中，生物燃料暴露比烟草暴露所引起的小气道损伤严重，基膜显著增厚、支气管内色素沉积明显。

慢阻肺病人常常合并其他疾病，合并症也是慢阻肺研究中的重要内容之一。有学者研究慢阻肺和睡眠呼吸暂停综合征之间的关系，如研究慢阻肺病人中 2 阶段睡眠通气量减少的潜在机制与合并阻塞性睡眠呼吸暂停综合征（OSAS）的慢阻肺病人不同，在没有 OSAS 的慢阻肺病人中，2 阶段睡眠通气量减少主要是由于神经呼吸驱动减少，而在同时患有慢阻肺和 OSAS 的病人中，低通气是由上气道阻力增加引起的。骨质疏松症是慢阻肺另一重要合并症。有研究发现，在合并骨质疏松症的男性慢阻肺病人中，中性粒细胞表达较高水平的核因子 κB 受体活化因子配体（RANKL），提示中性粒细胞可能在慢阻肺病人破骨细胞形成中起着一定的作用，为未来进一步研究肺部疾病和慢阻肺系统性合并症之间的机制提供依据。哮喘慢阻肺重叠综合征的病人发生急性加重的次数较慢阻肺病人（无哮喘）频繁，但死亡率较低。

（三）慢阻肺临床诊治和疾病管理研究

慢阻肺治疗方面已有多项药物临床研究成果。广州呼吸疾病研究所开展的关于噻托溴铵改善轻度和中度慢阻肺病人肺功能的多中心临床研究显示，使用噻托溴铵可以提高肺功能并改善生活质量，降低慢阻肺急性加重次数，一年后能提高轻度、中度病人吸入支气管舒张剂后的第一秒用力肺活量（forced expiratory volume in 1 second，FEV_1），减缓 FEV_1 的下降。有研究显示，病人肺功能与药物疗效有关，在哮喘慢阻肺重叠综合征病人治疗中，不同病情程度的病人呼出气一氧化氮（Fe NO）水平均与吸入性皮质类固醇（ICS）的疗效有关。斯达汀在治疗慢阻肺中的作用一直备受争议，一项关于斯达汀治疗慢阻肺疗效的随机对照研究 meta 分析结果显示，斯达汀能改善合并心脑血管疾病慢阻肺病人的活动耐力、肺功能和提高圣乔治呼吸问卷得分（反映呼吸问题对生活、健康影响的程度）等，提示对特定病人人群可以合理使用斯达汀。近期报道了有关慢阻肺的中药治疗研究，慢阻肺疗效机制研究显示，六味补气胶囊可通过 JAK-STAT 通路来抑制慢阻肺引起的炎症反应。关于治疗由吸烟引起的慢阻肺，有学者在烟草烟雾诱导的慢阻肺小鼠中发现中药调理肺汤成分可通过抑制 ERK/Nrf2 信号通路来预防由炎症和氧化应激引起的肺损伤，从而缓解慢阻肺氧化应激和炎症状态。雷帕霉素（MTOR）通过调节烟草烟雾引起的细胞自噬和气道上皮细胞的凋亡来抑制烟草暴露所引起的气道炎症与肺气肿，激活 MTOR 和（或）抑制细胞自噬提示新的治疗烟草烟雾所引起的慢阻肺的策略。另有慢阻肺小鼠模型研究显示，白藜芦醇通过抑制氧化应激和炎症反应发挥疗效，这可能与激活和升级 SIRT1/PGC-1α 信号通路有关。此外，有关慢阻肺病人气道平滑肌细胞在治疗中的作用的研究显示，通过三磷酸腺苷结合盒转运体 A1（ABCA1）激活，慢阻肺病人气道平滑肌细胞繁殖和释放细胞活素，GLP-1 受体的过表达显著降低慢阻肺病人中呼吸道平滑肌细胞的繁殖、迁移和细胞活素的释放，该过程会引起 ABCA1 表达水平的增强，提示了 GLP-1 受体在慢阻肺治疗中的作用。

慢阻肺病人功能状态可通过肺康复和其他锻炼得以改善，有临床干预研究显示，太极运动能改善慢阻肺病人的生活能力，慢阻肺对病人生活影响程度量表（圣乔治呼吸问卷）得分显示，经太极运动后病人状况有所改善。另外，有研究显示，同常规肺康复训练相比，基于居家下肢阻力训练不仅能改善稳定期慢阻肺病人肌肉力量、活动持久力，还能改善下肢功能状态。一项在慢阻肺病人中开展的随机对照研究显示，通过疾病的综合管理（健康教育、肺康复、定期随访）可减少慢阻肺的再入院次数和缩短住院天数，同时能改善病人症状和生活质量。锻炼能改善慢阻肺病人的活动能力，有研究表明，在提高股四头肌的活动能力方面，将踏车测力计训练和呼吸肌训练结合起来的方式要优于仅进行踏车测力计训练，但在呼吸肌弱的慢阻肺病人中，呼吸肌训练与踏车测力计训练结合时并无效果，营养状态对肺康复的影响甚微，需要综合评估才能更加客观地评估踏车测力计训练与呼吸肌训练结合起来的效果。

（四）慢阻肺防治研究展望

慢阻肺作为我国疾病负担最为严重的慢性疾病之一，其流行状况、风险因素与发病机制研究对于慢阻肺整体防控方略的制定具有重要指导意义。此领域未来的重要研究方向之一是依托具良好全国代表性的人群建立针对性的慢阻肺及其风险因素的动态监测系统，以获得慢阻肺及其主要风险因素流行状况的纵向数据，并以此为依据进一步明确我国慢阻肺流行状况的变化趋势，进而对我国未来慢阻肺流行状况进行预测，为整体慢病防控政策制定提供科学依据。另一重要研究方向是在现有大型自然人群队列的研究基础上完善细化慢阻肺相关检测指标，以长时间纵向随访数据进一步明确慢阻肺风险因素及其对慢阻肺发病的影响，并结合基于生物样本的多组学检测结果，依托生物信息学分析方法筛选国人特征性慢阻肺易感基因，揭示环境因素与遗传因素在慢阻肺发病过程中的复杂相互作用，以进一步精细识别高危人群，进而指导个体化慢阻肺预防。

在慢阻肺特征研究方面，建立对慢阻肺病人进行长期规范随访的专病队列是进一步了解自然病程、疾病特征及干预效果的重要手段。分析大规模的病人长期随访数据，可得到不同类型慢阻肺病人疾病特征及疾病转归相关结果，结合药物治疗等临床干预手段数据，有助于了解现有疾病诊疗手段在实际诊疗中所取得的效果，以及对于不同特征病人的干预效果差异。同时，将基于多组学检测结果的基因型、表型数据与临床数据相匹配，有望发现针对特定临床特征的慢阻肺病人的治疗靶点，为靶向治疗药物研发与精准化、个体化慢阻肺治疗方案制定奠定基础。

在慢阻肺药物治疗与疾病管理方面，具有我国自主知识产权的慢阻肺治疗药物的研发及临床研究应为重点研究方向。我国慢阻肺病人约 1 亿人，慢阻肺慢性期持续治疗用药在形成巨大需求的同时，亦是巨大的医药产业市场，研发自有药物并普及推广，对于为我国广大慢阻肺病人提供优效、可及的治疗药物具有关键意义。另外，科学有效的康复技术也是延缓慢阻肺进展、提升病人生活质量的重要手段，应针对此领域开展重点研究，进而制定适用于我国国情的慢阻肺康复指南并予以推广。此外，作为慢阻肺病人终末期唯一诊疗手段的肺移植亦应引起广大研究者的关注。

近年来，大数据在人群健康及慢病管理领域的应用前景愈发得到各界的关注。我国慢阻肺病人基数巨大，如能建立标准统一、互联互通的临床诊疗大数据平台，将海量临床诊疗信息转化为标准化、可分析的研究数据，再基于大数据分析手段对来源于真实世界的诊疗数据进行综合分析，对于我国慢阻肺防治研究将具有革命性的意义。这一研究方向的实施需要医学、公共卫生、信息技术、计算技术等多领域的协同开展，建议国家从战略角度对此研究方向进行战略部署，集中优势力量开展科技攻关。

主要参考文献

[1] Global Initiative for Chronic Obstructive Lung disease (GOLD). Global Strategy for the Diagnosis, Management and Prevention of Chronic Obstructive Pulmonary Disease. (2017 REPORT). http://www.goldcopd.org.

[2] Global Health Data Exchange. http://ghdx.healthdata.org [2019-7-29].

[3] Wang C, Xu J, Yang L, et al. Prevalence and risk factors of chronic obstructive pulmonary disease in China (the China Pulmonary Health [CPH] study): a national cross-sectional study. The Lancet (London, England), 2018, 391: 1706-1717.

[4] Fang L, Gao P, Bao H, et al. Chronic obstructive pulmonary disease in China: a nationwide prevalence study. The Lancet Respiratory Medicine, 2018, 6: 421-430.

[5] Liu S, Zhou Y, Liu S, et al. Association between exposure to ambient particulate matter and chronic obstructive pulmonary disease: results from a cross-sectional study in China. Thorax, 2017, 72: 788-795.

[6] Li H, Wu S, Pan L, et al. Short-term effects of various ozone metrics on cardiopulmonary function in chronic obstructive pulmonary disease patients: results from a panel study in Beijing, China. Environmental Pollution (Barking, Essex: 1987), 2018, 232: 358-366.

[7] Lin Z, Niu Y, Chen R, et al. Fine particulate matter constituents and blood pressure in patients with chronic obstructive pulmonary disease: A panel study in Shanghai, China. Environmental Research, 2017, 159: 291-296.

[8] Yang L, Wang WC, Lung SC, et al. Polycyclic aromatic hydrocarbons are associated with increased risk of chronic obstructive pulmonary disease during haze events in China. The Science of the Total Environment, 2017, 574: 1649-1658.

[9] He F, Liao B, Pu J, et al. Exposure to ambient particulate matter induced COPD in a rat model and a description of the underlying mechanism. Scientific Reports, 2017, 7: 45666.

[10] Gu XY, Chu X, Zeng XL, et al. Effects of $PM_{2.5}$ exposure on the Notch signaling pathway and immune imbalance in chronic obstructive pulmonary disease. Environmental Pollution (Barking, Essex: 1987), 2017, 226: 163-173.

[11] Li L, Zhang M, Zhang L, et al. Klotho regulates cigarette smoke-induced autophagy: implication in pathogenesis of COPD. Lung, 2017, 195: 295-301.

[12] Shen W, Liu J, Zhao G, et al. Repression of Toll-like receptor-4 by microRNA-149-3p is associated with smoking-related COPD. International Journal of Chronic Obstructive Pulmonary Disease, 2017, 12: 705-715.

[13] Chunhua M, Long H, Zhu W, et al. Betulin inhibited cigarette smoke-induced COPD in mice. Biomedicine & Pharmacotherapy = Biomedecine & Pharmacotherapie, 2017, 85: 679-686.

[14] Luo F, Liu J, Yan T, et al. Salidroside alleviates cigarette smoke-induced COPD in mice. Biomedicine & Pharmacotherapy = Biomedecine & Pharmacotherapie, 2017, 86: 155-161.

[15] Dang X, Qu X, Wang W, et al. Bioinformatic analysis of microRNA and mRNA regulation in peripheral blood mononuclear cells of patients with chronic obstructive pulmonary disease. Respiratory Research, 2017, 18: 4.

[16] Wang Y, Jia M, Yan X, et al. Increased neutrophil gelatinase-associated lipocalin (NGAL) promotes airway remodelling in chronic obstructive pulmonary disease. Clinical Science (London, England: 1979), 2017, 131: 1147-1159.

[17] Chen X, Lu X, Chen J, et al. Association of nsv823469 copy number loss with decreased risk of chronic obstructive pulmonary disease and pulmonary function in Chinese. Scientific Reports, 2017, 7: 40060.

[18] Zhang M, Tang J, Yin J, et al. The clinical implication of serum cyclophilin A in patients with chronic obstructive pulmonary disease. International Journal of Chronic Obstructive Pulmonary Disease, 2018, 13: 357-363.

[19] Zou Y, Chen X, Liu J, et al. Serum IL-1beta and IL-17 levels in patients with COPD: associations with clinical parameters. International Journal of Chronic Obstructive Pulmonary Disease, 2017, 12: 1247-1254.

[20] Liu HY, Zhang SY, Yang WY, et al. Oropharyngeal and sputum microbiomes are similar following exacerbation of chronic obstructive pulmonary disease. Frontiers in Microbiology, 2017, 8: 1163.

[21] Feng W, Wu X, Li S, et al. Association of serum galectin-3 with the acute exacerbation of chronic obstructive pulmonary disease. Medical Science Monitor: International Medical Journal of Experimental and Clinical Research, 2017, 23: 4612-4618.

[22] Zhao D, Zhou Y, Jiang C, et al. Small airway disease: A different phenotype of early stage COPD associated with biomass smoke exposure. Respirology (Carlton, Vic), 2018, 23: 198-205.

[23] He BT, Lu G, Xiao SC, et al. Coexistence of OSA may compensate for sleep related reduction in neural respiratory drive in patients with COPD. Thorax, 2017, 72: 256-262.

[24] Hu X, Sun Y, Xu W, et al. Expression of RANKL by peripheral neutrophils and its association with bone mineral density in COPD. Respirology (Carlton, Vic), 2017, 22: 126-132.

[25] Bai JW, Mao B, Yang WL, et al. Asthma-COPD overlap syndrome showed more exacerbations however lower mortality than COPD. QJM: Monthly Journal of the Association of Physicians, 2017, 110: 431-436.

[26] Zhou Y, Zhong NS, Li X, et al. Tiotropium in early-stage chronic obstructive pulmonary disease. The New England Journal of Medicine, 2017, 377: 923-935.

[27] Feng JX, Lin Y, Lin J, et al. Relationship between fractional exhaled nitric oxide level and efficacy of inhaled corticosteroid in asthma-COPD overlap syndrome patients with different disease severity. Journal of Korean Medical Science, 2017, 32: 439-447.

[28] Zhang W, Zhang Y, Li CW, et al. Effect of statins on COPD: A meta-analysis of randomized controlled trials. Chest, 2017, 152: 1159-1168.

[29] Wang C, Ding H, Tang X, et al. Effect of Liuweibuqi capsules in pulmonary alveolar epithelial cells and COPD through JAK/STAT pathway. Cellular Physiology and Biochemistry: International Journal of Experimental Cellular Physiology, Biochemistry, and Pharmacology, 2017, 43: 743-756.

[30] Li C, Yan Y, Shi Q, et al. Recuperating lung decoction attenuates inflammation and oxidation in cigarette smoke-induced COPD in rats via activation of ERK and Nrf2 pathways. Cell Biochemistry and Function, 2017, 35: 278-286.

[31] Wang Y, Liu J, Zhou JS, et al. MTOR suppresses cigarette smoke-induced epithelial cell death and airway inflammation in chronic obstructive pulmonary disease. Journal of Immunology (Baltimore, Md: 1950), 2018, 200: 2571-2580.

[32] Wang XL, Li T, Li JH, et al. The effects of resveratrol on inflammation and oxidative stress in a rat model of chronic obstructive pulmonary disease. Molecules (Basel, Switzerland), 2017, 22(9): 1529.

[33] Sun YH, He L, Yan MY, et al. Overexpression of GLP-1 receptors suppresses proliferation and cytokine release by airway smooth muscle cells of patients with chronic obstructive pulmonary disease via activation of ABCA1. Molecular Medicine Reports, 2017, 16: 929-936.

[34] Polkey MI, Qiu ZH, Zhou L, et al. Tai Chi and pulmonary rehabilitation compared for treatment-naive patients with COPD: a randomized controlled trial. Chest, 2018, 153: 1116-1124.

[35] Chen Y, Niu M, Zhang X, et al. Effects of home-based lower limb resistance training on muscle strength and functional status in stable Chronic obstructive pulmonary disease patients. Journal of Clinical Nursing, 2018, 27: e1022-e1037.

[36] Ko FW, Cheung NK, Rainer TH, et al. Comprehensive care programme for patients with chronic obstructive pulmonary disease: a randomised controlled trial. Thorax, 2017, 72: 122-128.

[37] Wang K, Zeng GQ, Li R, et al. Cycle ergometer and inspiratory muscle training offer modest benefit compared with cycle ergometer alone: a comprehensive assessment in stable COPD patients. International Journal of Chronic Obstructive Pulmonary Disease, 2017, 12: 2655-2668.

肺癌防治研究进展

赫 捷

中国医学科学院肿瘤医院

近年来，癌症的发病率和死亡率逐年升高，据 *CA: A Cancer Journal for Clinicians* 报道：2018 年全球新发癌症病人约 1810 万，因癌症死亡病人约 960 万，其中肺癌的发病率和死亡率在所有癌症中居首位。男性中发病率和死亡率排第一位的恶性肿瘤均是肺癌，女性中发病率和死亡率排第一位的恶性肿瘤均是乳腺癌，肺癌的发病率、死亡率在女性中分别排第三位和第二位。但是最近的一项研究表明，全球女性乳腺癌的死亡率将会在下个十年稳步下降，而女性肺癌的死亡率将大幅升高，肺癌死亡率可能在 2030 年前超过乳腺癌。据统计，我国近年来每年新发癌症病人约 429 万，因癌症死亡病人约 281 万，其中肺癌病人新发人数约 73 万（男性约 51 万、女性约 22 万），因肺癌死亡病人约 61 万（男性约 43 万、女性约 18 万），肺癌是威胁我国广大人民群众健康的第一大恶性肿瘤。随着时间的推移，我国肺癌的发病特点也发生了相应的变化，根据我国国家癌症中心于 2017 年 12 月发表在世界著名医学期刊 *The Lancet* 上的一篇文章，目前我国肺癌病人的平均发现年龄是 58.3 岁，非小细胞肺癌占所有肺癌类型的 90.2%，过去 10 年，我国 60 岁以上肺癌病人的比率由 41.2% 上升到 56.2%，吸烟肺癌病人的比率由 62.9% 下降到 51.1%，女性病人的比率由 23.5% 上升到 31.9%，进展期肺癌的比率由 41.9% 上升到 47.4%，腺癌的比率由 36.4% 上升到 53.5%，而鳞状细胞癌（鳞癌）的比率由 45.4% 下降到 34.4%，胸片的应用由 50.2% 下降到 31.0%，而胸部 CT 的应用则从 65.8% 上升到 81.4%。

　　肺癌的预防主要为三级预防。一级预防即病因学预防，指针对各种物理、化学、生物等致癌因素采取预防措施，如改善空气质量、控制吸烟、加强职业防护等措施。2018 年 10 月 26 日第十三届全国人民代表大会常务委员会第六次会议通过的《中华人民共和国大气污染防治法》将有助于进一步改善我国空气质量，对于预防肺癌和其他疾病发挥重要作用。每年我国有超过 100 万人死于由烟草导致的相关疾病，禁烟法规的大力实施将有利于降低烟草对肺癌的影响。近年来，我国吸烟人数有上升趋势，从吸烟人群分布来看，我国男性吸烟率达到 52.1%，女性吸烟率为 2.7%，并且吸烟人群年龄向低龄化发展。随着公众对健康的重视程度不断上升、对二手烟危害的认知不断提高，居民在公共场合吸烟的比例有所下降，我国吸烟人数的增速有所放缓。总体上我国的烟民基数仍然庞大，我国曾发布政策要求 2020 年吸烟率降低至 20% 以下，戒烟禁烟任重而道远。肺癌的二级预防主要是指早发现、早诊断、早治疗，肺部低剂量螺旋 CT（LDCT）是肺癌筛查的主要措施。《中国肺癌低剂量螺旋 CT 筛查指南（2018 年版）》推荐对我国肺癌高危人群进行 LDCT 筛查，该指南定义的高危人群为：年龄在 50~74 岁，吸烟 20 包/年，或者戒烟不足 5 年。但是将 LDCT 应用于肺癌筛查在世界范围内仍有一定争议，主要是因为其可能会出现较高的假阳性、过度诊断、辐射风险、筛查方案有待完善、医疗成本增加等情况，美国多项指南及学会共识已将 LDCT 肺癌筛查写入推荐，而欧洲国家对此则持观望态度。关于肺癌筛查，目前有一些方面需要改进，如重新评估目前的筛查策略，整合术后的个体化干预来制定筛查方案等。肺癌的三级预防主要指对病人进行合理有效的治疗，改善生活质量，延长生存期。早期肺癌的治疗主要是根治性手术，治愈率较高，而中晚期肺癌恶性程度高、进展快、五年生存率较低，需要采取手术、放疗、化疗、靶向治疗、免疫治疗等多学科综合治疗的方案。未来肺癌的治疗趋势是以肿瘤的分子学诊断为依据，对病人进行精准医疗和个体化治疗，以达到最佳治疗效果。

（一）肺癌基础研究进展

1. 靶向药物的耐药机制

表皮生长因子受体（EGFR）突变是我国肺腺癌病人常见的突变类型，其靶向药物效果良好，然而第一代靶向药物容易引起耐药，耐药的常见原因为 T790M 突变，针对此突变的第三代靶向药物奥希替尼有良好的治疗效果，我国国家癌症中心研究团队发现，少数病人在使用第一代靶向药物前就携带有 T790M 突变，这部分原发性病人与获得性病人相比，在一些临床和分子学方面具有明显的差异，但奥希替尼对两者的治疗效果是相似的。然而一年之内这两类病人的病情均再次出现进展，这提示我们需要继续探索肺癌潜在的多重耐药机制，已有研究表明 C797 突变与此有关，我国研究人员在此基础上通过 cell free DNA（cfDNA）技术，发现了与奥希替尼耐药有关的新的二次突变基因即 *L718* 和 *L792*，这个发现有助于新一代靶向药物的研发，具有很大的临床意义。

2. 与肺癌治疗预后有关的生物标志物

目前化疗仍是肺癌主要的一线治疗方法，但是随着免疫治疗和靶向治疗的迅速发展，化疗的地位受到了动摇，原因就在于化疗对于肺癌病人整体的有效率偏低，而且没有明确的生物标志物能够有效预测哪类肺癌病人能够从化疗中明显获益，所以寻找一种能够有效预测化疗对哪类肺癌有效的模型或生物标志物是目前的研究热点。我国国家癌症中心研究人员发现，包括亚牛磺酸、尿苷、十二烷酰肉碱、胆碱、二甲基甘氨酸、烟酰胺和 L-棕榈酰肉碱在内的 7 种血清代谢物的变化与化疗的有效性相关，他们通过建立一种有效、方便的判别模型，可以精确地预测培美曲塞和铂类双药联合化疗方案治疗肺腺癌的有效性与生存结果，该研究填补了这方面的空白，为将来筛选化疗敏感病人进行化疗奠定了坚实的基础。

3. 小分子 RNA 与肺癌发病机制

长链非编码 RNA（lncRNA）在非小细胞肺癌的多个细胞过程中发挥重要作用，但是人们对它与转化生长因子-β（TGF-β）的信号通路、肿瘤细胞上皮-间充质转化（EMT）和转移的关键通路等方面的关系仍然知之甚少。国内相关研究团队发现，TGF-β诱导的 lncRNAs（TBILA）在肿瘤组织中表达上调，并且可以加速非小细胞肺癌发展。上调的 TBILA 通过与 Smad 转录因子复合物结合，促进人类生发中心相关淋巴瘤（HGAL）的表达，从而增强 RhoA（一种蛋白质）活化。这些研究为我们提供了一个关于非小细胞肺癌中 TGF-β信号通路调节的新视角，提示 TBILA 能够作为抗肿瘤治疗的新靶点。

（二）肺癌临床诊疗进展

1. 外科治疗

尽管肺癌靶向治疗和免疫治疗的发展日新月异，但是外科手术仍是肺癌的主要治疗手段。我国肺癌微创手术起步于 2007 年，器械的改进与技术的发展使得胸腔镜手术于 2011~2012 年开始快速发展，并在全国推广，胸腔镜手术在肺癌外科治疗应用的频率逐年上升。在此形势下，今年我国的肺癌专家经过多次协商讨论出台了一系列专家共识，这些共识包括"肺癌微创手术的术者和助手训练和认证标准""经皮细针穿刺活检诊断肺癌的适应证和操作方法""肺癌患者术前心脏循环功能评估和危险因素评判标准""肺癌患者术后深静脉血栓的评估和预防"等，这些专家共识的发布，使得我国胸外科医生在肺癌的外科手术操作及围手术期管理方面更加规范,肺癌的手术效果也获得了更大的提升。

随着外科医生胸腔镜手术技巧的不断提高和手术器械的不断发展,我国胸外科医生已不满足于普通的胸腔镜手术,而是向更多的高难度手术进行探索,许多原来开胸才能完成的复杂手术现在通过胸腔镜就能完成。例如,支气管肺动脉双袖式成形术、单孔胸腔镜袖式切除术、气管隆突切除重建术等,填补了世界范围内胸腔镜复杂肺部手术的空白。

人工智能CT三维重建在胸外科悄然兴起,能够有效地帮助解决解剖性肺段切除术中血管解剖变异这一难题。它通过建立三维立体模型,真实地还原了病人的动脉、静脉、支气管的走形形态,在电脑中既可以旋转观察,又可以将其做成三维立体动画,帮助手术准确定位并精准切除目标肺段。但是需要指出的是,解剖性肺段切除术在早期肺癌中的适应证仍有争议,其远期疗效有待进一步探索验证。

近年来,机器人手术在胸外科领域的运用越来越广泛,手术数量与质量越来越高。机器人的优点在于良好的3D视野,更好的显微结构暴露和全方位的操作使得术中淋巴结清扫更加容易,血管的游离更为方便,其学习曲线更短,给复杂手术的完成也带来了一定程度的便利。一项对比机器人与胸腔镜手术在肺叶/段切除术中的研究表明,机器人手术在有效性和安全性方面与胸腔镜手术相似,但是肺癌的长期预后结果仍需进一步观察,其昂贵的费用仍是限制机器人手术在我国广泛开展的主要原因。

在微创与早期肿瘤手术发展火热的当下,外科手术将进一步向传统的晚期肿瘤延伸,随着肿瘤治疗水平整体的提升,手术仍将单独或作为综合治疗的主要组成部分长期发挥不可替代的作用。伴随经济的快速增长,当前在机械制造、材料、IT等领域积累了大量可以转化应用于临床的技术,外科医生应当充分发挥自身优势,跨越医学与工程学的沟壑,学习并引领交叉学科,在未来的肺癌治疗中继续占据核心的地位。

2. 免疫治疗

近年来,免疫疗法已成为国内外肿瘤治疗研究领域的热点,早在2013年《科学》杂志评出的年度十大科学突破排行榜中,免疫疗法高居榜首,就已成为继手术、化疗、放疗、靶向治疗后的新一代肿瘤治疗手段。2018年10月1日诺贝尔生理学或医学奖正式揭晓,美国免疫学家James P Alison和日本免疫学家Tasuku Honjo因在肿瘤免疫领域的突出贡献共同荣获该奖项,更是将肿瘤的免疫治疗推向了舞台的中央。

肺癌作为免疫治疗的主要适应证之一,在2018年获得了巨大的关注。肺癌的主要免疫治疗药物是PD-1/PD-L1抑制剂,今年我国药品监督管理局通过审批的两款免疫药物纳武利尤单抗注射液(Nivolumab,商品名Opdivo)和帕姆单抗注射液(Pembrolizumab,商品名Keytruda),均是PD-1抑制剂,它们能够通过激活人体正常免疫细胞的功能,达到控制癌细胞的效果。纳武利尤单抗注射液在我国的获批适应证为*EGFR*基因野生型和*ALK*融合基因阴性、既往接受过含铂方案化疗后疾病进展的病人、不可耐受的局部晚期或转移的非小细胞肺癌(NSCLC)成人病人。随着各项研究的进展,人们发现免疫药物不仅可以单独用药,还可以与放疗、化疗、靶向药物及免疫药物联合用药,以达到更好的治疗效果,并且在围手术期的新辅助和辅助治疗方面也可以起到重要作用。

a. 免疫单药治疗

帕姆单药一线治疗 PD-L1 阳性（肿瘤比例评分 TPS≥1%）且驱动基因阴性（EGFR 突变野生型/ALK 融合基因阴性）的晚期 NSCLC，其疗效优于含铂化疗，但在 PD-L1 表达 1%~49%的人群中未显示出明显的统计学差异，而对于 PD-L1 表达强阳性（TPS≥50%）的病人则有明显疗效，提示单药一线治疗晚期 NSCLC 获益主要来自 PD-L1 表达≥50%的人群。未来需要将 PD-L1 的表达程度进一步分层，以确定不同表达程度的治疗效果和特点。

b. 免疫联合治疗

（1）在广泛期小细胞肺癌（SCLC）病人的标准一线化疗方案（EP 方案：卡铂+依托泊苷）中，加入 PD-L1 抑制剂阿特珠单抗注射液（Atezolizumab，商品名 Tecentriq）相比于单用化疗方案能延长病人总生存期（OS）和无进展生存期（PFS）。广泛期 SCLC 的标准治疗数十年未变，最近的这项研究给出了近 30 年来首个显著改善生存的一线治疗方案，有望改变临床实践。该研究结果提示，阿特珠单抗联合 EP 方案可作为广泛期小细胞肺癌的标准一线治疗方案。

（2）目前以铂类为基础的化疗联合贝伐珠单抗已经获批用于晚期非鳞 NSCLC 一线治疗。最近一项名为 IMpower150 的研究表明，在紫杉醇卡铂+贝伐珠单抗的基础上联合阿特珠单抗注射液，无论其 PD-L1 表达状态高低，都可以显著延长病人的 PFS。这是在 EGFR 基因和 ALK 基因阳性病人中第一项观察到免疫治疗可以显著获益的随机临床研究。然而，这种四药联合方案治疗费用将会非常昂贵，副作用也相对较大，将会成为制约其临床应用的主要问题。

（3）最近的 KEYNOTE-042 等多项研究表明，对于晚期非小细胞肺癌病人，无论是鳞癌还是非鳞癌，进行一线治疗时，在标准化疗方案基础上加入 PD-1 抑制剂纳武利尤单抗、帕姆单抗或 PD-L1 抑制剂阿特珠单抗，都可以显著提高病人的 OS 和 PFS，且与 PD-L1 表达水平无关，这意味着免疫治疗联合化疗将成为晚期肺癌治疗的新选择，同时也可以作为 PD-L1 不表达的晚期非小细胞肺癌病人治疗的重要补充。

（4）III 期不可切除 NSCLC 病人的标准治疗为含铂方案同步放化疗，然而这些病人的预后较差，5 年生存率仅为 15%~30%。PD-L1 抑制剂德瓦鲁单抗（Durvalumab，商品名 Imfinzi）作为巩固治疗，用于接受了标准含铂方案同步放化疗后未发生疾病进展的 III 期不可切除 NSCLC 病人，预后得到了明显的改善。这是首个在 III 期不可切除 NSCLC 病人中显示出生存获益的药物，该研究结果支持放化疗序贯免疫治疗方案，这可能是 III 期不可切除 NSCLC 病人未来新的标准治疗策略。

（5）伊匹单抗注射液（Ipilimumab，商品名 Yervoy）是抗细胞毒性 T 淋巴细胞相关抗原 4（CTLA-4）抗体，它是不同于 PD-1/PD-L1 的另一类免疫治疗药物。最近的一项研究表明，无论 PD-L1 表达水平高低，对于肿瘤突变负荷（TMB）高于 10mut/MB 的 NSCLC 病人，一线治疗直接使用纳武利尤单抗联合伊匹单抗注射液，比任何一种单药治疗效果都好，这表明双免疫治疗在 SCLC 病人中可能获得更好的结果，这也提示 TMB 可能是所有肺癌免疫治疗的潜在生物标志物，能够在一定程度上预测免疫治疗的效果。

（6）对于纳武利尤单抗新辅助治疗可手术切除的非小细胞肺癌病人，最近的这项研究显示，病人的免疫治疗耐受良好，没有预期外的毒副作用，也没有因此推迟手术，此外病人体内的肿瘤特异性 T 细胞克隆在肿瘤内和外周血中均有增加，这说明新辅助免疫治疗可促进 T 细胞浸润消灭肿瘤，并促进外周血中 T 细胞增殖从而抑制肿瘤转移，理论上有利于改善病人预后。但整个研究仍处于初步阶段，缺乏对照组，因此尚未能完全证实新辅助免疫治疗可改善早期肺癌病人的临床预后结果。

从以上研究中可以看到，以免疫为基础的治疗涉及肿瘤微环境、肿瘤细胞遗传学和表观遗传学的改变，还与宿主的免疫状态、微生物等有关，免疫治疗的疗效评估需要综合指标。未来开展免疫联合治疗的研究需要根据基因表达谱、表观遗传学改变、免疫细胞成分比例、免疫调节网络、临床病理资料等综合指标对肿瘤病人进行免疫分型，根据不同的免疫表型特征选择适合的联合治疗策略应该是我们探索的方向。

c. 免疫治疗的生物标志物

对于肿瘤的免疫治疗，寻找有效的生物标志物和潜在获益人群至关重要。PD-L1 高表达是 NSCLC 一线免疫治疗的重要分子标记，但它并非是免疫检查点抑制剂通用的疗效预测标志物。TMB 是潜在、有意义的预测疗效的标志物，但确定合适的阈值需要更多数据的支持，统一 TMB 检测的标准和范围也十分重要。除 PD-L1、TMB 外，免疫治疗中潜在的生物标志物还有很多，如 dMMR、MSI、p53、T 细胞功能状态、肠道微生态等，这些都有可能成为指导免疫治疗获益人群的指标。单一生物标志物预测疗效有限，基于肿瘤免疫应答的复杂性，综合考虑多步骤、多变量可能是未来的研究方向。

3. 靶向治疗

分子靶向药物作为一种新型治疗药物，与传统化疗药物（如细胞毒类药物）相比具有更强的针对性，可以增强对肿瘤的杀伤力，并减少对正常细胞的毒副作用。掌握靶向药物的分子学基础，选择正确的靶点及肿瘤分子标志物，开展分子靶向药物耐药机制研究，寻求分子靶向药物与手术等其他治疗方法的优化组合，已成为分子靶向抗肿瘤领域的探索热点。

a. 表皮生长因子受体酪氨酸激酶抑制剂（EGFR-TKI）

EGFR 突变是 NSCLC 最重要的驱动基因之一，是非小细胞肺癌中最为常见的突变类型。晚期肺腺癌病人的 EGFR 突变率为 10%~44%，我国肺腺癌病人的突变率更为显著。目前，一代 EGFR-TKI 吉非替尼和厄洛替尼，以及二代 EGFR-TKI 阿法替尼已经获批用于 EGFR 突变型晚期 NSCLC 的一线治疗。虽然对于 EGFR 突变阳性的晚期 NSCLC 病人，一代、二代 EGFR-TKI 已然成为标准治疗方案，但是标准 EGFR-TKI 治疗过程中出现 T790M 耐药突变的发生率达 50%，导致 EGFR-TKI 治疗失败。第三代 EGFR-TKI 奥希替尼可以高选择性地抑制 EGFR 敏感突变和 T790M 突变所导致的耐药，目前已经获批用于 EGFR-TKI 耐药后、T790M 突变阳性的晚期 NSCLC 病人。此外，既往的研究也证实奥希替尼具有显著的血脑屏障穿透作用，可用于合并脑转移的晚期 NSCLC 病人。

根据临床前数据和前期临床试验结果,奥希替尼可以作为 EGFR 突变阳性的晚期 NSCLC 病人的一线治疗方案。

（1）在术前新辅助治疗中的应用：我国研究人员主导的 CTONG 1103 研究是世界第一项 EGFR-TKI 新辅助治疗研究,初步结果显示,新辅助 EGFR-TKI 厄洛替尼在治疗 IIIA-N2 期 EGFR 突变 NSCLC 病人中具有良好的疗效及安全性,在有效率、无进展生存期、病理缓解率等方面明显优于新辅助化疗,可一定程度缩小肿瘤,提高 R0 切除率、淋巴结降期率,为这部分病人提供了一种新的治疗策略。但总体而言获益差于 IV 期 NSCLC 中观察到的疗效,未来需要进一步探索生物标志物引导下 EGFR 突变 IIIA-N2 期 NSCLC 病人的新辅助治疗方案。

（2）在术后辅助治疗中的应用：对于 NSCLC 术后分期为 II~III 期的病人,以前指南推荐以铂类为基础的辅助化疗 3~4 个周期,但其有效性非常有限,病人 5 年生存率提高仅在 5%左右,70%~80%的病人不能从辅助化疗中获益,且毒性反应大。我国研究人员主导的 EVEN 研究、ADJUVANT 研究分别是对 IIIA 期和 II-IIIA 期 NSCLC 病人,术后应用 EGFR-TKI 药物对比化疗药物的治疗效果,结果显示,病人的 DFS 和 OS 均有明显改善,提示 EGFR-TKI 类药物不仅是晚期肺癌的一线治疗方案,同时也可提前到早中期肺癌术后辅助阶段使用,未来可能会因此改变现有的治疗策略。

（3）在晚期肺癌中的应用：ARCHER 1050 研究是第一个直接对比二代 EGFR-TKI 和一代 EGFR-TKI 在一线治疗 EGFR 突变的晚期 NSCLC 病人中治疗效果的临床研究,结果显示,二代 EGFR-TKI 达克替尼的 PFS 显著优于一代 EGFR-TKI 吉非替尼,这一研究结果支持达克替尼用于 EGFR 突变的晚期 NSCLC 一线治疗,为这类病人提供了一个新的治疗选择。

（4）EGFR-TKI 耐药的研究：我国最新研究报告显示,EGFR 突变的 NSCLC 病人中共存突变广泛存在,且共存突变与 EGFR 突变 NSCLC 病人的 EGFR-TKI 原发性耐药密切相关。该研究提示了多重基因测序对 NSCLC 精准治疗的重要性,可能需设计联合或序贯治疗临床试验,以逆转共存突变病人的耐药及不良预后。

b. 间变性淋巴瘤激酶抑制剂（ALK-TKI）

ALK 突变在 NSCLC 病人中发生的概率仅 5%左右,是突变概率较低的一种类型,常见于肺腺癌,在鳞癌中较少见。虽然 ALK 突变的概率较低,但有诸多的靶向药物都取得了不错的治疗效果。

（1）第一代 ALK-TKI：我国研究人员发起的 PROFILE 1029 研究结果表明,在 ALK 阳性的东亚病人中,与以铂类为基础的标准化疗方案相比,第一代 ALK-TKI 克唑替尼一线治疗可显著改善晚期 NSCLC 病人的预后,克唑替尼治疗后病人的 PFS 显著延长,客观缓解率有所提高。

（2）第二代 ALK-TKI：Brigatinib 是一种新型的 ALK 抑制剂,是第一个针对第一代 ALK-TKI 克唑替尼耐药后治疗有效的药物,对于所有接受过克唑替尼治疗及初次接受 ALK-TKI 治疗的病人,其总体有效率高达 73%。在未接受 AKL-TKI 治疗的 ALK 阳性 NSCLC 病人中,Brigatinib 较克唑替尼显著延长 PFS。Brigatinib 或将成为 AKL+NSCLC

的新一线选择。

（3）第三代 ALK-TKI：我国研究人员发起的 ALESIA 研究最近报道了在初治 ALK 阳性晚期 NSCLC 亚洲病人中开展的对比第三代 ALK-TKI 阿来替尼（Alectinib）和第一代 ALK-TKI 克唑替尼的 III 期试验结果，结果证明，与克唑替尼相比，阿来替尼在未经治疗的 ALK 阳性 NSCLC 病人的初步治疗中效果更好。无论有无中枢神经系统转移，阿来替尼的预后都优于克唑替尼，并且使中枢神经系统疾病进展风险显著降低。

c. 我国自主创新靶向药物

（1）安罗替尼：作为新型多靶点小分子酪氨酸激酶抑制剂，安罗替尼可强效抑制 VEGFR、PDGFR、FGFR 和 c-Kit 等多个靶点，具有抗肿瘤血管生成和抑制肿瘤生长的作用，我国研究人员发起的 ALTER 0303 研究显示，在该研究入组的中国晚期 NSCLC 病人中，安罗替尼具有良好的耐受性，是晚期 NSCLC 病人潜在的三线及以上治疗选择。ALTER1202 研究显示，安罗替尼在难治、多线复发的 SCLC 病人中使疾病控制率和死亡风险都得到明显改善，所有亚组的病人接受安罗替尼治疗均显著获益，尤其是对于脑转移和三线治疗的病人获益更为显著。

（2）埃克替尼：埃克替尼是我国首个自主创新 EGFR-TKI、对 EGFR 突变晚期 NSCLC 病人有很好疗效的药物。我国研究人员发起的 INCREASE 研究，探索了埃克替尼加量治疗 *EGFR* 基因 21 外显子 L858R 突变晚期 NSCLC 病人的效果，结果显示其给病人带来一定的临床收益，且耐受性良好，可考虑作为 EGFR 21 L858R 突变病人治疗的新标准，未来的研究需要对该结论进一步验证。

肺癌的防治研究每时每刻都有新的进展，随着基因分子学、人工智能等生物技术和前沿科技的快速发展，加上手术、化疗、放疗、靶向治疗和免疫治疗各个方面的综合应用，我们有理由相信，肺癌对于人类的危害一定会越来越小，肺癌治愈的目标也会离我们越来越近。

主要参考文献

[1] Bray F, Ferlay J, Soerjomataram I, et al. Global cancer statistics 2018: GLOBOCAN estimates of incidence and mortality worldwide for 36 cancers in 185 countries. CA Cancer J Clin, 2018, 68(6): 394-424.

[2] Martín-Sánchez JC, Lunet N, González-Marrón A, et al. Projections in breast and lung cancer mortality among women: a Bayesian analysis of 52 countries worldwide. Cancer Research, 2018, 78(15): 4436-4442.

[3] Chen W, Zheng R, Baade PD, et al. Cancer statistics in China, 2015. CA Cancer J Clin, 2016, 66(2): 115-132.

[4] Wang D, Wang L, Shi J, et al. Trends on clinical characteristics and medical service use of lung cancer in China 2005－14: a multicentre retrospective survey. The Lancet, 2017, 390: S25.

[5] Zhou Q, Fan Y, Wang Y, et al. China national lung cancer screening guideline with low-dose computed tomography (2018 version). Zhongguo Fei Ai Za Zhi, 2018, 21(2): 67-75.

[6] Li W, Qiu T, Guo L, et al. Primary and acquired EGFR T790M-mutant NSCLC patients identified by routine mutation testing show different characteristics but may both respond to osimertinib treatment. Cancer Lett, 2018, 423: 9-15.

[7] Yang Z, Yang N, Ou Q, et al. Investigating novel resistance mechanisms to third-generation EGFR tyrosine kinase inhibitor Osimertinib in non-small cell lung cancer patients. Clin Cancer Res, 2018, 24(13): 3097-3107.

[8] Tian Y, Wang Z, Liu X, et al. Prediction of chemotherapeutic efficacy in non-small cell lung cancer by serum metabolomic profiling. Clin Cancer Res, 2018, 24(9): 2100-2109.

[9] Lu Z, Li Y, Che Y, et al. The TGFbeta-induced lncRNA TBILA promotes non-small cell lung cancer progression *in vitro* and *in vivo* via cis-regulating HGAL and activating S100A7/JAB1 signaling. Cancer Lett, 2018, 432: 156-168.

[10] Jiang L, Liu J, Gonzalez-Rivas D, et al. Thoracoscopic surgery for tracheal and carinal resection and reconstruction under spontaneous ventilation. J Thorac Cardiovasc Surg, 2018, 155(6): 2746-2754.

[11] Liang H, Liang W, Zhao L, et al. Robotic versus video-assisted lobectomy/segmentectomy for lung cancer: a meta-analysis. Ann Surg, 2018, 268(2): 254-259.

[12] Horn L, Mansfield AS, Szczesna A, et al. First-line Atezolizumab plus chemotherapy in extensive-stage small-cell lung cancer. N Engl J Med, 2018: 2220-2229.

[13] Antonia SJ, Villegas A, Daniel D, et al. Overall Survival with Durvalumab after chemoradiotherapy in stage III NSCLC. N Engl J Med, 2018: 2342-2350.

[14] Hellmann MD, Callahan MK, Awad MM, et al. Tumor mutational burden and efficacy of Nivolumab monotherapy and in combination with Ipilimumab in small-cell lung cancer. Cancer Cell, 2018, 33(5): 853-861.

[15] Forde PM, Chaft JE, Pardoll DM. Neoadjuvant PD-1 blockade in resectable lung cancer. N Engl J Med, 2018, 379(9): e14.

[16] Devarakonda S, Rotolo F, Tsao MS, et al. Tumor mutation burden as a biomarker in resected non-small-cell lung cancer. J Clin Oncol, 2018, 36(30): 2995-3006.

[17] Yue D, Xu S, Wang Q, et al. Erlotinib versus vinorelbine plus cisplatin as adjuvant therapy in Chinese patients with stage IIIA EGFR mutation-positive non-small-cell lung cancer (EVAN): a randomised, open-label, phase 2 trial. Lancet Respir Med, 2018, 6(11): 863-873.

[18] Zhong WZ, Wang Q, Mao W M, et al. Gefitinib versus vinorelbine plus cisplatin as adjuvant treatment for stage II-IIIA (N1-N2) EGFR-mutant NSCLC (ADJUVANT/CTONG1104): a randomised, open-label, phase 3 study. Lancet Oncol, 2018, 19(1): 139-148.

[19] Wu YL, Cheng Y, Zhou X, et al. Dacomitinib versus gefitinib as first-line treatment for patients with EGFR-mutation-positive non-small-cell lung cancer (ARCHER 1050): a randomised, open-label, phase 3 trial. Lancet Oncol, 2017, 18(11): 1454-1466.

[20] Hong S, Gao F, Fu S, et al. Concomitant genetic alterations with response to treatment and epidermal growth factor receptor tyrosine kinase inhibitors in patients with EGFR-mutant advanced non-small cell lung cancer. JAMA Oncol, 2018, 4(5): 739-742.

[21] Wu YL, Lu S, Lu Y, et al. Results of PROFILE 1029, a phase III comparison of first-Line Crizotinib versus chemotherapy in East Asian patients with ALK-positive advanced non-small cell lung cancer. J Thorac Oncol, 2018, 13(10): 1539-1548.

[22] Camidge DR, Kim HR, Ahn MJ, et al. Brigatinib versus Crizotinib in ALK-positive non-small-cell lung cancer. N Engl J Med, 2018, 379(21): 2027-2039.

[23] Zhou C, Lu Y, Kim SW, et al. Primary results of ALESIA: A randomized, phase III, open-label study of alectinib versus crizotinib in Asian patients with treatment-na?ve ALK+ advanced NSCLC. 2018 ESMO Congress, Munich, Germany, Abstract LBA10, 2018.

[24] Han B, Li K, Wang Q, et al. Effect of Anlotinib as a third-line or further treatment on overall survival of patients with advanced non-small cell lung cancer: The ALTER 0303 phase 3 randomized clinical trial. JAMA Oncol, 2018, 4(11): 1569-1575.

肝癌诊疗研究进展

郭　伟　吴鸿伟　张忠涛

国家消化系统疾病临床医学研究中心

首都医科大学附属北京友谊医院

尽管世界卫生组织（World Health Organization，WHO）对肝肿瘤有明确而详细的定义和分类，但临床上还是将原发性肝脏肿瘤分为肝细胞癌（hepatic cell carcinoma，HCC）和胆管细胞癌（cholangiocellular carcinoma，CCC）来讨论。2018 年初发表在顶级肿瘤学杂志 *CA：A Cancer Journal for Clinicians* 上的数据预测全球新发肝脏肿瘤 84.1 万例，发病率在所有肿瘤中排第 6 位（占所有肿瘤的 4.7%，男性肿瘤发病率排第 5 位、女性肿瘤发病率排第 9 位）；肝脏肿瘤病死病例 78.2 万例，死亡率在所有肿瘤中排第 4 位（占所有肿瘤的 8.2%，男性肿瘤死亡率排第 2 位、女性肿瘤死亡率排第 6 位）。而 WHO 发布的数据中，HCC 是第 5 位最常见的肿瘤、是第 2 位肿瘤相关死亡的病因。由此可见，即使现代医学进展迅猛，肝癌也仍然是最常见、最影响病人生存的恶性肿瘤之一。我国素有"肝癌大国"的说法，病毒性肝炎、饮酒、不健康饮食习惯等危险因素使得肝癌的防治对我国尤为重要。

由于 HCC 发病率远高于 CCC，其相关研究也更多，本文将国内外 HCC 的诊疗研究进展进行综述，对比其优势与差异，并展望未来发展前景。

（一）国际研究进展

1. 早期筛查

21 世纪，肝脏外科手术技术的进步和靶向药物的研发都取得了巨大的成就。即便如此，HCC 病人的总体生存情况也并没有获得明显的改善。这是因为只有不足 40% HCC 病人有机会接受手术，更多的病人在诊断时已是晚期或合并多复发病灶的肝硬化或脂肪肝。其原因一方面受限于检查手段，另一方面是因为保健体系还不够完善，尤其在欠发达地区，医师的培训和群众的宣教都有待提高。

在 2018 年 1 月美国肝病研究学会（AASLD）更新的 HCC 诊疗实践指南中，各种病因引起的肝硬化及 B 型肝炎病毒携带者均属于 HCC 高危人群，都建议进入筛查序列，推荐肝脏超声联合血清甲胎蛋白（alpha-fetoprotein，AFP）检测作为 HCC 筛查和监测手段，并对不同疾病状态的病人进行了风险分层。尽管 AFP、肝脏超声作为 HCC 筛查和监测手段历史长久，但其并不是理想的筛查方法，因为敏感度和特异度还不够高。日本的指南推荐在筛查时常规联合生物标志物甲胎蛋白异质体 AFP-L3、脱-γ-羧基凝血酶原（DCP）。而韩国则以影像学为主、AFP 为辅。本年度有多项研究声称发现的新的生物标志物可作为 HCC 的早期筛查方法，如 EpCAM 阳性的导管上皮细胞、TGF-β 表达通路突变等，均处于研究阶段，距离常规临床使用还需实践考验。另外，很多生物标志物被发现并被认为可以作为术前预测疗效和预后监测的因子，但均缺乏充足的证据，除

AFP 外均未被列入指南。

目前有研究发现，肝脏特异的动态增强磁共振成像（magnetic resonance imaging，MRI）和特殊序列的 MRI 对 HCC 的筛查更有优势，但是考虑到成本与效用，大多指南仍不推荐电子计算机断层扫描（computed tomography，CT）和 MRI 作为肝硬化病人筛查 HCC 的首选方式。

2. 诊断

对于典型的动态增强多期 CT 或动态多相 MRI≥10mm 的肝脏结节，或合并 AFP≥20μg/ml 的肝脏病变，针对 HCC 的诊断不难做出。美国国立综合癌症网络（National Comprehensive Cancer Network，NCCN）和 AASLD、欧洲肝脏研究学会（European Association for the Study of the Liver，EASL）等组织均认同 CT、MRI 的典型影像学特征包括：结节≥1cm；动脉期强化；根据结节大小，联合其他影像学表现，如静脉期洗脱、病灶增长超过阈值和边缘强化。其他的影像学表现可借助联合 MRI、超声造影、特殊对比剂 MRI 等。如果缺乏以上影像学表现而仍怀疑恶性，需考虑肝脏活检。

影像学技术的进步使得无创的影像诊断效率进一步提高，肝脏影像报告及数据系统（liver imaging reporting and data system，LI-RADS）提出的诊断标准可以达到近百分之百的特异性，如使用传统钆对比剂的 MRI 可达到 68.9% 的敏感度和 100% 的特异度，使用细胞外对比剂的 15 分钟延迟 MRI 序列可能达到约 80% 的敏感度。多项研究提示，增强 MRI 对于诊断 HCC 更有价值，然而证据等级较低，而且混杂因素较多，所以指南并无选择影像学及对比剂的推荐。

HCC 大多伴有肝硬化，其预后不仅取决于肿瘤，还与肝功能和全身体质状态密切相关。大多数实体肿瘤应用的 TNM 分期不能确定肝功能损伤程度和体质状态。美国国际抗癌联盟和癌症联合会（Union for International Cancer Control/American Joint Committee on Cancer，UICC/AJCC）肝癌分期在需要进行手术切除的病人中是十分有用的，但这只适用于少数人群，也只有 NCCN 指南沿用了 TNM 来进行分期。AASLD、欧洲肝脏研究学会（European Association for the Study of the Liver，EASL）、欧洲癌症研究和治疗组织（European Organization for Research on Treatment of Cancer，EORTC）联合发布的 EASL/EORTC 肝癌诊疗指南和欧洲临床肿瘤协会（European Society for Medical Oncology，ESMO）、欧洲消化肿瘤疾病协会（European Society of Digestive Oncology，ESDO）发布的临床实践指南均建议巴塞罗那临床肝癌分期系统（Barcelona clinic liver cancer，BCLC）作为预后和治疗的标准。因为 BCLC 基于肿瘤分期、肝脏功能状态、身体状况和癌症相关症状 4 个变量，与合适的治疗方法联系起来，能预测预后。

3. 治疗

近 10 年，有关 HCC 的治疗进展迅猛，尤其是病人筛选和技术进步。HCC 治疗包括治愈性治疗和姑息性治疗。治愈性治疗包括手术切除、消融和肝脏移植。姑息性治疗的目的是延缓肿瘤进展，手段包括经导管动脉栓塞化疗（transcatheter arterial chemoembolization，TACE）、经动脉放射性栓塞（transarterial radioembolization，TARE）、立体定向体部放疗（stereotactic body radiation therapy，SBRT）和全身化疗。

　　HCC 手术切除的原则始终是保证彻底性（根治）和安全性（保留足够肝组织和肝功能），只是达到这一目的的手段各有不同：肝胆外科已将开放手术做到极致；微创外科的腹腔镜技术、机器人手术涉猎范围也越来越广；加速康复外科（enhanced recovery after surgery，ERAS）、损伤控制外科（damage control surgery，DCS）理念在肝脏手术的应用中也更加完善，尤其是越来越多的中心有能力开展诸如腹腔镜下右肝切除、尾状叶切除、联合肝段切除手术，或腹腔镜下解剖性肝段切除、腹腔镜下非解剖性肝段切除手术，越来越多的文献支持腹腔镜技术的安全性和有效性，使得腹腔镜技术登上指南指日可待。

　　肝脏移植虽然是早期 HCC 的高效根治手段，但是由于受限于供体匮乏，指南依旧要求遵循 Milan 标准筛选病人。肝脏移植后的 HCC 复发率达 11%~18%，研究已经建立了有效预测复发的 MORAL 模型和 RETREAT 模型，但是其广泛应用还需要更多研究的支持。指南认可消融、TACE、TARE、SBRT 作为通向肝脏移植的"桥梁"，目前 TACE 是循证证据最高的治疗。

　　在姑息性治疗方面，各种方法并无优劣之分。进展期 HCC 也需要多学科团队协作（multiple disciplinary team，MDT）制定个体化治疗。在系统治疗中，索拉非尼的一线地位越来越多地受到新靶向药物的挑战。临床研究一直在探索新型分子靶向药物在辅助治疗和解救治疗中的疗效，如乐伐替尼（Lenvatinib）、瑞戈非尼（Regorafenib）、雷莫芦单抗（Ramucirumab）均有喜人的结果报道。系统治疗联合局部治疗的多种手段为晚期 HCC 病人提高生存质量带来了希望。

　　近年来，热门的免疫治疗及相关研究在 HCC 领域亦颇为火热，尤其是免疫检查点抑制剂，如抗 PD-1/PD-L1 抗体和 CTLA-4 阻断剂备受关注。它们通过调节免疫反应的独特机制杀死癌细胞，使很多化疗失败且对靶向药物耐药的病人又有了新的治疗方法。其中，PD-1 拮抗剂纳武单抗（Nivolumab）在晚期 HCC 表现出出色缓解率和缓解持续时间，CTLA-4 抗体 Tremelimumab 联合局部治疗体现出抗肿瘤和抗病毒潜力。2017 年 5 月，美国食品与药品管理局（FDA）批准 Pembrolizumab 可用于治疗微卫星高度不稳定性及错配修复基因缺陷的任何实体肿瘤，同年 9 月批准纳武单抗用于晚期 HCC 的二线治疗。这对于 HCC 的治疗具有划时代的意义，也使各学者对癌症起源和治疗的研究有了新的着力点。与此同时，更多的靶向、免疫治疗药物及其应用方面的临床研究也还在如火如荼地开展中。

（二）国内研究进展

　　1. 早期筛查和诊断

　　中华人民共和国国家卫生和计划生育委员会于 2017 年 6 月发布了《原发性肝癌诊疗规范（2017 年版）》（以下简称"规范"），该诊疗规范在 AASLD 指南的基础上根据我国的情况进行了优化。我国肝癌的高危人群主要包括：具有乙型肝炎病毒（hepatitis B virus，HBV）和/或丙型肝炎病毒（hepatitis C virus，HCV）感染、长期酗酒、非酒精脂肪性肝炎、食用被黄曲霉毒素污染的食物、各种原因引起的肝硬化及有肝癌家族史等人群，尤其是年龄>40岁的男性风险更大。同样建议 AFP 和肝脏超声作为筛查手段，建议高危人群每隔 6 个月至少进行 1 次检查。相比于国外指南每 6 个月检查超声联合 AFP，"规范"要求至少每 6 个月检查超声+AFP，并可联合使用 AFP-L3、DCP、α-L-岩藻糖苷酶（α-L-fucosidase，AFU）等生物标志物。在 2018 年度，南方医科大学团队建立了用免疫荧光法检测血清磷脂酰肌醇蛋白聚糖-3（glypican-3，GPC3）以诊断 HCC 的方法，敏感度、特异度可分别达到 93.3%、94.7%。

对于其他影像学检查，"规范"建议"综合应用、优势互补、全面评估"。可选的检查包括超声造影、增强 CT（碘对比剂）、增强 MRI（肝细胞特异性对比剂 Gd-EOB-DTPA）、数字减影血管造影（digital substraction angiography，DSA）、正电子发射计算机断层成像（positron emission tomography-CT，PET-CT）和单光子发射计算机断层扫描仪（single-photon emission computed tomography-CT，SPECT-CT），尤其肯定了超声造影和普美显动态增强 MRI 的价值。

在 HCC 的诊断分期方面，借鉴了 BCLC 模式，将肿瘤分期、肝脏功能状态、身体状况结合起来，为全身状况较好但肿瘤数目较多（≥4 个）或较大（>5cm）甚至血管侵犯的病人保留了手术治疗或者射频消融的根治机会，大大改善了预后。

2. 治疗

"规范"指出，肝癌的治疗"须重视多学科综合治疗协作组的模式""合理治疗方法的选择需要有高级别循证依据支持，但也需要同时考虑地区和经济水平差异"。手术切除不是仅限于早期 HCC，而是只要能保证肿瘤安全性及围手术期安全性均可手术。体积较大并不是手术切除的禁忌，术前 TACE、门静脉栓塞或结扎、术中消融、联合肝脏分隔和门静脉结扎的二步肝切除术（associating liver partition and portal vein ligation for staged hepatectomy，ALPPS）等都是可选择的可增加 HCC 可切除性的手段。同时，三维可视化成像技术的发展、术中超声的精准定位、吲哚菁绿肝段染色技术都能显著提高 HCC 根治性切除率。在手术方式方面，解剖性肝切除和非解剖性肝切除的争议依然存在，但越来越多的证据更倾向于解剖性肝切除；腹腔镜肝切除和开放手术肝切除的意见也尚未统一，但我国腹腔镜甚至机器人手术技术的迅猛进展积累了越来越多的经验，使得"规范"放宽了肝切除微创手术的适应证。但手术方面要想改变国际指南还需要更高级的临床研究证据。

国内肝移植治疗 HCC 的标准均不同程度地扩大了 Milan 标准或美国加利福尼亚大学旧金山分校 UCSF 标准，虽然可使更多的肝癌病人因肝移植手术受益，但并未明显降低术后总体存活率和无瘤存活率。

HCC 术后高复发率要求我们更加重视术后治疗，术后预防性 TACE、免疫调节剂如干扰素 α、胸腺肽 α1（胸腺法新）等均有一定的预防复发的作用，但缺乏高级别的循证医学证据。我国传统中药早就在肿瘤治疗方面崭露头角，其中研究较多的是槐耳颗粒。国内一项入组 1044 例病人的多中心随机对照研究比较了槐耳颗粒在 HCC 辅助治疗与空白对照中的效果，槐耳颗粒在无复发生存期（recurrence-free survival，RFS）和总生存期（overall survival，OS）均显示出优势：RFS 为 75.5 周 vs 68.5 周（HR 0.67；95% CI 0.55~0.81），RFS 率为 62.39% vs 49.05%（95% CI 6.74~19.94；p=0.0001）；OS 率为 95.19% vs 91.46%（95% CI 0.26~7.21；p=0.0207），这项研究有力地证明了中成药也可以在肿瘤的复发防治上起到重要作用。

高复发率和高比例的中晚期 HCC 也有多种手段，除了 TACE，局部治疗还有射频消融（radiofrequency ablation，RFA）、微波消融（microwave ablation，MWA）、冷冻治疗、高功率超声聚焦消融（high power focused ultrasound ablation，HIFU）、无水乙醇注射治疗（percutaneous ethanol injection，PEI）、内放射治疗、外放射治疗及不同治疗联合等技术。

（三）国内外对比及展望

患众是医学的老师，我国病毒性肝炎病例资源丰富，随着科普、宣教和诊断水平的提高，近年来酒精性肝硬化、脂肪性肝硬化、自身免疫性肝硬化病例逐渐增多，这使得各种肝病背景上的 HCC 都有庞大数量。在此基础上，国家对医学科研投入逐年增加，国际交流合作日益加深，国内科研资源和平台建设部分已经达到甚至超过欧美医学科研强国，但是目前高水平的产出还比较少，创新性也有不足。

临床研究的开展需要着眼长期，从医学教育做起，贯穿所有医疗过程。我国临床研究起步较晚，近年来才如雨后春笋般涌现于临床研究注册平台。临床研究不在于多，而在于严谨的设计、严格的执行，这也要求更多的投入、更严格的质控。我国不同地区、多级单位临床水平参差不齐，难以控制混杂因素，难以牵头大规模的多中心临床研究。临床研究要求立足于临床、连接基础与实践。不当的资源配置、繁重的临床工作压缩了科研时间，缺少专业化人才。以上这些情况在一定程度上制约了我国肿瘤诊疗水平的进步。

可喜的是我们已经认识到以上问题。在国家有关部门的支持下，我国国家癌症中心、国家临床医学研究中心及协同网络都已发挥效用。无论是政策支持、资源配置，还是全程指导、质量把控都高于以往水平。依托于国家临床医学研究中心，在肝病、肝癌方面，已经成功建立全国多中心大数据库和研究平台；依托于各级实验室，建立了多个高水准样本库，开展了一系列基础研究和临床研究。这些对于人才成长、临床转化意义重大，在此基础上的医药创新、诊疗水平提高指日可待。

主要参考文献

[1] Bray F, Ferlay J, Soerjomataram I, et al. Global cancer statistics 2018: GLOBOCAN estimates of incidence and mortality worldwide for 36 cancers in 185 countries. CA Cancer J Clin, 2018, 68(6): 394-424.

[2] WHO. Global Cancer Observatory. 2018. http://globocan.iarc.fr/old/FactSheets/cancers/liver-new.asp [2019-2-12].

[3] Heimbach J, Kulik LM, Finn R, et al. AASLD guidelines for the treatment of hepatocellular carcinoma. Hepatology, 2018, 67(1): 358-380.

[4] Matsumoto T, Takai A, Eso Y, et al. Proliferating EpCAM-positive ductal cells in the inflamed liver give rise to hepatocellular carcinoma. Cancer Res, 2017, 77(22): 6131-6143.

[5] Chen J, Zaidi S, Rao S, et al. Analysis of genomes and transcriptomes of hepatocellular carcinomas identifies mutations and gene expression changes in the transforming growth factor-β pathway.

Gastroenterology, 2018, 154(1): 195-210.

[6] Kim SY, An J, Lim YS, et al. MRI with liver-specific contrast for surveillance of patients with cirrhosis at high risk of hepatocellular carcinoma. JAMA Oncol, 2017, 3(4): 456-463.

[7] Besa C, Lewis S, Pandharipande PV, et al. Hepatocellular carcinoma detection: diagnostic performance of a simulated abbreviated MRI protocol combining diffusion-weighted and T1-weighted imaging at the delayed phase post gadoxetic acid. Abdom Radiol(NY), 2017, 43(3): 179-190.

[8] Tang A, Bashir MR, Corwin MT, et al. Evidence supporting LI-RADS major features for CT and MR imaging–based diagnosis of hepatocellular carcinoma: a systematic review.Radiology, 2018, 286(1): 29-48.

[9] Kim YY, An C, Kim S, et al. Diagnostic accuracy of prospective application of the Liver Imaging Reporting and Data System (LI-RADS) in gadoxetate-enhanced MRI. Eur Radiol, 2018, 28(5): 2038-2046.

[10] Lee SE, An C, Hwang SH, et al. Extracellular contrast agent-enhanced MRI: 15-min delayed phase may improve the diagnostic performance for hepatocellular carcinoma in patients with chronic liver disease. Eur Radiol, 2018, 28(4): 1551-1559.

[11] Roberts LR, Sirlin CB, Zaiem F, et al. Imaging for the diagnosis of hepatocellular carcinoma: a systematic review and meta-analysis. Hepatology, 2018, 67: 401-421.

[12] Yoon YI, Kim KH, Kang SH, et al. Pure laparoscopic versus open right hepatectomy for hepatocellular carcinoma in patients with cirrhosis: a propensity score matched analysis. Ann Surg, 2017, 265(5): 856-863.

[13] Halazun KJ, Najjar M, Abdelmessih RM, et al. Recurrence after liver transplantation for hepatocellular carcinoma: a new MORAL to the story. Ann Surg, 2017, 265(5): 557-564.

[14] Mehta N, Heimbach J, Harnois DM, et al. Validation of a risk estimation of tumor recurrence after transplant (RETREAT) score for hepatocellular carcinoma recurrence after liver transplant. JAMA Oncol, 2017, 3(4): 493-500.

[15] Kudo M, Finn RS, Qin S, et al. Lenvatinib versus sorafenib in first-line treatment of patients with unresectable hepatocellular carcinoma: a randomised phase 3 non-inferiority trial. The Lancet, 2018, 391(10126): 1163-1173.

[16] Bruix J, Qin S, Merle P, et al. Regorafenib for patients with hepatocellular carcinoma who progressed on sorafenib treatment (RESORCE): a randomised, double-blind, placebo-controlled, phase 3 trial. The Lancet, 2017, 389(10064): 56-66.

[17] Chow PKH, Gandhi M, Tan SB, et al. SIRveNIB: selective internal radiation therapy versus sorafenib in Asia-Pacific patients with hepatocellular carcinoma. J Clin Oncol, 2018, 36(19): 1913-1921.

[18] El-Khoueiry AB, Sangro B, Yau T, et al. Nivolumab in patients with advanced hepatocellular carcinoma (CheckMate 040): an open-label, non-comparative, phase 1/2 dose escalation and expansion trial. The Lancet, 2017, 389(10088): 2492.

[19] Duffy AG, Ulahannan SV, Makorovarusher O, et al. Tremelimumab in combination with ablation in patients with advanced hepatocellular carcinoma. Journal of Hepatology, 2017, 66(3): 545-551.

[20] 中华人民共和国卫生和计划生育委员会医政医管局. 原发性肝癌诊疗规范(2017 年版). 消化肿瘤杂志(电子版), 2017, 9(4): 213-228.

[21] Chen JJ, Xie CM, Wang CR, et al. Development of a time-resolved fluorescence immunoassay for the diagnosis of hepatocellular carcinoma based on the detection of glypican-3. Journal of Fluorescence, 2017, 27(4): 1479-1485.

[22] 中华医学会数字医学分会, 中国研究型医院学会数字医学临床外科专业委员会. 复杂性肝脏肿瘤三维可视化精准诊治专家共识. 中国实用外科杂志, 2017, 37(1): 53-59.

[23] 王宏光. 吲哚菁绿肝段染色在腹腔镜肝癌切除中应用及意义. 中国实用外科杂志, 2018, 38(4): 376-378.

[24] Shan Y, Huang L, Xia Q. Salvage liver transplantation leads to poorer outcome in hepatocellular carcinoma compared with primary liver transplantation. Sci Rep, 2017, 7: 446-452.

[25] 夏念信, 邱宝安, 王敬晗, 等. 化疗联合槐耳颗粒对原发性肝癌术后复发/转移患者预后影响研究. 临床军医杂志, 2017, 45(9): 887-890.

[26] Chen Q, Shu C, Laurence AD, et al. Effect of Huaier granule on recurrence after curative resection of HCC: a multicentre, randomised clinical trial. Gut, 2018, 67(11): 2006-2016.

乳腺肿瘤诊疗进展

江泽飞　许凤锐
解放军总医院第五医学中心

2018 年伊始, 我国国家癌症中心公布了我国乳腺癌最新的发病和死亡分析报告, 结果显示, 2014 年全国新发乳腺癌病例数约 27.89 万, 位居女性恶性肿瘤第 1 位; 死亡病例约 6.60 万例, 位居女性恶性肿瘤第 5 位。GLOBOCAN 2018 数据显示, 在全球范围内, 乳腺癌在超过 100 个国家中是女性死亡率最高的恶性肿瘤。分析我国乳腺癌死亡率较低的原因, 一是因为其本身疾病的恶性程度较低, 二是离不开我国乳腺癌规范化诊疗的发展。

2018 年, 乳腺癌诊疗领域获得了飞速发展, 特别是由我国学者牵头的多中心临床研究及具有我国自主知识产权的新药取得了可喜的成果, 本文对 2018 年乳腺癌领域国内外进展进行综述, 重点介绍我国在该领域取得的成果, 并展望未来发展趋势。

（一）乳腺癌治疗进展

1. 靶向治疗

HER2 是乳腺癌重要的驱动基因, 2018 年国内外不断有新药和新方案优化靶向 HER2 阳性乳腺癌的治疗。美国的一项前瞻性随机对照研究发现, 对于新辅助治疗后有残余肿瘤病灶（乳腺和/或腋窝淋巴结内浸润性癌）的 HER2 阳性早期乳腺癌, 辅助治疗阶段使用 T-DM1 与使用曲妥珠单抗相比, 显著降低疾病复发或死亡风险（无浸润性疾病生存, iDFS）。该研究的结果证实对于 HER2 阳性早期乳腺癌, 新辅助治疗可以作为很好的疗效评估平台, 筛选出治疗疗效欠佳的病人, 通过优化方案, 进一步改善这部分病人的预后。

由上海复旦大学附属肿瘤医院牵头发起的亚太地区多中心 PEONY 研究, 探索了曲妥珠单抗联合帕妥珠单抗的双靶向方案在新辅助治疗中的疗效。结果证实, 在亚洲人群中曲妥珠单抗+帕妥珠单抗+多西他赛 4 个周期方案, 显著改善 HER2 阳性乳腺癌病人新辅助治疗的病理学完全缓解（pathologic complete response, pCR）情况, 且安全性良好。该研究为 HER2 阳性早期乳腺癌的双靶向治疗提供了新的证据支持。

吡咯替尼是我国自主研发的新一代抗 HER2 靶向药物, 是一种不可逆的酪氨酸激酶抑制剂。中国医学科学院肿瘤医院主持的一项 II 期临床研究评估了吡咯替尼联合卡培他滨对比拉帕替尼联合卡培他滨, 在治疗经蒽环类和紫杉类药物治疗失败的晚期 HER2 阳性乳腺癌中的有效性和安全性, 结果显示吡咯替尼组的无进展生存期（PFS）优于对照组，且不良反应可耐受。同时分别由解放军总医院第五医学中心、中国医学科学院肿瘤医院主持的Ⅲa、Ⅲb 期研究也已经显示出初步疗效和安全性结果，基于此，吡咯替尼被国家药品监督管理局药品审评中心列入优先审评，并于 2018 年 8 月成功上市。吡咯替尼Ⅰ、Ⅱ、Ⅲ期系列研究为 HER2 阳性乳腺癌使用曲妥珠单抗治疗失败后的治疗提供了强有力的证据，有望写入临床指南，完善临床实践。

2. 内分泌治疗

内分泌治疗是激素受体（hormone receptor，HR）阳性乳腺癌的重要治疗手段，在内分泌治疗由他莫昔芬（TAM）走向以第 3 代芳香化酶抑制剂（AI）为主的时代后，新型靶点抑制剂引领乳腺癌内分泌治疗走向靶向联合新时代。

近年来，CDK4/6 抑制剂从联合 AI 用于一线解救治疗，不断扩展到联合氟维司群用于内分泌治疗失败后的二线治疗。继多个 CDK4/6 抑制剂取得了 PFS 的优势后，来自英国的 PALOMA-3 研究公布了氟维司群联合 CDK4/6 抑制剂（哌柏西利）最新的 OS 数据，结果显示，联合组较单药组 OS 延长 6.9 个月，未达统计学差异，但具有临床意义，在既往内分泌治疗敏感的亚组人群分析中，显著延长了 10 个月。该研究进一步推动 CDK4/6 抑制剂联合内分泌治疗方案逐步成为内分泌治疗的标准方案之一。

西达本胺是我国自主研发的国家Ⅰ类新药，是一种组蛋白去乙酰化酶抑制剂，属于表观遗传调控剂类新型靶向抗肿瘤药物。解放军总医院第五医学中心主持的Ⅲ期 ACE 研究，探索了西达本胺联合依西美坦用于内分泌治疗失败的 HR+晚期乳腺癌的有效性和安全性。结果显示，西达本胺联合依西美坦较对照组显著延长了 PFS，且不良反应可耐受。这是全球首次在关键Ⅲ期临床试验中证实口服 HDAC 抑制剂联合芳香化酶抑制剂在既往接受过内分泌治疗的 HR+晚期乳腺癌病人中显著提升 PFS 且不良反应可控的研究，为激素受体阳性晚期乳腺癌提供了新的治疗选择，并可能会影响临床指南的修订，改变临床实践。

3. 化疗

在精准医学时代，内分泌治疗、靶向治疗不断发展，化疗仍具有重要地位，2018 年乳腺癌领域不断有研究探索化疗的"加减法"。

随着分类治疗的出现，并非所有的早期乳腺癌病人都需要接受辅助化疗，如何精确地找到这部分病人成为近年来研究的热点。来自美国的 TAILORx 研究旨在比较 HR 阳性、HER2 阴性、腋窝淋巴结阴性、*Oncotype DX 21* 基因复发风险评分中等（11～25 分）的早期浸润性乳腺癌病人接受单纯内分泌治疗是否非劣于化疗联合内分泌治疗，结果显示单纯内分泌治疗非劣于化疗联合内分泌治疗，年龄与化疗获益存在显著相关性。该研究回答了哪些乳腺癌病人需要接受化疗，而哪些病人接受单纯内分泌治疗即可获得良好预后的关键性问题。

Utidelone（UTD1）是我国自主研发的一种埃博霉素转基因类似物。中国医学科学院肿瘤医院主持的一项Ⅲ期临床研究对比了 UTD1 联合卡培他滨和单药卡培他滨的有效性与安全性，最新的结果显示，研究组较对照组显著提高了 OS。该研究结果提示，

UTD1 联合卡培他滨方案，为经蒽环类和紫杉类治疗失败的晚期乳腺癌病人提供了新的治疗选择。

4. 免疫治疗

免疫检查点抑制剂是近年来癌症研究的热点，但既往在乳腺癌领域的成果较少。2018年，三阴性乳腺癌的免疫治疗取得重大突破。来自英国的 Impassion 130 研究显示，无论是在总体人群还是在 PD-L1 阳性人群中，PD-L1 抑制剂联合白蛋白紫杉醇相较安慰剂联合白蛋白紫杉醇均可延长转移性三阴性乳腺癌病人的 PFS，而不良反应与两种药物已知的安全性特征一致。该研究首次证实免疫治疗在乳腺癌中的潜在价值，有望改变三阴性乳腺癌的临床实践。

国内乳腺癌免疫治疗领域也取得了一定成果，特瑞普利单抗（JS001）是我国获批上市的第一个国产免疫检查点抑制剂，由解放军总医院第五医学中心牵头的 I 期临床研究显示，JS001 在既往标准治疗后的三阴性晚期乳腺癌中显示出良好的安全性，且可以看到初步的疗效。基于此，一项白蛋白紫杉醇联合 JS001 对比安慰剂联合白蛋白紫杉醇治疗晚期三阴性乳腺癌的多中心、随机、双盲、安慰剂对照性 III 期研究正在开展，相信可以为我国三阴性乳腺癌病人提供新的治疗机遇。

5. 大数据与智能医疗

大数据与人工智能是目前肿瘤领域新的发展方向，并被国务院写入政府工作报告、纳入国家发展规划。医疗大数据的建设不仅可以收集真实世界的数据，还可以为临床指南的修订、医保政策的制定提供证据来源和理论指导。由中国临床肿瘤学会乳腺癌专家委员会（CSCO BC）建立的乳腺癌数据库，目前已经纳入了逾 4.5 万例乳腺癌病例，涵盖了不同分子分型和不同的疾病阶段，是迄今为止诊疗信息最丰富的乳腺癌单病种数据库之一，为开展相关真实世界和人工智能研究提供了基础保障，也为国内专业数据库的建立提供了宝贵经验。

基于 CSCO BC 数据库，解放军总医院第五医学中心牵头发起了一项涉及 2000 份病例的人工智能决策研究，结果显示 WFO（Watson for oncology）智能决策在乳腺癌治疗中展示出较好的可行性和规范性，帮助临床医生省时省力，辅助应用可进一步提高医生决策的规范性。同时，具有我国自主产权的智能决策系统也取得了初步成果，由 CSCO BC 主持的乳腺癌智能决策研究公布了 II 期试验结果，提示基于 CSCO 乳腺癌诊疗指南的智能决策系统在不同类别、不同阶段的乳腺癌病例中显示出良好的决策规范性，推动了国内智能决策系统的发展。

（二）中国乳腺癌领域的成果与不足

本部分归纳总结了我国 2018 年乳腺癌领域取得的进展，主要具有以下特征。

1. 中国学者研究成果走上国际舞台

2018 年，越来越多中国学者牵头的临床研究结果在国际上得到关注，中国医学科学院肿瘤医院徐兵河教授、上海复旦大学附属肿瘤医院邵志敏教授、解放军总医院江泽飞教授等主持的临床研究分别在 ASCO、ESMO、SABCS 大会上进行主题报告，引发国际同行热议。

2. 国内创新药物研发取得初步成果

具有我国自主产权的创新药物在 2018 年取得了长足的进步，并且在乳腺癌各个领域均有一定斩获。国产新药靶向 HER2 的吡咯替尼、联合内分泌药物的表观遗传调节剂西达本胺、化疗新药 UTD1、免疫检查点抑制剂 JS001 等，这些药物在乳腺癌的临床试验中均取得了成功，因此有的正在积极申请上市，有的已经获批上市或正在申请乳腺癌适应证，它们均为乳腺癌病人的治疗贡献出中国力量。

3. 药物可及性明显提高

受惠于"药审新政"，2018 年乳腺癌领域陆续获批的新药已达 3 种，既包括国际创新药帕妥珠单抗、CDK4/6 抑制剂哌柏西利，又包括国产新药吡咯替尼。同时，得益于国家抗癌药物的医保谈判，乳腺癌相关药物价格普遍降低，并且有些药物降价进入医保，如靶向药物曲妥珠单抗等，大大提高了乳腺癌药物的可及性，更多病人从中获益。

4. 诊疗指南更加贴近中国国情

既往我国缺乏一部适合中国国情的系统的规范化诊疗指南。2018 年 CSCO《乳腺癌诊疗指南》做出重大更新，为进一步结合国际最新进展、提高指南在我国实际诊疗中的可及性，兼顾地区发展差异、药物和诊疗手段的可及性及肿瘤治疗的社会价值三个方面，新版 CSCO《乳腺癌诊疗指南》进行了完善和细化，对方案形成了不同的推荐等级，重视中国学者的研究成果和 CSCO 专家意见，更加便于我国医生在临床实践中参考使用。

当然，在取得进步的同时，仍存在一些问题亟待解决。第一，由于顶层设计不足，目前缺乏国家级的大数据平台，虽然已经有一些多中心的数据库建成，但全国范围内信息孤岛仍然存在，对数据的共享和深度挖掘利用不足。第二，基础研究向临床转化不足。以基因检测为例，目前国际上已经有一系列成熟的技术产品，这些技术产品具有重要的临床意义，如 BRCA 检测、21 基因检测、70 基因检测等。但由于不同种族间可能存在差异，这些检测并不能直接应用于华裔人群，虽然已经有国内学者正在探索适合我国乳腺癌病人的检测方法，但距离临床转化仍有一定距离。第三，乳腺癌治疗规范化进程在不同地区间仍差异明显，此外还存在中国学者牵头全球大规模的多中心研究的机会不多等问题。以上情况也在一定程度上制约着我国乳腺癌诊疗的进步，需要乳腺癌领域从业者积极努力，更要呼吁管理者予以重视。

（三）前景展望

党的十九大做出"实施健康中国战略"的重大决策，将维护人民健康提升到国家战略高度。新一轮党和国家机构改革决定组建国家卫生健康委员会，"健康"这一字眼第一次出现在国家部委名称中，充分彰显了党中央、国务院对人民健康的高度关注和责任担当。这也是卫生健康领域贯彻落实以人民为中心执政理念的必然要求。

作为女性发病率最高的恶性肿瘤，乳腺癌诊疗的规范化和进步水平始终关乎着我国"健康中国"战略的实施与实现。2018 年，乳腺癌领域取得了长足的进步，国家有关部门、中国乳腺癌学者和相关药企在国家政策、临床研究及创新药物等方面共同推动了乳腺癌诊疗的发展。未来，需要在国家有关部委的支持下，各方进一步加强团结协作，汇集优势力量，推动乳腺癌的规范化诊疗，开展一系列具有国际影响力的临床研究，加速医药产品的创新，同时积极开展临床转化研究，加强国家级大数据平台和人工智能产业的建设，带动乳腺癌诊疗水平的提高。

主要参考文献

[1] 李贺，郑荣寿，张思维. 2014 年中国女性乳腺癌发病与死亡分析. 中华肿瘤杂志，2018, 40(3): 166-171.

[2] Freddie B, Jacques F, Isabelle S, et al. Global cancer statistics 2018: GLOBOCAN estimates of incidence and mortality worldwide for 36 cancers in 185 countries. CA: A Cancer Journal for Clinicians, 2018.

[3] von Minckwitz G, Huang CS, Mano MS, et al. Trastuzumab emtansine for residual invasive HER2-positive breast cancer. New Engl Jour Med, 2019, 380: 617-628.

[4] Shao Z, Pang D, Yang H, et al. Pertuzumab, trastuzumab, and docetaxel for HER2-positive early or locally advanced breast cancer in the neoadjuvant setting: efficacy and safety analysis of a randomized phase III study in Asian patients (PEONY). 2018 San Antonio Breast Cancer Symposium, December 4-8, 2018, San Antonio, P6-17-17.

[5] Turner NC, Slamon DJ, Ro J, et al. Overall survival with palbociclib and fulvestrant in advanced breast cancer. N Engl J Med, 2018, 379(20): 1926-1936.

[6] Jiang ZF. Phase III trial of chidamide, a subtype-selective histone deacetylase HDAC inhibitor, in combination with exemestane in patients with hormone receptor-positive advanced breast cancer. 2018 European Society for Medical Oncology, October 22, 2018, Munich.

[7] Sparano JA, Gray RJ, Makower DF, et al. Adjuvant chemotherapy guided by a 21-gene expression assay in breast cancer. New England Journal of Medicine, 2018, 379(2): 111-121.

[8] Xu BH. Phase III multicenter randomized study of utidelone plus capecitabine versus capecitabine alone for heavily pretreated, anthacycline and taxane refractory metastatic breast cancer. 2018 American Society of Clinical Oncology, June 3, 2018, Chicago.

[9] Schmid P, Adams S, Rugo HS, et al. Atezolizumab and Nab-Paclitaxel in advanced triple-negative breast cancer. New England Journal of Medicine, 2018, 379: 2108-2121.

胃癌防治研究进展

郭　涛　杨爱明　钱家鸣

中国医学科学院　中国医学科学院北京协和医学院　北京协和医院

（一）胃癌的流行病学

近几十年来，随着人们生活条件的改善、良好饮食习惯的形成、幽门螺杆菌的根除等，胃癌的全球发病率已迅速下降，但是其发病率在全球仍高居男性肿瘤第 4 位，死亡率排在第 3 位。尽管发病率在下降，但每年新发病例的绝对数量在增长，主要原因是全球人口老龄化。此外，由于一些不明原因，发病率下降的趋势中断，被近年来年轻病人的上升趋势所取代。我国是胃癌高发国家，根据 2015 年中国癌症数据报告，我国每年胃癌预估新发病例 67.9 万例，死亡病例 49.8 万例，其发病率和病死率在恶性肿瘤中均高居第 2 位，我国胃癌新发病例、死亡病例分别约占全球的 42.6% 和 45.0%。中国的胃癌发病率下降没有其他国家显著，虽然胃癌发病率总体上有所下降，但在年龄最大人群和最年轻人群中观察到发病率有上升现象，且女性下降程度没有男性明显。值得注意的是，中国人群的胃癌发病年龄比西方人群更小。因此，在可预见的未来，胃癌将继续作为癌症和癌症相关死亡的重要原因。

胃癌根据组织学类型主要分为弥漫性胃癌（未分化）和肠型胃癌（分化良好）。肠型胃癌更常见于男性和较大年龄人群，其在高风险地区更流行，可能与环境因素相关。弥漫性胃癌的男女发病率相当，更常见于较年轻人群，其预后比肠型胃癌更差。近几十年来，肠型胃癌的发病率在世界范围内有所下降，与胃癌发病率的整体下降相一致。相比之下，弥漫性胃癌的下降则更为平缓。

尽管胃癌的发病率整体下降，但近端胃癌（贲门癌）的发病率出现明显增长。贲门癌与巴雷特（Barrett）相关食管腺癌有相同的人口统计学和病理学特征，更可能发生于男性。近端胃癌与远端胃癌的不同之处还在于其与以萎缩和/或肠上皮化生为特点的慢性胃炎无关。此外，近端胃癌比远端胃癌更具侵袭性。与远端胃癌相比，环境因素和化学致癌物质（如烟草和酒精）可能与近端胃癌更强烈相关。因此有学者提出，近端胃癌是有别于远端胃癌的另一亚型。

（二）胃癌的危险因素及预防

1. 环境危险因素

a. 幽门螺杆菌

1994 年，主要基于流行病学证据，世界卫生组织（WHO）下属的国际癌症研究机构（IARC）将幽门螺杆菌（*Helicobacter pylori*）感染确认为胃癌的一种主要病因。如果不进行治疗，幽门螺杆菌感染将导致终生的慢性活动性胃炎，而这是发生肠型胃癌的一个危险因素。然而，幽门螺杆菌感染相关的癌前病变是肠型胃癌的特征，而不是弥漫性胃癌的特征。弥漫性胃癌的发病更可能存在原发性遗传学病因。4 项证据来源支持幽门螺杆菌感染和胃癌之间的关系：比较胃癌患病率和幽门螺杆菌感染率的流行病学研究，评估胃癌病人幽门螺杆菌感染的横断面研究，关于幽门螺杆菌感染与胃癌相关性的前瞻性研究，以及证实根除幽门螺杆菌后胃癌发病率显著下降的临床试验。我国目前仍是幽门螺杆菌感染的高发地区，据统计报告，我国总体幽门螺杆菌感染率为 49.5%~56.2%，不同地区的感染率存在较大的差异。《第五次全国幽门螺杆菌感染处理共识报告》强烈推荐幽门螺杆菌感染是预防胃癌最重要的可控的危险因素。

从幽门螺杆菌感染到胃癌的发生是一个漫长的过程，表现为一系列事件呈"级联反应"模式，表现为下列序贯发生的组织病理学阶段：慢性活动性非萎缩性胃炎、多灶性萎缩性胃炎、肠上皮化生（从完全型或小肠型进展为不完全型或结肠型）、异型增生（从低级别进展为高级别），以及浸润癌。虽然有人提出在胃癌的发生过程中，上述多阶段癌前病变级联反应代表了一种癌变模型，明确的组织病理学阶段也伴随着分子遗传学和/或表观遗传学改变的逐步累积，但尝试重现与结直肠癌发生模型（Vogelstein 模型）相似的胃癌模型尚未成功。文献中描述在癌前/癌变级联反应的不同阶段存在很多基因改变，但这些改变通常并不按照一定的顺序出现，某些改变发生于早期癌前病变，但在级别更高的病变中不存在。

根除幽门螺杆菌作为预防胃癌的一种方法，因为对感染病人进行该治疗可逆转或预防癌前病变（胃萎缩、肠上皮化生及异型增生）的进展。首个表明抗幽门螺杆菌治疗有预防胃癌作用的强有力证据来自一项我国山东临朐的现场干预试验，该试验将 3365 例受试者的队列随机分配至接受或不接受根除治疗，在 14.7 年的随访结束时，胃癌的发病率降低了 39%。另一项来自我国福建长乐的 7.5 年随访研究结果表明，胃癌癌前病变发生前根除幽门螺杆菌可有效地降低胃癌发病率，但对已有萎缩/肠化者，根除治疗则不能降低胃癌发病率。一项 meta 分析纳入了 6 项对照试验（均是在亚洲胃癌发病率高的地区进行的，包括上述试验），结果发现，被随机分配至根除幽门螺杆菌组的病人与不根除组的病人相比，前者的胃癌发病率显著更低（1.6% vs 2.4%，RR 0.66，95% CI 0.46~0.95）。

b. 盐和盐腌制的食物

来自生态学、病例对照和队列研究的大量证据有力地表明，胃癌患病风险增加与大量摄入盐和各种传统的盐腌制食物（如咸鱼、腌肉和咸菜）有关。2007 年，盐和盐渍/咸食物被列为很可能的胃癌危险因素。高盐摄入会损害胃黏膜，诱导的增生性改变可能会增强食物源性致癌物的作用，增加啮齿类动物对肿瘤发生的易感性。另外，盐渍食物的摄入似乎能增加持续感染幽门螺杆菌的可能性，在部分（非全部）病例对照研究中报道了幽门螺杆菌感染和盐渍食物摄入间的协同作用能增加胃癌的患病风险。

c. 亚硝基化合物

膳食中的硝酸盐在胃中被吸收，以浓缩形式分泌在唾液中，并被口腔细菌还原为亚硝酸盐。亚硝酸盐类可与亚硝基胺化合物（如胺类、酰胺类及氨基酸）反应形成 N-亚硝基化合物。N-亚硝基化合物还在一些乳酪和腌肉中作为食品添加剂使用。N-亚硝基化合物与胃癌相关的证据如下：胃亚硝酸盐水平升高（特别是在高 pH 环境下）与晚期胃癌前病变有关；调查研究显示，虽然亚硝酸盐摄入与胃癌患病风险之间并无关联，但内源性产生的 N-亚硝基化合物与发生远端胃癌的风险显著相关（HR 1.42，95% CI 1.14~1.78）。β 胡萝卜素和抗坏血酸被认为能通过其抗亚硝化和抗氧化作用干扰癌症的进展过程，进而作为保护因素起作用。

d. 水果、蔬菜和膳食纤维

摄入水果和蔬菜可能具有预防胃癌的作用。欧洲、亚洲和北美洲的病例对照研究一致发现，对比最高摄入量与最低摄入量的两类人群，结果发现水果可降低约 40% 的风险，蔬菜可降低约 30% 的风险。膳食中柑橘类水果摄入量少与胃癌的相关性最强，但队列研究的结果不太一致。一项纳入 17 项研究的 meta 分析发现，水果的高摄入与胃癌患病风险降低之间存在较弱的总相对危险度（summary relative risk，SRR，0.90，95% CI 0.83~0.98），但蔬菜没有明显的保护作用（SRR 0.96，95% CI 0.88~1.06）。蔬菜和水果提供的保护作用极可能与其维生素 C 含量有关，维生素 C 被认为可以减少胃中致癌 N-亚硝基化合物的形成。膳食纤维或许能够降低患胃癌的风险。一项 meta 分析提示，将膳食纤维最高摄入量与最低摄入量相比，总体比值比（odds ratio，OR）为 0.58（95% CI 0.49~0.67）。而前瞻性研究发现，谷物纤维（而非其他类型的纤维）对弥漫性胃癌有很强的保护作用，但对肠型胃癌没有显示出明显的相关性。因此，还需进一步研究证实有关胃癌患病风险与不同食物来源膳食纤维的关系。

e. 肉类

欧洲癌症和健康发展调查委员会提出，肉类尤其是红肉、精制肉等，增加了患非贲门癌的风险。作为幽门螺杆菌生长的必需元素，铁在红肉中含量较高，因此大量摄入红肉可能加重幽门螺杆菌的感染。分层分析显示，仅在幽门螺杆菌感染者中发现这些肉类与非贲门癌发生的相关性，未感染者中无此相关性，同一研究也发现非贲门癌与内源性亚硝胺的相关性，并且该相关性仅存在于幽门螺杆菌感染者中。因此肉类在幽门螺杆菌相关性胃癌发生中起促进作用，可能影响根除后预防胃癌的效果。

f. EB 病毒

在全球 2%~16% 的胃癌中检测到 EB 病毒（Epstein-Barr virus，EBV）；其中在近端胃癌及中间部胃癌中 EB 病毒的检出率更高。EBV 相关性胃癌的特征是各种癌相关基因启动子区域的 DNA 甲基化，这使得这些基因的表达沉默，但尚不明确这是如何引起胃癌的。

g. 其他

流行病学研究的 meta 分析发现，膳食中的叶酸和胃癌患病风险之间的关系并不一致。队列研究 meta 分析显示，体重过重定义为体重指数（body mass index，BMI）

≥25kg/m^2，与胃癌患病风险增加相关（OR 1.22，95% CI 1.06~1.41），相关性随 BMI 的增大而增强。一项纳入 42 项研究的 meta 分析估计，吸烟使胃癌风险约增加至 1.53 倍，且在男性中更高。目前尚未证实酒精摄入与胃癌患病风险之间的一致联系。在世界范围内，无论在高风险区还是在低风险区，女性胃癌发病率始终低于男性，有数据支持"生殖激素在女性中可能具有降低胃癌患病风险的保护性作用"这一假说。环氧合酶 2（COX-2）抑制剂也不失为一种潜在的有效化学预防药物，但其可能引发心血管事件的不良反应，这限制了其应用。有研究表明，根除幽门螺杆菌并联合应用环氧合酶 2 抑制剂并不能增强预防效果。

2. 宿主相关因素

a. 遗传易感性

遗传性弥漫性胃癌（hereditary diffuse gastric carcinoma，HDGC）是最常见的遗传学胃癌，这是一种常染色体显性遗传综合征，其特点以弥漫性胃癌为主，多在年轻时发病，具有高度侵袭性，预后不良，已确认 30%~50%的家系存在抑癌基因 *CDH1*（编码 E-钙黏着蛋白的基因）的种系突变。对于 HDGC 尚没有安全且有效的内镜检测方法，相反，目前的证据表明内镜可能不能准确检测出弥漫性胃癌的早期病变。对于 18~40 岁的有 HDGC 家族史且存在 CDH1 种系突变的无症状病人，推荐进行预防性胃切除（不需要 D$_2$ 淋巴结清扫）。对于 18 岁之前的病人不推荐进行预防性胃切除，但是如果有家庭成员 25 岁之前患胃癌，也可考虑对其进行预防手术。

一项病例对照研究发现，在没有幽门螺杆菌感染的情况下，仅有阳性家族史就可以增加胃癌的患病风险。另有研究报道了慢性萎缩性胃炎这一胃癌癌前病变的遗传易感性，该遗传易感性可能是造成部分家族性胃癌病例的原因。已有报道显示，患如下疾病的病人患胃癌的风险增加：胃腺瘤、恶性贫血、胃黏膜肠上皮化生、家族性腺瘤性息肉病、Lynch 综合征、波伊茨-耶格综合征（Peutz-Jeghers 综合征）、幼年性息肉病综合征。

b. 遗传多态性

人白细胞介素 1β（interleukin 1 beta，*IL-1β*）基因可能是影响幽门螺杆菌感染临床结局的最重要的宿主候选基因，因为幽门螺杆菌感染能上调该基因，该基因具有极强的促炎活性，并且是已知最强的酸抑制剂。*IL-1β* 基因（IL-1β-511*T 的携带者）和 IL-1 受体拮抗剂基因（*IL-1RN*2/*2*）的多态性与胃癌患病风险的增加有关。另一项研究表明 *IL-1β* 基因多态性（IL-1β-511*T/*T 或 IL-1β-511*T/*C）和幽门螺杆菌致病因子（vacAs1-、vacAm1-和 cagA-阳性）会叠加性地增加胃癌的患病风险。

IFNGR1 基因编码干扰素-γ（interferon-gamma，IFN-γ）受体的链 1。*IFNGR1* 基因测序显示，-56C→T、H318P 和 L450P 变异与幽门螺杆菌抗体浓度高有关。该变异在非洲裔中比在白人中更普遍。这些结果表明了 IFN-γ 信号传递在人类幽门螺杆菌感染中的重要作用，并可能部分解释了为什么幽门螺杆菌感染在非洲非常普遍但其致病性相对较低。

亚甲基四氢叶酸（methylenetetrahydrofolate，MTHF）还原酶的多态性与胃癌相关，该关联主要存在于东亚人。

（三）胃癌的筛查

根据我国国情和胃癌流行病学资料，《中国早期胃癌筛查流程专家共识意见（草案）（2017 年，上海）》确定了我国胃癌筛查目标人群的定义，即年龄≥40 岁，且符合下列任意一条者，建议其作为胃癌筛查对象人群：①胃癌高发地区人群；②Hp 感染者；③既往患有慢性萎缩性胃炎、胃溃疡、胃息肉、手术后残胃、肥厚性胃炎、恶性贫血等胃的癌前疾病；④胃癌病人一级亲属；⑤存在胃癌其他风险因素（如摄入高盐、腌制饮食、吸烟、重度饮酒等）。

1. 直接筛查

两种主要的胃癌筛查方式为上消化道内镜（胃镜）检查和钡剂双重对比 X 线上消化道造影。胃镜可直接观察胃黏膜，并可获取活检以诊断胃癌，还可诊断癌前病变（如胃萎缩、肠上皮化生或异型增生）。虽然胃镜检查的侵入性更强且费用更高，但其对多种胃部病变的诊断敏感度比其他诊断方法高。钡剂双重对比 X 线上消化道造影可识别出恶性胃溃疡、浸润性病变，以及一些早期胃癌。然而，在高达 50%的病例中，钡剂造影检查可出现假阴性结果。钡剂造影检查对早期胃癌的敏感度可能低至 14%。

在胃癌高发国家（如日本、韩国、委内瑞拉和智利），目前已实施了人群筛查。然而，推荐的筛查方法和间隔时间有所不同。在日本，推荐对 50 岁以上的人群进行胃癌筛查，通过荧光 X 线照相的双重对比钡剂造影每年进行 1 次筛查，或通过上消化道内镜检查每 2~3 年进行 1 次筛查。在韩国，推荐对 40~75 岁的个体每 2 年通过上消化道内镜检查进行 1 次筛查。目前尚未在随机试验中确定最佳的筛查间隔时间，有研究支持将筛查间隔时间定为 2 年。部分数据提示，将筛查间隔时间从 2 年延长至 3 年不会显著降低早期胃癌的检出比例。然而，筛查间隔时间大于 3 年可能增加诊断时肿瘤分期更晚的风险。在胃癌发病率较低的地区，应仅对特定高危人群通过上消化道内镜进行筛查。

由于胃腔较大，常规的被动式小肠胶囊内镜不适合胃部疾病的诊断，目前应用成熟的技术是磁控胶囊胃镜（magnetically-controlled capsule endoscopy，MCE），该技术是将胶囊内镜（CE）技术和磁控技术成功结合的新一代主动式胶囊内镜，具有全程无痛苦、便捷、诊断准确度高的优点。目前在临床上广泛应用的主要是我国自主研发的安翰磁控胶囊胃镜系统（国械注准 20173223192）。通过有效的胃准备和磁控操作技术，MCE 对胃病变的诊断可实现与常规电子胃镜高度一致的准确性。近期多项针对国产磁控胶囊胃镜的研究表明，与常规电子胃镜相比，MCE 对胃疾病诊断的敏感度为 90%~92%，特异度为 90%~95%，与胃镜检查结果的一致性为 95%~98%。

2. 间接筛查

a. 血清胃蛋白酶原（pepsinogen，PG）

血清胃蛋白酶原Ⅰ（PG Ⅰ）浓度降低及血清胃蛋白酶原Ⅰ/Ⅱ（PGR）降低提示病人存在萎缩性胃炎，这是胃癌的一个危险因素。因此，目前已提出将血清胃蛋白酶原检测用于识别较高危的个体，这些个体可能从上消化道内镜胃癌筛查中获益。在人群研究中，血清胃蛋白酶原（胃蛋白酶原Ⅰ水平≤70ng/ml，血清胃蛋白酶原Ⅰ/Ⅱ<3）对胃癌总的敏感度、特异度分别为77%和73%。

b. 血清促胃液素 17（gastrin-17，G-17）

G-17 是由胃窦 G 细胞合成和分泌的酰胺化胃泌素，主要生理功能为刺激胃酸分泌、促进胃黏膜细胞增殖与分化。G-17 是反映胃窦内分泌功能的敏感指标之一，可以提示胃窦黏膜萎缩状况或是否存在异常增殖，血清 G-17 水平取决于胃内酸度及胃窦 G 细胞数量，G-17 本身在胃癌的发生、发展过程中也有促进作用。有研究表明，当血清 G-17水平升高，可以提示存在胃癌发生的风险。有研究认为，血清 G-17 联合胃蛋白酶原检测可以提高对胃癌的诊断价值。

c. 幽门螺杆菌

尿素呼气试验（UBT）：包括 ^{13}C-UBT 和 ^{14}C-UBT，是临床上最常应用的幽门螺杆菌检测非侵入性试验，具有准确性相对较高、操作方便和不受幽门螺杆菌在胃内灶性分布影响等优点。幽门螺杆菌抗体的血清学检测主要适用于流行病学调查，胃黏膜严重萎缩的病人存在幽门螺杆菌检测干扰因素或胃黏膜幽门螺杆菌菌量少，此时用其他方法检测（如快速尿素酶、病理活检染色等）可能会导致假阴性结果，而血清学检测则不受这些因素影响。

d. 血清三叶草因子 3

血清三叶草因子 3（trefoil factor 3，TFF3）是一种在小肠和大肠的杯状细胞及胃黏膜肠上皮化生中表达的稳定小分子蛋白质。研究表明，血清 TFF3 检测胃癌的敏感度和特异度均为 81%，胃蛋白酶原与 TFF3 联合检测可进一步提高敏感度。尚需前瞻性研究来对比 TFF3 检测与上消化道内镜检查的效能，并明确 TFF3 检测的诊断效用。

e. miRNA

胃癌中至少有 3 种 miRNA 高度表达，即 miRNA-421、miRNA-18a 和 miRNA-106a；在外周血和胃抽吸物中可检出这些 miRNA。联合检测多个 miRNA 可进一步提高诊断的准确性。然而，为确定这些 miRNA（作为胃癌生物标志物）的作用，需进行更多的研究。

f. 筛查策略

既往研究将血清胃蛋白酶原（PG）与幽门螺杆菌（Hp）抗体联合法（"ABC 法"）用于评估胃癌发生的风险，可筛查出胃癌高风险人群。该法将"PGⅠ≤70μg/L 且 PGR≤3"界定为 PG 阳性，血清幽门螺杆菌抗体滴度≥30U/ml 界定为 Hp 阳性。根据血清学检测结果，将筛查人群分为 A 组[Hp（－）PG（－）]、B 组[Hp（＋）PG（－）]、C组[Hp（＋）PG（＋）]和 D 组[Hp（－）PG（＋）]，A、B、C、D 四组的胃癌发生风险逐渐升高，其中 C 组、D 组的胃癌发生率更高。

国内一项联合 PGⅠ、PGⅡ、PGR、Hp 抗体和 G-17 共 5 项血清学指标（作为胃癌筛查策略）的研究表明，PGⅠ、PGR 降低与胃癌的高风险相关，而 G-17 水平低于 0.5pmol/L 和高于 4.7pmol/L 均与胃癌的高风险相关，这提示联合多项血清学指标的筛查策略有助于区分胃癌的高风险人群。

近期，国家消化系统疾病临床医学研究中心（上海）开展了一项全国 120 余家医院参加的大数据、多中心临床研究，对近 15 000 例胃癌风险人群血清 PG、G-17 和 Hp 抗体进行了检测，所有筛查对象均接受了内镜检查。结果表明，当 PGR 低于 3.89、G-17 高于 1.50pmol/L 时，胃癌的发生风险显著增高。经过统计学分析，在胃癌风险人群中，年龄、性别、Hp 抗体、PG、G-17 是与胃癌发生最相关的 5 个因素，分别予以不同的分值，可反映胃癌发生的风险。在上述研究的基础上，我国研究人员建立了新的胃癌筛查评分系统，该系统包含上述 5 个变量，总分 0~23 分，根据分值可将胃癌筛查目标人群分为 3 个等级：胃癌高危人群（17~23 分），胃癌发生风险极高；胃癌中危人群（12~16 分），有一定胃癌发生风险；胃癌低危人群（0~11 分），胃癌发生风险一般。5000 余例的验证队列筛查结果证实，采用新型评分系统筛查胃癌的效能有显著提高。

（四）早期胃癌的诊治

1. 早期胃癌的诊断

a. 早期胃癌的定义

早期胃癌（early gastric cancer，EGC）是指侵袭深度不超过黏膜下层的胃癌，不管是否有淋巴结转移（T1 期、任意 N 期）。目前我国发现的胃癌 80%~90%属于进展期，病人即使接受了外科手术，5 年生存率也仍低于 30%，而早期胃癌治疗后 5 年生存率可超过 90%，甚至达到治愈效果。但我国早期胃癌的诊治率低于 10%，远低于日本（70%）和韩国（50%）。

在西方国家，早期胃癌占胃癌的 15%~21%。早期胃癌在亚洲的发病率高于西方国家，东亚胃癌的发病率是西方国家的 5~10 倍。此外，胃癌的筛查在日本已经进行了几十年，近来在东亚其他地方也已开展，促进了早期胃癌的早期检出。还有一点，日本与西方的病理学家对胃组织学的解读存在差异，这种差异集中在高级别异型增生和黏膜内腺癌的特征描述方面。西方病理学家通常要求发现固有层浸润才诊断为癌症，而日本病理学家仅根据细胞学和结构改变即诊断为癌症，不要求有固有层浸润。因此，西方病理学家划归的高级别异型增生病变可能会被日本病理学家归为黏膜内腺癌。为尝试缩小日本与西方的观点和报告方式之间的差异，中国早期胃癌筛查流程专家共识小组制定了有关胃肠上皮肿瘤的 Vienna 分类和有关异型增生的 Padova 国际分类。

b. 早期胃癌的内镜诊断

在内镜检查中，早期胃癌可能表现为轻微的息肉样隆起、浅表斑块、黏膜颜色改变、凹陷或溃疡。小型或轻微病变的检测比较困难，即使是有经验的内镜医生也有可能漏诊。仔细观察全部胃黏膜并对任何可疑病变进行活检是必要的。日本的经验强调进行仔细的上消化道内镜检查，检查时病人使用消泡剂联合黏液溶解剂进行准备以改善可视程度，在充分注气后仔细、系统性地观察胃，并大量拍照记录（>25 张）。

胃癌筛查项目推动了新型内镜成像技术的发展及其在胃肠道的应用。色素内镜、放大内镜、窄带成像技术（NBI）、电子染色内镜、自体荧光成像技术及共聚焦激光显微内镜的应用有可能改善对异常病变的检出率。我国的一项前瞻性多中心研究结果显示，与普通白光内镜相比较，结合 NBI 和结合各种色素/制剂（靛胭脂、冰醋酸-靛胭脂、肾上腺素）的增强放大内镜均能显著提高早期胃癌的诊断准确率，但是 NBI 增强放大内镜与上述其他各种色素/制剂增强放大内镜相比，相互之间对早期胃癌的检出率并无显著差异。鉴于我国人口众多、地域医疗水平差异较大，普通白光内镜仍是早期胃癌筛查首选且重要的检查方法。由于普通白光内镜的特异性和阳性预测值相对较低，且早期胃癌镜下表现出多样性的特点，因此我们强烈提出对任何可疑病变均要进一步进行 NBI 或电子染色增强的放大内镜精查，如条件不允许则要尽可能地进行组织学活检，这正是提高早期胃癌检出率与诊断准确率的关键所在。

c. 早期胃癌的分期诊断

内镜检查所见能预测早期胃癌的分期。一项纳入 2105 例病人的研究显示，内镜发现对早期胃癌浸润深度的预测准确率为 78%。与黏膜病变有关的发现包括光滑的浅表隆起或凹陷、边缘略隆起，以及纠集的黏膜皱襞平顺地逐渐变细。提示黏膜下病变的表现包括表面不规则、明显的边缘隆起，以及纠集的黏膜皱襞呈杵状、突然中断或融合。

内镜超声检查（endoscopic ultrasonography，EUS）被认为是可用于评估胃癌浸润深度最可靠的非手术方法，尤其是对于 T1 期病变。通过对胃壁及其各层成像分析，EUS 能比计算机断层扫描（computed tomography，CT）更准确地确定浸润程度。一项纳入 955 例疑似早期胃癌病人的研究比较了用 EUS 与手术或内镜下切除进行分期的准确度。EUS 正确地确定了 644 例（67%）病人的 T 分期。我国的一项研究表明，内镜联合 EUS 的评分模型也许能更准确地对早期胃癌进行分期。

EUS 已成为筛选适宜进行内镜下切除的早期胃癌病人的有价值的工具。然而，某些特征也可能导致不正确的分期。一项研究显示，EUS 对于 T 分期的准确率是 72%（19%高估了分期，9%低估了分期）。超过 3cm 的肿瘤和位于胃中部的肿瘤有被高估分期的风险，而低分化肿瘤有被低估分期的风险。因此，在日本的许多地区甚至亚洲其他地区，内镜下切除（而非 EUS）被认为是早期胃癌分期的主要操作。而在西方国家，对于所有无转移性病变证据的病人通常推荐 EUS。

2. 早期胃癌的治疗

a. 内镜下治疗

早期胃癌不仅推动了新型成像技术的发展，还推动了内镜下切除术的进步，后者包括内镜下黏膜切除术（endoscopic mucosal resection，EMR）和内镜黏膜下剥离术（endoscopic submucosal dissection，ESD）。对于无已知的淋巴结受累且符合特定标准的早期胃癌病人，通过 EMR 或 ESD 进行的内镜下切除是一种选择，因为这类病人淋巴结转移的风险足够低，利用内镜下切除术可能达到治愈的目的。相比于 EMR，ESD 能够整块切除更大的肿瘤。较大的肿瘤采取 EMR 时需进行分块切除的风险较大，而这种方式的复发率较高。对于适合内镜下切除的黏膜下受累病人，ESD 还能获得更深的切缘，因此 ESD 更有可能完全切除早期胃癌。但是，ESD 发生并发症的风险高于 EMR，而且操作时间更长，对内镜下技能和专业技术的要求更高。在一项纳入 10 项观察性研究共 4300 多例病变的 meta 分析中，ESD 治疗组的整块切除率（OR 9.7，95% CI 7.7~12.1）和组织学完全切除率（OR 5.7，95% CI 2.9~11.0）高于 EMR 治疗组。ESD 组的局部复发率低于 EMR 组（OR 0.09，95% CI 0.05~0.17）。ESD 组的穿孔风险高于 EMR 组（OR 4.7，95% CI 2.8~7.9），而两组的出血风险差异无统计学意义。

ESD 内镜下切除的一般指征为：无溃疡，直径<20mm，组织学为分化型，且未发现淋巴血管浸润的黏膜层肿瘤。内镜下切除的扩大指征为：任何大小，无溃疡的分化型黏膜层肿瘤；直径<30mm，有溃疡的分化型黏膜层肿瘤；直径≤20mm，无溃疡的未分化型黏膜层肿瘤；直径<30mm，局限于黏膜下层的上 0.5mm，无淋巴血管浸润的分化型黏膜下肿瘤。相比于符合一般指征的病人，符合扩大指征的病人发生淋巴结转移的风险增加，但其发生率仍然较低（在一项系统评价中为 0.2% vs 0.7%）。对于符合扩大指征并希望避免外科手术的病人，利用 ESD 内镜下切除肿瘤通常是首选方法。

如果内镜下切除术后的切缘有肿瘤病灶、肿瘤浸润黏膜下层或固有肌层、淋巴血管浸润或为未分化细胞型，则认为是非治愈性切除。一般而言，判定为非治愈性切除的病人推荐采用胃切除术联合胃周淋巴结清扫。一些研究提示，腹腔镜下淋巴结清扫而不联合胃切除术可能是一种合理的替代方法。但另外，切缘阳性的病人并非都有残留肿瘤或出现肿瘤复发。对于只有侧切缘阳性的病人，其最佳处理方式存在争议，不过病例系列研究提示，对于侧切缘阳性但垂直切缘阴性、无黏膜下浸润且无淋巴血管浸润的病人，可做进一步内镜下治疗而非外科手术。在一项病例系列研究中，77 例 ESD 后侧切缘阳性病人在术后接受了密切随访，经中位时间为 60 个月的随访后发现 10 例病人（13%）有局部癌症复发。多变量分析发现，阳性侧切缘≥6mm 与复发风险升高有关（HR 21，95% CI 5.2%~83%），对 8 例病人采用了 ESD 治疗，对 2 例病人进行了胃切除术。没有因胃癌出现死亡病例，总体 5 年生存率为 94%。

垂直切缘阳性、存在黏膜下浸润和/或存在淋巴血管浸润的病人通常转至接受外科手术，具体取决于共患疾病和病人意愿。一些非治愈性切除病人不太适合外科手术，或希望避免进一步侵入性干预。现已识别出预测淋巴结转移的危险因素，其可能有助于制定针对这些病人的治疗决策。一项研究纳入了 321 例在早期胃癌非治愈性内镜下切除后行胃切除术和淋巴结清扫的病人，其中 23 例（7%）存在淋巴结转移。与淋巴结转移的相关危险因素包括：淋巴血管浸润（OR 8.7，95% CI 2.9~26.8），垂直切缘阳性（OR 3.8，95% CI 1.4~9.8），以及女性（OR 2.5，95% CI 1.0~6.1）。一项单中心研究纳入了 159 例接受非治愈性内镜下切除但未接受进一步治疗的病人，发现 3 年生存率、5 年生存率分别为 83% 和 77%，不过有淋巴血管浸润的病人 3 年生存率和 5 年生存率较低，分别为 62% 和 42%。

b. 手术治疗

目前推荐已知存在或疑似淋巴结转移的病人转至接受胃切除术。胃切除术加胃周淋巴结清扫使得可对受累淋巴结进行评估和清除，这点非常重要，因为淋巴结转移与肿瘤复发密切相关。胃切除术而非内镜下治疗的其他指征包括：通过 ESD 实现整块切除的可能性较低（内镜下切除可能要以分块切除方式进行）；弥漫性腺癌（未分化型），而非肠型腺癌（分化型）；大小超过 30mm 的黏膜下肿瘤或溃疡型肿瘤；原发肿瘤有淋巴血管浸润的证据；ESD 垂直切缘阳性。

c. 根除幽门螺杆菌治疗

对于感染幽门螺杆菌的早期胃癌病人，我们推荐幽门螺杆菌根除治疗。该治疗非常重要，因为幽门螺杆菌感染是早期胃癌和浸润性胃癌的明确危险因素。此外，幽门螺杆菌感染与异时性胃癌的发生有关，根除该菌可降低早期胃癌治疗后病人发生异时性胃癌的风险。需要注意的是，发生癌前病变和腺癌时幽门螺杆菌的负荷可能下降，从而降低了活检组织幽门螺杆菌检测的敏感性。如果活检结果呈幽门螺杆菌阴性，应通过血清学检查确定感染状态。对于幽门螺杆菌血清学阳性且无幽门螺杆菌治疗史的病人，即使活检结果呈阴性，也应接受治疗。一项单中心试验纳入了 396 例因早期胃癌或高级别上皮内瘤变而接受了内镜下切除的病人，平均随访 6 年后发现，幽门螺杆菌感染治疗组的随后异时性癌症发生率低于安慰剂组（7% vs 13%；HR 0.5，95% CI 0.26~0.94）。另一项随机试验纳入了 544 例接受内镜下切除治疗的早期胃癌病人，这些病人被随机分配至根除幽门螺杆菌的标准三联治疗组或不采取根除治疗的标准治疗组（对照组）。3 年后，幽门螺杆菌治疗组病人发生异时性胃癌的风险低于对照组（OR 0.35，95% CI 0.16~0.78）。

d. 辅助治疗

对于已接受内镜下完全切除的早期胃癌病人，尤其是淋巴结阴性的病人，辅助治疗（全身性化疗、放疗或两者联合）的作用尚不明确。目前对于切缘阴性的 Tis 期或 T1N0 期胃癌病人，一般采取观察而不给予辅助治疗。

e. 早期胃癌的预后和监测

在大多数现代病例系列研究中，经治早期胃癌病人的 5 年总生存率超过 90%：黏膜内肿瘤将近 100%，黏膜下肿瘤为 80%~90%。内镜切除病人与外科手术切除病人的生存率相近，一项研究显示 5 年生存率分别为 96% 和 94%。同时性胃癌和异时性胃癌在早期胃癌病人中常见。一项日本的病例系列研究显示，633 例早期胃癌病人中有 58 例（9.2%）存在同时性癌，即第 1 年内发现第 2 处癌灶。在长期随访中，异时性癌的总体发生率为 8.2%，其中大多数能够在内镜下切除。另一项日本研究对 1526 例病人进行了长期随访，发现异时性早期胃癌的累积发病率在 5 年时为 9.5%，7 年时为 13.1%，10 年时为 22.7%。与 ESD 术后发生异时性胃异型增生和癌相关的因素包括根除幽门螺杆菌失败和年龄 ≥60 岁。

目前尚无随机试验指导早期胃癌内镜下治疗后的监测策略，但一般认为短于 3 个月进行内镜随访检查的收益有限。进行内镜监测可以对初始内镜切除时遗漏或随后发生的癌症病变进行内镜下治疗。一项日本的多中心回顾性队列研究结果支持常规应用内镜监测。该研究纳入了 1258 例接受 ESD 治疗的早期胃癌病人，病人在 ESD 治疗后每 6~12 个月进行 1 次内镜监测。经中位时间为 27 个月的随访，有 175 例（14%）病人检测到同时性癌（ESD 治疗后 1 年内发生）或异时性癌（1 年以后），5 例病人（0.4%）检测到局部复发。再次实施 ESD 成功地治疗了 164 例（94%）同时性癌和异时性癌。

（五）未来展望

总之，在我国需要推广和完善胃癌筛查及早诊早治策略，力争重点地区胃癌的早诊率达到 50%。在自然人群中推行早期胃癌筛查措施和对高危人群进行内镜精查策略，是改变我国胃癌诊治严峻形势的可行且高效的途径。首先采用非侵入性诊断方法筛选出胃癌高风险人群，继而进行有目的的内镜下精查是更为可行的筛查策略。早期胃癌的内镜下精查应以普通白光内镜检查为基础，全面清晰地观察胃黏膜，熟悉早期胃癌的黏膜特征，发现局部黏膜颜色、表面结构改变等可疑病灶，再根据各医院设备状况和医师经验，灵活运用色素内镜、电子染色内镜、放大内镜、共聚焦激光显微内镜等特殊内镜检查技术进行精查，以强化早期胃癌在内镜下的表现，不但可提高早期胃癌的检出率，而且还能提供病变深度、范围、组织病理学等信息。

此外，中国既是幽门螺杆菌高感染地区，又是胃癌的高发区，幽门螺杆菌感染相关胃癌的负担仍然很重。因此，国内学者应统一认识，重视幽门螺杆菌感染的危害；建议将幽门螺杆菌感染的防治作为中国胃癌的一级预防，高风险人群的内镜筛查和随访作为二级预防，一级预防与二级预防相结合，建立一个符合中国国情、从幽门螺杆菌感染的防治到胃癌早期诊治的系统工程。

主要参考文献

[1] Torre LA, Siegel RL, Ward EM, et al. Global cancer incidence and mortality rates and trends – an update. Cancer Epidemiol Biomarkers Prev, 2016, 25(1): 16-27.

[2] Chen W, Zheng R, Baade PD, et al. Cancer statistics in China, 2015. CA Cancer J Clin, 2016, 66(2): 115-132.

[3] Rugge M, Genta RM, Di Mario F, et al. Gastric cancer as preventable disease. Clin Gastroenterol Hepatol, 2017, 15(12): 1833-1843.

[4] 中华医学会消化病学分会幽门螺杆菌和消化性溃疡学组，全国幽门螺杆菌研究协作组. 第五次全国幽门螺杆菌感染处理共识报告. 中华内科杂志, 2017, 56(7): 532-545.

[5] Ma JL, Zhang L, Brown LM, et al. Fifteen-year effects of *Helicobacter pylori*, garlic, and vitamin treatments on gastric cancer incidence and mortality. J Natl Cancer Inst, 2012, 104(6): 488-492.

[6] Fuccio L, Zagari RM, Eusebi LH, et al. Meta-analysis: can *Helicobacter pylori* eradication treatment reduce the risk for gastric cancer? Ann Intern Med, 2009, 151(2): 121-128.

[7] González CA, Agudo A. Carcinogenesis, prevention and early detection of gastric cancer: where we are and where we should go. Int J Cancer, 2012, 130(4): 745-753.

[8] Peleteiro B, Lopes C, Figueiredo C, et al. Salt intake and gastric cancer risk according to *Helicobacter pylori* infection, smoking, tumour site and histological type. Br J Cancer, 2011, 104(1): 198-207.

[9] Jakszyn P, Bingham S, Pera G, et al. Endogenous versus exogenous exposure to *N*-nitroso compounds and gastric cancer risk in the European Prospective Investigation into Cancer and Nutrition (EPIC-EURGAST) study. Carcinogenesis, 2006, 27(7): 1497-1501.

[10] Zhu H, Yang X, Zhang C, et al. Red and processed meat intake is associated with higher gastric cancer risk: a meta-analysis of epidemiological observational studies. PLoS One, 2013, 8(8): e70955.

[11] Wang Q, Chen Y, Wang X, et al. Consumption of fruit, but not vegetables, may reduce risk of gastric cancer: results from a meta-analysis of cohort studies. Eur J Cancer, 2014, 50(8): 1498-1509.

[12] Zhang Z, Xu G, Ma M, et al. Dietary fiber intake reduces risk for gastric cancer: a meta-analysis. Gastroenterology, 2013, 145(1): 113-120. e3.

[13] Fukayama M. Epstein-Barr virus and gastric carcinoma. Pathol Int, 2010, 60(5): 337-350.

[14] Turati F, Tramacere I, La Vecchia C, et al. A meta-analysis of body mass index and esophageal and gastric cardia adenocarcinoma. Ann Oncol, 2013, 24(3): 609-617.

[15] Duell EJ, Travier N, Lujan-Barroso L, et al. Menstrual and reproductive factors, exogenous hormone use, and gastric cancer risk in a cohort of women from the European Prospective Investigation into Cancer and Nutrition. Am J Epidemiol, 2010, 172(12): 1384-1393.

[16] Wu CY, Wu MS, Kuo KN, et al. Effective reduction of gastric cancer risk with regular use of nonsteroidal anti-inflammatory drugs in *Helicobacter pylori*-infected patients. J Clin Oncol, 2010, 28(18): 2952-2957.

[17] Seevaratnam R, Coburn N, Cardoso R, et al. A systematic review of the indications for genetic testing and prophylactic gastrectomy among patients with hereditary diffuse gastric cancer. Gastric Cancer, 2012, 15(Suppl1): S153-S163.

[18] Hemminki K, Sundquist J, Ji J. Familial risk for gastric carcinoma: an updated study from Sweden. Br J Cancer, 2007, 96(8): 1272-1277.

[19] Figueiredo C, Machado JC, Pharoah P, et al. *Helicobacter pylori* and interleukin 1 genotyping: an opportunity to identify high-risk individuals for gastric carcinoma. J Natl Cancer Inst, 2002, 94(22): 1680-1687.

[20] Thye T, Burchard GD, Nilius M, et al. Genomewide linkage analysis identifies polymorphism in the human interferon-gamma receptor affecting *Helicobacter pylori* infection. Am J Hum Genet, 2003, 72(2): 448-453.

[21] Zintzaras E. Association of methylenetetrahydrofolate reductase (MTHFR) polymorphisms with genetic susceptibility to gastric cancer: a meta-analysis. J Hum Genet, 2006, 51(7): 618-624.

[22] 国家消化系统疾病临床医学研究中心, 中华医学会消化内镜学分会, 中华医学会健康管理学分会, 等. 中国早期胃癌筛查流程专家共识意见(草案)(2017 年, 上海). 胃肠病学, 2018, 23(2): 92-97.

[23] Choi IJ. Endoscopic gastric cancer screening and surveillance in high-risk groups. Clin Endosc, 2014, 47(6): 497-503.

[24] Park CH, Kim EH, Chung H, et al. The optimal endoscopic screening interval for detecting early gastric neoplasms. Gastrointest Endosc, 2014, 80(2): 253-259.

[25] Zhu SG, Qian YY, Tang XY, et al. Gastric preparation for magnetically controlled capsule endoscopy: A prospective, randomized single-blinded controlled trial. Dig Liver Dis, 2018, 50(1): 42-47.

[26] Yoshida T, Kato J, Inoue I, et al. Cancer development based on chronic active gastritis and resulting gastric atrophy as assessed by serum levels of pepsinogen and *Helicobacter pylori* antibody titer. Int J Cancer, 2014, 134(6): 1445-1457.

[27] Sun L, Tu H, Liu J, et al. A comprehensive evaluation of fasting serum gastrin-17 as a predictor of diseased stomach in Chinese population. Scand J Gastroenterol, 2014, 49(10): 1164-1172.

[28] 朱春平, 赵建业, 申晓军, 等. 血清胃泌素-17 联合胃蛋白酶原检测对胃癌诊断价值的多中心临床研究. 中华消化内镜杂志, 2017, 34(1): 19-23.

[29] Aikou S, Ohmoto Y, Gunji T, et al. Tests for serum levels of trefoil factor family proteins can improve gastric cancer screening. Gastroenterology, 2011, 141(3): 837-845. e1-7.

[30] Cui L, Zhang X, Ye G, et al. Gastric juice MicroRNAs as potential biomarkers for the screening of gastric cancer. Cancer, 2013, 119(9): 1618-1626.

[31] Wang R, Wen H, Xu Y, et al. Circulating microRNAs as a novel class of diagnostic biomarkers in

gastrointestinal tumors detection: a meta-analysis based on 42 articles. PLoS One, 2014, 9(11): e113401.

[32] Tu H, Sun L, Dong X, et al. A serological biopsy using five stomach-specific circulating biomarkers for Gastric Cancer Risk Assessment: a multi-phase study. Am J Gastroenterol, 2017, 112(5): 704-715.

[33] Sumiyama K. Past and current trends in endoscopic diagnosis for early stage gastric cancer in Japan. Gastric Cancer, 2017, 20(Suppl1): 20-27.

[34] Schlemper RJ, Riddell RH, Kato Y, et al. The Vienna classification of gastrointestinal epithelial neoplasia. Gut, 2000, 47(2): 251-255.

[35] Rugge M, Correa P, Dixon MF, et al. Gastric dysplasia: the Padova international classification. Am J Surg Pathol, 2000, 24(2): 167-176.

[36] Subramanian V, Ragunath K. Advanced endoscopic imaging: a review of commercially available technologies. Clin Gastroenterol Hepatol, 2014, 12(3): 368-376.

[37] 于航, 杨爱明, 陆星华, 等. 四种增强放大内镜在早期胃癌及癌前病变筛查中诊断价值的前瞻性多中心研究. 中华消化内镜杂志, 2015, 32(7): 421-426.

[38] Choi J, Kim SG, Im JP, et al. Endoscopic prediction of tumor invasion depth in early gastric cancer. Gastrointest Endosc, 2011, 73(5): 917-927.

[39] Cheng J, Wu X, Yang A, et al. Model to identify early-stage gastric cancers with deep invasion of submucosa based on endoscopy and endoscopic ultrasonography findings. Surg Endosc, 2018, 32(2): 855-863.

[40] Kim JH, Song KS, Youn YH, et al. Clinicopathologic factors influence accurate endosonographic assessment for early gastric cancer. Gastrointest Endosc, 2007, 66(5): 901-908.

[41] Facciorusso A, Antonino M, Di Maso M, et al. Endoscopic submucosal dissection vs endoscopic mucosal resection for early gastric cancer: a meta-analysis. World J Gastrointest Endosc, 2014, 6(11): 555-563.

[42] Abdelfatah MM, Barakat M, Lee H, et al. The incidence of lymph node metastasis in early gastric cancer according to the expanded criteria in comparison with the absolute criteria of the Japanese Gastric Cancer Association: a systematic review of the literature and meta-analysis. Gastrointest Endosc, 2018, 87(2): 338-347.

[43] Sekiguchi M, Suzuki H, Oda I, et al. Risk of recurrent gastric cancer after endoscopic resection with a positive lateral margin. Endoscopy, 2014, 46(4): 273-278.

[44] Jung DH, Huh CW, Kim JH, et al. Risk-stratification model based on lymph node metastasis after noncurative endoscopic resection for early gastric cancer. Ann Surg Oncol, 2017, 24(6): 1643-1649.

[45] Choi IJ, Kook MC, Kim YI, et al. Helicobacter pylori therapy for the prevention of metachronous gastric cancer. N Engl J Med, 2018, 378(12): 1085-1095.

[46] Pyo JH, Lee H, Min BH, et al. Long-term outcome of endoscopic resection vs. surgery for early gastric cancer: a non-inferiority-matched cohort study. Am J Gastroenterol, 2016, 111(2): 240-249.

[47] Kim HH, Cho EJ, Noh E, et al. Missed synchronous gastric neoplasm with endoscopic submucosal dissection for gastric neoplasm: experience in our hospital. Dig Endosc, 2013, 25(1): 32-38.

[48] Abe S, Oda I, Suzuki H, et al. Long-term surveillance and treatment outcomes of metachronous gastric cancer occurring after curative endoscopic submucosal dissection. Endoscopy, 2015, 47(12): 1113-1118.

[49] Kwon YH, Heo J, Lee HS, et al. Failure of Helicobacter pylori eradication and age are independent risk factors for recurrent neoplasia after endoscopic resection of early gastric cancer in 283 patients. Aliment Pharmacol Ther, 2014, 39(6): 609-618.

[50] Kato M, Nishida T, Yamamoto K, et al. Scheduled endoscopic surveillance controls secondary cancer after curative endoscopic resection for early gastric cancer: a multicentre retrospective cohort study by Osaka University ESD study group. Gut, 2013, 62(10): 1425-1432.

结直肠癌诊疗研究进展

吴 东 孙鹿希 李景南
中国医学科学院北京协和医院

2018 年我国国家癌症中心发布的全国癌症统计数据显示，我国结直肠癌（colorectal cancer，CRC）发病率高居男性第 4 位和女性第 3 位，死亡率位居男性第 5 位和女性第 4 位，并呈现出逐年升高和发病年轻化的趋势。早期发现 CRC 及其癌前病变对于改善病人预后具有重要意义。进展期 CRC 的精准治疗也已展示出广阔前景，CRC 的早期筛查和治疗靶点研究是目前重要的攻关难题。近年来我国科研工作者在这一领域取得了许多关键性的突破。以下主要针对 2017~2018 年度 CRC 领域的国内研究进展进行综述。

（一）CRC 的筛查

CRC 病人的转归及预后与病变的分期密切相关，开展、普及 CRC 筛查并实现早诊早治，是提高结直肠肿瘤早期诊断率、降低相关死亡率的关键，更多新型 CRC 筛查方法仍待开发。美国癌症协会 2018 年在 *CA：A Cancer Journal for Clinicians* 杂志上对 CRC 筛查指南进行了更新。鉴于 CRC 发病的年轻化，美国指南推荐无特殊风险人群的 CRC 筛查启动时间应在 45 岁，该建议较 2008 版指南推荐年龄下降了 5 岁。筛查项目的选择包括高敏感性的粪便检测，如粪便免疫化学检测（FIT）、高敏感性粪隐血试验（HSgFOBT）、粪便 DNA 多靶点筛查（mt-sDNA）；结肠可视化检查如内镜、CT 结肠成像等。

1. 无创筛查及生物标志物

既往大规模人群研究已证实，外周血 *SEPT9* 基因甲基化是 CRC 的特异性生物标志物。中国医学科学院北京协和医院转化医学中心发表在 *The Journal of Molecular Diagnostics* 上的一项最新研究，通过机会性筛查入组的 1031 名受试者，以结肠镜检查和病理诊断作为金标准，应用改进后更加快捷、低成本的 *SEPT9* 基因甲基化新型检测技术进行验证，评估其诊断价值。结果显示，该 *SEPT9* 基因甲基化检测的 CRC 筛查敏感性为 76.6%，特异性为 95.9%，并在 CRC 各个阶段（包括早期阶段）均取得高水平的检出率。同时，该方法与癌胚抗原升高（敏感性，86.4%）或粪便免疫化学试验（敏感性，94.4%）联合检测时，可进一步提高 CRC 的检出率。

中国医学科学院北京协和医院转化医学中心牵头的另一项研究提出，多次进行定性粪便免疫化学检测（qlFIT）可有效提高结直肠肿瘤的检出率。研究纳入了 513 名胃肠道门诊病人，以结肠镜检查结果为金标准，通过对比进行 1 次、2 次和 3 次 qlFIT 的 CRC 检出结果，总结 qlFIT 检查呈阳性 CRC 的特点。研究结果指出，CRC 高危人群进行 3 次 qlFIT，可显著提高筛查的敏感性和特异性，并降低筛查成本。此外，左侧 CRC 肿瘤或病理显示，晚期的肿瘤具有更高的 qlFIT 阳性率，提示 qlFIT 阳性病人更加积极地进行粪便隐血和结肠镜检查。

香港中文大学牵头开展了一项包括了 439 名亚洲人群受试者的研究，尝试以粪便肠道菌群作为 CRC 无创诊断的新型生物标志物。该研究基于定量 PCR（qPCR）测定方法，筛选肠道菌群标记物，发现 *Fusobacterium nucleatum*、*Bacteroides clarus*、*Roseburia intestinalis*、*Clostridium hathewayi* 等微生物在 CRC 病人肠道中富集。以菌群作为 CRC 筛选标记物，结合粪便免疫化学检测，可有效提高粪便肠道菌群诊断 CRC 的敏感性及特异性。该研究提供了非侵入性诊断 CRC 的新的生物标志物及筛查思路。

2. 基因组检测及全基因组关联研究

香港中文大学和深圳华大基因研究院牵头开展了一项旨在评估粪便宏基因组用于诊断 CRC 的可行性的研究，该研究结果验证了已知的 *Fusobacterium nucleatum* 和 *Peptostreptococcus stomatis* 与 CRC 的关联，新发现 *Parvimonas micra* 和 *Solobacterium moorei* 与 CRC 存在显著相关性。通过 4 个微生物基因生物标志物能够有效区分 CRC 组和对照组，且在国内外不同种族群体中均得到验证，在中国病人验证队列中曲线下面积（AUC）达到 0.84。这些微生物基因在早期（TNM I~II 期）病人中即存在明显富集，进一步支持粪便肠道菌群宏基因组检测（作为非侵入性方法）应用于早期诊断 CRC。

全基因组关联研究（GWAS）也被广泛应用于鉴定肿瘤易感性相关的多个单核苷酸多态性（SNP）。华中科技大学同济医学院公共卫生学院对来自中国人群的 1353 例 CRC 病例和 1448 例对照进行了全基因组关联研究，结果显示 *LAMC1* 基因附近的 SNP rs6695837 位点与 CRC 易感性存在显著相关性。此外，为了鉴定导致中国人群 CRC 易感的 TGF-β 通路中的低频变异，该团队开展了另一项包括 5109 例病例和 5169 例对照的对照研究，对 TGF-β 信号传导中的 12 个关键基因进行了靶向测序。结果显示，SMAD7 中的低频变异具有调节 TGF-β 信号传导的作用，从而促进癌细胞的增殖，增加 CRC 发生的风险。

3. 可视化检查

荧光探针是一种可以通过激光共聚焦显微镜等成像技术来监测细胞内外癌症生物标志物的方法，但其组织穿透性受限、深层生物组织内空间分辨率差等缺陷限制了其应用。华东理工大学化学与分子工程学院和中国科学院上海应用物理研究所合作开发的新型可视化 CRC 的纳米荧光探针，应用可在第二个近红外窗口（NIR-II）波长下激活的纳米材料，实现了可穿透 CRC 深层组织的高分辨率生物成像，该探针有望（作为可视化临床检查项目）得到广泛应用。

（二）预后评估

统计数据表明，超过 25% 的局部 CRC 病人死于术后肿瘤转移，其中肝转移是致死性 CRC 的主要原因之一。因此，探索疾病转移与复发的潜在生物标志物对术后随访和临床治疗非常重要。山东大学附属齐鲁医院团队连续发表两篇文章指出，*TBL1XR1* 的高表达与早期 CRC 肝转移相关。通过多中心队列研究发现：①*TBL1XR1* 表达水平与肿瘤肝转移风险相关，*TBL1XR1* 高水平表达者总生存率降低，且 *TBL1XR1* 可作为早期 CRC 病人肝转移的预测因子；②TNM 分期 IV 期 CRC 病人的 *TBL1XR1* 在原发肿瘤组织中的表达是其肿瘤复发的独立危险因素，该基因在 TNM I~III 期病人中表达也提示无病存活率降低。

长链非编码 RNA（lncRNA）和环状 RNA（circRNA）在癌症中具有重要的调节作用，近期多篇文章探讨了二者在 CRC 中的功能和机制。山东大学附属齐鲁医院开展的研究显示，lncRNA *MALAT1* 高表达的 CRC 病人对奥沙利铂的治疗反应差，并通过 EZH2 促进化疗耐药。浙江省肿瘤医院的研究显示，lncRNA *PANDAR* 具有促进肿瘤转移的作用，在 CRC 组织中高表达提示预后不良。哈尔滨医科大学附属肿瘤医院通过 qRT-PCR 检测发现 64 例 CRC 组织和细胞系中 lncRNA *CRNDE* 表达水平升高，敲降 *CRNDE* 可抑制肿瘤细胞增殖、降低化疗耐药性并抑制 Wnt/β-catenin 信号通路。中国医科大学肿瘤医院的研究显示，circRNA hsa_circ_0007534 在结直肠肿瘤组织中的表达显著上调，且与肿瘤分期和淋巴结转移相关，敲降其表达可抑制 CRC 细胞增殖并诱导细胞凋亡。南京医科大学南京第一医院临床研究中心的研究表明，circHIPK3 通过 miR-7 促进 CRC 的生长和转移。以上研究为肿瘤的预后评估和靶向治疗提供了新的方向。

（三）药物治疗

1. FRESCO 研究

呋喹替尼是一种新型的口服血管内皮生长因子受体抑制剂，对 VEGFR-1、VEGFR-2、VEGFR-3 异构体均具有强效、高选择性的抑制作用，同时可抑制肿瘤新生血管和淋巴管的生成。同济大学附属东方医院和南京八一医院等全国 28 家研究中心在 *JAMA* 上联合发表了一项随机、双盲、安慰剂对照、多中心的呋喹替尼（Fruquintinib）治疗晚期 CRC 的 III 期临床研究（FRESCO 研究）。该研究共纳入 416 例既往至少接受过 2 轮化疗（包括氟尿嘧啶、奥沙利铂类药物及伊立替康）失败的转移性结直肠癌（mCRC）病人，主要研究终点为总生存期，次要终点包括无进展生存期、客观缓解率和疾病控制率。对比呋喹替尼和安慰剂的治疗结果显示，呋喹替尼治疗组中位总生存期从 6.6 个月延长至 9.3 个月，同时显著延长了中位无进展生存期，且病人治疗过程中未观察到累积性的 3 级及以上不良事件，提示呋喹替尼可能成为晚期 CRC 的三线标准治疗之一。FRESCO 研究是第一项在 *JAMA* 杂志上发表的中国抗肿瘤新药的临床研究，在 2017 年美国临床肿瘤学会（American Society of Clinical Oncology，ASCO）上得到了国外学者的高度认可。

2. TERRA 研究

同济大学附属东方医院牵头的另一项随机、双盲、安慰剂对照、亚洲多中心的 III 期临床试验（TERRA 研究）显示，针对既往至少接受过 2 种化疗方案的 mCRC 亚洲病人，三氟尿嘧啶（Tipiracil）单药治疗可将中位总生存期从 7.1 个月提高到 7.8 个月，死亡风险比显著低于安慰剂组。结果提示，三氟尿嘧啶有望成为二线标准化疗无效的 mCRC 病人的新型治疗方案。

3. 其他研究

苏州大学附属第一医院团队应用人参皂苷 Rg3 治疗 CRC 的研究显示，Rg3 通过抑制 CRC 细胞的生长和干细胞生成，同时抑制血管生成和促进抗肿瘤免疫来重塑肿瘤微环境，从而抑制体内的 CRC 进展。该结果提示，人参皂苷 Rg3 有可能成为 CRC 治疗的新型药物。

近年来的研究显示，肠道微生物与慢性炎症和癌症发生发展相关。由上海交通大学医学院附属仁济医院牵头开展的一项发表在 *Cell* 上的研究提示了肠道菌群对病人化疗耐药性的影响。研究发现，化疗后复发病人 CRC 组织中的 *Fusobacterium nucleatum* 含量增加。根据生物信息学和功能研究结果，*Fusobacterium nucleatum* 会影响先天免疫信号 TLR4、MYD88 和特异性 microRNA，从而激活自噬作用并改变 CRC 对化疗的反应。该研究提示，肠道菌群研究将成为 CRC 病人临床管理的检测指标和潜在靶向治疗方向。

（四）机制研究

北京大学第三医院和北京大学生命科学学院生物动态光学成像中心在 *Science* 上合作发表了国际首个从单细胞分辨率、多组学水平深入解析人类 CRC 的研究。通过在原发肿瘤、淋巴和远处转移的多区域采样进行单细胞多组学测序，发现癌细胞的全基因组 DNA 去甲基化模式存在一致性。癌细胞的 DNA 去甲基化程度与正常组织异染色质相关组蛋白修饰 H3K9me3 的程度等明显相关。该研究解析了 CRC 在发生和转移过程中，基因组拷贝数变异、DNA 甲基化异常和基因表达改变的特点，证明了重建遗传谱系和追踪其表观基因组、转录组学动态的可行性，为 CRC 转移的机制研究和临床治疗提供了新的理论依据。

此外，北京大学人民医院、北京大学生命科学学院及美国学者在 *Nature* 上联合发表文章，首次揭示 CRC 中 T 细胞的动态变化。该研究从 12 例 CRC 病人中获取 11 138 个单 T 细胞的转录组，并通过 RNA 测序和 TCR 跟踪，开发了全新的 STARTRAC 生物信息学分析方法，定量分析了 20 个具有不同功能的 T 细胞亚群之间的动态关系。该项研究展示了 CRC 中 T 细胞亚群的转录组谱、组织分布特性、迁移特点和动态分化转变过程，为 T 细胞在肿瘤组织中的动态变化提供了证据，有望为 CRC 的免疫治疗提供理论依据。

（五）前景展望

在国家的大力支持下，依靠丰富的病例资源和日益完备的科研平台资源，国内科研工作者在此领域的产出已经接近或达到国际水准，多次在国际顶尖科技刊物上发表高影响力的研究成果，对于推动 CRC 的机制研究和治疗研究做出了有力贡献。但根据我国国家癌症中心公布的数据，相较于美国持续下降的 CRC 发病率和死亡率，中国 CRC 发病率和死亡率却在不断攀升，原因与我国 CRC 早期诊断欠缺有关。目前，我国结肠镜早筛查的普及率低和依从性差，内镜医师人数及检查设备资源严重稀缺，在很大程度上限制了我国早期 CRC 筛查工作的推进。开发便捷有效而无创的筛查方法，对于提高我国 CRC 筛查率具有重大意义。

从治疗来看，肿瘤异质性是影响 CRC 疗效的难题，近年来随着单细胞测序、多组学技术、免疫治疗等研究的开展，CRC 的精准医疗和个体化治疗取得了较大进展。未来，分子水平的精准医疗将是 CRC 个体化治疗、筛查及新药研发的重点。因此，构建并完善国家级多中心和大数据平台，开展大规模、高质量的临床研究和新药开发对于完善 CRC 诊疗体系刻不容缓。

主要参考文献

[1] Bian S, Hou Y, Zhou X, et al. Single-cell multiomics sequencing and analyses of human colorectal cancer. Science, 2018, 362(6418): 1060-1063.

[2] Crespo M, Vilar E, Tsai SY, et al. Colonic organoids derived from human induced pluripotent stem cells for modeling colorectal cancer and drug testing. Nat Med, 2017, 23(7): 878-884.

[3] Han P, Li JW, Zhang BM, et al. The lncRNA CRNDE promotes colorectal cancer cell proliferation and chemoresistance via miR-181a-5p-mediated regulation of Wnt/beta-catenin signaling. Mol Cancer, 2017, 16(1): 9.

[4] He Y, Wu W, Zheng HM, et al. Author correction: regional variation limits applications of healthy gut microbiome reference ranges and disease models. Nat Med, 2018, 24(12): 1940.

[5] Lauby-Secretan B, Vilahur N, Bianchini F, et al. The IARC perspective on colorectal cancer screening. N Engl J Med, 2018, 378(18): 1734-1740.

[6] Li J, Qin S, Xu RH, et al. Effect of Fruquintinib vs Placebo on overall survival in patients with previously treated metastatic colorectal cancer: the FRESCO randomized clinical trial. JAMA, 2018, 319(24): 2486-2496.

[7] Li P, Zhang X, Wang H, et al. MALAT1 is associated with poor response to oxaliplatin-based chemotherapy in colorectal cancer patients and promotes chemoresistance through EZH2. Mol Cancer Ther, 2017, 16(4): 739-751.

[8] Li Y, Wu Z, Yuan J, et al. Long non-coding RNA MALAT1 promotes gastric cancer tumorigenicity and metastasis by regulating vasculogenic mimicry and angiogenesis. Cancer Lett, 2017, 395: 31-44.

[9] Liang Q, Chiu J, Chen Y, et al. Fecal bacteria act as novel biomarkers for noninvasive diagnosis of colorectal cancer. Clin Cancer Res, 2017, 23(8): 2061-2070.

[10] Liu H, Xu Y, Zhang Q, et al. Correlations between TBL1XR1 and recurrence of colorectal cancer. Sci Rep, 2017, 7: 44275.

[11] Liu H, Xu Y, Zhang Q, et al. Prognostic significance of TBL1XR1 in predicting liver metastasis for early stage colorectal cancer. Surg Oncol, 2017, 26(1): 13-20.

[12] Lou J, Gong J, Ke J, et al. A functional polymorphism located at transcription factor binding sites, rs6695837 near LAMC1 gene, confers risk of colorectal cancer in Chinese populations. Carcinogenesis, 2017, 38(2): 177-183.

[13] Lu M, Liu Z, Li B, et al. The high expression of long non-coding RNA PANDAR indicates a poor prognosis for colorectal cancer and promotes metastasis by EMT pathway. J Cancer Res Clin Oncol 2017, 143(1): 71-81.

[14] Tang YC, Zhang Y, Zhou J, et al. Ginsenoside Rg3 targets cancer stem cells and tumor angiogenesis to inhibit colorectal cancer progression *in vivo*. Int J Oncol, 2018, 52(1): 127-138.

[15] Wolf AMD, Fontham ETH, Church TR, et al. Colorectal cancer screening for average-risk adults: 2018 guideline update from the American Cancer Society. CA Cancer J Clin, 2018, 68(4): 250-281.

[16] Wu D, Luo HQ, Zhou WX, et al. The performance of three-sample qualitative immunochemical fecal test to detect colorectal adenoma and cancer in gastrointestinal outpatients: an observational study. PLoS One, 2014, 9(9): e106648.

[17] Wu D, Zhou G, Jin P, et al. Detection of colorectal cancer using a simplified *SEPT9* gene methylation assay is a reliable method for opportunistic screening. J Mol Diagn, 2016, 18(4): 535-545.

[18] Xu G, Yan Q, Lv X, et al. Imaging of colorectal cancers using activatable nanoprobes with second

near-infrared window emission. Angew Chem Int Ed Engl, 2018, 57(14): 3626-3630.

[19] Xu J, Kim TW, Shen L, et al. Results of a randomized, double-Blind, placebo-controlled, phase III trial of Trifluridine/Tipiracil (TAS-102) monotherapy in Asian patients with previously treated metastatic colorectal cancer: the TERRA study. J Clin Oncol, 2018, 36(4): 350-358.

[20] Yu J, Feng Q, Wong SH, et al. Metagenomic analysis of faecal microbiome as a tool towards targeted non-invasive biomarkers for colorectal cancer. Gut, 2017, 66(1): 70-78.

[21] Yu T, Guo F, Yu Y, et al. *Fusobacterium nucleatum* promotes chemoresistance to colorectal cancer by modulating autophagy. Cell, 2017, 170(3): 548-563.e16.

[22] Zeng K, Chen X, Xu M, et al. CircHIPK3 promotes colorectal cancer growth and metastasis by sponging miR-7. Cell Death Dis, 2018, 9(4): 417.

[23] Zhang L, Yu X, Zheng L, et al. Lineage tracking reveals dynamic relationships of T cells in colorectal cancer. Nature, 2018, 564(7735): 268-272.

[24] Zhang R, Xu J, Zhao J, et al. Silencing of hsa_circ_0007534 suppresses proliferation and induces apoptosis in colorectal cancer cells. Eur Rev Med Pharmacol Sci, 2018, 22(1): 118-126.

二、罕见病防治研究进展

基于计量学的五种罕见病研究进展分析

齐　燕

中国医学科学院医学信息研究所

（一）呼吸系统罕见病

呼吸系统罕见病是指那些与呼吸系统相关的发病率极低的疾病，又称呼吸"孤儿病"。被列入第一批国家罕见病目录且以肺部为主要表现的罕见病有 6 种，目录之外的以肺部为主要或常见受累的罕见病还有很多，本报告选取 3 个代表性疾病———淋巴管肌瘤病（lymphangioleiomyomatosis，LAM）、肺泡蛋白沉积症（pulmonary alveolar proteinosis，PAP）和囊性纤维化（cystic fibrosis，CF）为分析对象介绍呼吸罕见病近年来在国内的研究进展。

1. 淋巴管肌瘤病（lymphangioleiomyomatosis，LAM）

近两年，在 Web of Science（WOS）数据库上收录的我国学者 LAM 相关基础研究文献共计 21 篇，其中以第一作者或通讯作者发表的文献有 19 篇，按照关联强度及被引频次，前 10 位的文献如表 1 所示。

表 1　我国 LAM 相关基础研究 TOP 10 代表文献

序号	标题	作者
1	Insulin growth factor binding protein 2 mediates the progression of lymphangioleiomyomatosis	Li XK，Liu XL，Zhang LD，et al.
2	Functional improvements in patients with lymphangioleiomyomatosis after sirolimus：an observational study	Zhan YZ，Shen LS，Xu WS，et al.

续表

序号	标题	作者
3	Multi-Modal Imaging Features and Lympho-Venous Shunt for Vaginal Chylous Fistula in Lymphangioleiomyomatosis：case-report and review	Huo M，Wang ZC，Yue YL，et al.
4	Efficacy of sirolimus for the prevention of recurrent pneumothorax in patients with lymphangioleiomyomatosis：a case series	Zhou L，Ouyang RY，Luo H，et al.
5	The efficacy and adverse events of mTOR inhibitors in lymphangioleiomyomatosis：systematic review and meta-analysis	Gao NN，Zhang TY，Ji JD，et al.
6	Rapamycin for lymphangioleiomyomatosis：optimal timing and optimal dosage	Xu KF，Tian XL，Yang YL，et al.
7	Lymphangioleiomyomatosis：a case report and review of diagnosis and treatment	Liu Y，Guo ZB，Zhao CL，et al.
8	Sporadic lymphangioleiomyomatosis with multiple atypical features：A case report and literature review	Wang XK，Su F，Zhou FF，et al.
9	Advances in understanding of lymphangioleiomyomatosis：current and emerging treatment options	Yuan GL，Zhang HJ，Liang QL，et al.
10	Computed tomography lymphangiography findings in 27 cases of lymphangioleiomyomatosis	Zhang CY，Chen XB，Wen TG，et al.

从汤森路透 Cortellis 药物研发的综合情报平台和美国 ClinicalTrials.gov 网站上没有搜索到我国在该疾病研究上的相关记录。

2. 肺泡蛋白沉积症（pulmonary alveolar proteinosis，PAP）

a. PAP 基础研究

近两年，在 WOS 数据库上收录的我国学者 PAP 相关基础研究文献共计 21 篇，其中以第一作者或通讯作者发表的文献有 19 篇，按照关联强度及被引频次，前 10 位的文献如表 2 所示。

表 2　我国 PAP 相关基础研究 TOP 10 代表文献

序号	标题	作者
1	Serum YKL-40 is a reliable biomarker for pulmonary alveolar proteinosis	Bonella F，Long XP，He X，et al.
2	Mutations in methionyl-tRNA synthetase gene in a Chinese family with interstitial lung and liver disease，postnatal growth failure and anemia	Sun Y，Hu G，Luo JH，et al.
3	Serum Krebs von den Lungen-6 level as a diagnostic biomarker for interstitial lung disease in Chinese patients	Hu Y，Wang LS，Jin YP，et al.
4	The evaluation of clinical usefulness of transbrochoscopic lung biopsy in undefined interstitial lung diseases：a retrospective study	Han Q，Luo Q，Chen XB，et al.
5	Better approach for autoimmune pulmonary alveolar proteinosis treatment：inhaled or subcutaneous granulocyte-macrophage colony-stimulating factor：a meta-analyses	Sheng GH，Chen P，Wei YQ，et al.
6	Secondary pulmonary alveolar proteinosis：a single-center retrospective study （a case series and literature review）	Zhang DM，Tian XL，Feng RE，et al.

序号	标题	作者
7	Quantitative assessment of Pulmonary Alveolar Proteinosis （PAP） with ultra-dose CT and correlation with Pulmonary Function Tests （PFTs）	Sui X，Du QN，Xu KF，et al.
8	The Effect of Inhaled Granulocyte-Macrophage Colony Stimulating Factor （GM-CSF） for Patients with Mild-to-Moderate Autoimmune Pulmonary Alveolar Proteinosis （APAP） in China	Tian X，Guo X，Chen L，et al.
9	Clinical features of secondary pulmonary alveolar proteinosis associated with myelodysplastic syndrome：Two case reports	Liu Y，Chen LL，Qiu YY，et al.
10	Pulmonary alveolar proteinosis and clear cell renal cell carcinoma	Zhou WW，Guan YY，Liu XM

b. PAP 相关临床试验

美国 ClinicalTrials.gov 网站至今共注册了 3 项在中国开展的临床试验项目[均处于 II 期（Phase 2）]，详细情况如表 3 所示。

表 3　PAP 相关临床试验部分信息汇总

序号	试验名称	干预措施	适应证	阶段
1	粒细胞-巨噬细胞集落刺激因子（GM-CSF）吸入自身免疫性肺泡蛋白沉积症	药物：GM-CSF	自身免疫性肺泡蛋白沉积症	Phase 2
2	WLL/吸入 GM-CSF 治疗自身免疫性肺泡蛋白沉积症的序贯疗法	药物：GM-CSF	肺泡蛋白沉积症	Phase 2
3	皮下注射低剂量 rhGM-CSF +/- WLL 的 PAP 研究。	药物：rhGM-CSF 程序：全肺灌洗（WLL）	肺泡蛋白沉积症	Phase 2

3. 囊性纤维化（cystic fibrosis，CF）

WOS 数据库上收录的我国学者 CF 相关基础研究文献共计 288 篇，其中以第一作者或通讯作者发表的文献有 258 篇，按照关联强度及被引频次，前 10 位的文献如表 4 所示。

表 4　我国 CF 相关基础研究 TOP 10 代表文献

序号	标题	作者
1	Synergistic Activity of Berberine with Azithromycin against *Pseudomonas aeruginosa* Isolated from Patients with Cystic Fibrosis of Lung *in Vitro* and *in Vivo*	Li YT，Huang JR，Li LJ，et al.
2	Direct detection of *Exophiala* and *Scedosporium* species in sputa of patients with cystic fibrosis	Chen M，Kondori N，Deng SW，et al.
3	Cystic fibrosis transmembrane conductance regulator mediates tenogenic differentiation of tendon-derived stem cells and tendon repair：accelerating tendon injury healing by intervening in its downstream signaling	Liu Y，Xu J，Xu LL，et al.
4	Folate Protects Hepatocytes of Hyperhomocysteinemia Mice From Apoptosis via Cystic Fibrosis Transmembrane Conductance Regulator （CFTR）-Activated Endoplasmic Reticulum Stress	Yang AN，Sun Y，Mao CY，et al.

序号	标题	作者
5	Four case reports of Chinese cystic fibrosis patients and literature review	Xu J，Yin Y，Zhang L，et al.
6	Differences in Gene Mutations Between Chinese and Caucasian Cystic Fibrosis Patients	Zheng BY，Cao L
7	Cystic fibrosis transmembrane conductance regulator-emerging regulator of cancer	Zhang JT，Wang Y，Jiang XH，et al.
8	A new compound heterozygous CFTR mutation in a Chinese family with cystic fibrosis	Xie YJ，Huang XQ，Liang YJ，et al.
9	CFTR founder mutation causes protein trafficking defects in Chinese patients with cystic fibrosis	Leung GKC，Ying DG，Mak CCY，et al.
10	Aberrant epithelial remodeling with impairment of cilia architecture in non-cystic fibrosis bronchiectasis	Chen ZG，Li YY，Wang ZN，et al.

从汤森路透 Cortellis 药物研发的综合情报平台得知，2017 年 1 月至 2018 年 10 月我国共有 4 种 CF 相关药物处于研发或者临床试验阶段，具体如表 5 所示。

表 5　我国 CF 药物研发及临床试验情况（2017~2018 年）

药物进展阶段	药物名称	研发公司	主要适应证
药物研发	N-1861	Alpine Immune Sciences，Inc.; Laurel Venture Capital（朗煜资本）	囊胞性纤维症
	N-6547	Alpine Immune Sciences，Inc.; Laurel Venture Capital（朗煜资本）	囊胞性纤维症
	CFTR Delta F508 modulators	加利福尼亚大学旧金山分校; 武汉科技大学	囊胞性纤维症
Ⅰ期临床试验	N-6022	Alpine Immune Sciences，Inc.; Laurel Venture Capital（朗煜资本）	囊胞性纤维症

（二）杜氏肌营养不良症和脊髓性肌萎缩症

进行性假肥大性肌营养不良（Duchenne muscular dystrophy，DMD），又称杜氏肌营养不良症，DMD 和脊髓性肌萎缩症（spinal muscular atrophy，SMA）是发病率最高的两种常见遗传性神经肌肉病（在中国也是患病率高的罕见病），也是治疗最先突破的罕见病。DMD 方面，这两年浙大一院做了新生儿筛查，得出了中国人群发病率，DMD 是少有的有中国准确发病数据的罕见病，属于 X 连锁隐性遗传病，是男性中常见的遗传性疾病，由抗肌萎缩蛋白基因突变所致，属于进行性肌营养不良症常见类型，发病率约为 1/3500 活男婴；女性多为致病基因携带者，发病者罕见，且症状较轻。病人常常以肌肉的进行性萎缩无力并伴有腓肠肌假性肥大为特征，走路为鸭型步态。大部分 DMD 病人在 3~5 岁发病，在 20 岁左右死于心肺衰竭[①]。

---

① http://www.chinadaily.com.cn/micro-reading/interface_yidian/2016-03-02/14580085.html

1. 杜氏肌营养不良症

a. 相关基础研究

科学文献是研究成果的一个重要载体，为了客观反映 2017~2018 年我国 DMD 相关研究进展，选取 Web of Science 核心合集数据库对我国学者发表的论文进行检索，确定近两年我国取得的具有一定国际影响力的代表性成果。检索式设定为 TS=("duchenne muscular dystrophy"OR"Cardiomyopathy，Dilated，X-Linked"OR"Childhood Muscular Dystrophy，Pseudohypertrophic" OR "Childhood Pseudohypertrophic Muscular Dystrophy")AND CU= China AND PY= 2017-2018，检索日期为 2018 年 10 月，在检索结果文献中筛选通讯作者和第一作者单位为我国机构的文献，共计 68 篇，其中被引频次前 10 位的文献如表 6 所示。

表 6　我国 DMD 相关基础研究 TOP 10 被引文献

序号	标题	作者
1	Expression levels of TGF-1 and CTGF are associated with the severity of Duchenne muscular dystrophy	Song YM，Yao S，Liu YH，et al.
2	Prenatal diagnosis of Duchenne muscular dystrophy in 131 Chinese families with dystrophinopathy	Wang HH，Xu Y，Liu XQ，et al.
3	Clinical and mutational characteristics of Duchenne muscular dystrophy patients based on a comprehensive database in South China	Wang DN，Wang ZQ，Yan L，et al.
4	A novel rabbit model of Duchenne muscular dystrophy generated by CRISPR/Cas9	Sui TT，Lau，YS，Liu D，et al.
5	Gene Therapy for Hemophilia and Duchenne Muscular Dystrophy in China	Liu XH，Liu MJ，Wu LQ，et al.
6	A resolved discrepancy between multiplex PCR and multiplex ligation-dependent probe amplification by targeted next-generation sequencing discloses a novel partial exonic deletion in the Duchenne muscular dystrophy gene	Liu C，Deng HT，Yang C，et al.
7	Generation of ZZUi008-A, a transgene-free，induced pluripotent stem cell line derived from chorionic villi cells of a fetus with Duchenne muscular dystrophy	Zhu XF，Cai AJ，Meng JJ，et al.
8	A retrospective analysis of 237 Chinese families with Duchenne muscular dystrophy history and strategies of prenatal diagnosis	Xu Y，Li，Y，Song TT，et al.
9	Bilateral Cerebral Infarctions and Intracardiac Thrombus in a Young Duchenne Muscular Dystrophy Patient	Qiao YA，Inoue M，Kikuno M，et al.
10	The assessment of sniff nasal inspiratory pressure in patients with Duchenne muscular dystrophy in China	Zhang S，Mei QQ，Xin J，et al.

b. 临床试验

近两年我国没有开展临床试验，2011 年 10 月，深圳市贝克生物科技有限公司与昆明医科大学附属第二医院联合开展了人脐带间充质干细胞治疗进行性肌营养不良症的安全性和有效性的研究。人脐带间充质干细胞（hUC-MSC）已被证明可改善运动功能，增加肌肉力量并降低相关酶的异常水平，如肌酸激酶（CK）、乳酸脱氢酶（LDH）、丙氨酸氨基转移酶（ALT）和天冬氨酸氨基转移酶（AST）。本研究旨在探讨 hUC-MSC 移植治疗 DMD 的安全性和有效性[①]。

2. 脊髓性肌萎缩症

a. 相关基础研究

检索式设定为 TS=（"Spinal muscular atrophy" OR "Bulbo-Spinal Atrophy，X-Linked" OR "Atrophy，Spinal Muscular" OR "Spinal Amyotrophy" OR "Amyotrophies，Spinal"）AND CU= China AND PY= 2017-2018，检索日期为 2018 年 10 月，在检索结果中筛选通讯作者和第一作者单位为我国机构的文献，共计 41 篇，其中被引频次前 10 位的文献如表 7 所示。

表 7 我国 SMA 基础研究 TOP 10 被引文献

序号	标题	作者
1	A-44G transition in SMN2 intron 6 protects patients with spinal muscular atrophy	Wu XX，Wang SH，Sun JJ，et al.
2	Modeling the phenotype of spinal muscular atrophy by the direct conversion of human fibroblasts to motor neurons	Zhang QJ，Li JJ，Lin X，et al.
3	Targeted sequencing of maternal plasma for haplotype-based non-invasive prenatal testing of spinal muscular atrophy	Chen M，Lu S，Lai ZF，et al.
4	Downregulation of Survivin contributes to cell-cycle arrest during postnatal cardiac development in a severe spinal muscular atrophy mouse model	Sheng L，Wan B，Feng PC，et al.
5	Exome Sequencing Identifies *De Novo* DYNC1H1 Mutations Associated With Distal Spinal Muscular Atrophy and Malformations of Cortical Development	Chen YL，Xu YF，Li GQ，et al.
6	Notable Carrier Risks for Individuals Having Two Copies of SMN1 in Spinal Muscular Atrophy Families with 2-copy Alleles：Estimation Based on Chinese Meta-analysis Data	Wei XD，Tan H，Yang P，et al.
7	A Han Chinese infant with spinal muscular atrophy with respiratory distress type 1 （SMARD1） confirmed from a pedigree	Zhang LD，Xu LL，He WL，et al.
8	An atypical phenotype of a patient with infantile spinal muscular atrophy with respiratory distress type 1 （SMARD 1）	Wu SY，Chen T，Li Y，et al.
9	A recurrent *de novo* DYNC1H1 tail domain mutation causes spinal muscular atrophy with lower extremity predominance，learning difficulties and mild brain abnormality	Chan SHS，van Alfen N，Thuestad IJ，et al.
10	Accurate diagnosis of spinal muscular atrophy and 22q11.2 deletion syndrome using limited deoxynucleotide triphosphates and high-resolution melting	Zhang XQ，Wang B，Zhang LC，et al.

b. 临床试验和药物

2014 年 11 月，由 Biogen 赞助开展了一项国际性的三期临床试验[②]，评估其与合作

---

① https://www.clinicaltrials.gov/ct2/show/NCT01610440?cond=Duchenne+muscular+dystrophy&cntry=CN&phase=0123&prcd_s=01%2F01%2F2010&prcd_e=10%2F31%2F2018&rank=1

② https://www.clinicaltrials.gov/ct2/show/study/ NCT 02292537?cond=Spinal+muscular+atrophy&cntry=HK&phase=0123&prcd_s=01%2F01%2F2010&prcd_e=10%2F31%2F2018&rank=1&show_locs=Y#locn

伙伴 Ionis 制药公司合作开发的实验性药物 Spinraza（Nusinersen）（ISIS 396443）在晚发性脊髓性肌萎缩症病人中的疗效和安全性，该研究在美国、加拿大、法国、德国、意大利、日本、瑞典等国家开展，我国的香港大学玛丽医院作为 24 家参与机构之一，实际于 2017 年 2 月 20 日完成。Spinraza 是一种反义寡核苷酸（ASO），旨在改变 SMN2 基因的剪接，以增加全功能性 SMN 蛋白的生产。该项为期 15 个月的研究，纳入了 126 例非卧床的晚发性脊髓性肌萎缩症（SMA）病人，这些病人的症状和体征超过 6 个月，年龄在 2~12 岁。病人接受 Spinraza 治疗 15 个月后，Hammersmith 运动功能评分量表（HFMSE）平均提高 4.0 分，而未接受治疗的病人平均降低 1.9 分。在临床治疗中，HFMSE 提高 3 分及以上被认为具有临床意义。该研究在晚发性 SMA 病人中开展，研究数据显示，与未接受治疗的儿童病人相比，接受 Spinraza 治疗的儿童病人在运动机能方面表现出统计学意义上的显著改善。该研究中，Spinraza 具有良好的安全性[1]。Spinraza 的诞生凝聚着华人科学家的智慧，苏州大学教授华益民在开发中做出了重要贡献，是相关专利的 3 位共同发明人之一[2]。

（注：更多有关专家在后面提出了基因治疗临床试验更多的一些信息，可参见网址 http://www. 360doc.com/content/17/1116/20/19913717_704448438.shtml）。

从汤森路透 Cortellis 药物研发的综合情报平台得知，2017 年 1 月至 2018 年 10 月我国共有 3 种 SMA 相关药物处于研发或者临床试验阶段，具体如表 8 所示。

表 8　我国 SMA 药物研发及临床试验情况（2017~2018 年）

药物进展阶段	药物名称	研发公司	主要适应证
药物研发	antithrombotic agents	东南大学；南京中瑞药业有限公司	运动神经元病
	human embryonic stem cell-derived motor neuron progenitors	Neostem Oncology；Cellular Biomedicine Group，Inc.	运动神经元病；神经肌肉疾病；脊髓性肌萎缩；脑卒中
Ⅱ期临床试验	butylidenephthalide	台湾东华大学；Everfront Biotech Inc.	间变性星形细胞瘤；胶质母细胞瘤；神经胶质瘤；运动神经元病

呼吸罕见病研究进展：淋巴管肌瘤病、肺泡蛋白沉积症与囊性纤维化[3]

徐凯峰　田欣伦　杨燕丽　汪劭婷
北京协和医院
中国医学科学院罕见病研究中心

（一）呼吸罕见病概述

1. 呼吸罕见病总体发病情况及面临的挑战

罕见病在不同国家和地区的患病率没有统一的标准，主要发达国家的人口患病率为

① https://tieba.baidu.com/p/4916215004?pid=101843058490&cid=0&red_tag=1951965733&traceid=#101843058 490
② http://www.suda.edu.cn/suda_news/jxky/201612/85eddd7d-eb93-4b0f-be45-494c8a4361a6.html
③ 基金支持：国家自然科学基金项目（81570061）、国家重点研发计划（2016YFC0901502）、中国医学科学院创新工程（2017-12M-2-001）

4.0/10 000~7.5/10 000，澳大利亚和我国台湾地区的罕见病患病率低于 1/10 000。我国长期以来纠结于罕见病的患病率标准，使得罕见病相关政策难以出台和实施，如罕见病立法，企业罕见病诊疗产品的研发、药审、医保、福利和国家科研投入等，很难有效地预估投入与产出。

国内学界也提出过一个罕见病标准，2010 年 5 月，中华医学会医学遗传学分会"中国罕见病定义专家研讨会"建议把患病率<1/500 000，或新生儿发病率<1/10 000 作为罕见病的定义。据此定义，很多国际上认为的罕见病不在此列，因此并未获得广泛应用。目前一般认为，国际上普遍认定的罕见病可以认定为罕见病，但 4/10 000~7.5/10 000 的标准也不适合我国社会经济发展的现状。笔者认为，我国有 13.9 亿人口，把罕见病患病率确定为 1/10 000 可能是合适的，也就是单个罕见疾病全国患病人数应低于 13.9 万。

常见的呼吸罕见病占罕见病总数的 5%~10%。按照美国人口 3.2 亿人、罕见病人口约 2000 万人，患病率美国 7.5/10 000、中国 1/10 000 等数据来估算，我国罕见病人口约 1158 万人，比美国还约低一半，常见呼吸罕见病人口 58 万~116 万人。

呼吸罕见病所面临的挑战与其他罕见病是相似的，在科研投入、专业人员队伍建设、适宜诊疗技术及推广、先进诊疗技术研究等方面均与发达国家有相当的差距。但近年来，随着国内罕见病研究的快速发展，我国呼吸罕见病研究也取得了快速发展，本文选取 3 个代表性疾病——淋巴管肌瘤病（lymphangioleiomyomatosis，LAM）、肺泡蛋白沉积症（pulmonary alveolar proteinosis，PAP）和囊性纤维化（cystic fibrosis，CF）介绍呼吸罕见病近年来在国内的研究进展。

2. 呼吸罕见病目录

为了加速我国罕见病工作的开展，2018 年 5 月 11 日，国家卫生健康委员会等 5 部委联合发布了我国第一批国家罕见病目录，共 121 个罕见病被列入其中。使用清单式的罕见病目录可以有效地避免罕见病患病率标准的争议，快速推进罕见病政策的制定和罕见病研究，未来国家会不断扩大完善该国家罕见病目录。被列入第一批国家罕见病目录且以肺部为主要表现的罕见病有 6 种：热纳综合征（窒息性胸腔失养症）（#7）、特发性肺动脉高压（#54）、特发性肺纤维化（#55）、淋巴管肌瘤病（#64）、肺泡蛋白沉积症（#100）、和囊性纤维化（#101）。肺部容易受累的还包括但不限于 Castleman 病（#16）、Erdheim-Chester 病（#26）、IgG4 相关疾病（#56）、朗格汉斯细胞组织细胞增生症（#60）、马方综合征（#68）、POEMS 综合征（#91）、原发性轻链型淀粉样变（#96）、系统性硬化（#112）和结节性硬化症（#114）等。

第一批国家罕见病目录之外的以肺部为主要或常见受累的罕见病还有很多，如原发性纤毛运动障碍、Birt-Hogg-Dubé综合征、肺血管炎（肉芽肿性多血管炎、嗜酸性肉芽肿性多血管炎、显微镜下多血管炎）、干燥综合征相关肺疾病、复发性多软骨炎、胸膜间皮瘤、弥漫性泛细支气管炎、塑型性支气管炎、肺泡微石症、肺静脉闭塞症、肺毛细血管瘤样增生症和广泛性淋巴管异常（淋巴管瘤病）等。

呼吸罕见病常涉及多系统病变，需要多学科协作。罕见病诊疗水平的提高反映了学科发展的水平。由于我国人口基数庞大，我国医学科学家应该在罕见病领域做出自己的贡献。

3. 国家罕见病注册登记研究

"十三五"国家重点研发项目精准医学项目设立罕见病临床队列研究，确定建立全国协作网络，对 59 种罕见病募集 5 万例长期随访的罕见病受试者，对罕见病的自然病程、临床特征、发病机制和预后因素等进行系统观察。中国国家罕见病注册登记系统（www.nrdrs.org.cn）目前已经募集了约 30 000 例病人，这是首次在国家层面大规模对我国罕见病进行的系统研究，对于推动我国罕见病研究、培养罕见病研究骨干人才队伍、提高我国罕见病诊治水平都将有重要的推动作用。

列入国家罕见病注册登记系统的呼吸罕见病包括：罕见肺动脉高压、淋巴管肌瘤病、肺泡蛋白沉积症、囊性纤维化、原发性纤毛运动障碍等 5 种疾病。

（二）淋巴管肌瘤病

1. 淋巴管肌瘤病的发病机制研究

LAM 是一种罕见、以弥漫性肺部囊性病变为特征的多系统低度恶性肿瘤，表现为呼吸困难、气胸、乳糜胸，有肺外表现如肾血管平滑肌脂肪瘤。LAM 可以是散发的，也可以出现于遗传性疾病结节性硬化症（TSC）病人中。LAM 和 TSC 均发生 *TSC1* 或 *TSC2* 基因突变，TSC1/TSC2 复合物在生理情况下控制雷帕霉素靶蛋白（mTOR）的过度活化，而 mTOR 是细胞增生和代谢的重要调节蛋白。mTOR 的过度活化被认为是 LAM 和 TSC 的关键发病机制。目前国内对于 LAM 的发病机制研究主要在于揭示 mTOR 信号通路机制，以发现可以用于 LAM 和 TSC 的治疗方法，主要发现有：①通过细胞和动物模型研究 mTOR 信号通路机制，如通过 *TSC1* 定向敲除模型，发现 mTOR 信号通过参与血管重建和纤维化过程，为理解和干预 LAM 的新生血管形成和纤维化过程提供了重要线索；②mTOR 和糖酵解联合干预可能对以 mTOR 过度活化为特征的肿瘤增长具有更好的抑制作用，研究揭示了 mTOR/HIF1α/Myc-hnRNPs/PKM2 在肿瘤氧化糖酵解[瓦尔堡效应（Warburg 效应）]中的关键机制；③钙库调控的钙内流（SOCE）在 mTOR 活化肿瘤中因为内质网钙感受蛋白间质相互作用分子（STIM1）的上调而增强，但抑制 SOCE 会增加 AKT1 和形成新生血管进而促进肿瘤增长，因此 SOCE 不可作为抑制治疗靶点。

2. 淋巴管肌瘤病诊疗技术的研究

LAM 的诊疗技术已经有了快速发展，相关研究和应用均比较广泛。对于我国 LAM 病人的特征，最初主要采用文献包括病例汇总分析，但目前已经有较大样本量的病例研究报告。借鉴国际 LAM 注册登记研究的经验，"中国 LAM 注册登记研究"（ClinicalTrials.gov 登记号 NCT03193892）是"十三五"国家重点研发计划罕见病临床队列研究项目（中国国家罕见病注册登记系统，http://www.nrdrs.org.cn）的一项课题，将首次在全国多个研究中心系统研究我国 LAM 的发病情况、临床特征、诊疗水平、医疗质量和结局转归，其结果值得期待。

在诊断方面，最重要的是血清血管内皮生长因子 D（VEGF-D）的研究。研究显示，VEGF-D 对于 LAM 的诊断敏感性、特异性分别可以达到 96.0% 和 100%。过去，对 LAM

病人的诊断依赖于有创病理，现在 90%以上的病例可以通过血液 VEGF-D 来获得诊断。目前利用 VEGF-D 诊断 LAM 已经获得国际指南的推荐。

LAM 的诊断需要符合临床病史和特征性的肺部 CT 表现，并同时具备以下一项或多项特征：①结节性硬化症（TSC）；②肾血管平滑肌脂肪瘤（AML）；③VEGF-D≥800pg/ml；④乳糜胸或乳糜腹水；⑤淋巴管肌瘤；⑥在浆膜腔积液或淋巴结中发现 LAM 细胞或 LAM 细胞簇；⑦组织病理证实为 LAM（肺、腹膜后或盆腔肿瘤）。

LAM 属于弥漫性肺部囊性病变，包含一组疾病，其中大部分也是罕见病，需要注意鉴别诊断[1]。

LAM 治疗最重要的临床进展是 mTOR 抑制剂西罗莫司（sirolimus，又称雷帕霉素）的应用。由于发现了 *TSC2* 基因在 LAM 发病中的关键机制，西罗莫司成为第一个被研究的治疗药物。西罗莫司的主要治疗作用表现在稳定 LAM 病人的肺功能，改善生活质量，减轻乳糜胸，减少气胸复发，减少肾 AML 的体积，降低肺动脉压，降低血清生物标志物 VEGF-D 的水平，以及对 TSC 相关临床表现的治疗。虽然在治疗时机和治疗剂量上有待进一步研究，但西罗莫司已经在日本、美国和欧盟国家等 38 个国家获批用于 LAM 的治疗，西罗莫司治疗 LAM 也已经被国际临床指南所推荐。近年来，我国 LAM 的相关研究包括西罗莫司治疗 LAM 的报道，临床应用也越来越多。参考 ATS/JRS 指南，病人出现以下情况可考虑应用西罗莫司治疗：①肺功能降低，FEV_1<70%预计值；②肺功能下降速度过快（FEV_1 年下降>90ml/年）；③出现有症状的乳糜胸或乳糜腹水；④出现肾 AML 或腹膜后和盆腔淋巴管肌瘤（最大单一肿瘤直径≥3cm）；⑤TSC 相关 LAM。推荐剂量西罗莫司 1~2mg/日，需要通过监测西罗莫司全血谷浓度（目标 5~15ng/ml）、治疗反应和不良反应来调整用药剂量。西罗莫司的治疗如果有效，需要长期使用。若出现以下情况需要考虑停药：①明确或可疑药物过敏反应；②重度或严重不良反应；③肺部感染；④新出现的间质性肺炎；⑤择期手术前 14 天；⑥急诊手术前；⑦计划妊娠前 12 周；⑧妊娠中。我国已经达成利用西罗莫司治疗 LAM 的专家共识。

关于 LAM 详细的治疗进展参考综述文献。对于严重活动受限或严重肺功能下降的 LAM 病人，肺移植是一个治疗选择，5 年存活率为 65%。

（三）肺泡蛋白沉积症

1. 肺泡蛋白沉积症的分类

PAP 是一种以肺泡腔内过碘酸希夫（PAS）染色阳性物质沉积为主要病理特征的呼吸系统罕见疾病，可分为自身免疫性 PAP（autoimmune PAP，APAP）、先天性 PAP 及继发性 PAP 三种临床类型，其中 APAP 占该病总数的 90%以上，发病机制为存在血清粒细胞巨噬细胞集落刺激因子（GM-CSF）自身抗体水平的异常升高，该抗体为多克隆，主要是 IgG_1 和 IgG_2 型，少部分为 IgG_3 和 IgG_4 型。在自身免疫因素被认识之前，APAP 一直被称为特发性 PAP。1965~2006 年，我国文献报道的 PAP 仅有 241 例。

先天性 PAP 发病机制为 GM-CSF 受体基因突变，如 *CSF2RA* 或 *CSF2RB* 基因出现突变，或导致肺泡表面活性物质产生的基因异常，如 *SFTPB*、*SFTPC*、*ABCA3* 或 *Nkx2-1*

等基因突变。

继发性 PAP 约占所有 PAP 病例的 5%，病因为多种临床疾病引发的肺泡巨噬细胞数量或功能异常，如血液系统异常（骨髓增生异常综合征、白血病、淋巴瘤等）、免疫系统异常（如严重的联合免疫功能缺陷、选择性的免疫球蛋白 A 缺乏等）、感染（如巨细胞病毒、结核分枝杆菌、奴卡菌等）或免疫抑制剂使用。另外，有报道继发性 PAP 也可与多种吸入性物质相关，如二氧化硅、钛、铝、肥料、面包粉、氯等。

一项回顾性研究发现，由职业环境因素参与的 PAP 病人中 84.4%也存在升高的 GM-CSF 抗体水平（中位值为 28.7μg/ml），而抗体阴性的职业环境因素暴露的 PAP 病人病情重，预后更差。

2. 肺泡蛋白沉积症的生物标志物

APAP 诊断的关键在于 GM-CSF 抗体的测定。目前研究认为，APAP 病人的血清 GM-CSF 自身抗体对诊断的敏感度和特异度均接近 100%，是一个非常好的临床检测指标，可用于 APAP 诊断。

APAP 存在多种血清学生物标志，病人血清中表面活性物质-A（SP-A）、表面活性物质-D（SP-D）水平较健康对照组及其他疾病对照组升高；血清乳酸脱氢酶（LDH）、癌胚抗原、SP-A 水平与反应疾病严重程度的肺泡动脉氧分压差呈正相关，与肺弥散功能、动脉氧分压及氧饱和度呈负相关，SP-D 水平与氧饱和度呈负相关。YKL-40 是一种急性时相蛋白，研究还发现血清 YKL-40 水平在 APAP 病人中也升高，但与疾病严重度无相关性。

APAP 病人的 KL-6 和 IL-13 也升高，KL-6 反映病情严重程度，而 IL-13 与病情严重程度无关。

3. 肺泡蛋白沉积症的脂质代谢紊乱

肺泡表面活性物质主要是磷脂，10%成分为蛋白质，在人体肺泡中有一系列的代谢过程参与了维持表面活性物质数量的稳定，而 GM-CSF 是其中重要的调节物质，该调节作用的异常可使肺泡巨噬细胞无法有效吞噬并清除过多的表面活性物质，故引起表面活性物质堆积及肺泡结构破坏。GM-CSF 可增强巨噬细胞脂质代谢功能及增加极低密度脂蛋白受体表达。另外，过氧化物酶体增殖物激活受体（PPAR-γ）是调节糖脂代谢、炎症等途径的核转录因子，对 CD36 的脂质清道夫受体的作用是必需的。有文献发现，PPAR-γ 与 CD36 在 PAP 病人肺泡巨噬细胞中表达降低，PPAR-γ 基因敲除小鼠肺泡巨噬细胞中出现脂质沉积，GM-CSF 治疗可恢复 PPAR-γ 在 PAP 病人肺泡巨噬细胞中的表达。

研究证明，APAP 病人存在脂质代谢紊乱。病人的血清总胆固醇及低密度脂蛋白-胆固醇水平显著高于健康对照组，而高密度脂蛋白-胆固醇水平显著低于健康对照组，脂质紊乱与疾病严重度相关。高密度脂蛋白-胆固醇水平与肺泡动脉氧分压差呈负相关，与动脉氧分压呈正相关。血甘油三酯水平在 APAP 组与健康组中相似。

PPAR-γ 和 LXRα 被认为是两个在上述脂质代谢过程中潜在的 PAP 治疗靶物质，

McCarthy 等发现他汀类药物可促进 PAP 病人肺泡巨噬细胞胆固醇的清除，从而减轻泡沫样巨噬细胞的脂质负荷，可望达到治疗目的。未来需要通过临床研究来证明他汀类药物的治疗价值。

4. 继发性肺泡蛋白沉积症的临床特征

继发性 PAP 的病因包括血液或免疫系统疾病、感染、吸入等。对 9 例继发性 PAP 病人的研究显示，中位年龄 37 岁；病人以发热、疲乏、体重减轻及气短为主诉。仅有半数继发性 PAP 病人胸部 CT 可见弥漫性磨玻璃影，1/3 的病人可见 PAP 的典型肺小叶间隔增厚表现。有关文献荟萃 164 例继发性 PAP 的数据，诊断年龄为 45.0±14.8 岁，男女比为 1.20∶1，最常见的临床表现为活动后气短、咳嗽及发热，61.9% 的病人诊断依赖于支气管镜，骨髓增生异常综合征（MDS）和慢性髓细胞性白血病（CML）是最常见的病因，并且继发于血液系统疾病的 PAP 预后差，继发于感染的病人预后较好。

5. 自身免疫性肺泡蛋白沉积症治疗技术的研究

目前对 PAP 病人还以全肺灌洗术作为标准治疗。基于 GM-CSF 在 PAP 发病中的重要作用，外源性补充 GM-CSF 成为另外一种治疗选择。meta 分析结果表明，应用 GM-CSF 治疗 APAP 的总体有效率为 58.6%，复发率为 29.7%，雾化吸入相比于皮下注射有更好的治疗效果，最新的文献指出前者有效率可达到 89%，后者可达到 71%。GM-CSF 吸入治疗可以作为初始治疗或灌洗后序贯治疗的一个选择。

（四）囊性纤维化

1. 中国囊性纤维化的发病情况

囊性纤维化（CF）在我国报道极少。根据 2014~2015 年全国 96 家三甲医院住院病人数据，在 1545 万例次住院病人中，诊断 CF 共 87 例。我国综合性三甲医院共 707 家（2016 年国家卫生和计划生育委员会统计数据），诊断 CF 的病例数预计要比想象中多。但迄今为止，文献报道的有明确临床和基因诊断信息的中国人 CF 病例仅 71 例。据小样本健康人 *CFTR* 突变携带率分析，我国 CF 的发病率约 1/64 000。如此推断，CF 病人应该有不少。可以确认的是，我国 CF 病人绝大多数处于漏诊和误诊状态。

即使在西方国家，华裔 CF 病人也常被漏诊和误诊，主要是因为我国 CF 病人的临床特征和基因突变谱与西方有很大差异。使用西方常用的 *CFTR* 基因检测容易造成漏诊。

近年来，我国 CF 报道逐渐活跃。CF 的临床诊断主要依靠发汗试验和 *CFTR* 基因检测，这也是 CF 中心建立的限制因素，未来需要在呼吸罕见病协作网络内设立更多的 CF 诊断中心。

2. 中国囊性纤维化的临床与基因改变特征

我国 CF 病人的病情严重程度总体上比西方国家要轻，也可能有些严重病人在年幼时就已经因病去世。CF 病人主要症状为上呼吸道受累（46.5%）、弥漫性支气管扩张（94.4%）、变态反应性支气管肺曲霉菌病（21.1%）、肝病（5.6%）、胰腺功能下降（14.1%）

和先天性双侧输精管缺失（1 例）。在出现以下临床特征时，需要对 CF 诊断保持警觉：①年幼起病的弥漫性支气管扩张病人；②支气管扩张部位主要发生于上叶；③年幼起病的弥漫性支扩病人痰铜绿假单胞菌或金黄色葡萄球菌培养持续阳性；④年幼支气管扩张病人伴有鼻炎和鼻息肉；⑤年幼起病的支气管扩张病人出现脂肪泻等消化系统症状；⑥支气管扩张家族史；⑦支气管扩张伴有男性不育症。

不但我国 CF 的临床特征有别于西方，而且我国 CF 的基因特征也有其特点。研究显示，我国发现的大部分 *CFTR* 基因突变类型不包括在西方常用的基因检测包。西方人 *CFTR* 的主要基因突变类型 p.Phe508del 在我国 CF 病人中很少发现，而在西方 CF 基因检测包内并不包括我国最常见的突变类型 p.Gly970Asp（占 9.8%）。

我国 CF 病人的临床和基因改变特征不同于西方，使得临床和研究工作开展更困难但也更为重要，因为欧美诊治 CF 的经验不能直接应用到我国。

3. 中国囊性纤维化：一个正在解开的谜

CF 已经列入"十三五"罕见病临床队列研究，正在全国开展 CF 注册登记研究（中国国家罕见病注册登记系统 www.nrdrs.org.cn）。相信，未来会有更多的 CF 病人被发现。目前与 CF 相关的很多治疗药物在国内缺乏，需要解决治疗的可及性问题。

（五）小结

我国呼吸罕见病资源丰富，罕见病研究是挑战，也是机遇，应该联合多方力量，为提高我国罕见病的诊治水平不断努力。正在进行的科技部重大研发项目——罕见病队列研究，以及中国罕见病联盟的成立，将对罕见病诊治有重要推动作用。

主要参考文献

[1] 丁洁, 王琳. 中国罕见病研究报告(2018). 北京: 中国医药科技出版社, 2018.

[2] Xu KF, Lo BH. Lymphangioleiomyomatosis: differential diagnosis and optimal management. Therapeutics and Clinical Risk Management, 2014, 10: 691-700.

[3] 田欣伦, 王俊, 徐凯峰. 淋巴管肌瘤病: 从分子研究到靶向治疗. 国际药学研究杂志, 2017, 44: 151-156.

[4] Ma A, Wang L, Gao Y, et al. Tsc1 deficiency-mediated mTOR hyperactivation in vascular endothelial cells causes angiogenesis defects and embryonic lethality. Human Molecular Genetics, 2014, 23: 693-705.

[5] Gui YS, Wang L, Tian X, et al. mTOR overactivation and compromised autophagy in the pathogenesis of pulmonary fibrosis. PLoS One, 2015, 10: e0138625.

[6] Sun Q, Chen X, Ma J, et al. Mammalian target of rapamycin up-regulation of pyruvate kinase isoenzyme type M2 is critical for aerobic glycolysis and tumor growth. Proceedings of the National Academy of Sciences of the United States of America, 2011, 108: 4129-4134.

[7] Peng H, Liu J, Sun Q, et al. mTORC1 enhancement of STIM1-mediated store-operated Ca^{2+} entry constrains tuberous sclerosis complex-related tumor development. Oncogene, 2013, 32: 4702-4711.

[8] 胡晓文, 朱建荣, 徐凯峰. 1981 年至 2009 年中国淋巴管肌瘤病文献资料汇总分析. 中国呼吸和危重监护杂志, 2010, 95: 508-511.

[9] Ye L, Jin M, Bai C. Clinical analysis of patients with pulmonary lymphangioleiomyomatosis (PLAM) in

mainland China. Respiratory Medicine, 2010, 104: 1521-1526.

[10] Zhan Y, Shen L, Xu W, et al. Functional improvements in patients with lymphangioleiomyomatosis after sirolimus: an observational study. Orphanet Journal of Rare Diseases, 2018, 13: 34.

[11] Xu KF, Zhang P, Tian X, et al. The role of vascular endothelial growth factor-D in diagnosis of lymphangioleiomyomatosis (LAM). Respiratory Medicine, 2013, 107: 263-268.

[12] McCormack FX, Gupta N, Finlay GR, et al. Official American Thoracic Society/Japanese Respiratory Society Clinical Practice Guidelines: lymphangioleiomyomatosis diagnosis and management. American Journal of Respiratory and Critical Care Medicine, 2016, 194: 748-761.

[13] Ryu JH, Tian X, Baqir M, Xu K. Diffuse cystic lung diseases. Frontiers of Medicine, 2013, 7: 316-327.

[14] Xu KF, Feng R, Cui H, et al. Diffuse cystic lung diseases: diagnostic considerations. Seminars in Respiratory and Critical Care Medicine, 2016, 37: 457-467.

[15] Gao N, Zhang T, Ji J, et al. The efficacy and adverse events of mTOR inhibitors in lymphangioleiomyomatosis: systematic review and meta-analysis. Orphanet Journal of Rare Diseases, 2018, 13: 134.

[16] Wu X, Xu W, Wang J, et al. Clinical characteristics in lymphangioleiomyomatosis-related pulmonary hypertension: an observation on 50 patients. Frontiers of Medicine, 2019, 13(2): 259-266.

[17] Zhang ZQ, Shen C, Long Q, et al. Sirolimus for retinal astrocytic hamartoma associated with tuberous sclerosis complex. Ophthalmology, 2015, 122: 1947-1949.

[18] Zhou L, Ouyang R, Luo H, et al. Efficacy of sirolimus for the prevention of recurrent pneumothorax in patients with lymphangioleiomyomatosis: a case series. Orphanet Journal of Rare Diseases, 2018, 13: 168.

[19] Xu KF, Tian X, Yang Y, et al. Rapamycin for lymphangioleiomyomatosis: optimal timing and optimal dosage. Thorax, 2018, 73: 308-310.

[20] 中华医学会呼吸病学分会间质性肺疾病学组, 淋巴管肌瘤病共识专家组, 中国医学科学院罕见病研究中心, 中国研究型医院学会罕见病分会. 西罗莫司(雷帕霉素)治疗淋巴管肌瘤病专家共识(2018). 中华结核和呼吸杂志, 2019, 42(2): 92-97.

[21] Xu KF, Tian X, Ryu JH. Recent advances in the management of lymphangioleiomyomatosis. F1000 Research, 2018, 7: 758.

[22] 张稷, 陈静瑜, 徐凯峰. 肺淋巴管平滑肌瘤病肺移植治疗研究进展. 中华结核和呼吸杂志, 2011, 34: 771-773.

[23] Inoue Y, Trapnell BC, Tazawa R, et al. Characteristics of a large cohort of patients with autoimmune pulmonary alveolar proteinosis in Japan. American Journal of Respiratory and Critical Care Medicine, 2008, 177: 752-762.

[24] Uchida K, Nakata K, Suzuki T, et al. Granulocyte/macrophage-colony-stimulating factor autoantibodies and myeloid cell immune functions in healthy subjects. Blood, 2009, 113: 2547-2556.

[25] Xu Z, Jing J, Wang H, et al. Pulmonary alveolar proteinosis in China: a systematic review of 241 cases. Respirology, 2009, 14: 761-766.

[26] Xiao YL, Xu KF, Li Y, et al. Occupational inhalational exposure and serum GM-CSF autoantibody in pulmonary alveolar proteinosis. Occupational and Environmental Medicine, 2015, 72: 504-512.

[27] 李妍, 田欣伦, 桂耀松, 等. 特发性肺泡蛋白沉积症患者血清生物标记物的临床意义. 中华结核和呼吸杂志, 2014, 37: 497-501.

[28] Zhou J, Xiao Y, Ding J, et al. [The clinical significance of the levels of serum KL-6 mucin and interleukin-13 in pulmonary alveolar proteinosis]. Zhonghua jie he he hu xi za zhi = Zhonghua jiehe he huxi zazhi = Chinese journal of tuberculosis and respiratory diseases, 2015, 38: 110-114.

[29] Ishibashi T, Yokoyama K, Shindo J, et al. Potent cholesterol-lowering effect by human granulocyte-macrophage colony-stimulating factor in rabbits. Possible implications of enhancement of macrophage functions and an increase in mRNA for VLDL receptor. Arterioscler Thromb, 1994, 14: 1534-1541.

[30] 李妍, 田欣伦, 桂耀松, 等. 自身免疫性肺泡蛋白沉积症血清脂代谢特点. 中国医学科学院学报, 2014, 36: 645-649.

[31] Tian X, Luo J, Xu KF, et al. Impaired lipid metabolism in idiopathic pulmonary alveolar proteinosis. Lipids in Health and Disease, 2011, 10: 54.

[32] McCarthy C, Lee E, Bridges JP, et al. Statin as a novel pharmacotherapy of pulmonary alveolar proteinosis. Nat Commun, 2018, 9: 3127.

[33] Zhang D, Tian X, Feng R, et al. Secondary pulmonary alveolar proteinosis: a single-center retrospective study (a case series and literature review). BMC Pulmonary Medicine, 2018, 18: 15.

[34] Khan A, Agarwal R, Aggarwal AN. Effectiveness of granulocyte-macrophage colony-stimulating factor therapy in autoimmune pulmonary alveolar proteinosis: a meta-analysis of observational studies. Chest, 2012, 141: 1273-1283.

[35] Sheng G, Chen P, Wei Y, et al. Better approach for autoimmune pulmonary alveolar proteinosis treatment: inhaled or subcutaneous granulocyte-macrophage colony-stimulating factor: a meta-analyses. Respiratory Research, 2018, 19: 163.

[36] Yu H, Sun X, Wang Y, et al. Whole lung lavage combined with Granulocyte-macrophage colony stimulating factor inhalation for an adult case of refractory pulmonary alveolar proteinosis. BMC Pulmonary Medicine, 2014, 14: 87.

[37] 詹永忠, 田欣伦, 徐凯峰. 粒细胞巨噬细胞集落刺激因子吸入治疗重症自身免疫性肺泡蛋白沉积症一例. 中国医学科学院学报, 2015, 37: 628-630.

[38] 石鑫森, 刘徽, 王琳, 等. 基于中国 1500 万余例次住院病例的 121 种罕见病现况分析. 中华医学杂志, 2018, 98: 3274-3278.

[39] Guo X, Liu K, Liu Y, et al. Clinical and genetic characteristics of cystic fibrosis in CHINESE patients: a systemic review of reported cases. Orphanet Journal of Rare Diseases, 2018, 13: 224.

[40] Tian X, Liu Y, Yang J, et al. p.G970D is the most frequent CFTR mutation in Chinese patients with cystic fibrosis. Hum Genome Var, 2016, 3: 15063.

[41] Liu Y, Wang L, Tian X, et al. Characterization of gene mutations and phenotypes of cystic fibrosis in Chinese patients. Respirology, 2015, 20: 312-318.

[42] Shen Y, Liu J, Zhong L, et al. Clinical phenotypes and genotypic spectrum of cystic fibrosis in Chinese children. The Journal of Pediatrics, 2016, 171: 269-276. e1.

[43] Guan WJ, Li JC, Liu F, et al. Next-generation sequencing for identifying genetic mutations in adults with bronchiectasis. Journal of Thoracic Disease, 2018, 10: 2618-2630.

杜氏肌营养不良症防治研究进展

戴 毅

中国医学科学院北京协和医院

进行性假肥大性肌营养不良（Duchenne muscular dystrophy，DMD）又称杜氏肌营养不良症，DMD 和脊髓性肌萎缩症（spinal muscular atrophy，SMA）是发病率最高的两种常见遗传性神经肌肉病，历来广受关注。DMD 和 SMA 也是近年来新兴治疗特别是基因治疗重点关注与率先应用的疾病。2016 年用于 DMD 的外显子 51 跳跃药物 Eteplirsen 和用于 SMA 的 SMN2 剪切调节药物 Spinraza 相继在美国批准上市，用于治疗病人。同时，新的基因治疗策略仍在不断涌现，快速进展。利用腺相关病毒（adeno-associated virus，AAV）运载截短 DMD 基因的治疗策略，目前在美国由 3 家公司同时开展 3 个临床试验，均已入组数名病人，竞争激烈。而 AAV 运载 SMN1 的 2 期临床试验已经完成，诺华公司正在申请 FDA 的快速通道批准上市。此外，基因编辑等前沿技术也已用于 DMD 和 SMA 的临床前研究。

我国也非常重视罕见病的诊治，2018 年国家卫生健康委员会正式公布了我国第一批罕见病目录，DMD 和 SMA 均位列其中。通过提高 DMD、SMA 等罕见病诊疗和新药研发水平，不仅能使病人获益，还能提升我国在基因治疗等重要新兴领域的地位。下面将我国近两年在 DMD、SMA 临床诊疗和基础研究方面的进展进行总结。

（一）通过大样本新生儿筛查，取得中国人群 DMD 准确发病率

浙江省新生儿疾病筛查中心与珀金埃尔默（PerkinElmer）股份有限公司合作，利用已有成功经验的新生儿干血片 MM 型肌酸激酶（CKMM）筛查方法检出疑似患儿，再通过基因检测确认是否存在 *DMD* 基因缺陷。在 1 期研究中，从 18 424 名男婴筛查对象中确诊 DMD 病人 4 名，在活产男婴中的发病率为 1/4560。在 2 期研究中，总筛查人数达到 42 383 人，最终确诊 DMD 病人 9 名、贝克肌营养不良症（Becker muscular dystrophy，BMD）病人 2 名，DMD 发病率为每 4709 名活产男婴有 1 例发病，DMD 和 BMD 复合发病率为每 3853 名活产男婴有 1 例发病（2 期数据尚未证实发表）。这是第一次有了中国人 DMD 的发病率数据，而且采用的是国际公认的最为准确的新生儿筛查方法。采样规模为省级单位（浙江省），筛查人数超过 40 000 例，结果可信度高。同时，这一结果也与预期相符，中国人群 DMD 发病率与世界各国流行病学调查结果相似，处于 3300~6000 名活产男婴中有 1 例发病的范围内。占世界人口 1/5 的中国人群发病率的公布，充分证实 DMD 发病率在各个国家、地区各人种间均无明显差异，其发病主要是由于 *DMD* 基因巨大、基因位于 X 染色体上、内含子及外显子部分序列特殊易发生突变等，同时这一数据也为估算我国患病人数、制定相关政策提供了重要依据。

（二）DMD 多学科管理专家共识发布，规范临床诊治

我国幅员辽阔，经济社会发展水平尚存在差异，不同地区医疗水平亦不均衡，特别对于 DMD 这样的罕见病，不同地区不同等级医院诊治水平存在较大差异。DMD 病人面临确诊时间长、误诊误治率高等问题。另外，DMD 治疗方案不断更新，强调多学科协作、规范化治疗，能够改善病人预后。为了提高我国医务工作者对 DMD 的诊治能力，2018 年由北京医学会罕见病分会组织编写完成《Duchenne 型肌营养不良多学科管理专家共识》，并在中华医学杂志发表。这一临床诊疗指南，结合 DMD 最新诊治进展和我国具体国情，为一线临床医生提供了权威性的实践指导。

（三）中国 DMD 病人临床特点总结

中国人口基数大，DMD 病人多，临床医师需要不断总结工作中积累的病人的临床特点。

（1）2018 年，北京武警总医院（现解放军总医院第三医学中心）联合山东大学齐鲁医院利用网络自报、电话随访方式总结了 1042 名中国 DMD/BMD 病人的基因缺陷分布

情况，其中 752 人（72.2%）为大片段缺失，92 人（8.8%）为大片段重复，1 人为大片段缺失合并大片段重复，其余 197 人（18.9%）为微小突变，之中 124 人（11.9%）为无义突变。与国内外病人数据库相比，大片段缺失所占比例更高，可能与基因检测方法选择、包含 BMD 表型及病人数据收集方式有关。

（2）同年福建医科大学附属第一医院神经内科总结了该院到院就诊并完成基因检测的 128 个 DMD 家系，其中 74 人（57.8%）为大片段缺失，14 人（10.9%）为大片段重复，其余 40 人（31.2%）为微小突变，之中 17 人（13.3%）为无义突变。这一突变类型分布与既往数据库类似。

（3）上海新华医院产前诊断中心总结了 131 例 DMD 产前诊断结果，提示生育过 DMD 病人的高危家庭，无论母亲是否为携带者，再次生育必须进行产前诊断。

（4）中山大学附属第一医院团队研究了血肌酐水平与 DMD 和 BMD 分型间的关系，发现血肌酐值与临床表型呈负相关，即血肌酐值越低（常低于正常值），病情越重。

（5）中南大学湘雅医院通过对 18 例 DMD 病人肌肉活检组织和 8 例外伤正常儿童的肌肉组织进行转化生长因子-β1（TGF-β1）和结缔组织生长因子（CTGF）免疫组化染色研究，发现 TGF-β1 和 CTGF 在 DMD 病人肌肉组织中均显著升高，且与临床和病理严重程度相关。这一研究提示 TGF-β1 和 CTGF 参与 DMD 病人肌肉病变的纤维化过程。

此外，我国医务工作者还在 DMD 病人临床管理、生化指标、基因缺陷类型等方面通过分析总结发表了相关文章。2018 年年底，我国北京、上海、深圳三个医学中心参加了 Ataluren（PTC124）无义突变跳读的国际多中心临床试验（NCT03179631），中国病人也正式参与到 DMD 新治疗药物的临床研究中。

（四）基因治疗基础研究

DMD 基因治疗方兴未艾，我国研究人员也在这一领域不断探索。

（1）中国科学院上海生命科学研究院常兴教授团队利用最新不断链基因编辑技术，巧妙修改剪切位点保守区，实现了 DNA 水平上的永久剪切改变。该团队利用外显子 51 缺失的 DMD 病人诱导多能干细胞（induced pluripotent stem cell, iPSC）在体外实现了针对外显子 50 保守剪切位点的不断链基因编辑。通过转染质粒，在病人 iPSC 中导入 AIDx-nCas9（saKKH）-Ugi 和 sgRNA，相关元件在细胞内表达后，定位于外显子 50 与内含子 50 之间的剪切区，将 IVS50 高度保守的第一位碱基 G 改变为 A，从而破坏外显子 50 的剪切位点，造成外显子 50 在 mRNA 前体剪切时不能被剪切入成熟 mRNA，从而实现外显子 50 的高效跳跃。经过基因编辑的病人 iPSC 细胞在分化为心肌细胞后，成功产生了跳跃外显子 50 的 mRNA（不含外显子 50 和外显子 51）和截短抗肌萎缩蛋白（dystrophin）。在细胞功能上，研究者观察到基因治疗后的心肌细胞在低渗透压环境下，肌酸激酶释放量显著小于未治疗病人诱导分化的心肌细胞，与正常对照相仿。在 β-dystroglycan 表达、miR31 等指标上也证实基因编辑后的病人心肌细胞得以明显改善。与目前已经上市、利用 RNA 干扰实现外显子跳跃的治疗策略相比，巧妙利用剪切位点的高度保守性，实现单一碱基改变、永久改变剪切目的的方法具有一次治疗、更高效外显子跳跃的明显优势。与经典 CRISPR/Cas9 断链式基因编辑相比，不断链基因编辑脱靶率显著降低，在本研究中，通过全基因组测序，编辑前后仅有 4 处序列不同，全部位于尚未确定功能的基因间区，其中两处与基因编辑元件大部分匹配，考虑由基因编辑脱靶所致。另两处改变则考虑与基因编辑无关。这一研究为今后应用不断链基因编辑治疗 DMD 病人打下了坚实的基础。

（2）在 CRISPR/Cas9 基因编辑的脱靶问题上，昆明理工大学灵长类转化医学研究院陈永昌团队在 DMD 恒河猴模型上进行了研究。该团队此前成功利用 CRISPR/Cas9 技术制备了 DMD 恒河猴模型（4 号外显子编码区 1-2 碱基缺失所致移码突变）。DMD 猴模型成功制备并稳定存活后，该团队对两只 4 岁的 DMD 模型猴和一只野生型对照猴（均为同父同母）进行了全基因组测序，比较基因组序列间的差异。在两只 CRIPSR/Cas9 基因编辑的 DMD 模型猴中分别发现了 208 个（其中 51 个位于内含子、157 个位于基因间区）和 227 个（其中 39 个位于内含子、188 个位于基因间区）单核苷酸改变（SNV），还分别发现了 3 个（其中 1 个位于内含子、2 个位于基因间区）和 2 个（全部位于基因间区）小插入缺失（INDEL）。这一发现表明，在非人灵长类动物中进行 CRISPR/Cas9 基因编辑，并未在基因组重要区发现脱靶误编辑现象。

（3）天津医科大学尹海芳团队在 DMD 小鼠模型（mdx）研究中发现临床常用的输液剂型，2.5% 葡萄糖与 2.5% 果糖合剂（GF）和核苷酸类似物 phosphorodiamidate morpholino oligomer（PMO）共同输注，能够显著提高 PMO 在肌肉细胞中的浓度，使其治疗作用增强 8 倍。共同输注增强治疗效果的机制在于 PMO 进入细胞是耗能过程，而 GF 合剂则能够补充所需能量，从而促进 PMO 进入骨骼肌细胞，发挥治疗作用。此后，在对 mdx 长达一年的 GF 合剂与 PMO 共同输注研究中，进一步证实了该方案长期治疗的安全性及有效性。具体方案为：应用最初三周，每周一次静脉注射（50mg PMO/kg），而后 11 月每月一次静脉注射（50mg PMO/kg）。在经历一年的治疗期后，mdx 小鼠肌纤维膜 dystrophin 表达约为正常对照的 45%，未见明确毒性作用。仅仅应用临床常用的等渗糖注射液就能使 PMO 治疗效率提高近 8 倍，为实现核苷酸类似物外显子跳跃降费增效提供了可能。

此外，国内学者还在 AAV9 介导血管内皮生长因子过表达在 mdx 小鼠中的治疗作用和 α-酮戊二酸盐通过抑制 PHD3/ADRB2 相互作用、减轻肌肉萎缩与降解等方面进行了研究。

主要参考文献

[1] Ke Q, Zhao ZY, Griggs R, et al. Newborn screening for Duchenne muscular dystrophy in China: follow-up diagnosis and subsequent treatment. World Journal of Pediatrics, 2017, 13(3): 197-201.

[2] 北京医学会罕见病分会，北京医学会神经内科分会神经肌肉病学组，中国肌营养不良协作组. Duchenne 型肌营养不良多学科管理专家共识. 中华医学杂志, 2018, 98(35): 2803-2814.

[3] Ma P, Zhang S, Zhang H, et al. Comprehensive genetic characteristics of dystrophinopathies in China. Orphanet J Rare Dis, 2018, 13(1): 109.

[4] Wang DN, Wang ZQ, Yan L, et al. Clinical and mutational characteristics of Duchenne muscular dystrophy patients based on a comprehensive database in South China. Neuromuscul Disord, 2017, 27(8): 715-722.

[5] Wang H, Xu Y, Liu X, et al. Prenatal diagnosis of Duchenne muscular dystrophy in 131 Chinese families with dystrophinopathy. Prenat Diagn, 2017, 37(4): 356-364.

[6] Wang L, Chen M, He R, et al. Serum creatinine distinguishes Duchenne muscular dystrophy from Becker muscular dystrophy in patients aged ≤3 years: a retrospective study. Front Neurol, 2017, 8: 196.

[7] Song Y, Yao S, Liu Y, et al. Expression levels of TGF-β1 and CTGF are associated with the severity of Duchenne muscular dystrophy. Exp Ther Med, 2017, 13(4): 1209-1214.

[8] Yuan J, Ma Y, Huang T, et al. Genetic modulation of RNA splicing with a CRISPR-guided cytidine deaminase. Mol Cell, 2018, 72(2): 380-394.e7.

[9] Chen Y, Zheng Y, Kang Y, et al. Functional disruption of the dystrophin gene in rhesus monkey using CRISPR/Cas9. Hum Mol Genet, 2015, 24: 3764-3774.

[10] Wang S, Ren S, Bai R, et al. No off-target mutations in functional genome regions of a CRISPR/Cas9-generated monkey model of muscular dystrophy. J Biol Chem, 2018, 293(30): 11654-11658.

[11] Han G, Gu B, Cao L, et al. Hexose enhances oligonucleotide delivery and exon skipping in dystrophin-deficient mdx mice. Nat Commun, 2016, 7: 10981.

[12] Han G, Lin C, Ning H, et al. Long-term morpholino oligomers in hexose elicits long-lasting therapeutic improvements in mdx mice. Mol Ther Nucleic Acids, 2018, 12: 478-489.

[13] Song X, Zhang Y, Hou Z, et al. Adeno-associated virus serotype 9 mediated vascular endothelial growth factor gene overexpression in mdx mice. Exp Ther Med, 2018, 15(2): 1825-1830.

[14] Cai X, Yuan Y, Liao Z, et al. α-Ketoglutarate prevents skeletal muscle protein degradation and muscle atrophy through PHD3/ADRB2 pathway. FASEB J, 2018, 32(1): 488-499.

脊髓性肌萎缩症分子遗传学及防治研究进展

瞿宇晋

首都儿科研究所

脊髓性肌萎缩症（spinal muscular atrophy，SMA）是一种由运动神经元存活基因 1（*survival motor neuron 1*，*SMN1*）缺陷所致的严重神经肌肉病，以脊髓前角运动神经元退化凋亡为特征，导致四肢近端或躯干出现进行性肌无力和肌萎缩，属于常染色体隐性遗传。2018 年 SMA 被列入我国第一批罕见病目录并出版了相关的释义。

SMA 发生率约为 1/11 000，携带率为 1/60~1/40，中国南方携带率为 1/42，该病是 2 岁以下儿童死亡的首要遗传因素。我国每年有 1600 万~1800 万新生儿，粗略估计我国现存 SMA 患儿有 3 万~5 万例。SMA 临床表现宽泛，根据病人起病年龄和所获得的最大运动功能，将 SMA 由重到轻分为 I~IV 型。I 型病人 6 月以内发病，多于 2 岁内死于呼吸衰竭；II 型病人多在出生后 6~18 个月起病，进展较慢，最大运动功能为独坐；III 型病人在 18 月之后发病，获得的最大运动功能为独走；IV 型病人最轻，成人期起病，病情进展缓慢。

针对 SMA 的研究经历了 120 余年的发展史，涉及临床特征、诊断、管理、预防、治疗等各领域：1891 年 SMA 被首次描述，1995 年致病基因 *SMN1* 被定位，2001 年分子治疗研究首次开展，2007 年国际首个管理标准共识及 2017 年管理共识更新，2016 年年底首个 SMA 基因治疗药物的上市，标志着 SMA 的治疗和多学科系统管理进入跨时代的时期。国内 SMA 研究起步较晚，但是近两年在基因检测技术、分子遗传学研究、突变的致病机制、SMA 的基因治疗、干细胞研究等方面取得较大进展。

（一）SMA 的基因诊断、产前诊断/种植前诊断和携带者筛查

致病基因 *SMN1*（OMIM 600354）1995 年被 Lefebvre S 等定位于 5q11.2-q13.3，90%以上的 SMA 为 *SMN1* 纯合缺失，仍有约 5%的患儿为 *SMN1* 复合杂合突变（一个 *SMN1* 基因缺失，另一个 *SMN1* 基因存在点突变）。*SMN2* 基因（OMIM 601627）是 SMA 的一个重要表型修饰基因，*SMN2* 拷贝数与 SMA 表型呈负相关。*SMN2* 与 *SMN1* 高度同源，两者仅存在 5 个碱基的差异。*SMN2* 因在外显子 7 c.840C>T 上与 *SMN1* 基因有差异，*SMN2* 的 pre-mRNA 剪接模式发生改变，导致 80%~90%的转录产物跳跃了外显子 7，仅能表达 10%~20%全长有功能的 SMN 蛋白。

1. SMA 基因诊断的检测技术

聚合酶链反应-限制性片段长度多态性（PCR-RFLP）为首个建立的 *SMN1* 纯合缺失检测技术，后期发展了单链构象多态性分析（SSCP）、AS-PCR、Sanger 测序等定性检测技术和变性高效液相色谱法（DHPLC）、HRM、MLPA、qPCR 等定量检测技术。2017 年一项研究在 317 例临床样本中比较了 MLPA、qPCR、CNVplex 技术在检测 SMA 中的各自优势和特点，研究表明，多重 qPCR 和 CNVplex 是两种更为简单的技术，可以检测 *SMN1*、*SMN2* 和 *NAIP* 基因的拷贝数变异。另一篇文章揭示了 HRM 是一种简单有效的检测 *SMN1* 拷贝数变化的技术。2017 年贝勒医学院研究者在 *Genetics in Medicine* 杂志上发表了一项基于 6738 例样本首次应用二代测序技术检测 SMA 的研究，主要原理是计算 *SMN1* 与 *SMN2* 的总拷贝数，然后根据差异位点分别计算 *SMN1* 与 *SMN2* 读长数的比例，推导出 *SMN1* 与 *SMN2* 的拷贝数。结果显示，二代测序技术与 MLPA 技术相比，灵敏度和特异度均大于 98%，同时可检测 *SMN1* 点突变。

对于大多数的纯合缺失病人，PCR-RFLP 技术简单、快速有效、经济，但是不能用于检测 *SMN1* 杂合缺失和点突变。而多重连接探针扩增技术（MLPA）、定量聚合酶链反应（qPCR）可以检测 *SMN1* 和 *SMN2* 的拷贝数，被 2018 版新 SMA 管理共识认定为 SMA 基因检测的金标准，虽然二代测序技术目前仅是一种 SMA 的筛查手段，仍需要 MLPA 的验证，但是该项技术在 SMA 基因检测史上具有特殊意义：可以同时筛查纯合缺失和复合杂合突变两种类型的病人，还可以检测其他肌病。后期随着技术和计算方法的不断改进，二代测序技术将得到更多的应用，目前仍然需要更多的数据积累证实它的可靠性和准确性。

而对于复合杂合突变类型的病人，除应用 MLPA 或 qPCR 技术进行 *SMN1* 的拷贝数分析外，还要针对另一个剩余的 *SMN1* 进行测序分析，由于存在 *SMN2* 基因的干扰，因此对检测技术要求较高，或应用 cDNA 克隆测序或应用基因组等位基因特异性 PCR 结合 Sanger 测序技术，目前仅在国内少数几个研究团队或检测机构可以开展。

2. 产前诊断和植入前遗传学诊断可有效预防 SMA 患儿的出生

高危遗传风险家庭进行产前诊断和植入前遗传学诊断（PGD）是有效预防 SMA 的措施之一。我国自 1998 年以来开展了针对纯合缺失的 SMA 有创产前诊断技术（已经成熟），应用 MLPA 技术等进行检测，目前已经可以在全国很多家的有产前资质的医院开展。

近年来，虽然在胎儿游离 DNA 的检测技术方面发展了无创产前诊断（NIPT）技术，但是 *SMN1* 与 *SMN2* 的高度同源性阻碍了 NIPT 技术在 SMA 中的应用。由广州医科大学附属第三医院与深圳华大基因研究院合作，采用靶向测序技术获得父母亲和先证者与致病位点连锁的单体型，结合母体血浆的测序数据，推断胎儿的单倍型，对胎儿进行无创产前诊断（NIPT），与经典的有创产前诊断的 MLPA 检测技术相比，两者的一致性达 95.5% 以上。此外，2017 年中山大学附属第一医院成功为一个 SMA 家庭进行植入前诊断。

经典的 SMA 产前诊断技术需要采集绒毛或经羊膜腔穿刺取羊水细胞，这均存在流产的风险，基于单体型分析的 NIPT 技术是一种更安全更理想的诊断方法，但是该项技术仅在 20 余个家系中应用，仍然需要扩大样本量系统评估其准确性和有效性。产前诊断是针对自然受孕的胎儿进行诊断的，并不能完全杜绝患胎的发生，PGD 技术则可以在胚胎植入前选择健康的受精卵植入母体，PGD 技术在 SMA 中的成功应用表明我国在 SMA 上应用的植入前诊断技术逐渐成熟，将惠及更多的 SMA 患儿家庭。

3. 孕妇携带者筛查是 SMA 的二级预防措施

SMA 是一种严重的致死性的遗传病，人群携带率非常高，因此在孕妇人群中对携带者进行筛查十分有意义。对台湾 10.7 万例孕妇的筛查数据显示，携带率约为 1/48，针对 43 个高风险家庭进行产前诊断，防止了 12 例 SMA 患儿的出生。对 2013 年上海 1700 余例孕妇筛查数据的分析显示，携带率为 1/40，在 2017 年广西柳州地区 4931 例孕妇中携带率为 1/83，通过产前诊断杜绝了 1 例患儿的出生。

SMA 携带者多为 *SMN1* 杂合缺失，极少数为"2+0"特殊类型（*SMN1* 有 2 个拷贝，2 个 *SMN1* 位于同一条染色体上）。国外报道"2+0"型携带率为 2%~5%，一篇集中了 20 余篇中国 SMA 人群研究资料的荟萃分析显示，在 812 例纯合缺失型 SMA 的父母中有 6.53% 携带 2 个 *SMN1* 拷贝，通过公式推导，有 58.49% 的可能性为"2+0"型携带者、有 41.51% 的可能性为"1+1"正常个体而患儿发生了新突变，因此推导的"2+0"型携带率约为 3.88%，与国外报道类似。

通过孕妇筛查针对高风险家庭进行产前诊断，从而减少 SMA 患儿的出生，属于 SMA 的二级预防范畴。2017 年美国妇产科学会（ACOG）要求对所有备育或者已育女性进行 SMA 携带者筛查，2017 年新修订的《中华人民共和国母婴保健法》明确规定：应当通过产前诊断阻止严重遗传性疾病患儿出生。对于"2+0"型携带者这种特殊类型，目前的技术并不能直接检测出"2+0"型，需要依据确诊的 SMA 病人父母的 *SMN1* 基因拷贝数结合家族史调查确定。但是"2+0"型携带者家庭的再发风险和产前诊断策略与 *SMN1* 单拷贝携带者相同。因此在孕期对孕妇开展携带者筛查后再开展遗传咨询时要注意"2+0"型携带者和新生突变的残余风险的可能性。

（二）*SMN1* 突变功能预测及突变致病机制研究有助于评估突变致病性

在突变的致病性分析中，如果不能通过体外功能分析，那么研究者通常会借助一些功能软件进行分析，预测突变是否在蛋白质的关键功能域干扰蛋白质的重要功能。*SMN1* 基因编码的 SMN 蛋白是一种在组织中广泛表达的蛋白质，在体内通过自我寡聚化形成

SMN 复合体，SMN 复合体与 Sm 蛋白结合募集小核核糖核酸（snRNA）组装成核糖核蛋白复合体（snSNP），参与体内 pre-mRNA 的剪接。李巍研究团队通过计算分析发现，Asp44 位于 SMN 蛋白与 Gemin2 结合域，Asp44Val、Glu134Lys 和 Gln136Glu 三个突变将直接干扰这些氨基酸残基与其他残基之间的静电相互作用，影响 SMN-Gemin2 结合和 TUDOR 结构域表面电荷的分布，进而影响蛋白质的功能。

对于检测到的新突变尤其是二代测序技术检测出来的意义未明的突变，通过软件进行功能预测会存在一定的偏颇，因此直接进行突变的体外功能分析对于评估这些突变的致病性十分有意义。例如，外显子 7 c.863G>T 的错义突变功能预测影响 SMN 蛋白的自我寡聚化，但是宋昉团队体外功能研究发现，该突变靠近外显子 7 中心位置的外显子剪接增强子（ESE），干扰了剪接激动蛋白 Tra2β1 的结合，进而影响外显子 7 的正确剪接，导致 *SMN1* mRNA 外显子 7 跳跃。此外，该研究团队揭示了中国儿童 SMA 的突变图谱，填补了该领域数据的空白，并对多种类型 *SMN1* 点突变的致病机制进行了研究：c.835-5T>G 突变影响 *SMN1* 基因外显子 7 剪接的致病机制并被 2017 年的另一项研究再次证实，翻译起始位点突变（c-7_9del）干扰蛋白质翻译，以及中国两个常见突变（p.Leu228*、p.Ser8Lysfs*23）和一个罕见新突变 p.Val19Glyfs*21 触发无义突变介导的 mRNA 降解程序（NMD）导致 SMN 蛋白表达下降的机制。此外，另一个非常有趣的研究发现，在轻型的病例 *SMN2* 中存在 c.835-44A>G 的改变，经过体外剪接分析和 RNA 层析试验证实，该突变通过减弱 RNA 结合蛋白 HuR 的结合，促进了 *SMN2* 全长转录本的表达，缓解了病人表型。

（三）凋亡抑制蛋白家族的 Survivin 蛋白低表达与严重表型 SMA 心脏结构和功能异常相关

在重度 SMA 病人和有严重表型的小鼠模型中存在心脏结构与功能异常的报道，如 0 型或 I 型病人有严重的心脏异常，而且与 *SMN2* 拷贝数相关：3/4 携带 1 个 *SMN2* 拷贝的病人存在心脏异常，远高于携带 2 个 *SMN2* 拷贝的 SMA 病人。苏州大学团队近期在有严重表型的 SMA 小鼠模型中研究了出现心功能障碍和发育缺陷的机制，该研究发现心肌细胞有明显的增殖缺陷和凋亡活化，以及广泛的基因表达失调，其中对心脏发育至关重要的编码 Survivin 蛋白的 *Birc5* 基因早在出生后第 0 天就被下调（P0）；Survivin 蛋白的过表达试验可以挽救细胞周期的缺陷；应用反义寡核苷酸（antisense oligonucleotide，ASO）治疗 SMA 小鼠，增加 SMN 水平可改善心脏病理，恢复基因表达失调。该研究证实，出生后心脏发育停止、障碍与细胞周期中 Survivin 蛋白的低表达相关。

（四）治疗相关研究进展

近年来，SMA 治疗研究取得较大进展，2016 年 12 月底 Spinraza 在美国上市，成为首个 SMA 治疗药物。SMA 的其他治疗手段还主要包括小分子化合物、基因增补和干细胞移植治疗等。

1. 诱导分化的运动神经元细胞是很好的药物筛选模型

国内 SMA 尚无有效的治疗手段，国内研究者通过导入转录因子成功使病人来源的皮肤成纤维细胞诱导成运动神经元，并且观察到病人诱导分化的运动神经元存在神经突生长和神经退行性变方面的差异，是一种具备 SMA 表型的细胞模型。随着多能诱导干细胞的出现和细胞重编程技术的发展，将病人来源的成熟体细胞或者皮肤成纤维细胞体外诱导分化得到运动神经元，可以很好地进行 SMA 发病机制的研究、药物临床治疗前的药物筛选或者自体移植治疗研究。

2. 反义寡核苷酸（ASO）治疗是目前 SMA 治疗的主流

作为一种反义寡核苷酸（ASO），Spinraza 2016 年成为全球首个获得 FDA 批准的治疗 SMA 的药物，用于 SMA 儿科病人和成人病人的治疗。该药物虽然具有较好的安全性和耐受性，但是因不能通过血脑屏障需要鞘内注射，且价格昂贵，还可能存在呼吸道感染、便秘、血小板减少和肾脏毒性等副作用。应用 SMA 病人细胞样本进行 ASO 治疗的研究较少，近期研究对 SMA 病人尿液细胞进行 ASO 干预，证实 ASO 可显著上调 SMN 蛋白表达水平，尿液细胞因其培养过程简单无创，可以作为评价药物干预效果的依据，并为治疗 SMA 的候选药物的筛查提供初步证据，目前 ASO 药物仍然是治疗 SMA 的主要研究方向。

3. 基因治疗是一项有前景的 SMA 候选治疗方法

基因治疗方法是通过病毒载体引入外源性 *SMN* 基因，直接增加体内 SMN 蛋白的表达，载有 *SMN* 基因的 scAAV9（scAAV9-SMN）可以通过血脑屏障较广泛地用于治疗 SMA 的研究。该治疗方案在动物模型上的疗效显著，FDA 已于 2014 年批准 scAAV9-SMN（AVXS-101）进入 I 期临床试验阶段，试验结果显示 12 例 I 型患儿中 11 例头部控制能力得到很好的改善，可以独坐，2 例患儿可以独走，并且肺炎、营养的问题均得到很好的控制。

4. 干细胞移植

干细胞治疗是将诱导多能干细胞（induced pluripotent stem cell，iPSC）分化成运动神经元后移植到脊髓中，替代已变性退化的运动神经元，从而恢复神经肌肉系统的功能，已有临床研究表明，该方法可以改善 SMA1 型患儿的运动功能，被认为是又一有潜力的治疗策略。中南大学研究团队利用核糖体 DNA（rDNA）打靶载体首次将治疗 *SMN* 基因高效靶入人胚干细胞和成体干细胞，成功实现 SMA 病人特异性诱导多能干细胞（iPSC）的原位基因修复，这些发现为获得具有潜在临床应用价值的基因靶向骨髓间充质干细胞提供了一种新的策略。此外，该团队的另一项研究利用 CRISPR/Cpf1 和单链寡脱氧核苷酸（ssODN）将 *SMN2* 基因原位转化为 SMA-iPSC 中的 *SMN1* 样基因，在基因转化的 iPSC 及其衍生的运动神经元（imn）中，SMN 表达和 gems 定位得到恢复，这是首次报道在人类细胞中通过 Cpf1 同源定向修复（HDR）介导的高效基因转换，有望成为一种新的治疗 SMA 的方案。

（五）发展方向和趋势

自 1995 年 SMA 的致病基因被定位以来，中国 SMA 的分子遗传学研究尤其是 *SMN1* 点突变致病机制的研究在近两年取得较好的成果，为评估突变致病性提供了很好的数据支持，并为其他突变或其他疾病的突变致病机制建立了很好的研究模式。虽然目前 Spinraza 药物还没有进入中国，但是国内基于提高 SMN 蛋白表达的治疗研究（如干细胞移植）等为 SMA 提供了新的治疗途径和策略，药物试验距离临床应用还有很长距离，但我们相信随着研究的不断深入、技术的不断进步，SMA 治疗领域势必会取得较大进展。

此外，SMA 是一种涉及多学科的复杂疾病，近年来国际上对 SMA 病人除治疗以外，多学科（遗传诊断、康复、骨科护理、营养、呼吸系统护理等）参与 SMA 不同类型的管理也越来越受到重视，不断提高病人的生活质量、减少病人和家庭的负担，我国在多学科综合管理上刚刚起步，中国 SMA 的多学科管理专家共识也即将出台，相信随着治疗药物在国内的上市、政府和社会对 SMA 的关注与支持，以及多学科专家系统的管理、基础研究成果的转化，我国 SMA 的防治会得到长足的发展，将不断提升我国 SMA 病人的生活质量。

主要参考文献

[1] 张抒扬. 中国第一批罕见病目录释义. 北京: 人民卫生出版社, 2018: 344-346.

[2] Sheng YZ, Xiong F, Chen YJ, et al. Molecular characterization of SMN copy number derived from carrier screening and from core families with SMA in a Chinese population. Eur J Hum Genet, 2010, 18(9): 978-984.

[3] Mercuri E, Finkel RS, Muntoni F, et al. Diagnosis and management of spinal muscular atrophy: Part 1: Recommendations for diagnosis, rehabilitation, orthopedic and nutritional care. Neuromuscul Disord, 2018, 28(2): 103-115.

[4] Finkel RS, Mercuri E, Meyer OH, et al. Diagnosis and management of spinal muscular atrophy: Part 2: Pulmonary and acute care; medications, supplements and immunizations; other organ systems; and ethics. Neuromuscul Disord, 2018, 28(3): 197-207.

[5] Li L, Zhou WJ, Fang P, et al. Evaluation and comparison of three assays for molecular detection of spinal muscular atrophy. Clin Chem Lab Med, 2017, 55(3): 358-367.

[6] Zhang X, Wang B, Zhang L, et al. Accurate diagnosis of spinal muscular atrophy and 22q11.2 deletion syndrome using limited deoxynucleotide triphosphates and high-resolution melting. BMC Genomics, 2018, 19(1): 485.

[7] Feng Y, Ge X, Meng L, et al. The next generation of population-based spinal muscular atrophy carrier screening: comprehensive pan-ethnic *SMN1* copy-number and sequence variant analysis by massively parallel sequencing. Genet Med, 2017, 19(8): 936-944.

[8] Chen M, Lu S, Lai ZF, et al. Targeted sequencing of maternal plasma for haplotype-based non-invasive prenatal testing of spinal muscular atrophy. Ultrasound Obstet Gynecol, 2017, 49(6): 799-802.

[9] Wang L, Zhang C. The clinical application of preimplantation genetic diagnosis to prevent spinal muscular atrophy in a Chinese family: A case report. Journal of the Neurological Sciences, 2017, 381: 931.

[10] Su YN, Hung CC, Lin SY, et al. Carrier screening for spinal muscular atrophy (SMA) in 107, 611 pregnant women during the period 2005-2009: a prospective population-based cohort study. PLoS One, 2011, 6(2): e17067.

[11] 曲晓星, 肖冰, 季星, 等. 应用荧光定量 PCR 对上海地区人群进行脊髓性肌萎缩症携带者筛查. 中华医学遗传学杂志, 2013, 30(1): 1-4.

[12] 谭建强, 张旭, 王远流, 等. 广西柳州地区 4931 例孕妇脊髓性肌萎缩症突变携带者的筛查及产前诊断. 中国医学遗传学杂志, 2018, 35(4): 460-470.

[13] Alías L, Barcelo MJ, Bernal S, et al. Improving detection and genetic counseling in carriers of spinal muscular atrophy with two copies of the *SMN1* gene. Clinical Genetics, 2014, 85: 470-475.

[14] Wei X, Tan H, Yang P, et al. Notable carrier risks for individuals having two copies of *SMN1* in spinal muscular atrophy families with 2-copy alleles: estimation based on Chinese meta-analysis data. J Genet Couns, 2017, 26(1): 72-78.

[15] Li W. How do SMA-linked mutations of *SMN1* lead to structural/functional deficiency of the SMA protein? PLoS One, 2017, 12(6): e0178519.

[16] Qu YJ, Bai JL, Cao YY, et al. A rare variant (c.863G>T) in exon 7 of *SMN1* disrupts mRNA splicing and is responsible for spinal muscular atrophy. Eur J Hum Genet, 2016, 24: 864-870.

[17] Qu YJ, Bai JL, Cao YY, et al. Mutation spectrum of the survival of motor neuron 1 (*SMN1*) and functional analysis of variants in Chinese spinal muscular atrophy (SMA). J Mol Diagn, 2016, 18: 741-752.

[18] Wu S, Li YL, Cheng NY, et al. c.835-5T>G variant in *SMN1* gene causes transcript exclusion of exon 7 and spinal muscular atrophy. J Mol Neurosci, 2018, 65(2): 196-202.

[19] Bai JL, Qu YJ, Cao YY, et al. The *SMN1* common variant c.22 dupA in Chinese patients causes spinal muscular atrophy by nonsense-mediated mRNA decay in humans. GENE, 2018, 644: 49-55.

[20] Qu YJ, Ge L, Bai JL, et al. p.Val19Glyfs*21 and p.Leu228* variants in the survival of motor neuron 1 trigger nonsense-mediated mRNA decay causing the *SMN1* PTC + transcripts degradation. Mutation Reserach, 2017, 806: 31-38.

[21] Wu X, Wang SH, Sun J, et al. A-44G transition in *SMN2* intron 6 protects patients with spinal muscular atrophy. Hum Mol Genet, 2017, 26(14): 2768-2780.

[22] Sheng L, Wan B, Feng P, et al. Downregulation of Survivin contributes to cell-cycle arrest during postnatal cardiac development in a severe spinal muscular atrophy mouse model. Hum Mol Genet, 2018, 27(3): 486-498.

[23] 赵淼, 陆瑛倩, 王柠, 等. 儿童型脊髓性肌萎缩症治疗研究进展. 中国现代神经疾病杂志, 2018, 18(4): 284-289.

[24] Zhang QJ, Li JJ, Lin X, et al. Modeling the phenotype of spinal muscular atrophy by the direct conversion of human fibroblasts to motor neurons. Oncotarget, 2017, 8(7): 10945-10953.

[25] Zhang QJ, Lin X, Li JJ, et al. Application of urine cells in drug intervention for spinal muscular atrophy. Exp Ther Med, 2017, 14(3): 1993-1998.

[26] Al-Zaidy S, Pickard AS, Kotha K, et al. Health outcomes in spinal muscular atrophy type 1 following AVXS-101 gene replacement therapy. Pediatr Pulmonol, 2019, 54(2): 179-185.

[27] Feng M, Liu C, Xia Y, et al. Restoration of SMN expression in mesenchymal stem cells derived from gene-targeted patient-specific iPSCs. J Mol Histol, 2018, 49(1): 27-37.

[28] Zhou M, Hu Z, Qiu L, et al. Seamless genetic conversion of *SMN2* to *SMN1* via CRISPR/Cpf1 and single-stranded oligodeoxynucleotides in spinal muscular atrophy patient-specific induced pluripotent stem cells. Hum Gene Ther, 2018, 29(11): 1252-1263.

三、药学领域研究进展

杜冠华 王金华 强桂芬 王守宝 吕扬 乔善义

中国医学科学院药物研究所

药学科学发展既是推动医学科学发展的重要动力，又是社会经济建设和发展的重要组成部分，是关系到民生和经济发展的重要学科。药学科学发展的首要任务是惠民生，解除人民疾病痛苦，提高人民健康水平。

当前，在国际新形势下，全球医疗支出不断增加，国内外对健康的需求不断增长，各种组学、生物网络、超级计算机、系统生物学、人工智能、大数据、精准医学、基因编辑等理论和技术的快速发展及多学科间不断交叉与融合，促进了新药的研发，同时也对新药研发提出了更高的要求。重视药物创新和转化研究已成为发达国家医药产业发展的根本战略，也为药学科学发展带来了新的契机和挑战。

药学科学的发展，为我国人民生命健康与社会经济建设提供了重要的物质保障和技术支撑，尤其在医疗体制改革工作中发挥了积极作用。2017年我国正式启动"十三五"重大新药创制专项，这将大大促进我国创新药的研发。同时，我国药学科学的发展进一步暴露了以前发展中存在的问题，为后续发展提出了需要思考和解决的新课题。

（一）快速发展中的现代药学科学

1. 生命健康需求急剧增加为药学科学发展提供新动力

无论在中国，还是在全球，随着社会快速发展和人们生活水平的普遍提高、民众健康意识的提升或者人类生活方式的改变，人口老龄化与环境污染提高了居民保健、医疗的潜在需求，对健康的需求急剧增加。全球医疗支出不断增加，有力地促进了制药工业的发展。近年来，我国医药行业一直保持较快的增长速度。根据统计，2017年医药工业规模以上企业实现主营业务收入29 826.0亿元，同比增长12.4%，增速较2016年提高1.8个百分点，高于工业整体（增速5.8个百分点），连续3年增速持续增长，继续位居工业全行业前列。2018年，规模以上医药工业增加值同比增长9.7%，高于全国工业整体（增速3.5个百分点）。规模以上企业主营业务收入达到25 840.0亿元，同比增长12.7%，利润总额达到3364.5亿元，同比增长10.9%，继续保持2017年以来两位数的增长速率。企业分化加剧，累计亏损企业数量达到14.3%，同比增长6.5%。各子行业中，主营业务收入增长最快的是化学药品制剂、卫生材料与医药用品和生物药品制造，增速分别为19.4%、11.7%和11.4%；利润增长最快的是医疗仪器设备及器械、卫生材料与医药用品、中药饮片加工制造，增速分别为24.1%、16.7%和15.5%。

以生物技术和生命科学为先导，涵盖医疗卫生、营养保健、健身休闲等健康服务功能的健康产业正成为引导未来全球经济发展和社会进步的重要产业。2015年3月5日政府工作报告首次提出"健康中国"概念，指出：我们要不断提高医疗卫生水平，打造健康中国。2015年7月国务院发布《关于积极推进"互联网+"行动的指导意见》，专门提出要"推广在线医疗卫生新模式"和"促进智慧健康养老产业发展"。2016 年 10 月 27 日国务院印发《"健康中国 2030"规划纲要》,是首次在国家层面提出的健康领域中长期战略规划,是今后 15 年推进健康中国建设的行动纲领,这为大健康产业发展指明了方向,形成了重大政策持续利好。在我国经济步入新常态的大背景下,发展健康产业可成为我国经济发展新的增长极,也是实现全民健康的重要抓手,为我国打造"健康中国"、实现全面小康社会提供基础保障。2016 年"健康中国"计划进入实施阶段,健康产业得到了快速发展,《"健康中国 2030"规划纲要》发布实施后,产业规模快速增长达到 3.2 万亿元,技术创新不断深入,资本投资十分活跃。随着经济的发展及消费观念的转变,技术创新及应用更加广泛及深入,健康产业将进入黄金发展阶段。政策红利持续释放,科技与传统健康产业跨界融合,产业结构持续优化,推动大健康产业进入快速发展阶段。为更好地满足公众日益增长的健康需求,促进我国医药产业更好更快发展,推动我国从制药大国向制药强国转变,近年来国家相关部门陆续出台了包括"重大新药创制"专项在内的一系列鼓励药物创新的政策措施。在国家政策的大力扶持下,国家创新药的研发已步入快速发展阶段。近年来,我国创新药数量逐步提升,研发能力也在稳健提升。据统计,"十一五"期间国内共有 16 个品种获得新药证书,"十二五"期间共有 85 个品种获得新药证书。在圆满完成了"十一五""十二五"计划任务和目标后,2017 年正式启动"十三五"重大新药创制专项。"重大新药创制""艾滋病和病毒性肝炎等重大传染病防治"两个科技重大专项将肩负起更为重要的人民期许和历史责任,也将为推进现代药学发展继续发挥重要的作用。

2. 我国人口结构和疾病谱变化是药学发展面对的新挑战

药物是疾病治疗的重要媒介,是解决临床需求的主要手段,是防治重大疾病和提高人民健康水平的必由之路。随着人们对健康需求的增长和人口的老龄化,人们对健康的重视程度和支付能力会不断提高,而现有药物还远远不能满足临床需求。例如,癌症、糖尿病、阿尔茨海默病等现代重大疾病也仍然缺乏有效的治疗手段,因此科学上不断揭示疾病发生和发展的病因病理,研发新的药物和治疗手段,才能解决这些尚未满足的临床需求。

随着经济发展、生活节奏的加快,中国甚至世界都将面对慢性病负担比率逐渐增高的问题。目前中国明确诊断的慢性病病人超过 2.6 亿。影响慢性病的社会决定因素主要包括工业化、城镇化和老龄化。人口结构及消费观念变化促进大健康产业规模快速增长。2014 年年底,中国 60 岁以上老年人占总人口的 15.5%,预计到 2025 年,平均每年增加 1000 万老年人口。全面放开二孩后,中国每年将新增二三百万的婴儿。与此同时,80 后、90 后正逐渐成为主流消费人群,他们的消费观念正在发生根本性变化,其健康观念从关心治疗逐渐转向关心预防、养生及整体健康。社会的深刻变化要求大健康产业快速发展与之相适应。预计 2016 年大健康产业规模将超过 3 万亿元,到 2020 年总规模将超过 8 万亿元,占到 GDP 的 10%以上。

当前,人口结构和疾病谱变化,改变了我国的用药结构,抗肿瘤药快速增长并成为企业追捧的焦点,心脑血管用药总规模代替抗感染药跃居首位,孕婴童品类重拾增长态势，县镇用药水平提升，城乡差距缩小；医疗保健业已开始迈向个性化时代，针对我国人口的遗传谱和疾病谱开发新药，以满足我国人民的医疗需求，也成为我国新药创制的重要战略需求。

从经济发展的角度来看，随着抗肿瘤、糖尿病等重大疾病的专利药物市场份额长期被进口和合资企业产品占据，价格高居不下，有些品种的年治疗费用达到 30 万元，普通民众无力负担。目前我国已经是全球第二大药品消费市场，尤其是进入老龄化社会的我国，2018 年我国 60 周岁及以上人口为 24 949 万人，占总人口的比重为 17.9%，其中 65 周岁及以上人口为 16 658 万人，占总人口的比重为 11.9%。65 岁及以上的人口已经超过 1.6 亿人，远高于其他年龄段的老年人对医疗保健的需求，是我国医疗卫生业面临的重大挑战，同时也是我国新药创制的重大需求。

3. 与日俱增的安全需求对药学发展提出新的要求

近年来，医药不良反应事件频繁发生，因用药安全引起的医疗纠纷增加，除社会环境的负面作用导致的医疗纠纷外，用药安全问题已经严重危害人民健康和社会稳定。针对众多的医药不良事件，人们已经开始从简单认识到深入思考，不仅仅是将医疗过程中的不良事件和不良反应简单归咎于药物这一简单现象，还开始考虑药物的合理应用和科学应用，以实现药物治疗疾病的目标，减少药物可能引起的不良反应。

合理用药是指安全、有效、经济地使用药物。优先使用基本药物是合理用药的重要措施。不合理用药会影响健康，甚至危及生命，合理用药是一项复杂的理论和技术问题，不仅需要有先进的技术手段作为保障，而且需要坚实的科学理论为基础。临床药理学、药物治疗学、临床药物检测、药物不良反应监测、药物风险管理等，都是针对合理用药从不同方面进行的科学研究，提高合理用药水平，不仅需要扎实的研究工作，还需要临床药理学和整个药学学科的发展与进步。

医疗水平的提高与合理用药关系密切，但在合理用药方面，我国长期以来没有给予足够的重视。在根本上重视合理用药，还需要大量系统的工作，药学科学的发展尤其是药理学的发展、药理学知识的普及和用药安全的教育也是非常重要的工作，合理用药已是我国目前医疗过程中面临的重要问题之一。

为了适应国家药学和医学发展的需求，中国药理学会在已有"临床药理专业委员会"的基础上，于 2011 年成立了"治疗药物监测研究专业委员会"，2012 年成立了"药物临床试验专业委员会"，并陆续新成立了"药源性疾病学专业委员会"和"药物基因组学专业委员会"等，在组织上加强对合理用药的临床研究，积极凝聚大批临床药学工作者参与到工作中。此外，中国药理学会与国际药理学联合会（IUPHAR）临床药理分会密切合作，邀请全世界知名临床药理专家授课，对我国临床合理用药发挥了积极的推动和引导作用。

除人口老龄化、疾病谱的迁移导致的刚性用药需求外，随着国民收入水平的提高及消费观念的改变，人们追求的是使用疗效更好、副作用更小的高端药物、创新技术，我们将其定义为对医药的弹性需求。最具代表性的领域是抗体生物药、精准医疗、互联网医疗等。社会发展、经济发展、科技发展及人民对健康水平关心程度的提高对药学发展提出了新的要求，也为药学科学的发展提供了新的机遇，药物的合理应用与药物治疗学开始受到重视，新药研发和药物创新成为重要的社会发展要求，医药产业被国家列为战略性新型产业并得到积极推进，所有这些发展和要求为药学科学的发展创造了良好的环境。

4. 科技进步助力药学科学创新在深度和广度上空前拓展

科技发展已经成为医药行业快速成长的强大动力，多种新技术在生物医药科学中的应用，推动了医药科学的进步。近年来，以互联网、移动互联网、大数据、物联网、虚拟现实（VR）、增强现实（AR）、3D 打印、人工智能、5G 技术等科学技术为代表的新技术、新应用层出不穷，改变了人们在生产、生活中的场景，也为开发大健康产业海量信息和商业模式的创新提供了强大的信息技术支撑，如增强现实、虚拟现实技术使数字化眼镜、谷歌眼镜、5G 通信技术在医疗领域的应用能够极大地提高行医效率，提升了临床手术的精准度，并且实现了异地、远程医疗，以及提高了即时观看手术直播的可能性；3D 打印技术在医学细胞和器官重造上的应用，使细胞建立的模型具有真实可应用于医学方面的可能性。这些其他领域的科学技术将为健康产业未来的发展带来无尽的可能。

新技术的进步也为药学科学的发展提供了技术支撑。在基因组学取得重大进展的背景下，转录组学、蛋白质组学、代谢组学等一系列以组学为代表的生命科学研究新的分支如雨后春笋般出现，为药学科学的发展提供了良好条件，围绕药物研发开展的药物基因组学、药物靶点研究等，成为新药研发的重要内容。同时，新技术的应用也对药学研究提出了新的要求，生物技术药物的研究成为新的研发热点。高通量、高内涵、计算机筛选、分子计算和设计、晶体结构研究、化学合成、人工智能和天然产物制备等，都为药学科学的发展提供了先进的技术方法，成为药学发展的助推剂，极大地推动了药学科学的发展。特别是以高通量筛选技术为基础，综合采用计算机处理、新型分析手段、先进设备和快捷的信息技术大大缩短了新药先导物质的发现时间，已经成为业界公认的成熟技术方法和不可或缺的研究手段。

（1）生物技术药物成为当今新药研发的新宠。随着生命科学、信息技术、纳米技术及其他高新技术的快速发展和交叉融合，生物医药领域的新技术、新方法和新产品正在实现史无前例的突破，生物医药领域正成为制药行业中发展最快、活力最强、技术含量最高的领域之一。近几年来，随着化学药物和中药的自身限制、人口老龄化、医改政策的不断推进，以及生物技术的飞速发展，以重组蛋白质药物、治疗性抗体、生物技术疫苗、基因药物及基因治疗、细胞及干细胞治疗等为代表的生物技术药物成为当今新药研发的新宠。目前，已上市生物技术药物主要用于癌症、人类免疫缺陷病毒性疾病、心血管疾病、糖尿病、贫血、自身免疫性疾病、基因缺陷病症和遗传疾病等的治疗上，生物技术药物突破了化学技术难以逾越的瓶颈，给许多"绝症"病人带来希望，因而成为医药市场上的重磅炸弹药物。与传统的化学合成药物相比，借助 DNA 重组技术生产的生物技术药物越来越显示出其优势特点。生物技术药物最大的优势是针对疾病的致病机制来设计。因此，当许多传统药物束手无策或疗效不佳时，生物技术药物的优势就愈加明显。近年来，生物技术药物发展迅速，年增长保持稳定，具有撼动以化学药物为主的传统药物的趋势。2006 年，全球生物技术药物销售额为 790 亿美元，占比仅为 14%；至 2013 年，全球生物技术药物增至 1650 亿美元，占比提高至 22%；预计到 2020 年,生物技术药物将达 2910 亿美元,其占比将超过 1/4。尽管生物技术药物在整个医药市场增长较为平缓,但在全球销售额排名前 100 位药物中增长较快。例如,生物技术药物全球销售额 2006 年占比仅为 21%,2013 年则增至 45%,预计 2020 年将超过 50%,达 52%。

我国虽然在生物技术药物的发展过程中与国外起步时间相差不远,但由于药学相关基础的积累和技术薄弱而出现差距。我国生物技术药物的发展迫切需要药学科学的发展与进步。

(2)肿瘤免疫疗法蓬勃发展。肿瘤免疫疗法是近几年在肿瘤治疗领域的最大突破,无疑将是现在最具看点的领域。一是多数投资者认同这种治疗策略,所以大量资本流入;二是这个领域十分复杂,仍有大量发现有待进一步研究解决,也为制药行业提供了诸多挑战和机遇。肿瘤免疫疗法开始成为主流,其中最成熟的免疫监测点抑制剂得到很快的发展。目前上市针对 PD-1 的抗体药物有 Pembrolizumab(帕姆单抗)、Nivolumab(纳武单抗)、Cemiplimab、特瑞普利单抗、信迪利单抗、卡瑞利珠单抗,针对 PD-L1 的抗体药物有 Atezolizumab(阿特珠单抗)、Avelumab、Durvalumab。此外还有针对 CTLA-4 的抗体药物,如 Ipilimumab(伊匹单抗)。详细信息如表 1。

表 1 抗体药物详细信息

靶向药物名称	商品名称	作用靶点	上市时间	中国上市	研发公司	药物类型
Pembrolizumab(帕姆单抗)	Keytruda	PD-1	2014	是	默沙东公司(MSD)	单抗
Nivolumab(纳武单抗)	Opdivo	PD-1	2014	是	百时美施贵宝公司(BMS)	单抗
Cemiplimab	Libtayo	PD-1	2018	否	赛诺菲集团(Sanofi)	抗体
Ipilimumab(伊匹单抗)	Yervoy	CTLA-4	2011	否	百时美施贵宝公司(BMS)	单抗
Atezolizumab(阿特珠单抗)	Tecentriq	PD-L1	2016	否	基因泰克公司(Genentech)	单抗
Avelumab	Bavencio	PD-L1	2017	否	MSD,辉瑞公司(Pfizer)	抗体
Durvalumab	Imfinzi	PD-L1	2017	否	阿斯利康(AstraZeneca)	单抗
特瑞普利单抗	拓益	PD-1	2018	是	上海君实生物医药科技股份有限公司	单抗
信迪利单抗	达伯舒	PD-1	2018	是	信达生物制药有限公司	单抗
卡瑞利珠单抗	艾立妥	PD-1	2019	是	江苏恒瑞医药股份有限公司	单抗

目前这些免疫监测点药物已成为很多转移癌症的一线用药。另外,肿瘤过继性细胞免疫治疗,尤其是 CAR-T 与 TCR-T 作为细胞免疫治疗癌症的新技术,对肿瘤的治疗显示出良好的效果,吸引了国内外的广泛关注。CAR-T 已经在血液肿瘤上显示出治愈肿瘤的潜力,但是在实体瘤的治疗上还有待进一步研究。2017 年 8 月 30 日,FDA 批准诺华 CAR-T 细胞疗法正式上市,用于治疗复发性或难治性儿童、青少年(2~25 岁)B 细胞型急性淋巴细胞白血病(ALL),商品名为 Kymriah。2017 年 10 月 18 日,FDA 再次正式批准 Kite Pharma 的 CAR-T 疗法 Yescarta 上市,用于治疗在接受至少两种其他治疗方案后无响应或复发性的成人大 B 细胞淋巴瘤病人及特定类型非霍奇金淋巴瘤病人。2018 年 5 月 1 日,FDA 批准诺华的 Kymriah 用于治疗非霍奇金淋巴瘤成年病人。2017 年 12 月 11 日,南京传奇生物科技有限公司提交的 CAR-T 疗法(LCAR-B38M 细胞制剂)成

为国内首个获得承办受理的临床申请。

制药界正在努力寻找 CAR-T 在实体瘤应答时的关键因素。即使最后证明 CAR-T 无法治疗实体肿瘤，制药工业不花几百上千亿美元之前也决不会善罢甘休。与 CAR-T 相比，TCR-T 在实体瘤的治疗上效果更为突出。大家可以期待随着这两种技术的不断升级更新，将为肿瘤治疗带来新的希望。

（3）基因编辑技术 CRISPR/Cas9 引起更多关注。CRISPR/Cas9 是近年来最受关注的新技术。CRISPR/Cas9 技术会被快速优化，变得更加精准、编辑效率更高。这种技术不仅会被广泛用于靶点确证，还在 CAR-T 等细胞疗法和基因疗法中成为重要工具。但是，这种威力巨大的治疗手段，安全性是个巨大隐患。虽然现在 CRISPR/Cas9 还主要用于体外细胞，但已有报道称有些病毒载体能够以吸入的方式将 CRISPR/Cas9 载入小鼠体内，进而编辑小鼠基因组，并引发肺癌，这无疑是比雾霾和吸烟更危险的致癌因素。CRISPR/Cas9 带来的伦理问题也已经引起各国关注。CRISPR/Cas9 是 10 年之内继锌指核酸酶（ZFN）和转录激活因子样效应物核酸酶（TALEN）之后第三个被发现的基因编辑修复技术，所以难以想象 CRISPR/Cas9 之后再无新发现。现在学术界正全力寻找新的基因编辑技术，比 CRISPR/Cas9 威力更大的体系有可能在短期内出现。

当前临床上应用最为广泛、在疾病治疗中占据主导地位的仍然是小分子药物。针对严重危害我国人民健康的恶性肿瘤、心脑血管疾病、神经退行性疾病、糖尿病、精神性疾病、炎症免疫性疾病、耐药性致病菌感染、重大病毒感染性疾病等，以及其他突发性疾病、儿科疾病、少见及罕见病，自主研发疗效独特、安全、具有自主知识产权和国内外重大市场前景的创新药物，是当前我国药学科学发展的主体和核心内容，也是当前药物研发的主要任务。科技进步，包括材料科学、分析科学、化学合成、天然产物储备、计算机辅助分子设计、人工智能和药物筛选等学科和技术的发展，推动了小分子药物的发展。而小分子药物的发展，为其他学科尤其是生命科学的进步提供了直接而有力的支持。尽管我国在小分子药物的创新研发方面仍然与国际先进水平有一定距离，但经过多年的积累和发展，已经逐步接近国际水平，尤其是仿制药物的研发、技术的进步，如药物晶型相关技术和理论的进步，已经为提升我国仿制药物水平创造了条件并发挥了积极作用。

在新形势下，药学科学进步也是生命科学和先进技术进步必不可少的内容，药学科学与生命科学和先进技术共同发展，相互促进，成为现代科学发展的特色。药物基因组学、药物代谢组学、药物信息学、表观药理学、网络药理学、多向药理学等一系列药理学的新观点、新概念和新技术层出不穷，推动着科学技术的整体进步和发展。

科学技术进步推动了药学科学的发展，药学科学进步也为科学技术进步做出了积极的贡献。在整体技术水平提升的条件下，药学科学发展的新机遇已经形成，把握我国科学技术发展成果和药物研发方向，药学科学将会迎来新的发展时期。

5. 国家医疗体制改革推动药学科学的发展变革

2018 年我国医药行业动作不断，政策不断。鉴于仿制药评价工作基本接近尾声，国家药品监督管理局（药监局）发布《关于仿制药质量和疗效一致性评价有关事项的公告》，旨在为一致性评价的收尾工作、上市后监管、调动企业评价积极性保驾护航。首先，2018年度尤为重要的是党中央、国务院十分重视的"继续深化药品审批制度改革，加快落实各项配套政策"，相继出台了《临床急需境外新药审评审批相关事宜》《接受药品境外临床试验数据的技术指导原则》《药物研发与技术审评沟通交流管理办法》等一系列政策，为加快我国抗癌新药的注册、审批和上市工作，为鼓励药品创新、行业改革及惠及我国患病老百姓带来众多利好和指导，我国医药产业的发展正步入规范的快车道。其次，《关于药物临床试验数据自查核查注册申请情况的公告》《关于药品上市许可持有人直接报告不良反应事宜的公告》《中药药源性肝损伤临床评价技术指导原则》《药物遗传毒性研究技术指导原则》等多项公告，重视药品质量和不良反应报告制度，严把质量关，让药品行业从源头正本清源，让人民吃上放心药。最后，《发布证候类中药新药临床研究技术指导原则》《古代经典名方中药复方制剂简化注册审批管理规定》等一系列鼓励中药研发的政策发布，为我国中医药瑰宝发挥重要作用提供了政策上的保障。

　　党中央、国务院高度重视抗癌新药的加快注册和审批工作，2018年以来，李克强总理三次主持召开国务院常务会议，对加快抗癌新药的上市等议题做出了重要部署，国家药品监督管理局抓紧出台了一系列加快抗癌新药上市的政策举措，也快速审批了一批抗癌新药，取得了积极的进展，采取的措施包括：一是取消进口化学药品的口岸检验，加强事中事后监管。境外新药在口岸通关以后，经销商可以尽快配送到医疗机构及零售药店，缩短了进入我国市场的时间。二是简化了境外新药的审批程序，允许申请人使用境外所取得的研究数据来直接申报药品上市。三是优化了临床试验的审批程序。临床试验由批准制改为到期默认制，也就是说申请人自临床试验申请受理之日起，60日内如果没有收到审评部门的否定意见，申请人可以开展临床试验。此举也节约了临床试验的审评时间。四是对临床急需的境外新药建立了专门的审评机制。药监局会同卫健委组织遴选了第一批临床急需的48个品种，包括罕见病的治疗药品和治疗严重危及生命的疾病的部分药品，对于罕见病治疗药品的审批时间是三个月内审结，对于其他急需的治疗药品是六个月内审结。五是增加了药品审评的力量，采取政府购买服务的方式，面向社会招聘了高水平的人才，大幅提高了审评的效率。六是进一步加强服务和指导。对于申报企业在抗癌药物的研发过程中遇到的问题，药监局审评机构早期介入，全程指导，让企业少走弯路，加快研发进程。

　　通过采取上面一系列的举措，2018年抗癌新药的审批工作取得了积极的成果。从审批数量上来看，2018年批准的抗癌新药18个，比2017年增长157%。从审批的品种结构上来看，2018年批准的抗癌新药是全年批准新药总数的37.5%，抗癌新药的批准数量显著高于往年。从审批速度来看，2018年以前我国抗癌新药审批所用的时间平均用时24个月，2018年通过采取这一系列的举措和各方面的共同努力，现在我们国家抗癌新药的审批速度已经缩短了一半，平均12个月，与发达国家的审批速度日趋一致。

　　从批准抗癌新药的临床价值来看，可以说抗癌新药更加贴近临床用药的需求，在2018年批准的进口抗癌新药中，包括大家关注和期盼的治疗恶性肿瘤的抗体类药物，还有一些新分子实体抗癌药物，也有大家俗称的K药和O药，这是批准进口的治疗非小细胞肺癌及结肠癌等的PD-1抗体类药物。此外，2018年批准了5个我国自主创新的抗癌新药，包括国内外高度关注的处于医药科技前沿的 3 个 PD-1 抗体类药物，目前已在我国上市。

通过深化药品审批制度改革，综合施策，营造了鼓励药品创新的良好氛围和政策环境，让国内外最新的医药科技研发成果在最短的时间内惠及我国病人，切实增强人民群众的获得感。

6. 创新药物研发取得一定成果，将来依然是药学科学发展的核心任务

经过 10 余年的努力，我国新药研发已经基本完成了以仿制为主向、仿制与创新结合的战略转变，药物创新和创新药物研发已经成为药学领域的共识，制药企业创新意识不断增强，创新能力不断提高。在国家"十一五""十二五"和"十三五"重大新药创制专项的支持下，创新药物研发在 2017 年、2018 年取得非常好的成果。

2017 年，我国批准上市药品 394 个，其中化学药品 369 个、中药民族药 2 个、生物制品 23 个；国产药品 278 个，进口药品 116 个，国产药品中化学新药 28 个、中药新药 1 个、生物制品 10 个、化学仿制药 238 个、中药仿制药 1 个。

2017 年 10 月，我国国家食品药品监督管理总局（国家食药监总局，CFDA）批准重组埃博拉病毒病疫苗（腺病毒载体）上市，为 1 类预防用生物制品，由军事医学科学院生物工程研究所和天津康希诺生物股份公司联合研发，具有完全自主知识产权。

2017 年，浙江康德药业集团股份有限公司自主研发申报生产的丹龙口服液获得上市许可，是实行持有人试点后首个中药新药，该药为 6 类新药，给予监测期 4 年，用于中医热哮证的治疗，这也是自 CFDA 药物临床试验数据自查核查以来我国获批的首个中药新药。

2017 年，我国批准了福建广生堂药业股份有限公司持有的国产首仿替诺福韦胶囊。富马酸替诺福韦二吡呋酯胶囊的适应证主要为慢性乙型肝炎、艾滋病。

2017 年 12 月 11 日，南京传奇生物科技有限公司提交的 CAR-T 疗法（LCAR-B38M 细胞制剂）成为国内首个获得承办受理的临床申请。

2018 年，是新药上市的大年，也是药品获批回归临床疗效的一年，除进口新药批量获批外，国产新药也表现显眼。一大批具有自主知识产权的新药获得批准，反映了我国具有很强的新药自主研发能力。

2018 年，中国全球首创生物新药重组细胞因子基因衍生蛋白注射液（商品名："乐复能"）获得国家食药监总局的 1 类生物新药证书。"乐复能"治疗慢性乙肝的临床数据显示出远优于现有乙肝治疗药物的效果。

2018 年 5 月 9 日，正大天晴药业集团自主研发的 1.1 类新药盐酸安罗替尼胶囊（福可维）获得国家药品监督管理局批准的注册批件。这标志着备受关注的中国肿瘤领域的原研创新药——安罗替尼正式上市。安罗替尼是新型小分子多靶点酪氨酸激酶抑制剂，能有效抑制 VEGFR、PDGFR、FGFR、c-Kit 等激酶，具有抗肿瘤血管生成和抑制肿瘤生长的双重功效。经临床试验证实，福可维是目前晚期非小细胞肺癌抗血管生成靶向药物中仅有的单药有效的口服制剂，而且不良反应较轻，病人耐受性良好。

2018 年 6 月 13 日，国内首个本土原研丙肝 1 类新药达诺瑞韦钠片（又称丹诺瑞韦钠片，商品名戈诺卫）获国家药品监督管理局批准上市。戈诺卫的上市打破了国内丙肝药物市场被跨国药企垄断的局面。

2018 年 7 月 11 日，我国首个自主研发的抗艾滋病新药——艾博韦泰长效注射剂被国家药品监督管理局批准上市，为我国艾滋病治疗提供了新选择。该药是全球首个抗艾滋病长效融合抑制剂，拥有全球原创知识产权。它的问世，意味着国产抗艾创新药实现零的突破，也是国家药品监督管理局药品审评中心（以下简称药审中心）满足临床急需，对艾滋病治疗药物进行优先审评政策实施后结出的丰硕成果之一。

2018 年 8 月 13 日，恒瑞医药治疗乳腺癌的重磅新药吡咯替尼获国家药品监督管理局批准上市。马来酸吡咯替尼是恒瑞医药研制开发的一种口服、不可逆、泛 ErbB 受体的酪氨酸激酶抑制剂（TKI），其是表皮生长因子受体（EGFR）和人表皮生长因子受体 2（HER2）酪氨酸激酶的双重抑制剂，通过阻止人表皮生长因子受体（HER）家族（EGFR、HER2、HER3 和 HER4）信号通路转导，达到抗癌作用。

2018 年 12 月 17 日，国家药品监督管理局有条件批准首个国产 PD-1 单抗——特瑞普利单抗注射液（商品名：拓益）上市。这是我国企业独立研发、具有完全自主知识产权的新药。

2018 年 12 月 27 日，信达生物的 PD-1 抗体药物信迪利单抗注射液（商品名：达伯舒）正式被国家药品监督管理局（NMPA）批准上市，用于治疗至少经过二线系统化疗的复发或难治性经典型霍奇金淋巴瘤。

进入"十三五"时期，我国社会也对创新药物研发提出了新的要求，新发病的防控需要新药来实现，常见病、多发病、重大疾病的治疗也需要新药来实现更好的治疗效果，创新药物研发将是我国药学领域的长期任务。

随着新药研发的需求不断增加，新药物靶点研究和新制剂研究也成为药学领域的重要研究方向。我国在新药物靶点研究和新制剂研究方面仍然比较薄弱，为了适应创新药物研发的需求，需要加强对新药物靶点和新制剂的研究。

近年来，我国现代生物技术有了十分显著的发展，通过生物技术而生产出的药物也不断增加。得益于生物技术药物本身的优势特点，全球生物技术药物市场比例将由 2013 年的 22% 增长至 2020 年的 27%，2020 年全球市场中罗氏集团仍然保持最大的市场份额，市场销售额将达 435 亿美元。我国生物技术药物研发面临的局面是机遇与挑战并存，尽管中国生物技术药物的市场总额占全球市场的比例仅为 2%，但未来发展空间较大，科技人员研发积极性高，研发品种不断增加，技术水平不断提高，形成了良好的发展态势。为了克服技术创新能力弱、创新体系有待完善、生物技术药物规模小、药物制剂发展水平低等问题，我国已经出现了以外包服务为主要业务的技术服务公司，且目前已经形成了以国药集团为龙头的产业集群，将对我国生物技术药物的发展发挥积极的推动作用。

（二）药学科学稳步向前

药学科学是在社会发展和社会进步过程中具有重要意义的一门综合性学科，又是与医学不可分割的重要学科。药学科学的发展，不仅直接关系到人类的健康和医疗水平的提高，还与社会发展和经济建设密切相关。随着社会进步和生活水平的不断提高，人们对药学科学的要求不断提升，对药学科学的发展也提出了新的要求。

现代科学进步促进了药学科学的发展，尤其是化学、生命科学、材料科学、分析科学、制造技术的发展，促进了药学科学的发展，新型药物的不断出现，全面提升了药学科学的技术水平。尤其是经过近百年的努力，以小分子药物为代表的现代药物迅速发展，成为临床治疗疾病的主要物质基础。随着生命科学的进步和发展，以传统生化药物和疫苗为基础的生物药物发生了革命性的变化，新型的生物药物或称为生物技术药物成为药学领域的新秀，影响着药物发展的新方向。

中国传统中医药是一个丰富的宝藏。2015 年，中国科学家屠呦呦成为因在中国本土进行的科学研究而荣获诺贝尔生理学或医学奖的第一人，这是中国医药科学特别是中医药成果获得的最高奖项，也是中国科学界迄今为止获得的最高奖项。这提示，中华民族经数千年的智慧集成而形成的传统医药学在现代形成了中药科学的新形式，传统药物科学在现代科学的影响下发生了巨大变化，发挥着防治疾病的重要作用。尤其是在传统医学、现代医学、现代药学的全面交叉和融合的影响下，传统药物经过现代研究，正在保障人类健康与提高医疗水平的实践中发挥着积极和重要的作用。

在我国，药学科学发展经历了不寻常的历史过程，形成了我国目前的发展现状。药学科学发展受到重视，从业人员众多，研究条件迅速改善，产业规模不断扩大，产品种类丰富，教育机构快速增加，药品研发积极性不断提高，显示出欣欣向荣的景象。随着"十一五""十二五""十三五"重大新药创制科技专项的可持续开展，以及其他各项国家和地方政府对生物医药给予的政策与资金上的支持，无论是企业研发机构建设与发展、产学研联盟建设、科研院所及高校创新能力等，还是新药研发项目的质量和水平，均取得了长足的发展，全面调动了我国新药研发的热情和积极性，创造了药学科学发展的最佳历史时期，为保障人民健康和促进生物医药战略性新兴产业发展提供了有效支撑。

2018 年药学科学稳步发展，药物化学技术不断成熟，在化合物合成、药物设计、仿制药研发中发挥了积极作用。制药企业研发和创新能力提高，极大地促进了药剂学的发展。但是，由于包括历史原因在内多种因素的影响，我国药学科学的发展仍然存在许多严重的制约因素和影响发展的重要问题，成为我国药学科学繁荣景象下潜在的危害因素，是我们面临的迫切需要认真思考和解决的问题。例如，新材料、新辅料、新制剂的研究均受到重视，将对我国医药产业产生积极影响。药物分析科学有明显进展，但依赖先进仪器的发展模式仍未出现明显的变化，新型仪器、大型仪器和集成的现代化仪器仍然是分析科学发展的主要基础。而我国仪器研发和制造显著萎缩、落后，依赖国际仪器设备以提高检测分析水平的现象需要持续相当长时间。

药理学科作为横跨药学和医学的桥梁学科，在药学科学发展过程中具有极其重要的作用，是药学发展的重要基础和主要体现形式。我国药理学科近年来进展显著，在新药研发、药物临床合理应用及医药学基础研究中催生了一批具有重要科学价值的研究论文（发表在国内外专业期刊杂志上），在国内外产生了积极影响。

临床药理学研究取得长足进步，不仅临床药理学工作者开展了深入研究，而且大批临床医生也开始重视临床药理学的研究，这将对我国临床医疗水平的提高起到关键的促进作用。在新药研究方面,药理学发挥了尤为重要的作用,临床前研究更加规范和科学,更能够符合药物研发的要求和目的,临床研究逐步实现了与国际先进水平的接轨,为我国新药研发提供了技术保障。

医药产业发展迅速,2018 年医药生产总值仍表现出良好的增长趋势。医药产业的发展对药学科学提出了更高的要求,同时也为药学科学发展创造了更为有利的条件,我国药学科研研发经费投入逐年提高,经费来源除国家科研经费外,企业经费投入和引进也占有重要地位。

科研成果不断出现,研究水平整体提高,2018 年我国在基础研究、临床应用、新药研发、医药产业等各方面均取得了明显的成就,培育了重要的科研成果,创新地开展了各项工作,在技术和理论方面有了明显的创新。

(三)药学教育稳步巩固发展

全国药学教育稳步发展,教育层次分布全面,专业设置多样。目前,国家药学教育包括药学和中药学,近年来均有明显发展,为我国创新药物研发体系、医药工业和医疗卫生事业迅猛发展提供了强有力的人才支持。

1. 药学科学体系形成规模

根据《中国药学年鉴》的统计数据,截至 2018 年年底,我国设置有药学类及相关专业的普通高校共 400 余所,我国开办药学高等教育的高校数量已居世界第 2 位。全国设置的涉药本科专业有 15 个,包括药学、临床药学、药物药剂、药物化学、药物分析、药事管理、中药学、中药制剂、中药资源与开发、海洋药学、中草药栽培与鉴定、藏药学、蒙药学、制药工程、生物制药等。

与前几年相比,新设药学专业的学校数量逐渐减少,盲目开办药学专业的热潮正在逐渐降温。由于药学学科教育点快速增长,各招生单位的教学水平和学术水平参差不齐,有些学校甚至没有药学专业的师资也盲目上马,这也是需要注意的影响药学发展的问题。

与药学学科相比,我国大力发展中医药教育,基本形成院校教育、毕业后教育、继续教育的有机衔接,实现了从中高职、本科、硕士到博士的中医学、中药学、中西医结合、民族医药等多层次、多学科、多元化教育全覆盖。

2. 探索药学专业人才培养新模式

药学人才是推动医药事业改革发展、推进健康中国建设的重要保障。围绕我国医药行业对人才的培养,现在有两个大的领域,一个是制药企业的人才需求,一个是药物应用型人才的需求。随着我国高等教育从精英化到大众化的转型,我国各高校的药学教育也在认真寻找人才培养的定位。目前,高等药学人才培养模式主要涉及三个方面:基础研究类、制药工业类和药物应用类。2002 年,"国家生命科学与技术人才培养基地"创办,共有 36 家院校参与,旨在推进我国生命科学和生物技术产业的发展,发挥高等教育的基础性和先导性作用,为教学、科研人员提供创新创业平台,促进高校科技成果转化及产业化。人才培养基地培养了一大批生命科学和生物技术方面的人才，使高校与相关企业进行产学研合作，探索出跨学科、跨校、跨行业、跨国合作的办学模式。

这些药学教育机构构成了我国药学专业教育的框架，为我国药学领域培育了大批不同层次的专业人才。但随着现代药学的不断发展，学科划分越来越细，药学教育机构师资力量参差不齐，课程设置差异巨大，培育的学生知识架构和专业系统性明显存在差异，知识构成相对单一，缺乏从广阔的视角思考、解决问题的知识储备和创新能力，难以适应健康问题复杂化、知识应用综合化及知识创新常态化等新态势。

随着科学技术的发展与进步，我国药学的发展积极地与传统医药、现代医学、现代新兴技术、应用开发及人文科学相整合。药物教育充分利用现代新兴技术，如云计算、大数据、人工智能、3D 打印技术，近年来人工智能研究的开展将为药学发展提供强有力的技术支撑，让药学"如虎添翼"，培养适应时代发展的新型药学人才。

当前临床药师、执业药师等药学服务型人才缺口巨大，加强药学教育体系的规范化管理，引导高校合理调整和转型，使相当一批院系能成为定向培养输送药学服务型人才的基地，并从政策上给予支持，积极探索药学专业人才培养新模式，以适应药学教育发展的需要，确保我国药学学科专业教育健康快速发展。

3. 研究生教育和高层次人才培养

我国药学教育已发展 100 多年，药学专业招生规模扩大，招生单位实现全国覆盖，药学专业结构设置开始出现多元化发展趋势，形成"高等职业教育—本科教育—硕士和博士教育—继续教育"的完整模式。目前我国共有药学一级学科博士学位授权学校 31 所，中药学一级学科博士学位授权学校 25 所，药学及中药学硕士授权学校 140 余所，另有一批博士后流动站和企业设置的博士后工作站，成为培养高级药学人才的重要基地。根据药学学科特点和工作的实际需要，我国新设置了药学专业硕士学位，以突出与科学学位不同的培养目标。虽然我国药学人才培养取得了长足进步，但仍面临严峻挑战，主要表现在以下 4 方面：①开设药学专业的院校及招生数量迅速增加，但专业设置趋同，扩招存在盲目性。在师资力量尚不完全具备的情况下，大批药学专业的开设，对于培养合格人才的要求还有巨大差距。②我国医药产业开始由以仿制为主向以创新为主的战略转移，但药学教育课程体系及考核制度陈旧，培养的学生缺乏创新能力。③药学教育内容与实际社会医疗卫生需求不相适应，学生缺乏实践能力，"重理论轻实践，重知识轻能力"。④发达国家药学教育已完成"以药品为中心"向"以病人为中心"的理念转型，我国药学教育还停留在"以药品为中心"层面，落后于社会需求，偏离了药学教育的核心目标和价值。在这种情况下，培养具有独立工作能力和发展潜力的优秀人才必然受到影响，这是药学教育中必须认真对待和亟待解决的问题。

临床药学工作者是临床医药科学的重要内容，在提高临床药物治疗效果、提高合理用药水平等方面发挥了极为重要的作用，我国对临床药师的重要性已经有了初步认识，并规定了不同等级医院配备临床药师的要求，但是我国在临床药师培养和应用方面依然不能满足临床医疗的实际需求，这是我国药学科学教育中需要加强的重要工作。

随着医药事业的迅速发展和我国医药经济体制的改革，我国对药学人才的需求不断增长，药学类专业毕业生主要从事各类药物开发、研究、生产、质量保证、药品销售和合理用药等方面的工作。一批在国外从事药学工作和留学的人员纷纷回国工作，为我国药学科学事业发展增添了力量。

（四）药物化学学科的发展进入新时期

药物化学的主要研究内容依然是针对化学药物的合成与制备，通过化学手段获得更多和更适宜的药物。在药物发现阶段，药物化学的任务是通过化学手段，获得更多结构多样性的化合物，为药物筛选的发现阶段提供物质基础。在药物临床前研究阶段，药物化学在合成工艺和药物质量方面的研究是工作重点，缺少药物化学的支撑，即使获得了有活性的化合物，也很难快速推进研发工作。产业化阶段的化学研究重在合成工艺的优化和提高生产的效率上。因此，药物化学的任务在不同的药物研发阶段发挥着不同的作用。

药物化学是现代药物研究的重要内容，是药学发展的核心学科之一。通过药物化学手段合成化合物，是现代药物研究的主要物质来源之一。药物化学不仅解决药物发现和研究过程的资源来源，还是制药产业的技术支撑。尽管近年来有学者认为化学药物的研究难度越来越大，生物技术药物的异军突起对化学药物的发展产生了重要影响，但在实际临床医疗需求和实际药学发展的过程中，从临床应用和实际发展的总体情况分析，由合成药物化学获得的小分子药物将在医疗实践中长期处于主导地位。因此，发展合成药物化学学科对于药学的发展具有重要意义。

药物化学学科经过长期的发展，化合物合成的理论基础和技术方法不断完善、提高，计算机辅助分子设计技术、组合化学合成技术等新技术的广泛应用，使药物化学的发展进入新的历史时期，研究内容也从化学反应基础理论和技术方法的认识与创新，逐渐转移到特定活性化合物的获得和化合物的结构改造等更高效的研究领域。在新的条件下，药物化学学科的发展方向应与社会需求密切结合，推动新药的研发和生产。

1. 计算机辅助分子设计技术在新药研究中发挥重要作用

基于计算机技术的药物设计近年来发展迅速，尤其在我国过去20年中，其得到广泛的重视，并有了良好的发展，在药物化学合成技术和分子结构优化方面发挥了一定的积极作用。

药物分子的计算机辅助设计和活性化合物的预测等方面的研究进展，为药物发现提供了有效的物质基础的支持，通过计算机辅助设计，可以将化合物结构的设计与药物作用靶点紧密联系起来，根据可能的药物作用靶点和机制，有目的地合成具有特定结构的化合物，这些特定的结构与药理活性有一定联系，有效降低了化合物的盲目性和筛选的随机性。

化学生物学是药物化学学科发展过程中新提出的学科，研究的目的在于获得更多具有生物活性的化合物，对于发现新的药物具有一定的促进作用。围绕生物活性开展药物化学研究，开发新的活性化合物，是药物化学的重要发展方向。

分子设计的内容不仅局限于设计化合物的分子结构，随着计算机功能的不断提升，在进行分子设计的同时，还可以进行化合物合成技术路线的设计，并通过设计提供经过优选的合成路线，提高了合成化合物的成功率，减少了围绕目标化合物合成路线的探索过程，提高了化学合成的效率。

计算机辅助设计的方法已经不仅仅应用于分子设计，还扩展到化合物活性预测和药物成药性评价方面，包括计算机辅助筛选、虚拟药物代谢动力学计算、虚拟化合物毒理学研究等。计算机辅助技术为药物的发现和评价提供了便捷的技术平台。最近研究人员更为关注的是人工智能在药物化学学科中的应用，其将促进药物化学向更高效的方向发展。人工智能的引进，将极大地提高分子设计、化合物合成、活性化合物发现及早期成药性评价的效率，是药物化学发展中的重要研究内容。

当然，计算机辅助设计或计算机辅助筛选评价技术是依赖于已有理论认识的虚拟研究方法，即使是人工智能技术的应用，也需要一个机器学习的过程，而这种方法的准确性和可靠性还远远不能满足新药发现的需要。将计算机辅助设计方法作为辅助手段，加以科学合理地应用，可以为新药发现发挥一定的促进作用。同时，对这些技术方法的研究和探索也具有重要意义。

2. 活性天然产物的化学合成和结构改造受到重视

天然产物合成和结构修饰是解决活性次生代谢产物产率低、实现结构多样化的有效手段，但因天然产物结构复杂，合成过程中涉及立体化学、异构体拆分、定向合成等技术难题，天然产物合成和结构修饰已经成为药物化学研究的重点内容之一。天然化合物的全合成、半合成及结构修饰，都成为新药发现的重要途径，尤其是在活性天然化合物的结构基础上进行的结构改造，成为新药发现的重要途径之一。

3. 合成技术不断成熟和提高

药物化学经过长期发展，合成技术迅速提高，研究重点也在不断发生变化，围绕药物成药结构开展的研究不断深入，针对科研成果转化进行的工艺研究也在加强，不仅在医药产业中发挥着重要作用，还在药物研发资源的获得方面发挥着积极作用，特别是围绕提高产率、降低成本、减轻污染的目标开展了大量探索性工作，并取得了重要进展。

化学合成技术发展迅速，在已有的组合合成等现代合成技术的基础上，固体催化合成、不对称合成等技术被广泛应用，科研机构和生产企业都对化学合成工艺给予了重视，在生产、中试、研发或化合物的获得等方面都有了明显的进步和发展，不仅为化学药物的产业化发挥了积极的促进作用，还对新药的研发发挥了重要的作用。

组合化学合成技术在药物研发和化合物优化方面的更多应用，特别是自动化合成仪器的引进，使组合化学合成技术得到普遍应用，平行合成、固相合成、组合合成等多种合成理念得以实施，设备条件的改善全面提高了药物化学的工作效率，但是，围绕组合化学进行的高通量筛选技术和策略也在发生巨大变化，对药物化学的发展和进步产生了重要影响。

药物合成技术不断提高，一些结构复杂的化合物已经可以在实验室顺利获得，这适应了新药研究的需要，使合成技术提高到新的水平。通过分子设计与合成技术结合，获得了具有结构多样性、数量众多的化合物，这对于药物筛选样品库的建设和新药发现具有重要意义。

4. 化学生物学的发展

化学生物学是近年来提出的新概念，是药物化学家结合自身的技术优势紧随国际上提出的新概念，在我国发展迅速，并开展了化学生物学相关的课题立项和学术交流活动，推动了化学生物学概念的宣传。

化学生物学研究化学物质的生物活性和作用，尽管这些活性和作用并没有明确的应用方向，但对药物研究也产生了积极作用。化学生物学的发展开拓了药物化学研究的内容。化学生物学将化学研究与生物学活性相结合，将有可能成为药物化学的重要内容之一，也将对药物化学研究发挥积极的促进作用。

化学生物学最主要的发展目标是药物研发，但化学生物学的研究与药物研究仍然缺乏有机结合，化学生物学研究急需加强转化研究，加强与成药性研究相结合，提高化合物活性评价技术水平。通过化学方法和生物活性评价方法的结合，促进对化学物质生物活性的认识，这将有利于发现具有潜在药用价值的活性化合物。

（五）天然药物化学发展的新机遇仍是药物发现的重要资源

天然药物化学是药学科学体系中药物化学的重要组成部分，一直承载着为药物研究和新药发现提供物质来源与技术支撑的作用，在当前科技发展水平下，天然药物化学在药物研究中的重要性尤为突出，主要包括新天然化合物的发现、天然活性化合物的发现、结构修饰和生物转化等。

天然化合物是自然界中的生物在千百万年进化过程中，通过自然选择保留下来的二次代谢产物，具有化学多样性、生物多样性和类药性，许多药物都直接或间接来源于天然化合物。据美国国家癌症研究所（NCI）统计，1981~2006 年，在世界范围内推出的1148 个药物小分子化学实体中，52%与天然产物有关，包括天然产物药物（5%）、源于天然产物药物（23%）、天然产物仿制药（20%）、源于天然产物的全合成药物（4%）。因此，天然药物化学在新药研发中占有举足轻重的地位。

2018 年，我国学者在天然药物化学领域进行了大量的研究与探索，在人才培养、论文发表、创新药物研制等方面取得了显著的成绩，研究成果得到国际同行的认可。

1. 研究论文数量增长和质量提升

2018 年，我国天然药物化学在论文发表数量继续保持增长的同时，论文质量和水平也在不断提高，国际影响力越来越大。我国科研工作者在进行天然药物化学研究中不断利用生命科学的最新研究成果，在天然化合物发现、天然化合物合成、天然药物开发、生物合成规律探讨和生物学意义研究等方面成绩卓著。

我国科研工作者在天然药物化学领域国际权威杂志上发表论文的质量和数量取得了长足进步，已使我国成为世界上天然药物化学研究最为活跃、成果最为丰富的国家。2018 年，我国天然药物化学专家在国内外核心期刊上发表相关文章近千篇，在该领域具有重大影响力的国际期刊上也发表了大量研究和综述性论文。《亚洲天然产物研究杂志》（*Journal of Asian Natural Products Research*）和《中国天然药物》（*Chinese Journal of Natural Medicines*）杂志是我国主办的具有国际影响力的研究天然药物化学的专业学术期刊，以英文在全球发行，在我国天然产物研究方面发表了大量的成果。《亚洲天然产物研究杂志》（*Journal of Asian Natural Products Research*）是我国最早进入 SCI 目录的药学杂志之一，2018 年，其 SCI 影响因子继续攀高，达到 1.170，显示出刊物质量不断提高，对我国天然药物研究发挥了积极的促进作用。

2. 天然产物化学生物学研究取得进展，新结构活性化合物不断发现

天然产物化学生物学是天然产物化学与生物学密切结合的学科。将细胞生物学、分子生物学技术应用于天然药物研究中，突破了传统的被动获取天然化合物、研究天然化合物的生物合成途径等方法，有利于阐明活性化合物的作用靶点和机制，并揭示化合物存在的本质规律和生态学意义。

目前，我国正在发现和设计基于天然产物结构的小分子探针，并在相应天然产物的构效关系和作用机制领域取得了一定成果，这些成果在揭示自然界生命现象和规律的同时，为创新药物研究提供了先导化合物和药物筛选靶点。

此外，我国在寻找新资源、揭示天然产物化学生物学意义方面也取得了丰富的成果。在内生菌天然产物、海洋天然产物、苔藓天然产物、真菌天然产物等新结构发现和生物学意义阐明方面形成了中国特色。2018 年，我国学者将天然药物研究与细胞生物学、分子生物学技术相结合，从天然产物中共获得了 100 多个结构新颖、活性显著的天然产物，丰富了我国的药物资源。

3. 天然药物研究水平显著提高

天然药物和中药在我国创新药物研究体系中具有重要地位，近 50 年来，我国自主研究开发成功的新药 90% 以上与天然产物有关。随着 2008 年 1 月《中药注册管理补充规定》和 2017 年新《药品注册管理办法》的颁布，我国天然药物、中药新药研究与注册审评将进入更加科学和严谨的阶段。

然而，鉴于我国传统药物的理论基础与天然产物药物的显著区别，二者的研究要求和技术有明显不同，国家食品药品监督管理局根据我国新药研发的现状和特点，并根据天然药物研究出现的新变化，经过数年努力，完成了《天然药物新药研究技术要求》的编写工作，并于 2013 年 1 月 18 日正式发布，进一步完善了注册管理法规体系，规范了中药、天然药物的注册管理。该技术要求的发布，补充了我国新药注册的药物类型，天然药物作为新的药物类型，在我国新药研究中将产生积极的促进作用。

4. 学科发展的需求分析

天然活性物质往往具有结构新颖、活性高、副作用小的特点，是制药工业中新药研发的重要资源，也是我国研制具有自主知识产权药物的主要源泉。加强对天然药物的研究，对我国社会、经济的发展尤其是人口与健康事业和医药产业的发展具有重要和紧迫的意义。

天然药物化学是天然药物研发的基础，获得足够量的天然化合物是新药研发的必要条件之一，由于分离难度及出于资源和环境保护的考虑，研究天然活性化合物结构修饰

与构效的关系是今后基于天然产物研发新药的主要方向和重要任务。

我国天然药物化学研究有很好的物质基础积累，具有一支素质较高的研究队伍，具有良好的研发条件和产业化条件，各方面积极努力将使我国天然药物研究取得新的进展，当前研究重点将集中在以下方面。

已知天然产物化合物的发掘、利用和生物活性再发现。通过发现已知天然产物化合物的生物活性，开发已获得天然化合物的药用潜力，具有重要的价值和良好的发展前景。

促进天然资源的合理使用和充分利用。从现有资源的充分合理使用和资源的可持续利用的战略角度考虑，应该发挥政府各职能部门的组织和协调能力，整合和建立具有更大规模的天然产物样品库，并注意知识产权保护，为新药研发提供更广泛的物质基础。

重视新骨架结构天然化合物的发现和活性研究。我国自然资源丰富，加强对自然资源的系统深入研究，不仅是新药研发的需要，还是资源保护的需要。对于新资源的开发（尤其是对于新的海洋天然化合物的研究），加强对活性成分的研究是重要内容。

加强天然药物化学与生物学研究的结合。将天然产物化学研究与生物学研究相结合，促进天然产物的应用，提高天然产物的应用效率。

生物合成与组合生物合成技术的研究有待加强。早在20世纪末，我国在863计划中就提出了生物合成和组合生物合成技术的研究，但由于技术方法尚未达到产业化的要求，该研究没有取得重大进展。尽管目前在技术方面仍有待突破，但这一技术在天然产物药物研究中具有重要的作用和价值，有必要进一步加强研究，提高我国生物合成的技术水平。

5. 发展前景与展望

随着现代生命科学的发展和天然产物化学相关技术的进步，尤其是随着新药研发和健康产业的发展，我国天然药物化学研究迎来了新的发展契机，在巩固天然产物的提取和分离、结构鉴定领域占优势的基础上，应注重与其他学科更加密切的结合，在天然产物的组合生物合成、天然产物生物合成调控、生物转化、复杂天然产物化学合成、化合物的生物学意义发现等方面开展深入研究，进一步提升我国天然药物化学的研究水平和国际影响。

（六）药理学——药学科学和医学科学的交叉学科取得快速发展

药理学是连接医学与药学、基础与临床、生命科学与化学及材料科学等多学科的一门特殊学科，通常称为桥梁学科。药理学与多个学科有着密切的联系，是多学科融合的交汇点，是一座连接多学科广泛结合的立交桥，是医药科学中不可或缺的重要学科，并在医药科学的发展中始终发挥着重要作用。

药理学科作为药学科学的重要学科，其内容与药学所有学科和研究内容关系密切，尤其是在新药研发方面，药理学贯穿了新药研究的全过程，药理学的发展影响了新药研发的水平和方向。

药理学作为基础医学与临床医学衔接的重要学科和专业学科，在医学教育中具有特殊而重要的地位，不仅决定了临床医生使用药物治疗疾病的水平，还影响着临床医生治疗的理念和理论指导，对于提高医疗水平具有重要意义。

药理学的主要研究任务有三方面，一是合理用药，药理学研究药物的作用原理，通过对药物作用原理的理解，制定科学合理的治疗疾病的方案，实现最佳治疗效果；二是新药研发，在药理学作用的基础上，发现新药，评价新药与机体的相互作用，证明物质的药理作用和临床治疗的效果；三是生命科学基础研究，以药物为工具，认识人机体内部生理和病理过程，探讨生命的奥秘，揭示生命科学的基本原理。因此，药理学是药学学科的重要内容，也是医学学科的重要内容。

近年来，广泛的社会需求促进了我国新药研发的发展，我国医药领域的创新能力不断增强，新药研发引起广泛重视，初步实现了从"仿制"到"仿创结合"的转变。在新药研发的过程中，药理学的发展发挥了积极作用；重视药理学的发展是保障新药研发的关键条件。药理学可以被划分为多个分支，从研究内容看，可以分为基础药理学、临床药理学、药物药理学、应用药理学等，药理学科的发展与医学科学的进步、药学科学的发展和人类防病治病维护健康的关系密切，与社会发展和经济建设密切相关，在现代科学进步和社会发展中发挥着重要作用。

2018 年，我国药理学研究进展显著，基础研究、新药研究和临床应用研究均有明显进步。2018 年，我国学者在国际学术期刊上发表的药理学和药学论文，无论是论文的数量，还是科研成果的质量，都有了长足的提高，在国际上产生了广泛的影响。另外，由中国药学会和中国医学科学院药物研究所共同主办的《药学学报》英文刊 *Acta Pharmaceutica Sinica B*（APSB）首个影响因子达到 6.014，跨入 Q1 区，位列 Pharmacology & Pharmacy 学科类别所有 261 本期刊的第 16 位，自引仅占 3.5%。APSB 于 2017 年 6 月被 SCIE 收录，收录内容从 2015 年第 1 期开始，现已可以在 Web of Science 核心合集数据库中查询到在 APSB 上发表的文章。由中国药理学会、中科院上海药物研究所共同主办的中国药理学报英文版（*Acta Pharmacologica Sinica*）2018 年 SCI 期刊影响因子再创新高，达到 4.010。这些进步表明，我国药理学和药学学科在能力建设与规模化程度上又迈上一个新台阶。

1. 医药科学的进步需要药理学的快速发展

合理用药关系到全民健康。药理学科研究的任务之一是认识药物的作用机制，指导新药研发和临床合理用药。通过研究药物作用的机制和特点，评价药物作用的效果和安全性，指导临床合理用药，充分发挥药物的药理作用，达到最佳治疗效果。药理学发展的水平，直接关系到临床用药的科学性和合理性，关系到临床医疗水平的提高。因此，药物的药理作用及作用机制、不良反应和实验治疗学是重要的研究内容。

新药研究需要药理学的发展。药理学科研究的任务之二是新药发现和新药作用评价，开发新型药物。采用药理学研究的技术方法，评价可以作为药用的物质，是新药发现的重要途径之一。对发现的具有药理作用的物质进行系统的药物作用机制、药物体内过程和药物安全性的临床前研究，为新药的临床研究和应用提供实验依据，是药理学的重要研究内容。

药理学发展是药物创新的重要基础。药理学科研究的任务之三是探索生命科学的机制，促进生命科学发展。药理学是生命科学的重要组成部分，对生命活动的机制的大量认识，是在药理学研究过程中发现的，利用药理学多学科交叉的优势，可以深入认识人类生命过程。

社会发展对药理学提出了更高的要求。随着我国经济建设的发展和社会的进步，我国极为重视人民健康。由药物引起的不良反应和不良事件频繁发生，人们更加重视药物的应用；医药卫生体制改革方案的启动，对临床合理、科学、安全的应用药物提出了新的要求；药物在经济建设中的重要作用，促进了我国对生物医药产业的重视；国家科技重大专项"重大新药创制"的启动，推动了我国创新药物的研究。新药发现、新药临床前研究及药物临床研究，都是药理学研究的核心内容。这些因素的存在，为我国药理学的发展提供了有利条件，同时也对药理学的发展发挥了重要的促进作用。

2. 重视临床药理学研究是提高医疗水平的关键

根据我国新药的研究现状，临床药理学的研究得到快速发展，不仅研究能力和条件有了大幅提高，而且一些研究已经与国际接轨，达到国际先进水平；药物的临床合理应用和药物治疗学研究逐渐受到重视，具有重要临床使用价值的研究成果不断出现。

近年来，临床药理学家在新药临床研究中做了大量工作，推动了我国新药研发工作的进展。但是，我们必须看到，我国临床药理学研究的整体水平和管理水平与国际先进水平比较还很低，尤其是管理水平直接影响了药物临床研究的进展。

国内外临床药理学学术交流不断扩展和深入，2018 年中国药理学会临床药理专业委员会举办多次全国性学术大会，促进了国际学术交流和人才培养，对推动我国临床药理学的发展发挥了重要作用。我国新药临床研究的水平与层次在不断提高，以争取在全球医药行业的竞争中立足。由于临床治疗的需要及计算机技术的快速发展，群体药动学（population pharmacokinetics，PPK）的研究得到了发展，在研究方法、程序上不断拓宽，应用范围也不断扩大，极大促进了合理化、个体化给药，药动学和药效学（pharmacokinetics and pharmacodynamics，PK & PD）结合研究，药物相互作用研究的进程对新药的研究和临床评价也有较大的指导意义。PPK 的研究方法已逐渐成为临床药动学研究的重要手段，国内在群体药动学方面的研究已有明显发展。

近年来，精准医学这一概念的提出，使药物作用的准确性得到更为广泛的重视，而这种精准治疗的理想状态，只能通过广泛的临床研究和对药物药理作用的深入认识才有可能逐步实现。药物的临床研究是对药物进行的全面药理学研究，也是获得药理学知识的重要途径。药理学知识的丰富和发展，不仅有利于指导临床合理用药，还能够更好地指导新药的发现和研发。与发达国家相比，我国在临床药理学的共性基础性、临床疗效替代终点指标、治疗药物检测、个体化用药等方面的研究还有一定差距。在国家科技重大专项的带动下，新理论、新技术、新方法不断出现，形成了药理学研究的新高潮。围绕新药研究，在药物评价模型、药物作用机制、新的药物作用理论和药物安全性评价等方面开展了大量的研究并取得了重要进展。

3. 药物靶点研究和药物作用机制研究取得进步

药物靶点研究是基础药理学研究的重要内容。针对药物靶点的研究直接关系到新药的发现和对药物作用的认识，发现新的药物靶点对于创新药物的发现和开发具有极其重要的价值与意义。

我国药理学家紧紧围绕药物作用相关的药物靶点进行了药物靶点的发现和确证研究工作，发现了一些具有药物靶点特征的功能蛋白质，对一批具有良好表现的生物大分子进行了深入研究，证明了一些生物大分子作为药物靶点的可能性，此外还对药物作用机制进行了比较深入的研究。

随着现代生物学技术的发展，各种组学技术、系统生物学、网络药理学、RNA 干扰技术、表观遗传学、表观药理学、干细胞技术、转化医学等都在大大影响着药理学及创新药物的研究。虽然我国药理学工作者已经在以上领域获得巨大的进步，但与其他学科、与国外相关学科相比仍有差距。

除发展新的技术方法外，现代研究更强调各种方法间的整合和互补，以适应不同靶点的不同特征。现代生物学技术和其他技术间的协同作用还在不断改进提高，未来一定还有新的技术出现。从靶向药物研究向系统分子药理学的转变已经开始启程。我国科学家经过研究发表了一批具有显著创新性的研究论文，引起了国内外同行的关注。

4. 新药发现依赖于药理学研究的发展

药理学在新药研发过程中发挥了重要作用，是新药研发的支撑学科。加强药理学研究，提高我国药理学学科的整体水平，对于促进新药研发、保障合理用药具有十分重要的意义。在全国药理学工作者的长期努力下，我国的药理学研究取得了长足发展，为我国新药研发和合理用药做出了突出贡献。在新药研究中，药物发现依赖于对药理学的认识，特别是依赖于对药物靶点的研究。药理学的进步为药物发现提供了更多更有效的药物靶点，尤其在药物靶点的确证方面，我国药理学工作者开展了大量具有重要意义的工作，为新药研发奠定了基础。

药理学研究不仅为新药发现提供了药物靶点，还在药物筛选模型建立和活性评价方面发挥了积极作用，促进了新药的发现进程。基于 G 蛋白偶联受体（GPCR）、蛋白激酶、糖代谢酶、脂代谢酶、离子通道、信号转导通路等靶点的药物发现技术和策略逐步形成，基于模型的药物发现技术和策略也在探索中，展示了新的药物发现模式。新的药理学理论和概念指导新药发现的实践过程，网络药理学、多向药理学、反向药理学、系统药理学、组合靶点和药物靶点组学等新的理论逐渐形成，为发现新型药物提供了新的理论基础。

在药物发现过程中，药物的成药性早期评价取得长足进步，评价的技术、方法、理论和内容都有了明显的进步与发展。化合物早期成药性评价已经成为新药发现的重要内容，提高了新药发现的效率，降低了新药发现的成本。

药物临床前研究水平的提高主要表现在以下方面：规范化程度不断提高，无论是在动物实验还是在其他药效学评价实验中，逐步与国际水平接轨。评价模型逐渐完善，不仅已有的评价模型得到进一步规范，随着分子生物学技术的发展，一批转基因或基因敲除的动物模型开始应用到药物临床前评价中，为新药研发挥了积极作用。

我国新药研发取得积极进展，尤其是对于一些具有显著特点的药物代谢评价，如晶型药物、生物技术药物及新型制剂药物，都取得重大进展，达到国际先进水平并逐渐与国际标准接轨。

5. 安全性评价研究平台逐渐与国际接轨

目前，我国已有 50 余家实验室管理规范（GLP）中心通过国家药品监督管理局（NMPA）认证检查，专门从事药物毒理学研究与评价的达 3000 余人，承担了我国创新药物临床前安全性评价的研究任务。

GLP 规范化体系建设逐步走上正轨。GLP 机构开展了供试品管理、分析测试技术能力及规范化建设，实验动物背景数据库的建立与维护，以及加强对动物背景数据历史对照值的积累和归纳整理工作。在国内已初步建立同行读片制度，规范了毒性病理学诊断术语，提高了常规毒性病理诊断检查技术水平；开展了 GLP 实验室计算机软件的认证和试运行研究，初步建立了适于药物非临床安全性评价实验数据的计算机采集及处理的软件系统和计算机管理系统；加强动物福利规范化建设，我国共有 30 家机构已通过 AAALAC 的正式认证，其中绝大多数从事新药临床前安全性评价与研究，这些机构提出并研究了全程式药物安全性评价的新模式。为了提高新药早期毒性的科学预测性，需要将药物毒理学研究贯穿于新药发现、临床前安全性评价、临床试验和上市后监督与跟踪的整个过程中，即在新药研发链条的整个进程中进行自始至终的安全性评价与研究。

全面提升临床前安全性评价的整体水平。毒理学工作者深入开展了伴随毒代动力学研究，对创新性药物进行毒代动力学的研究由 NMPA 鼓励变为主动实施。

重视特殊种类药物的安全性评价与研究。针对我国在临床试验或应用某些中药注射剂出现的不良反应，我国深入开展了对中药注射剂的再评价；纳米药物主要是指纳米颗粒缓释给药系统，我国学者对其安全性及其评价模式进行了探索性研究，如雷荣辉等采用代谢组学、基因组学、蛋白质组学技术和特异性的铜螯合剂研究纳米铜的肝毒性，发现其肝毒性特征与三羧酸循环、尿素循环及氨基代谢密切相关的基因、蛋白质和代谢物的改变密切相关。针对不同来源的生物技术药物，我国科学家建立了一系列特殊的技术与方法，开展了其毒理机制与安全性评价研究。

药物毒理学未来发展的目标和前景是以创新药物研发为主导，以综合跨领域、多学科研究方法为手段，为建立、完善与世界先进水平同步的药物毒性机制研究体系和临床前安全性评价技术平台提供有力的支持及保证。

6. 定量药理学在新药研究中的作用不断提升

定量药理学是运用数学手段定量研究药理作用规律的一门分支学科，又称为数学药理学，在药代动力学和药效动力学定量研究、药动学-药效学模型、群体药动学/药效学、临床试验模拟及计算机仿真技术、中药定量药理学、定量药理软件编制等领域取得了很多重要的研究成果，解决了基础药理学、临床药物治疗、新药研发中的大量实际问题，推动了相关学科的发展。

目前新药研发和临床药物治疗仍存在诸多问题，数学药理学正是解决问题的有力工具之一。近年来，FDA "基于模型的新药研发" 等新理念的提出将该学科的重要性提升到新的高度，数学药理学正迈入一个崭新的时代，我国该学科的建设正面临新的发展契机、机遇和竞争。中国数学药理学专业委员会决心在年轻化、专业化、国际化的道路上加快发展，带领国内学者把握新的发展机遇，努力赶超国际先进水平，数学药理学也将在新药研发和临床药物治疗中发挥越来越重要的作用。

7. 药物代谢动力学

药物代谢动力学（药动学）是研究机体对药物的作用规律的学科，它应用动力学原理与数学模型，定量地描述药物在机体内的吸收、分布、代谢和排泄过程。在初期，药物代谢动力学研究主要集中在对已进入临床研究阶段的候选药物的体内药动学过程评价上，进入 21 世纪以来，药物代谢动力学得到飞速发展。新型的体外及体内模型为研究药物在体内的转运机制提供了有效的手段；计算机模拟技术、药物基因组学、表观遗传学在药物代谢酶和转运体的结构与功能研究及个体化用药研究等方面发挥了十分重要的作用。

在系统生物学的推动下，药物代谢动力学发展迅速，其作为最接近药物反应表型的表征技术，必将进一步推动个体化用药的发展，药动学与药效及安全评价一起构成了三位一体的创新药物研发模式，极大地提高了创新药物研发的成功率与效率。

我国药物代谢学科发展迅速，而且已经与国际上实现了全面的合作，研究内容和研究结果达到国际先进水平。药物代谢学科的发展，有效促进了我国新药的研发，也积极促进了对临床合理用药的认识，提高了合理用药的水平。

8. 中药药理学发展迅速

中药药理学的研究为传统药物的现代化、临床合理用药和新药开发提供了重要的实验基础，为传统药物的开发利用提供了技术方法和科学理论的支撑。针对中药注射剂开展的安全性研究，为中药注射剂的合理应用提供了实验基础；在国家自然科学基金委员会支持下进行的中药复方代谢研究，在代谢机制、相互作用、多成分代谢特点和方法学方面均取得进展；中药与系统生物学、基因组学、代谢组学和蛋白质组学的结合，扩展了中药尤其是中药复方研究的思路；中药作用的理论研究和应用研究有了密切结合，使新的理论和药物研发同步前进，组分中药、有效成分组等新的概念和相关药物研究均取得重要进展。2017 年科技部和国家中医药管理局共同印发《"十三五"中医药科技创新专项规划》，提出到 2020 年，建立更加协同、高效、开放的中医药科技创新体系，解决一批制约中医药发展的关键科学问题，突破一批制约中医药发展的关键核心技术，加速推进中医药现代化和国际化发展，构建更加符合中医药传承与创新特点的研究模式和技术体系，显著增强中医药科技创新能力，进一步提升中医药防治重大疑难疾病的能力和中医治未病的优势。"十三五"中医药科技创新专项规划将大大促进中药药理学的发展。

中药药理学是药理学的一个分支学科，是中医药走向世界的重要学科，也是新药发现和创制的重要学科。许多单一化合物的药物如麻黄素、黄连素、青蒿素等，就是通过中药药理研究从中药中发掘出来的。中药药动学、中药毒理学正在兴起，雷公藤、关木通等中药的毒性也已引起高度重视。

由于中药及方剂成分复杂，研究中药复方的技术方法和指导思想都有待改进与提高。近年来，中药药理学工作者围绕中药复方物质基础、作用机制、代谢过程、组方原理等科学问题进行了系统研究，并取得了显著进展。一些新的思想方法应用到研究中，如有效成分组、组合中药、有效组分等，对于促进中药复方的研究具有重要价值。特别是在国家自然科学基金委员会的支持下，中药复方代谢研究取得显著进展。

（七）药物分析学科发展和药物质量研究

药物分析是药物标准研究的重要手段，也是进行药物质量控制的重要手段。药物分析技术手段的提高，无论对于药物研究还是对于药品生产和应用都具有重要意义。

长期以来，我国药物以仿制为主，制药工业基础比较薄弱，药品质量控制的分析技术能力比较差。自 20 世纪 90 年代起，分析技术和信息技术飞速发展，药物相关分析技术得到长足进步，仪器分析技术得到全面快速发展。我国药物分析水平在国际先进仪器的支持下也得到了发展。

1. 药物质量标准的提高是迫切任务

2012 年，国家食品药品监督管理局根据国务院发布的《国家药品安全"十二五"规划》，启动了"药物质量一致性评价"工作，是针对我国目前临床上应用的仿制药物临床疗效不一致、不良反应不可控的现象，以提高产品质量为目的的一项重要工作，尽管至今尚未取得实质性进展，但已经开始推进该项工作。2015 年 11 月 4 日，CFDA 下发《关于征求普通口服固体制剂参比制剂选择和确定指导原则等意见》，11 月 6 日 CFDA 又发布了《化学仿制药生物等效性试验备案管理规定（征求意见稿）》，根据 CFDA 要求，自 2015 年起至 2018 年，需完成 2007 年 10 月 1 日前批准的国家基本药物目录中化学药品仿制药的 300 种 17 897 个批准文号的口服固体制剂，涉及药品生产企业 1883 家。至 2018 年，国家基本药物目录中化学药品仿制药口服固体制剂品种未予通过评价的，不得上市。其他品种、其他同品种在首家品种通过评价后 3 年内未能通过评价的，不得上市。药品批准文号有效期届满时仍未通过评价的，予以注销。同一品种达到 3 家以上通过一致性评价的，在招标采购、医保报销等方面不再选用未通过评价的品种。

该项工作重点强调了药物"标准的一致性"评价，该项工作尽管只能解决药品质量的标准问题或解决药品质量的表面问题，但不能从根本上解决药品质量问题，然而其意义是重要和积极的。

该项工作特别关注了药物检测过程的关键作用和监测分析指标的重要价值，并将投入大量经费对现有药物质量标准进行检测，在检测分析仪器等方面给予大规模投入，这一措施对于药物质量标准的检测过程和检测设备的更新具有重要意义。由于该项工作缺少有价值的研究内容和广大药学工作者的参与，对药学学科发展的作用是有限的，但药物分析学科作为基础和技术的支撑，在该项工作中将发挥重要作用。提高药品检测水平，也需要技术水平的提高，因此，提高药品检测技术水平为药物分析学科的发展提供了发挥作用的机会。

众所周知，药品质量水平提高的基本途径是提高药学科学的技术水平，通过技术改造和技术创新，包括药物原料生产制备技术、药物辅料生产制备技术、药物生产工艺技术、生产设备的先进技术及科学合理的检测技术，才能真正实现药品质量水平的全面提高。药物质量水平并不是依靠检验提高的，因此，在质量标准方面的研究还是非常重要的。

2. 药物分析技术水平全面提高

科技进步为药物分析提供了大量的新型精密仪器设备，这些设备的应用，改善了药物分析的设备条件，提高了药物分析的整体水平。同时，药物分析技术在我国近年来有显著进步，药物分析专业人员技术水平不断提高，在微量成分的检测、复杂成分的检测等方面都取得显著进步。

目前，药物分析主要以仪器分析为主，先进的仪器提供了更为敏感的检测方法，提升了检测分析水平。但是，目前应用的先进仪器全部是进口设备，检测方法均是基于这些仪器建立的方法，因此，药物分析中的原始创新受到影响。

检测的目的是保证药品质量，保证药品的有效性和安全性。因此，应用现代分析技术研究我国药物的质量标准具有重要意义。近年来，随着分析技术方法的发展，已经在我国生产的药物的质量标准也不断提高，研发的新药或新仿制的药物质量标准也有明显提高。一些药物的物质含量标准和杂质成分控制标准已经超过国外先进水平。

必须要说明的是，由于质量标准涉及多方面的内容，仅仅依靠检测的部分指标控制药物质量仍然是困难的，要想真正提高药物质量水平，需要大量的研究工作和技术的全面进步与提高。

目前，我国生物技术药物不断涌现，而中药作为我国独特的药物品种，对药物分析检测提出了更高的要求，药物分析在我国药物研发、生产和流通过程中具有重要的地位。

3. 药物标准物质研究对于保证药品质量至关重要

药物质量控制的重要保障条件之一是需要有一定的标准物质，而在我国，对标准物质的研究长期以来没有受到重视，受部门条块管理和利益的影响，我国药物标准物质的研究和应用受到制约，我国制药行业应用的"标准物质"仅仅局限于行业内权威机构的对照品，而这些对照品虽然具有行业的法律依据，但多数没有经过定值研究，不能达到科学的要求，更不能实现与国际的接轨，这也正是我国药品质量低下的主要原因之一。缺乏国际认可的统一的国家级标准物质，长期影响着我国药物质量的提高，尤其是对于中药研究，由于缺乏标准物质在国际交流中成为不可逾越的障碍。

中国医学科学院药物研究所在科技部、卫生部的支持下，多学科研究人员刻苦攻关，开展了中药有效成分或标识化学成分纯度标准物质、中药材成分标准物质、化学纯度标准物质、化学晶型标准物质及中药提取物成分标准物质等相关研究，到 2013 年年底，经国家质量监督检验检疫总局批准的药物相关标准物质（国家一级标准物质、国家二级标准物质）有 300 余个，标志着我国具有了能够反映中药材药效成分的有证标准物质，奠定了中药研究标准化和国际化的物质基础。

标准物质是具有准确量值的测量标准，与医药行业应用的对照品及标准品在概念上存在本质区别。标准物质的特点如下：①标准物质的量值只与物质的性质有关，与物质的数量和形状无关；②标准物质的种类多，其量限范围跨越 12 个数量级；③标准物质实用性强，可用于校准检定测量仪器、评价测量方法的准确度，也可用于测量过程的质量评价及实验室的计量认证与测量仲裁等；④标准物质具有良好的复现性，标准物质的特性量值必须具备稳定性、均匀性和准确性。一级标准物质主要用来标定比它低一级的标准物质或者用来检定高准确度的计量仪器，或用于评定和研究标准方法，或在高准确度要求的关键场合下应用。

目前在分析学科中，仪器分析成为主要的分析手段，而先进的分析检测仪器几乎全部需要依赖于进口，这是我们与国际先进水平短期内无法弥补的差距。分析技术和药物分析学科的全面进步发展，仍有赖于国家整体技术水平和实力的提高。

（八）药物制剂学发展

药物制剂学是药物研究和生产的重要环节，只有通过制剂研究才能够实现药物的应用。鉴于我国仿制药质量不一致和国产药物质量较低的现状，药物制剂学受到多方的关注。近年来，随着生物医药科学的发展，尤其是在国家产业结构调整中，生物医药产业作为新兴战略性产业受到广泛重视，生产企业开始对药物制剂的研究给予重视。到 2013 年，科技部、国家发展和改革委员会均支持企业建立以药物制剂为主要研究内容的国家重点实验室和工程技术中心，这些企业建设的药物制剂研究机构对于药物制剂的研究发挥了一定的促进作用。

我国药物制剂研究水平近年来有了快速提高，使国内仿制和生产的药品质量也有明显提高。但是，我国药物制剂的整体水平仍然明显落后于国际先进水平，成为制约我国药品质量、制剂出口和国际市场竞争力的重要因素之一。

1. 在固体口服制剂研究中增加了晶型药物的概念和要求

我国基于口服促吸收载体的研究取得了一定进展，难溶性药物通过制剂形式的改变可提高生物利用度，有效保证药物的治疗效果。在口服难溶性药物制剂研究中，构建了难溶性药物微粒载体增溶技术平台，并探讨了释药载体形成机制及其对药物理化性质和药代动力学特征的影响，为创新药物剂型设计及难溶性药物的开发提供了技术保障。

药物晶型研究在我国长期以来没有受到足够重视，近年来，药物晶型研究有了长足的发展，晶型状态影响药物质量的研究不断被报道，药物晶型研究的重大意义和价值受到广泛认可，特别是晶型药物概念的引入，对于药物制剂研究提出了新的要求和认识，通过对药物晶型状态的研究，不仅更深入地认识了药物的理化性质，还发现了新的知识产权保护途径，可以获得更有利于吸收的药物制剂形式，提高固体药物质量和水平。

2. 缓控释制剂技术水平迅速提高

我国在口服缓控释制剂方面的研究开展得较早，但受产业化共性关键技术限制，成功上市的产品较少。近年来，随着缓控释技术的进步和材料的发展，基础研究水平不断提升，应用基础研究不断深化，缓控释制剂有了较大进展，有效提升了我国固体口服制剂的水平、产品附加值和市场竞争力。

蛋白多肽类药物长效微球的研究，为生物技术药物新型递送系统的发展研发提供了技术支持，该项技术可以延缓蛋白多肽类药物体内释药时间，延长治疗效果，减少注射次数，提高用药顺应性和治疗效果。

3. 靶向药物制剂研究取得进展

靶向药物制剂的研究近年来也有明显的进步，部分经过制剂载体构建实现具有靶向性的抗肿瘤药物已经进入临床研究，如新型肿瘤靶向免疫纳米胶束，实验证明其具有较好的靶向性，不仅可以提高疗效，还可以降低毒副反应。

此外，经皮促透技术、纳米技术、渗透泵控释技术、组织主动靶向技术等，也是近年研究的热点，在我国制剂学研究中都有明显的进展。

目前，我国药物制剂学研究在基础探索水平、制药设备和检测仪器方面已接近或达到国际先进水平，但在高附加值制剂产品成果转化方面仍存在较大差距，主要原因如下：一方面是企业自身的研发能力和技术水平有限，尚未成为创新主体，另一方面是受现行评价体系影响，技术实力较强的科研院所、大专院校更关注文章和成果，忽视应用基础研究。大多成果只能停留在实验室或论文水平，无法实现从技术到产品的跨越和突破。

4. 需求分析

我国药物制剂学研究水平和制造技术水平是我国生物医药产业发展的关键制约因素之一。药学科学和生物医药产业的发展，对药物制剂科学的需求将进一步提高和增加，发展药物制剂科学是长期且重要的任务。

药物制剂科学的发展，不仅需要相关基础科学的研究、关键技术的研究，还需要材料科学相关研究的发展和进步，发展新的药用辅料对于提高我国制剂水平具有重要意义。

药物制剂科学是实用性极为突出的科学，技术创新和技术突破是实现药物制剂学发展的重要内容。同时，技术的发展需要制药机械和设备的创新与发展，研发新型先进的制药机械和设备是药物制剂学发展的关键技术。

5. 发展前景与展望

在我国，药物制剂学具有极大的发展空间和发展优势，面对我国新型药物研发的进展，我国对药物制剂的要求不断提高，不仅需要更多更优的制剂形式，还需要优质的药物制剂产品，以适应我国巨大的市场需求。因此，药物制剂科学将随着生物医药产业的发展和技术的进步而得到全面发展。

（九）药学体系建设需要进一步完善，创新能力有待提高

我国传统药学科学有数千年的发展历史，先人留下了丰富的知识财富和物质财富，为现代研究和发展奠定了良好的基础。加强对传统药学科学的研究，在继承、发扬的同时进行创新，是我们面临的艰巨任务。

我国现代药学科学发展已经走过一个多世纪，在艰难曲折的发展过程中，不仅为中华民族的健康提供了保障，还对世界药学科学的发展做出了重要贡献。药学科学的发展正面临新的历史时期，社会需求不断增加，发展任务十分艰巨，机遇与挑战同在，困难和制约因素亟待克服。

1. 清楚认识现状是实现我国药学快速发展的前提

前已述及，药学科学发展在我国具有重要的地位，实现药学科学的快速发展，需要科学定位我国药学发展的现状，找出差距，分析原因，规划科学发展途径。根据药学科学发展现状，我国药学科学的发展与国际先进水平仍然存在显著差距。

从新药研发和产业化来看，我国研发资金投入、小分子药物、创新能力和创新成果与国际先进水平比较，还存在一定的差距。创新药物的数量和竞争力明显薄弱，由于近年科技界受到浮躁风气的影响，创新能力没有得到应有的提高；仿制药物质量水平、缺乏科学的评价手段和盲目的评价行为，严重影响了药品质量的提高；药品生产能力在大量资金投入和大量外国设备购进的情况下超速提高，硬件条件可达世界一流，但过程管理和技术水平仍然是制约新药研发的关键因素。

生物技术药物发展具有极大的吸引力，我们曾经认为我国生物技术药物与国际整体发展的起步阶段较为接近，差距最小，赶超的希望最大，但是，经过近 20 年的发展，由于基础研究的知识积累和技术积累严重不足，在国际上生物技术药物不断上市和专利到期的形势下，我国生物技术药物研发和仿制能力的不足已经显现。在当前情况下，亟待调整研发策略，抓住重点内容和关键技术，扎扎实实做好研发工作，全面提高整体技术水平。

我国在中药和天然药物研发方面有独特优势，利用现代技术方法进行研发和生产，全面提高了产业化水平，但品种研究仍需要加强，尤其要研发具有国际市场竞争力的中药产品，这是具有重要意义的工作。

2. 科学用药是我国医药工作的长期目标

科学用药也就是合理用药或安全用药，是以药物防病治病的基本要求，也是人们共同的追求。但是，真正实现科学用药是难度非常大的工作，是一件涉及多学科、多方面的工作。医学与药学教育的知识结构和理性需要认真评价，药物知识的有效传播和普及需要加大力度，科学用药的社会环境有待优化。

提高医务人员的药学知识至关重要，只有掌握了基本的药学知识，才有可能实现科学用药。尊重药学工作人员，重视药学科学发展，普及药学知识是实现科学用药的基本条件。例如，同一种药物不同价格的现象，就是对药学基本知识的缺失导致的结果。药学知识的普及和提高是一项长期任务，需要管理人员、药学工作者、医务工作者和科研人员的共同努力。创造良好的社会环境是不可或缺的基本要求。

药学知识亟待普及，这种知识的普及不仅仅是面向民众的一般科普，还要在医药工作者中进行普及和再教育。大批药学工作者努力传播药学知识，但受到不公平的待遇，民众甚至还对他们有很多偏见，这种现象直接影响了科学用药知识的普及。

3. 药品质量面临严峻挑战

药品质量问题是社会公认的问题，不仅是仿制药物的质量问题，还有中药品种的质量问题、生物技术药物的质量问题，都是我们面临的直接危害人民健康的重大问题，需要经过扎实的研究，充分利用科学技术的进步和成果，调动科学家和社会的力量，共同努力，才有可能实现药品质量的提高。

药品质量的提高应该是药品质量本质的提高，所谓药品质量的本质就是能够控制药品临床疗效的质量。所谓质量标准，应是能够保证药品疗效的质量标准，而不是简单的物质的含量、物质的纯度、制剂的崩解溶出等表面现象，因为这些表面的控制指标并不能控制药物的疗效，检验结果完全一致也不能保证临床的结果完全一致，如同穿着完全一样的制服却不能说明所有穿制服的人都有同样的素质一样，单纯追求某些指标的完全一致并不能从根本上解决问题。提高药品质量要依靠科学，要有科学态度和科学知识，以解决质量问题为工作核心，提高我国药品质量是完全可能的。

4. 创新药物研究要进一步优化发展环境

对于我国这样一个人口众多的大国，创新药物研究是必须重视的工作。近十几年来，国家投入了大量经费和人力物力，启动了"重大新药创制"科技重大专项，极大调动了医药企业与医药工作者对药物研发的热情和积极性，我国新药研发的成果不断出现，研发能力有明显的提高。但是，在创新药物研发中的科学环境问题、药品注册审评问题、上市应用过程中复杂的众多环节存在的问题，直接影响创新药物的研发和产业化，有待全面改革和优化，努力为创新药物的发展提供良好的成长环境。

优化创新药物的发展环境，不仅有利于创新药物在临床上的科学应用，直接造福于我国人民，提高医疗水平，保障人民健康，还可以有效促进医药产品实现国际化，提高国际市场的竞争力，实现我国创新药物研究的稳定持续发展，在世界药学科学发展中，做出我国应有的贡献。

四、其他领域研究进展

免疫学研究进展

顾 炎[1] 刘艳芳[1] 曹雪涛[1, 2]
1. 海军军医大学免疫学研究所暨医学免疫学国家重点实验室
2. 中国医学科学院基础医学研究所

随着国家对生物医学领域的高度重视与持续性经费投入，依靠国内免疫学界同行共同努力，近年来中国免疫学研究蓬勃发展。在面向国民健康的重大需求、面向解决重大疾病防治问题的迫切需要、面向国际前沿领域的革新与竞争时，国内免疫学研究者立足本土、开拓创新，取得了一批受到国际同行认可的原创性、突破性科研成果，成为国际免疫学研究的重要力量。

2018 年，中国免疫学会第十三届全国免疫学学术大会在上海召开，适逢中国免疫学会成立 30 周年，参会代表人数创历史新高，多位国内外著名免疫学家的精彩大会报告给参会者带来了学术盛宴。此外，2018 年中英免疫学论坛、2018 年中德免疫学论坛等分别于重庆、杭州顺利召开，推动了国内外免疫学同行的合作与交流。2019 年中国免疫学会将在北京首次承办由国际免疫学联盟每三年举办一届的国际免疫学大会，这标志着中国的免疫学研究正走向国际，学术影响力日益提升。

回顾 2018 年，国内免疫学研究与应用成果涌现、亮点频出。在研究方向上，不仅对基础理论研究有了更加深入的认识，还在免疫相关疾病发病机制研究、临床转化方面取得了重大进展，如首个国产 PD-1 单抗上市，可谓多点开花。在研究水平上，瞄准国际前沿，积极挑战难点热点，逐步摆脱"跟跑式"的研究，实现从"量"到"质"的转变，在前沿研究领域占有一席之地。多项成果发表在国际顶级杂志上，以国内通讯单位发表在 *Cell*、*Nature*、*Science* 上的文章创历史新高，其迅猛的发展态势受到国际同行的关注。

本文梳理了 2018 年国内免疫学界较具代表性的理论研究及转化应用新成果，总结与分析了国内免疫学发展的机遇及挑战，展望了免疫学研究的发展方向和趋势。

（一）国内免疫学研究总体概况

免疫学研究在我国起步较晚，但近年来发展势头迅猛。从全国免疫学大会参会代表及发表免疫相关论文的作者单位来看，免疫已经脱离了传统免疫学研究的"小圈子"，正汇集成由生命科学、医学、药学甚至化学、信息学的研究者组成的"大家庭"，免疫学的重要性日趋凸显，学科间的交叉融合日渐紧密。中国免疫学会统计了 2018 年全国免疫学学术大会论文投稿的研究领域，如图 1 所示，天然免疫及感染免疫等优势领域依旧是研究的主要方向之一，比较突出的是肿瘤免疫与免疫治疗，也与该领域近年来研究迅猛发展密切相关。此外，一些交叉学科目前也受到国内研究者的日益关注，如神经内分泌免疫、中医中药免疫等。同时，我们也统计了以国内通讯单位发表在影响因子>10分的期刊上的论文（图 2），基本集中在上述重点研究领域，尤其是天然免疫、感染免疫、肿瘤免疫与免疫治疗。以下，我们将对重点研究领域的主要研究进展进行综述。

（二）2018 年国内免疫学主要研究进展

1. 天然免疫识别及信号转导调控

天然免疫的抗原识别机制及信号转导调控是近年来免疫学研究中的关键科学问题和热点方向之一。宿主通过天然免疫细胞如树突状细胞、巨噬细胞等表达的模式识别受体（pattern recognition receptor，PRR）、识别病原体相关分子模式（pathogen associated molecular pattern，PAMP）和危险信号相关分子模式（damage associated molecular pattern，

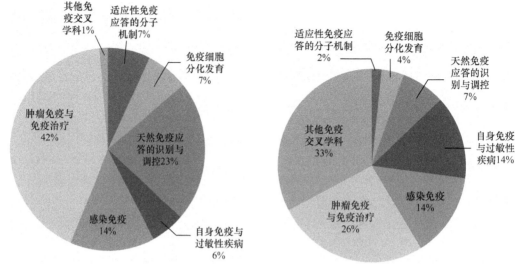

图 1　全国免疫学学术大会论文投稿研究领域统计
（中国免疫学会提供）

图 2　国内发表免疫相关论文研究领域统计
（期刊影响因子>10 分）

DAMP），从而激活一系列的信号转导通路，启动天然免疫应答。

寻找、鉴定新的 PAMP 和 DAMP 及其对应的宿主 PRR，一直是天然免疫识别领域中的重点与难点。2018 年，北京生命科学研究所邵峰课题组鉴定出了细菌新的 PAMP 及对其识别的 PRR。细菌庚糖代谢物 ADP-Heptose 进入宿主细胞后结合激酶 ALPK1（alpha-kinase 1）N 端结构域，刺激 C 端激酶结构域磷酸化活化 TIFA（TRAF-interacting protein with forkhead-associated domain），介导 III 型分泌系统（type III secretion system，T3SS）依赖的 NF-κB 的活化和细胞因子的产生。该研究首次证明了存在于所有革兰氏阴性菌和部分革兰氏阳性菌中的代谢产物 ADP-Heptose 作为 PAMP，能够被作为 PRR 的 ALPK1 激酶识别，诱导细胞因子的产生。此外，中科院生物物理研究所范祖森课题组发表在 *Nature Immunology* 上的文章首次揭示了内质网膜蛋白（endoplasmic reticulum adaptor protein，ERAdP）作为天然免疫受体对于激活抗细菌免疫应答的作用。ERAdP 能够识别细菌分泌的环二腺苷酸单磷酸（c-di-AMP）。c-di-AMP 能结合 ERAdP 的 C 端导致 ERAdP 二聚化，促进 TAK1 激酶活化、NF-κB 激活，诱导炎性细胞因子的产生。

病原微生物被宿主不同的 PRR 识别之后，激活下游信号转导通路，形成复杂的调控网络。因此，研究天然免疫识别的信号转导调控是该领域研究的另一热点。RIG-I 蛋白作为病毒 RNA 受体，可以识别细胞内 RNA 病毒的感染并激活抗病毒天然免疫反应。中国医学科学院基础医学研究所曹雪涛课题组发现，干扰素诱导的新型长链非编码 RNA-lnc-Lsm3b 能够（作为诱饵）富集 RIG-I 并限制其 CARD 结构域的开放，从而竞争性地抑制 RIG-I 对病毒 RNA 的识别，执行核酸免疫识别的负反馈调控。该研究揭示了 lncRNA 在核酸固有免疫识别及炎症调控中的重要功能，是核酸免疫识别调控及 lncRNA 功能研究观念上的重要突破，该成果发表在 *Cell* 杂志上，并入选 2018 年中国高等学校十大科技进展、2018 年中国生命科学十大进展。武汉大学医学研究院舒红兵课题组发现 CCHC 型锌指蛋白 ZCCHC3 可以结合病毒的 RNA，促进了 RIG-I 和 MDA5 对病毒 RNA 的结合，并促进 TRIM25 对 RIG-I 和 MDA5 CARD 结构域介导的 K63 连接的多聚泛素化与激活。ZCCHC3 也能帮助胞浆 DNA 受体 cGAS 结合病毒 DNA，促进受体激活，该研究成果分别发表在 *Immunity* 和 *Nature Communications* 杂志上。炎性小体（inflammasome）是由 NLR、炎性胱天蛋白酶（caspase）及接头蛋白组成的分子复合物，参与 IL-1β 和 IL-18 的剪接与活化。浙江大学免疫学研究所王迪课题组发表在 *Immunity* 杂志上的文章发现，在炎症发生过程中，重要的胆固醇感受器 SCAP-SREBP2 复合物促进 NLRP3 炎性小体的活化，从而在巨噬细胞中将胆固醇合成通路与炎症信号紧密联系，促进了巨噬细胞的活化及炎症的发生。

宿主识别抗原信号后，通过分泌干扰素、白细胞介素等炎症因子，介导抵抗病原体的天然免疫应答。炎症因子通过结合受体激活下游信号通路而发挥免疫调控功能，这是该领域的重要科学问题。中国医学科学院基础医学研究所曹雪涛课题组发现，巨噬细胞在迁移过程中与血管上皮细胞表面的黏附分子 E 选择素（E-selectin）相互作用，激活了巨噬细胞内的酪氨酸激酶分子，进而对 II 型干扰素受体亚基 2（IFN-γR2）进行位点选择性磷酸化，再与转运蛋白结合，促进其从高尔基体到细胞膜的转运，并在细胞膜上与另外的干扰素受体亚基 1（IFN-γR1）组装成功能性干扰素受体，发挥受体功能。该研究从新的视角阐明天然免疫细胞因子受体膜表达调控与其免疫应答的相关性，研究成果发表于 *Cell* 杂志。

2. 免疫细胞的分化发育

免疫细胞的分化发育及成熟机制是免疫学研究的关键性科学问题。针对获得性免疫中 T 淋巴细胞、B 淋巴细胞分化发育的研究较为深入，然而在天然免疫细胞分化发育方面的研究相对较少。浙江大学免疫学研究所及海军军医大学免疫学研究所曹雪涛课题组合作研究发现了成体组织定居肥大细胞的发育起源和分化路线。正常成体小鼠的结缔组织肥大细胞主要起源于晚期 E8.5 红系-髓系前体细胞（erythro-myeloid progenitor，EMP），在胚胎期就已发育完成并定居于结缔组织中，出生后在稳态条件下保持自我更新，不依赖于骨髓造血。同时，起源不同的肥大细胞表现出不同的组织定位：早期 EMP 源性细胞仅限于脂肪和胸膜腔，晚期 EMP 源性细胞是结缔组织肥大细胞的主要来源，而造血干细胞（HSC）分化为黏膜肥大细胞，该发现不仅更新了对肥大细胞分化发育的认识，还从发育起源的角度解释了肥大细胞的异质性，为拓展肥大细胞相关生物学研究奠定了基础，该成果发表于 *Immunity* 杂志。

天然淋巴细胞（innate lymphoid cell，ILC）是新近发现的一类重要淋巴细胞亚群，其不表达抗原受体，在微生物的刺激下可快速活化并进入靶器官参与免疫应答，根据细胞因子分泌和转录因子表达的不同，ILC 家族成员分成三大类：ILC1、ILC2、ILC3。近期，清华大学医学院刘云才课题组在 *Immunity* 杂志上发表论文，揭示细胞内氧气感受系统通过葡萄糖分解代谢来调节 ILC2 的成熟及在其肺部炎症反应中的功能。利用小鼠急性哮喘模型发现，ILC 前体中 E3 连接酶 VHL 的条件性敲除导致肺部 ILC2 数量减少，其介导的 2 型炎症反应也减弱。进一步发现，VHL 的缺失导致缺氧诱导因子 1α（HIF-1α）的累积，从而导致糖酵解增强和氧化磷酸化减弱，改变了白介素-33（IL-33）受体基因的表观遗传修饰，从而影响了 ILC2 的成熟和功能。该研究阐释了糖代谢调控 ILC2 的新机制，为探索其介导炎症疾病的致病机制和药物研发带来新思路。

调节性 T 细胞（regulatory T cell，Treg 细胞）分化发育及功能的研究一直是获得性免疫研究的热点。中国医学科学院血液病医院（血液学研究所）冯晓明课题组发现，树突状细胞（DC）表达的肝脏激酶 B1（liver kinase B1，LKB1）对 Treg 细胞的数量有负向调节作用。DC 中 *LKB1* 基因的条件性敲除导致多器官中 Treg 细胞增多，显著抑制抗原特异性 T 细胞免疫。*LKB1* 缺陷树突状细胞能够通过细胞与细胞的接触活化 NF-κB/OX40L 途径增强 Treg 细胞的增殖，该研究揭示了树突状细胞调控 Treg 细胞稳态及功能的新机制。上海交通大学基础医学院邹强课题组研究发现，T 细胞受体（TCR）信号诱导的活性氧类（ROS）特异性地限制去类泛素化酶 SENP3 的蛋白降解，从而介导转录因子 BACH2 的去类泛素化修饰及其维持调节性 T 细胞免疫抑制功能的活性，抑制 IFN-γ、IL-17 等效应细胞因子的表达，进而促进肿瘤免疫耐受的建立。该研究揭示了去类泛素化修饰调控调节性 T 细胞介导免疫耐受的分子机制，为新的肿瘤治疗靶点的寻找奠定基础，以上研究均发表于 *Nature Communications* 杂志。

3. 获得性免疫调控

T 细胞、B 细胞介导的细胞免疫和体液免疫是获得性免疫的核心内容。经典免疫学理论认为，树突状细胞是体内唯一能够将抗原提呈给初始 CD4⁺ T 细胞的抗原提呈细胞，B 细胞和巨噬细胞只能活化效应 T 细胞或者记忆 T 细胞。中国科学院生物物理研究所侯百东课题组与中科院上海巴斯德研究所唐宏课题组合作研究发现了纳米颗粒抗原活化 CD4⁺ T 细胞的新机制。在 Qβ 病毒样颗粒感染过程中，抗原特异性 B 细胞能够快速摄取抗原，不依赖于 DC 直接活化初始 CD4⁺ T 细胞。该过程中，B 细胞表达的 TLR 信号对 CD4⁺ T 细胞的活化和分化发挥着关键作用。该研究证明了 B 细胞（作为抗原提呈细胞）也可以活化初始 CD4⁺ T 细胞，为抗病毒过程的抗原递呈及 CD4⁺ T 细胞应答提供了新的认识，该成果发表于 *Immunity* 杂志。

T 细胞识别抗原提呈细胞递呈的抗原信号后，通过分泌细胞因子或者介导特异性杀伤行使细胞免疫功能。上海交通大学医学院/中科院上海生命科学研究院健康科学研究所常兴研究组发现，辅助性 T 细胞中铁代谢通过调控促炎性细胞因子表达参与自身免疫病，利用铁离子络合剂（螯合剂）或基因缺陷小鼠改变 T 细胞中的铁离子含量，都会影响促炎性细胞因子（如 GM-CSF、IL-2 等）的表达。利用高通量 shRNA 筛选，鉴定出 RNA 结合蛋白 PCBP1（具有铁离子伴侣蛋白功能）可以作为胞内铁离子的传感器，介导的转录后调控途径为连接铁代谢与细胞因子表达调控的桥梁，该成果发表于 *Immunity* 杂志。清华大学林欣课题组与同济大学贾鑫明课题组合作发现 *CARD9* 基因多样性 S12N 变异体是变态反应性支气管肺曲霉菌病（ABPA）的易感基因。*CARD9S12N* 基因敲入小鼠经烟曲霉菌感染后发生 Th2 细胞介导的超敏反应，机制研究表明，烟曲霉菌通过 C 型凝集素受体（CLR）激活巨噬细胞的非经典 NF-κB（RelB）信号通路，通过 IL-5 激活嗜酸性粒细胞产生，促进了 Th2 细胞活化和过敏反应。该研究阐明了 *CARD9* 基因多样性变异导致 ABPA 发病的分子机制，为 ABPA 的治疗提供了新靶点和治疗策略，该成果发表于 *Nature Immunology* 杂志。

　　T 细胞的另一重要功能是辅助 B 细胞产生抗体和体液免疫。清华大学医学院免疫学研究所祁海课题组研究发现，滤泡辅助性 T 细胞（follicular helper T cell，Tfh 细胞）表达的经典共抑制分子 PD-1 抑制 T 细胞招募进入滤泡区，这种抑制效应来源于滤泡区幼稚 B 细胞上持续高表达的配体 PD-L1。PD-1 信号活化后可抑制 CXCR5 或 ICOS 诱导的 PI3K 活性，并且不依赖于 TCR 信号。该研究揭示了调控 T 细胞进入滤泡区辅助 B 细胞生发中心反应的新机制，为未来疫苗研发和免疫治疗提供了新思路，该成果发表于 *Immunity* 杂志。此外，中科院上海巴斯德研究所孙兵课题组发现细胞外基质蛋白 1（extracellular matrix protein 1，ECM1）在 Tfh 分化和 B 细胞抗体反应中的重要功能。ECM1 的缺失抑制了 Tfh 细胞的发育、B 细胞反应和抗原特异性抗体的产生，细胞因子 IL-6 和 IL-21 在 Tfh 细胞中诱导表达 ECM1，通过下调 STAT5 磷酸化水平和上调 BCL6 表达促进 Tfh 分化。此外，重组 ECM1 蛋白注射能够通过增强 Tfh 分化和中和抗体产生增强小鼠对流感病毒感染的抵抗。

　　免疫记忆是获得性免疫的特征之一，也是研究的热点及难点。中国医学科学院基础医学研究所、华中科技大学黄波课题组发现，糖异生-糖原代谢-磷酸戊糖途径是 CD8$^+$ T 细胞记忆形成与维持的关键。该研究发现 CD8$^+$ 记忆 T 细胞糖异生异常活跃，其高表达胞浆型磷酸烯醇式丙酮酸羧激酶（PCK1）。PCK1 是糖异生的关键限速酶，催化草酰乙酸生成 6-磷酸葡萄糖。记忆 T 细胞缺乏葡萄糖-6-磷酸酶，6-磷酸葡萄糖不转变为葡萄糖而是转向糖原的合成。合成的糖原经分解后又生成 6-磷酸葡萄糖，进入磷酸戊糖途径，产生还原型 NADPH，维持细胞内高水平的还原性谷胱甘肽，及时清除细胞内的自由基，从而维持记忆 T 细胞的长期存活。该研究揭示了代谢调控 T 细胞记忆形成和维持的新机制，该研究成果发表于 *Nature Cell Biology* 杂志。

4. 感染免疫

　　细菌、病毒等病原体感染会诱导机体产生炎症反应，如不有效清除，会诱发机体严重的功能和器质性损伤。近年来，病毒感染带来的突发公共卫生事件受到高度关注。免疫学家也致力于研究病原体感染引起的宿主免疫反应机制以寻找干预的靶点，并取得了突出成果。

　　机体受到病原体感染会动员产生大量天然免疫细胞并通过促发炎症反应以清除入侵的病原体。海军军医大学医学免疫学国家重点实验室曹雪涛课题组在 *Nature* 杂志上发表的研究发现，DNA 去甲基化酶 Tet2 通过调控 RNA 修饰，促进病原体感染诱导的天然免疫细胞增加。Tet2 能够结合 Socs3 mRNA 的 3′非翻译区（3′-UTR），并抑制该区域 m5C（RNA 甲基化修饰）的水平，促进 Socs3 mRNA 的降解和 JAK-STAT 信号通路的活化，从而促进髓系干祖细胞向髓系终末细胞分化，有效清除病原体。该研究首次提出了 Tet2（作为 RNA 结合蛋白）在 mRNA 修饰水平参与转录后调控中的全新功能，揭示了表观遗传在天然免疫和炎症中的重要调控功能，为有效防治感染性疾病提供了新思路和新靶标。

禽流感是严重威胁人类健康的一种呼吸道传染病，是目前受到极大关注的公共卫生事件，H5N1 亚型也被发现能直接感染人类。南京大学生命科学学院张辰宇团队利用生物信息学计算结合分子生物学验证的方法，预测并首次证实了 H5N1 病毒编码的小RNA，其靶向宿主细胞 RIG-I/MAVS 抗病毒信号通路中的多聚胞嘧啶结合蛋白 2（PCBP2）。PCBP2 与 MAVS 的结合能够促进其降解从而抑制免疫反应，而小 RNA 通过靶向 PCBP2 打破免疫平衡并产生细胞因子风暴。该研究为 H5N1 禽流感病毒高致病性提供了新的机制，并提供了新的药物靶点，相关成果发表于 *Cell Research* 杂志。

寨卡病毒（ZIKV）感染是近年来又一受到高度关注的公共卫生事件，可导致新生儿小头症和雄性不育，也可造成神经和自身免疫系统并发症。武汉大学病毒学国家重点实验室吴建国课题组研究发现，ZIKV 的 NS5 蛋白可以促进 NLRP3 炎性小体复合体的组装与激活，诱导并活化大量的 IL-1β，从而引起严重的炎症反应和器官损伤，并提出了寨卡病毒突破血脑屏障、感染小鼠大脑的作用机制，该成果发表于 *Nature Communications* 杂志。ZIKV 属于黄热病毒属，以埃及伊蚊为主要传播媒介。来自中科院昆明动物研究所的赖仞课题组、齐晓朋课题组和清华大学程功课题组合作研究了埃及伊蚊吸血策略及其免疫抑制毒素促进寨卡病毒传播的机制。该研究发现，埃及伊蚊在吸血过程中免疫抑制毒素蛋白 LTRIN 的表达显著上调，其能抑制淋巴毒素 β 受体（lymphotoxin-β receptor）信号通路，造成吸血部位的免疫抑制，有利于寨卡病毒传播。针对 LTRIN 的抗体可抑制埃及伊蚊介导的寨卡病毒感染，该成果发表于 *Nature Immunology* 杂志。

肝炎病毒感染是严重影响我国居民身体健康的重大疾病。慢性病毒感染可以诱导机体抗病毒特异性 T 细胞耗竭，致使机体无法抵抗病毒感染。中国科学技术大学免疫学研究所田志刚课题组与山东大学药学院张彩课题组联合在 *Nature Communications* 杂志上发表文章，发现肝癌细胞的锌指转录因子 SALL4 和 T 细胞 PD-L1 的表达水平均与 miR-200c 水平呈明显的负相关，miR-200c 可直接靶向 PD-L1 的 3′-UTR 而抑制 HBV 诱导的肝细胞 PD-L1 表达，但 HBV 感染可以激活癌胚蛋白 SALL4，负向调控 miR-200c 的转录。该项研究成果揭示了 HBV 感染导致机体 T 淋巴细胞免疫耗竭的新机制，HBV-SALL4-miR-200c-PDL1 分子轴的发现为干预病毒诱导的免疫细胞功能衰竭提供了有效靶点。

设计针对病毒的疫苗是预防病毒感染的有效策略。浙江大学医学院孙仁课题组通过定量高通量基因组学系统测定了流感病毒基因组中对病毒复制适应性及干扰素敏感性的多个突变位点，通过在病毒中导入 8 个对干扰素敏感的突变，获得了高干扰素敏感（hyper-interferon-sensitive，HIS）的病毒。与野生型相比，HIS 病毒的毒力和复制能力大大降低，但是对干扰素具有高度的敏感性。该方法能够减弱病毒的毒性且能够促进免疫反应，为开发针对病原体的疫苗提供了很好的策略，相关成果发表于 *Science* 杂志。

5. 肿瘤免疫与免疫治疗

肿瘤免疫与免疫治疗是近年来免疫学研究中受到极大关注的领域。肿瘤免疫治疗如免疫检查点阻断疗法、CAR-T 细胞治疗等，在肿瘤治疗中取得了出乎意料的效果，为重新审视免疫系统在肿瘤发生发展中的功能提供了极好的机遇。2018 年，授予美国得克萨斯大学安德森癌症中心免疫学系教授詹姆斯·艾利森（James P. Allison）与日本京都大学免疫学系教授本庶佑（Tasuku Honjo）诺贝尔生理学或医学奖，以表彰他们在发现靶向免疫检查点 PD-1 和 CTLA4 的新型癌症免疫治疗方法中做出的卓越贡献。

a. 免疫分子在肿瘤形成中的功能

多种免疫分子不仅在免疫细胞中发挥功能，其异常表达也参与了肿瘤的发生发展。同济大学戈宝学课题组和毛志勇课题组在 *Nature* 杂志上发表的文章揭示了胞浆 DNA 识别受体 cGAS 具有促进肿瘤生成的功能。cGAS 在细胞发生 DNA 损伤时可转位入细胞核内，并被招募至 DNA 受损的位点，通过干扰 PAPR1/Timeless 复合体形成，抑制 DNA 双链断裂损伤修复，进而增加了基因组的不稳定性并最终促进了肿瘤生成。该文章首次发现了 cGAS 完全独立于 DNA 识别功能的细胞核内的全新功能，为基于干预 cGAS 进入细胞核而开发新型抗肿瘤药物提供了理论支撑。

b. 肿瘤微环境与肿瘤负向免疫调控

肿瘤的发生发展不仅与肿瘤细胞有关，还与所处的复杂的微环境密切相关。肿瘤能够通过对微环境的驯化，诱导宿主细胞功能转化，行使肿瘤负向免疫调控功能。海军军医大学医学免疫学国家重点实验室曹雪涛课题组在晚期荷瘤小鼠脾脏中发现 $Ter-119^+CD45^-CD71^+$ 的新型红细胞样亚群（命名为 Ter 细胞）大量聚集，TGF-β 与 Smad3 的激活促进了 Ter 细胞的产生。其能够通过分泌神经营养因子 artemin 促进肿瘤进展，抑制 Ter 细胞产生的 artemin 可显著抑制肝癌的生长，并且肝癌病血清 artemin 水平越高，预后越差。该文章首次发现一类新型促肿瘤亚群 Ter 细胞，为晚期肿瘤病人贫血及神经内分泌促肿瘤的机制研究提出了新思路，为判断病人预后及临床治疗提供了新靶点，相关成果发表于 *Cell* 杂志。来自第三军医大学朱波、叶丽林课题组和美国杜克大学李启靖课题组合作发现荷瘤小鼠体内一种新的具有免疫抑制功能的 $CD45^+CD71^+$ $TER119^+$ 红系前体细胞（erythroid progenitor cells，EPCs），这种细胞也存在于肿瘤病人体内（$CD45^+CD71^+CD235a^+$）。$CD45^+$ EPCs 会大量分泌 ROS，阻断其分泌 ROS 即可逆转这种细胞的抑制 T 细胞免疫应答的功能，相关成果发表于 *Nature Medicine* 杂志。以上两项研究为重新认识红细胞样细胞亚群在肿瘤微环境中的功能提供了新的视角。此外，中山大学生命科学学院郑利民课题组从另一视角阐述肿瘤对造血系统的影响，研究发现，肿瘤可通过重新启动脾脏髓外造血，促进具有更强免疫抑制功能的髓系细胞的产生。脾脏在肿瘤诱导下招募造血干细胞 HSPC，而脾脏基质细胞诱导其上调 GM-CSF 的表达，促使 HSPC 在自/旁分泌 GM-CSF 的驱动下分化为免疫抑制的髓系细胞，相关成果发表于 *Journal of Clinical Investigation* 杂志。

c. 免疫检查点及其在肿瘤免疫治疗中的应用

免疫检查点阻断疗法是近年来肿瘤免疫治疗最为突出的进展，在多种肿瘤上取得了显著疗效。然而，需要注意的是，该疗法仅对部分肿瘤的部分病人有效，这也驱使科学家寻找更多的免疫检查点分子、研究调控免疫检测点分子表达的机制、寻找预测和提高免疫检查点阻断疗法的新策略，最终使该疗法惠及更多肿瘤病人。

新免疫检查点分子的发现：中国科学技术大学田志刚课题组研究发现，肿瘤能够诱导自然杀伤细胞（NK 细胞）上调抑制性受体 TIGIT 的表达，导致 NK 细胞耗竭，抑制其抗肿瘤免疫应答。而针对 TIGIT 的单克隆抗体能够恢复 NK 细胞和 T 细胞的抗肿瘤活性，抑制肿瘤生长。该研究为寻找针对新型免疫检查点的肿瘤免疫治疗提供了很好的靶标，相关成果发表于 *Nature Immunology* 杂志。清华大学免疫学研究所董晨课题组研究了免疫检查点分子 B7S1 在抑制抗肿瘤免疫反应中的功能，研究发现，肿瘤微环境中表达于抗原呈递细胞的 B7S1 可诱导 CD8$^+$效应 T 细胞的耗竭，并与 PD-1 抑制性信号具有协同效应，阻断 B7S1 信号通路可抑制小鼠肝癌和淋巴瘤的进展，anti-B7S1 和 anti-PD-1 联合治疗可进一步提高 CD8$^+$ T 细胞的效应与增殖能力，该研究成果发表于 *Immunity* 杂志。

PD-1/PD-L1 表达的调控：研究 PD-1/PD-L1 表达的调控是其应用于免疫检查点阻断疗法的关键，也是热点的研究方向。中国科学院生物化学与细胞生物学研究所许琛琦课题组在 *Nature* 上发表的文章鉴定了在 T 细胞中快速降解 PD-1 的 E3 泛素连接酶 FBXO38。FBXO38 是 PD-1 的 E3 泛素连接酶，可以介导 PD-1 Lsy48 位点的泛素化，从而促进 PD-1 在蛋白酶体进行降解，维持 PD-1 正常水平和 T 细胞功能，提示了 PD-1 是 FBXO38 在 T 细胞中的主要下游靶点。该项研究阐明了重要免疫检查点分子 PD-1 的新调控机制，有望为肿瘤免疫治疗提供新的靶点。中国医学科学院基础医学研究所、华中科技大学黄波课题组从代谢的角度研究细胞间犬尿氨酸（Kyn）-芳烃受体（AhR）信号通路调控了肿瘤再生细胞（TRC）中 PD-1 的高表达。肿瘤中杀伤性 T 细胞分泌的 IFN-γ 促使 TRC 释放高浓度的 Kyn，Kyn 被 CD8$^+$ T 细胞吸收后激活 AhR 并促进 PD-1 的表达升高。抑制 AhR 的表达可促进杀伤性 T 细胞的功能发挥。该研究为基于 Kyn-AhR 信号通路开发新型肿瘤免疫治疗药物提供了指导意义，该成果发表于 *Cancer Cell* 杂志。

预测和提高免疫检查点阻断疗法的新策略：免疫检查点阻断疗法对肿瘤治疗作用的发挥，依赖于病人体内 T 细胞功能的修复及对肿瘤的杀伤。因此，研究肿瘤微环境中 T 细胞的异质性，对于开发针对 T 细胞的靶向治疗及预测免疫检查点阻断疗法的效果具有重要的指导意义。单细胞测序技术的不断成熟发展极大地推动了该领域的研究，北京大学生命科学学院张泽民课题组近期绘制了肺癌和结肠癌中 T 细胞在单细胞水平上的免疫图谱，他们利用单细胞转录组测序 SMART-seq 揭示了肺癌 T 细胞的亚群分类、组织分布特征、肿瘤内群体异质性及药物靶基因表达情况，相关成果发表于 *Nature Medicine* 杂志。其后，该课题组又在 *Nature* 杂志上发表文章，利用单细胞测序结合新开发的 STARTRAC（single T cell analysis by RNA sequencing and TCR tracking）生物信息学分析方法，系统性地刻画了结直肠癌中 T 细胞的组织分布特性、克隆增生、迁移和状态转化关系，揭示了 T 细胞在结直肠癌肿瘤微环境中的动态变化。上述研究为开发靶向 T 细胞亚群的肿瘤免疫治疗提供了新的思路。

PD-1/PD-L1 抗体仅仅是阻断细胞膜上表达有 PD-1/PD-L1 的细胞。然而，PD-L1 不仅存在于肿瘤细胞表面，还存在于细胞内的内体、高尔基体和微囊泡上。上海交通大学医学院附属仁济医院许杰课题组发现了 PD-L1 溶酶体降解途径及其调控因子 HIP1R,并设计了新的靶向多肽 PD-LYSO,该靶向药物能够促进内源型 PD-L1 被溶酶体降解,从而间接减少细胞膜上的 PD-L1 而抑制肿瘤细胞的免疫逃逸。该研究找到 PD-L1 溶酶体降解的新机制,还开发出新的靶向多肽,为肿瘤免疫治疗提供了新的靶点和策略,该研究成果发表于 *Nature Chemical Biology* 杂志。

免疫检查点阻断疗法还可以提高传统单抗药物治疗癌症的效果。中山大学宋尔卫课题组研究发现,使用单抗药物结合肿瘤细胞后,巨噬细胞将肿瘤细胞吞噬形成吞噬体,AIM2 炎性小体被募集到吞噬体膜上,识别并结合吞噬体中被消化的癌细胞 DNA,启动下游信号激活 Caspase-1,激活 IL-1β 并显著上调巨噬细胞 PD-L1 和 IDO 的表达,抑制 T 细胞和 NK 细胞对肿瘤细胞的杀伤作用。因此,用曲妥珠单抗治疗乳腺癌也会显著上调肿瘤相关巨噬细胞 PD-L1 和 IDO 的表达,导致治疗无效,同时加入 PD-L1 抗体和 IDO 抑制剂之后,NK 细胞和 T 细胞对肿瘤细胞的杀伤功能又恢复。该研究揭示了肿瘤对单抗药物耐药的新机制,为联合应用单抗药物和免疫检查点药物提供了理论依据,该成果发表于 *Cell* 杂志。

d. 国内肿瘤免疫治疗药物新进展

2018 年,对于国内肿瘤免疫治疗尤其是免疫检查点疗法是具有重要意义的一年。全球知名的两款 PD-1 抗体——美国百时美施贵宝 Opdivo(Nivolumab,纳武利尤单抗)和默沙东公司 Keytruda(Pembrolizumab,帕姆单抗)通过中国国家药品监督管理局加速审批,相继在国内上市。2018 年年底,君实生物的特瑞普利单抗注射液(商品名:拓益)成为首个获批上市的国产 PD-1 单抗,这是我国企业独立研发、具有完全自主知识产权的生物创新药品,用于治疗既往标准治疗失败后的局部进展或转移性黑色素瘤,同期递交上市申请的还有信达生物、恒瑞医药和百济神州等企业。

6. 自身免疫病

在免疫相关疾病中,自身免疫病的发生发展机制研究一直以来受到广泛关注,自身抗体的产生是多种自身免疫病发病的重要机制。清华大学免疫学研究所刘万里课题组与北京大学人民医院栗占国课题组在 *Science* 杂志上发表论文,首次报道人类膜联免疫球蛋白 IgG1 重链胞内区存在增加系统性红斑狼疮(SLE)易感性的单核苷酸多态性(SNP)位点 rs117518546,该 SNP 导致人类膜联免疫球蛋白 IgG1 第 396 位甘氨酸突变为精氨酸(IgG1-G396R)。临床研究表明,携带该 SNP 的 SLE 病人产生更多的 IgG1 型自身抗体,疾病活动指数也更高,提示该 SNP 为新的 SLE 易感基因位点。通过基因组测序,发现该 SNP 主要在东亚人群中的携带频率较高,而在欧美人群中极低。该研究为寻找系统性红斑狼疮等自身免疫病的致病机制和治疗方法提供了新的潜在靶点与理论依据。

在抗体产生过程中,生发中心的形成、B 细胞的分化和抗体亲和力成熟过程都需要滤泡辅助性 T 细胞(Tfh 细胞)的辅助。清华大学免疫学研究所董晨课题组报道了滤泡调节性 T(Tfr)细胞在自身免疫病发病中的关键作用。Tfr 细胞是表达 Bcl6 和 CXCR5 的一类新型调节性 T 细胞亚群。在辅助性或调节性细胞中选择性敲除 *Bcl6* 基因,研究发现 Tfr 缺失会导致小鼠免疫器官中 Tfh 细胞增多及生发中心免疫应答选择性增强，自身抗体产生增加，造成小鼠出现自身免疫性组织损伤，尤其是唾液腺的病理损伤，加速了小鼠原发性干燥综合征的发病进程。该研究揭示了 Tfh/Tfr 细胞在抗体介导的自身免疫病中的重要作用，为自身免疫病如干燥综合征的治疗提供了新思路，该成果发表于 *Journal of Experimental Medicine* 杂志。

（三）国内免疫学发展的机遇和挑战

免疫学的快速发展，离不开国家对基础学科的日益重视与大力支持。科技部国家重点研发计划、国家自然科学基金、国家重大新药创制/传染病防治重大专项，以及前期 973 计划和 863 计划等对免疫学科项目的资助，加上国家"双一流"建设、科技部等对于免疫学相关重点实验室的稳定资助，为免疫学研究平台体系的建设与课题研究提供了重要保障。此外，免疫学科的大力发展还源于国家对科技创新体系建设的顶层设计，这增强了科研工作者的自主创新能力，走出了一条具有中国特色的自主创新道路。同时，特别强调科技创新与人才培养的结合，为人才发挥作用、施展才华提供更加广阔的天地。以上这些都为免疫学的发展提供了得天独厚的土壤与支撑。

然而，目前我们依然要清醒地认识到，我们真正缺乏的还是独创性技术体系和革命性科学思想。我们还没有真正培育自本土、引领学科发展的原创技术体系，我国是新技术应用及新设备引进大国，而非新技术设备发明大国。我们还缺乏具有写入或者改写教科书级别的原创理论思想，没有真正在国际上开创具有引领性的研究领域。我国科技人员在科技选题方面还存在倾向于"短平快"的问题，乐于成为热点领域、领军科学家的追随者，缺乏"十年磨一剑"那样的挑战难题攀高峰的雄心与勇气。

（四）免疫学研究的发展方向和趋势

近年来，免疫学得到了前所未有的关注与发展，其中重要的原因是免疫学与其他学科的交叉融合及新技术体系不断推动免疫学研究向全景式、精细化、可视化等方面发展。

1. 学科交叉日益紧密

免疫学与生命科学及医学其他学科间的界限日趋模糊，拓展了免疫学发现与技术突破的空间，催生了免疫学理论与方法研究的新方向，形成了新的基础免疫学理论和新型免疫学技术。例如，系统生物学技术在免疫学中的应用，生命科学热点领域（表观调控及代谢）用于阐述免疫反应的基本原理，新型交叉学科（神经内分泌免疫学研究等）的出现。

2. 新技术应用日益广泛

技术是推动学科发展的重要动力。随着基因组学、转录组学、蛋白质组学、代谢组学等领域新技术的不断研发，免疫学研究能够从全景式的大规模筛选精细到单细胞水平的检测，尤其是近年来热门的单细胞测序技术，为免疫反应机制研究、免疫新亚群的发现等提供了极好的研究手段。此外，高精度、活体内成像技术的发展也为免疫反应的可视化研究带来了机遇。

3. 临床转化日益加强

基于免疫学检测技术和方法的研究为临床疾病的诊断提供了辅助；基于疾病（肿瘤、感染、移植排斥、自身免疫病等）的免疫学机制研究为临床疾病的治疗提供了新靶点和新思路。PD-1 的发现及其在肿瘤免疫治疗中的应用是基于免疫学基础研究应用到临床肿瘤治疗的一个很好的典范。未来，免疫学研究的不断发展将更好地阐释疾病的发生机制，建立诊断、预防和治疗疾病的完整体系。

主要参考文献

[1] Zhou P, She Y, Dong N, et al. Alpha-kinase 1 is a cytosolic innate immune receptor for bacterial ADP-heptose. Nature, 2018, 561(7721): 122-126.

[2] Xia P, Wang S, Xiong Z, et al. The ER membrane adaptor ERAdP senses the bacterial second messenger c-di-AMP and initiates anti-bacterial immunity. Nat Immunol, 2018, 19(2): 141-150.

[3] Jiang M, Zhang S, Yang Z, et al. Self-recognition of an inducible host lncRNA by RIG-I feedback restricts innate immune response. Cell, 2018, 173(4): 906-919.

[4] Lian H, Zang R, Wei J, et al. The zinc-finger protein ZCCHC3 binds RNA and facilitates viral RNA sensing and activation of the RIG-I-like receptors. Immunity, 2018, 49(3): 438-448.

[5] Lian H, Wei J, Zang R, et al. ZCCHC3 is a co-sensor of cGAS for dsDNA recognition in innate immune response. Nat Commun, 2018, 9(1): 3349.

[6] Guo C, Chi Z, Jiang D, et al. Cholesterol homeostatic regulator SCAP-SREBP2 integrates NLRP3 inflammasome activation and cholesterol biosynthetic signaling in macrophages. Immunity, 2018, 49(5): 842-856.

[7] Xu X, Xu J, Wu J, et al. Phosphorylation-mediated IFN-gamma R2 membrane translocation is required to activate macrophage innate response. Cell, 2018, 175(5): 1336-1351.

[8] Li Z, Liu S, Xu J, et al. Adult connective tissue-resident mast cells originate from late erythro-myeloid progenitors. Immunity, 2018, 49(4): 640-653.

[9] Li Q, Li D, Zhang X, et al. E3 ligase VHL promotes group 2 innate lymphoid cell maturation and function via glycolysis inhibition and induction of interleukin-33 receptor. Immunity, 2018, 48(2): 258-270.

[10] Chen S, Fang L, Guo W, et al. Control of Treg cell homeostasis and immune equilibrium by Lkb1 in dendritic cells. Nat Commun, 2018, 9(1): 5298.

[11] Yu X, Lao Y, Teng XL, et al. SENP3 maintains the stability and function of regulatory T cells via BACH2 deSUMOylation. Nat Commun, 2018, 9(1): 3157.

[12] Hong S, Zhang Z, Liu H, et al. B cells are the dominant antigen-presenting cells that activate naive CD4(+) T cells upon immunization with a virus-derived nanoparticle antigen. Immunity, 2018, 49(4): 695-708.

[13] Wang Z, Yin W, Zhu L, et al. Iron drives T helper cell pathogenicity by promoting RNA-binding protein PCBP1-mediated proinflammatory cytokine production. Immunity, 2018, 49(1): 80-92.

[14] Xu X, Xu JF, Zheng G, et al. CARD9(S12N) facilitates the production of IL-5 by alveolar macrophages for the induction of type 2 immune responses. Nat Immunol, 2018, 19(6): 547-560.

[15] Shi J, Hou S, Fang Q, et al. PD-1 controls follicular T helper cell positioning and function. Immunity, 2018, 49(2): 264-274.

[16] He L, Gu W, Wang M, et al. Extracellular matrix protein 1 promotes follicular helper T cell differentiation and antibody production. Proc Natl Acad Sci USA, 2018, 115(34): 8621-8626.

[17] Ma R, Ji T, Zhang H, et al. A Pck1-directed glycogen metabolic program regulates formation and maintenance of memory CD8(+) T cells. Nat Cell Biol, 2018, 20(1): 21-27.

[18] Shen Q, Zhang Q, Shi Y, et al. Tet2 promotes pathogen infection-induced myelopoiesis through mRNA oxidation. Nature, 2018, 554(7690): 123-127.

[19] Li X, Fu Z, Liang H, et al. H5N1 influenza virus-specific miRNA-like small RNA increases cytokine production and mouse mortality via targeting poly(rC)-binding protein 2. Cell Res, 2018, 28(2): 157-171.

[20] Wang W, Li G, De W, et al. Zika virus infection induces host inflammatory responses by facilitating NLRP3 inflammasome assembly and interleukin-1beta secretion. Nat Commun, 2018, 9(1): 106.

[21] Jin L, Guo X, Shen C, et al. Salivary factor LTRIN from Aedes aegypti facilitates the transmission of Zika virus by interfering with the lymphotoxin-beta receptor. Nat Immunol, 2018, 19(4): 342-353.

[22] Sun C, Lan P, Han Q, et al. Oncofetal gene SALL4 reactivation by hepatitis B virus counteracts miR-200c in PD-L1-induced T cell exhaustion. Nat Commun, 2018, 9(1): 1241.

[23] Du Y, Xin L, Shi Y, et al. Genome-wide identification of interferon-sensitive mutations enables influenza vaccine design. Science, 2018, 359(6373): 290-296.

[24] Liu H, Zhang H, Wu X, et al. Nuclear cGAS suppresses DNA repair and promotes tumorigenesis. Nature, 2018, 563(7729): 131-136.

[25] Han Y, Liu Q, Hou J, et al. Tumor-induced generation of splenic erythroblast-like Ter-cells promotes tumor progression. Cell, 2018, 173(3): 634-648.

[26] Zhao L, He R, Long H, et al. Late-stage tumors induce anemia and immunosuppressive extramedullary erythroid progenitor cells. Nat Med, 2018, 24(10): 1536-1544.

[27] Wu C, Ning H, Liu M, et al. Spleen mediates a distinct hematopoietic progenitor response supporting tumor-promoting myelopoiesis. J Clin Invest, 2018, 128(8): 3425-3438.

[28] Zhang Q, Bi J, Zheng X, et al. Blockade of the checkpoint receptor TIGIT prevents NK cell exhaustion and elicits potent anti-tumor immunity. Nat Immunol, 2018, 19(7): 723-732.

[29] Li J, Lee Y, Li Y, et al. Co-inhibitory molecule B7 superfamily member 1 expressed by tumor-infiltrating myeloid cells induces dysfunction of anti-tumor CD8(+) T cells. Immunity, 2018, 48(4): 773-786.

[30] Meng X, Liu X, Guo X, et al. FBXO38 mediates PD-1 ubiquitination and regulates anti-tumour immunity of T cells. Nature, 2018, 564(7734): 130-135.

[31] Liu Y, Liang X, Dong W, et al. Tumor-repopulating cells induce PD-1 expression in CD8(+) T cells by transferring kynurenine and AhR activation. Cancer Cell, 2018, 33(3): 480-494.

[32] Guo X, Zhang Y, Zheng L, et al. Global characterization of T cells in non-small-cell lung cancer by single-cell sequencing. Nat Med, 2018, 24(7): 978-985.

[33] Zhang L, Yu X, Zheng L, et al. Lineage tracking reveals dynamic relationships of T cells in colorectal cancer. Nature, 2018, 564(7735): 268-272.

[34] Wang H, Yao H, Li C, et al. HIP1R targets PD-L1 to lysosomal degradation to alter T cell-mediated cytotoxicity. Nat Chem Biol, 2019, 15(1): 42-50.

[35] Su S, Zhao J, Xing Y, et al. Immune checkpoint inhibition overcomes ADCP-induced immunosuppression by macrophages. Cell, 2018, 175(2): 442-457.

[36] Chen X, Sun X, Yang W, et al. An autoimmune disease variant of IgG1 modulates B cell activation and differentiation. Science, 2018, 362(6415): 700-705.

[37] Fu W, Liu X, Lin X, et al. Deficiency in T follicular regulatory cells promotes autoimmunity. J Exp Med, 2018, 215(3): 815-825.

生殖健康及主要妊娠相关疾病研究进展

陈 练 胥晓飞 乔 杰

北京大学第三医院

2016 年中国全面实施二孩政策，妇产和生殖健康领域也面临越来越多的挑战，现将近两年在生殖健康及主要妊娠相关疾病方面取得的重大进展综述如下。

（一）生殖细胞和胚胎发育相关基础研究

1. 发现线粒体 DNA 的双亲遗传现象

线粒体可以为细胞提供能量，同时也承载着遗传物质线粒体 DNA（mtDNA）。多数科学家认为 mtDNA 属于母系遗传，也有科学家提出 mtDNA 属于父系遗传，并在羊、苍蝇和老鼠身上得到了证实，但在人类中一直没有找到令人信服的相关证据。曾有报道称发现了父系遗传的证据，但最后都被证实是由样本污染和样本混淆造成的错误结果。2018 年 11 月 26 日，*PNAS* 期刊刊登了最近的一项新研究——找到了人类 mtDNA 双亲遗传的多个实例，发现了 mtDNA 双亲遗传的证据。该研究由美国辛辛那提儿童医院线粒体疾病中心主任黄涛生教授和梅奥诊所的 Paldeep S. Atwal 教授共同领导进行，研究的触发点来源于一个疑似患有线粒体病的 4 岁小男孩的 mtDNA，该男孩线粒体基因组没有致病性或可能致病的基因突变，但有较高水平的异质性。异常高水平的异质性，意味着不同的线粒体似乎含有不同的基因。研究者对血液进行了复验并送往不同医院进行检测，都得到了相同的结果。目前还不清楚 mtDNA 双亲遗传是如何发生的，阐明这种双亲遗传发生的分子机制及发生频率，不仅能拓展我们对 mtDNA 遗传过程的认识，为线粒体医学研究开辟新领域，还有助于改进辅助生殖技术的研究，以最大限度地减少致病性 mtDNA 的遗传。

2. 人类卵泡发育过程基因表达调控规律

卵泡是维持女性卵巢功能的基本单元，而卵泡正常发育与成熟的分子机制尚未被阐明，导致临床上缺乏诊疗卵巢功能障碍的有效手段和保护生育力的有效措施。胎儿期卵泡发生和青春期后卵泡发育是女性卵泡发育的两个重要阶段，前者与卵巢储备密切相关，后者与受精、生育关系紧密相关。对卵泡发生、发育与成熟的分子机制的探讨对于认识女性生育力维持与改善至关重要。研究人类卵泡发育对于揭示女性生育力建立、维持与下降机制具有重要的意义。既往针对人类卵泡的研究主要将卵巢组织或多个卵泡作为整体进行研究，而不同卵泡异质性较大，不能体现卵母细胞与其周围颗粒细胞各自的功能与相互作用机制。因此，需要从单个卵泡水平分别揭示卵母细胞与颗粒细胞的基因表达特征及相互作用信号通路。2018 年 11 月 21 日，北京大学第三医院乔杰院士团队在 *Molecular Cell* 上发表了人类卵泡发育过程中的转录调控及卵母细胞与颗粒细胞相互作用的研究论文，系统解析了人类卵泡发育过程中转录组动态全景图及卵母细胞与颗粒细胞相互作用的基因表达调控规律，是人类生殖细胞发育研究领域取得的又一重要进展。该研究绘制了人类卵泡发育过程中的单细胞转录组图谱，揭示了卵母细胞与颗粒细胞的转录组动态变化，阐释了不同发育阶段卵母细胞与颗粒细胞的转录组特征及互作规律，为寻找新的促进体外卵泡发育及卵母细胞成熟的方法奠定了基础，有助于开发生育力下降早期监测的分子标记、改进生育力保护保存临床治疗方案，最终提高优生优育水平。

3. 原始卵泡激活的调控

近 10 年来，随着技术手段的不断更新，学界对卵巢中休眠卵泡发育调控机制的认识取得了长足的进步。深入认识休眠卵泡的发育激活机制，使利用休眠卵泡克服传统辅助生殖技术无法解决的不孕问题成为可能，并正在稳步展开临床实践。中国农业大学生物学院张华教授与夏国良教授合作发现一种小分子 GTP 酶——细胞分裂周期蛋白 42（CDC42）在小鼠休眠卵泡激活调控中的新功能，在体外应用短时间的 CDC42 激动剂处理可以显著地促进新生小鼠和成年小鼠中原始卵泡激活的比率，从而提示其在临床上具有通过激活休眠卵泡、治疗传统辅助生殖无能为力的女性不孕症的潜力。该研究加深了我们对原始卵泡激活这精确调控过程的内在分子机制的认知，并有望在临床上指导新一代辅助生殖技术的开发与进步，相关研究成果于 2018 年 7 月 5 日在 *BMC Biology* 上在线发表。

4. 体细胞核移植

体细胞核移植（somatic cell nuclear transfer，SCNT）是指将供体细胞核经显微操作移入去核的卵母细胞中，组成重构胚胎并使之发育成新个体的技术。在过去的几十年时间里，虽然这项技术在多种动物上获得成功，但核移植胚胎与正常受精胚胎相比，发育率仍然极低。此前，研究人员陆续揭示了导致克隆效率低下的多种表观遗传障碍及解决办法（张毅组发现体细胞核移植中新的表观遗传障碍；张毅组揭示核移植重编程过程中的重要调控规律），这些研究成果促成了灵长类动物体细胞克隆的成功。然而，克隆胚胎中 DNA 甲基化的重编程过程及其对克隆效率的影响在很大程度上还是未知的。2018 年 8 月 23 日，同济大学生命科学与技术学院、同济大学附属第一妇婴保健院转化医学中心高绍荣教授团队与张勇教授课题组合作在 *Cell Stem Cell* 上在线发表题为 *Inhibition of Aberrant DNA Re-methylation Improves Post-implantation Development of Somatic Cell Nuclear Transfer Embryos* 的文章。该研究通过对不同发育命运体细胞克隆胚胎进行全基因组 DNA 甲基化组高通量测序分析，详细地研究了小鼠克隆胚胎着床前发育过程中 DNA 甲基化修饰的重编程过程，并揭示了异常的 DNA 再甲基化（DNA re-methylation）是导致克隆胚胎着床后发育异常的关键障碍。

（二）主要妊娠相关疾病研究进展

1. 早产及妊娠期高血压疾病

早产、妊娠期高血压疾病是产科常见的并发症，也是造成母儿不良结局的主要并发症。早产分为自发性早产及医源性早产，自发性早产与感染、子宫因素和宫颈机能不全等因素相关，目前预防早产的手段有限，2018 年美国妇产科杂志发表了一项 RCT 研究，基于低剂量阿司匹林可以通过对炎症及子宫胎盘缺血通路的阻断而达到降低自发性早产发生率的目的这一理论基础，在低风险的初产人群中进行了一项随机对照试验，低剂量阿司匹林对于 34 周前自发性早产的发生有降低的作用，但目前的研究尚需要进行较大的随机试验进一步验证。因此，美国妇产科学会并未建议使用低剂量阿司匹林来预防自发性早产。此外，研究孕期营养与早产的关系中发现，母体摄入 Omega-3 长链多不饱和脂肪酸（Omega-3 LCPUFA）可能会减少炎症介导的自发性早产。对妊娠期间饮食添加不饱和脂肪酸与安慰剂的随机对照试验进行 meta 分析，摄入 Omega-3 LCPUFA 减少了 <37 周和 <34 周自发性早产的发生，同样围产儿死亡率呈现下降的趋势。因此，建议孕妇每周食用 2~3 份 Omega-3 多不饱和脂肪酸和低汞海鲜。如果无法做到这一点，建议食用 Omega-3 多不饱和脂肪酸的补充剂或其他食物来源，DHA 摄入量达到 200~300mg。

在分娩时机的决策上，选择性引产一直是母体医学关注的焦点。2018 年一项多中心的研究得以发表，该研究评估了全美 6100 多名低风险初产女性在妊娠 39+0 周至 39+4 周计划引产，其剖宫产率和新生儿呼吸系统疾病的发生率下降，而围产儿死亡或严重新生儿并发症发生率相似。根据该研究结果，美国妇产科学会（ACOG）认为在妊娠 39 周时为低风险初产妇提供选择性引产是合理的，但应该由产妇本人及其产科医生共同进行决策。此项研究的结论颠覆了既往 41 周引产的传统观念与做法，但并未建议所有低风险病 39 周后引产，仅对 39 周以后低风险初产妇可以提供此选择，应根据临床实际情况商议决策。

2. 产后出血

在产后出血的管理上，临床循证医学也提供了多种关于促进宫缩药物及止血药物的使用方法。2018 年在一项比较静脉注射与肌肉注射缩宫素预防阴道分娩妇女产后出血的大型随机试验中，静脉注射组产后出血、出血量 ≥1000ml 及需要输血的发生率都低于肌肉注射组，而两组的副作用频率相似。因此更推荐静脉注射缩宫素，但对于没有条件静脉注射的情况下，肌肉注射也是一种可接受的选择。既往单独使用缩宫素已成为部分国家积极管理第三产程的标准护理。最近一项对有关促宫缩药物预防产后出血的有效性和副作用试验的 meta 分析发现，缩宫素加米索前列醇、缩宫素加麦角新碱或卡贝缩宫素对于减少分娩过多出血比单用缩宫素更有效。基于这些发现，在产后出血高风险女性中更推荐联合用药。低风险人群可以选择缩宫素单用或与其他促宫缩药物联用。2018 年在 *New England Journal of Medicine* 上发表了一篇关于卡贝缩宫素常温剂型的使用研究，该研究对 10 个国家 23 个医院 29 645 名妇女进行了随机、双盲、非劣效性试验，比较阴道分娩后立即肌肉注射卡贝缩宫素常温剂型 100μg 或普通缩宫素 10IU 的临床结果，研究设计 2 个研究终点，分别为出血量大于 500ml 或产后 1~2h 额外宫缩剂使用的比例，以及出血量大于 1000ml 的比例，认为卡贝缩宫素常温剂型预防阴道分娩产后出血的疗效不劣于缩宫素，而并发症和不良反应并无增加。鉴于缩宫素的储存要求较高，可能造成药效下降，研究推荐对于不具备良好的储存条件的地区可以使用卡贝缩宫素常温剂型来有效预防宫缩乏力所致的产后出血。上述临床研究所提供的决策贴近临床实践，为产后出血管理提供了科学证据,以降低孕产妇风险。

3. 产前诊断领域

在产前诊断领域,随着技术尤其是二代测序技术的发展,NIPT 作为一种高灵敏度的筛选测试,已经被广泛应用于针对非整倍体的检测中。专家认为,从技术角度来讲,基于胎儿游离 DNA 进行染色体异常的诊断技术已经发展到一定程度,接下来要面对的技术挑战是基于母体中胎儿游离 DNA 或者胎儿细胞进行单基因遗传病的筛查和诊断。

单基因遗传病指由一对等位基因异常所导致的疾病,其遗传符合孟德尔定律,故又称为孟德尔遗传病。国外统计数据显示,出生缺陷中染色体异常占 6%,而单基因遗传病占 7.5%。当前,OMIM 已收录的单基因遗传病达 8000 多种。大多数单基因病目前仍缺乏可靠的治疗手段或治疗效果非常有限,对病人个人及其家庭也会带来巨大的经济和心理负担。相对于染色体变异来说,单基因疾病无创检测的最大难点是孕妇血浆中存在大量母源 DNA 信息的干扰,对检测方法的精度要求更高,而除个别新发显性突变的遗传性疾病外,目前绝大多数单病的无创检测都需要依赖于先证者的样本来构建胎儿的单倍体型,从而判断胎儿是否罹患单基因遗传病。这在极大程度上限制了无创单基因病检测成为一种临床筛查技术。表 1 为国内外各种无创单基因病检测方法的对比分析。

表 1　国内外各种无创单基因病检测方法的对比

检测策略	检测技术	检测疾病	优缺点
直接法	ddPCR	β-珠蛋白生成障碍性贫血(β-地中海贫血)	1. 单点的扩增分析较易 2. 引流和探针设计难度较大
	QPCR	RHD 阴性	3. 适用于 SNP 和 indel 突变,CNV 分析难度大
	PCR-RED	软骨发育不全 致死性骨发育	4. 胎儿 DNA 浓度、样本质量影响较大
	cSMART(环化单分子扩增和重测序技术)	威尔逊氏症(肝豆状核变性)	
间接法	RHDO(相对单体型剂量分析)	β-地中海贫血	1. 不受突变类型和复杂重复结构限制,准确性非常高 2. 借助先证者,成本较高
	PAHP(家系辅助单体型分析)	11 种常见单病	

目前国际上,对于游离胎儿 DNA 的检测,英国已率先在无创单基因病的临床转化方面有所进展,用于排除父源遗传突变和新发突变,检测结果也不需要介入性检测来确认,所以称为 NIPD(noninvasive prenatal diagnosis,NIPD),具体见图 1。2011 年,UKGTN(国家遗传检测网络)批准了 NIPD 用于有医学需要的胎儿性别判定;2012 年,UKGTN批准了针对软骨发育不全(achondroplasia)与致死性骨发育不全(thanatophoric dysplasia,也称致死性侏儒)的 NIPD;2013 年,NIPD 诊断阿佩尔综合征、NIPD 诊断囊性纤维化以排除父源基因突变两项检测已提交 UKGTN 审批。

在中国南方地区,地中海贫血(以下简称"地贫")是高发的常染色体隐性遗传病,由于其高发变异且新发突变概率较低,因此成为无创单基因隐性遗传病产前筛查的突破口。2018 年我国已完成开发了一项基于大数据的无创地贫检测技术,无需先证者样品,

检测技术/方法	基因	疾病
PCR-RED dPCR *Amplicon NGS *Bespoke testing for individual family	*FGFR3 *FGFR2	软骨发育不全 致死性发育不良 阿佩尔综合征
PCR	DMPK	强直性肌营养不良
Semi-qPCR PCR and automated fragment analysis	HTT	亨廷顿舞蹈症
*Amplicon NGS	*CFTR	囊性纤维化
dPCR	PKHD1	常染色体隐性多囊肾病
Polymorphic markers fluorescence PCR and fragment size analysis	CYP21A2	先天性肾上腺皮质增生症
qPCR	HBB	β-地中海贫血
*Amplicon NGS	HBB	β-地中海贫血
RMD- dPCR	HBB	β-地中海贫血
dPCR	HBB	镰状细胞贫血
ddPCR	MUT	甲基丙二酸血症
cSMART	ATP7B	威尔逊氏症
*NGS-RHDO	*CYP21A2	先天性肾上腺皮质增生症
*dPCR + NGS-RHDO	*HBB	β-地中海贫血
*NGS-RHDO	*CFTR	囊性纤维化
*NGS-RHDO	*DMD	进行性假肥大性肌营养不良 贝氏肌营养不良
dPCR	F8, F9	血友病

图 1　英国可检测的无创单基因病

通过对母体外周血中胎儿游离 DNA 的检测，即可对地贫常见突变类型进行无创检测。在广东省等地贫高发地区已对产妇进行了地贫基因筛查。

4. 胎儿医学领域

在胎儿医学领域，复杂双胎的治疗历经 10 余年的发展，目前已形成相应的临床规范，但对于某些胎儿先天性疾病的宫内治疗成为胎儿医学领域技术发展的突破口，近年来干细胞研究为人类认识疾病的发生发展及开拓新的治疗方法提供了一条崭新的途径。干细胞治疗是一种生物治疗，通过把健康的干细胞移植到病人体内，以达到修复或替换受损细胞或组织，从而达到治愈的目的。宫内干细胞移植和基因治疗对许多遗传性疾病具有潜在的治疗价值，对胎儿治疗领域将产生很大的影响。胎儿间充质干细胞是宫内治疗有应用前景的一种细胞来源，是近年来干细胞移植领域的研究热点。胎儿间充质干细胞来源于胎儿的血、肝、脐带、胎盘等组织，有较好的归巢和移植能力及多向分化潜能，至少可分化成 3 种组织：脂肪、骨和软骨，还可能分化为成骨骼肌和神经细胞。从人类胎盘分离间充质干细胞再对大鼠进行宫内移植后，可分化成各种细胞系，包括肝细胞和造血干细胞。此外，间充质干细胞可抑制移植物导致的淋巴细胞增殖反应。

成骨发育不全（osteogenesis imperfecta，OI），又称成骨不全、脆骨病、瓷娃娃等，是一种在表型、病因和发病机制方面均有明显异质性的结缔组织病，病变累及骨骼、肌腱、筋膜、韧带、牙本质和巩膜等，发生率约 1∶28 500。此病的遗传方式既可以是常染色体显性，又可以是常染色体隐性，病因是胶原蛋白的形成、分泌或功能的紊乱。2018年 5 月 11 日，成骨发育不全被收录于国家卫生健康委员会等 5 部门联合制定的《第一批罕见病目录》。目前根据临床表型、遗传方式和致病基因可分为 15 型，新发现的致病基因有待进一步明确分型。多数的 OI 病人是常染色体显性遗传，以 I 型胶原蛋白结构基因 *COL1A1*、*COL1A2* 突变为主，非 I 型胶原蛋白突变的常染色体隐性遗传的成骨不全病人数量少，但致病基因种类多，机制较为繁复，主要是由前胶原蛋白的合成代谢异常所致。由于生后病人可能出现反复的骨折畸形、围产期死亡，给病人及家庭带来极大的负担，因此成骨发育不全的宫内治疗也成为干细胞治疗临床转化的一个突破口。目前应用间充质干细胞宫内治疗成骨发育不全在小鼠模型上已获得成功，在人类中有文献分别报道了两例 OI 病人（分别为 III 型、IV 型）通过孕期经脐静脉给胎儿注射间充质干细胞，生后补充注射干细胞取得了较为满意的效果，两例患儿骨折次数均较注射前减少，此外生长速度也改善了。宫内干细胞治疗使胎儿取得低水平的嵌合从而改善病情，对遗传性骨病、结缔组织病、骨骼肌病及神经退行性变显示了潜在的治疗价值。

近年来，育龄女性生育力的下降，辅助生殖受孕病人的不断增加，高龄产妇妊娠逐年增多，越来越多的妊娠风险渐渐浮现，使分娩和妊娠成为高风险事件。而随着科技的进步，基因组学、蛋白组学和转录组学等技术的快速发展，微观和宏观大数据的出现，使得人们对疾病的认知不断加深，人们也在不断探索、更新疾病的治疗决策，因此，在未来的几年里，我国的妇产科学必将迎来新的挑战。

主要参考文献

[1] Luo S, Valencia CA, Zhang J, et al. Biparental inheritance of mitochondrial DNA in humans. PNAS, 2018, pii: 201810946.

[2] Zhang Y, Yan Z, Qin Q, et al. Transcriptome landscape of human folliculogenesis reveals oocyte and granulosa cell interactions. Mol Cell, 2018, 72: 1021-1034.

[3] Hao Y, Jiawei Z, Jia W, et al. CDC42 controls the activation of primordial follicles by regulating PI3K signaling in mouse oocytes. BMC Biology, 2018, 16(1): 73.

[4] Gao R, Wang C, Gao Y, et al. Inhibition of aberrant DNA re-methylation improves post-implantation development of somatic cell nuclear transfer embryos. Cell Stem Cell, 2018, 23(3): 426-435.e5.

[5] Andrikopoulou M, Purisch SE, Handal-Orefice R, et al. Low-dose aspirin is associated with reduced spontaneous preterm birth in nulliparous women. Am J Obstet Gynecol, 2018, 219(4): 399.e1.

[6] Middleton P, et al. Omega-3 fatty acid addition during pregnancy. Cochrane Database Syst Rev, 2018, 11: CD003402.

[7] Grobman WA, et al. Labor induction versus expectant management in low-risk nulliparous women. N Engl J Med, 2018, 379(6): 513.

[8] ACOG Practice Advisory: Clinical guidance for integration of the findings of The ARRIVE Trial: Labor Induction versus Expectant Management in Low-Risk Nulliparous Women.

[9] Adnan N, Boland F, Murphy DJ. Intramuscular oxytocin versus intravenous oxytocin to prevent postpartum hemorrhage at vaginal delivery (LabOR trial): study protocol for a randomised controlled trial. Trials, 2017, 18(1): 541.

[10] Gallos ID, et al. Uterotonic agents for preventing postpartum hemorrhage: a network meta-analysis. Cochrane Database Syst Rev, 2018, 4: CD011689.

[11] Widmer M, Piaggio G, Nguyen TMH, et al. Heat-stable carbetocin versus oxytocin to prevent hemorrhage after vaginal birth. N Engl J Med, 2018.

[12] Bell CJ, Dinwiddie DL, Miller NA, et al. Carrier testing for severe childhood recessive diseases by next-generation sequencing. Sci Transl Med, 2011, 3(65): 65ra4.

[13] Wang W, et al. A pilot study of noninvasive prenatal diagnosis of alpha- and beta-thalassemia with target capture sequencing of cell-free fetal DNA in maternal blood. Genet Test Mol Biomarkers, 2017, 21: 433-439.

[14] 潘婷婷, 冯正平. 成骨不全的研究进展. 中国骨质疏松杂志, 2018, 24(1): 116-120.

[15] Götherström C, Westgren M, Shaw SW, et al. Pre-and postnatal transplantation of fetal mesenchymal stem cells in osteogenesis imperfecta: a two-center experience. Stem Cells Translational Medicine, 2014, 3(2): 255-264.

[16] Le Blanc K, Götherström C, Ringdén O, et al. Fetal mesenchymal stem-cell engraftment in bone after in utero transplantation in a patient with severe osteogenesis imperfecta. Transplantation, 2005, 79(11): 1607-1614.

出生缺陷研究进展

封志纯[1, 2] 王 艳[1, 2] 杨 尧[1, 2]

1. 解放军总医院第七医学中心附属八一儿童医院
2. 出生缺陷防控关键技术国家工程实验室

出生缺陷，是指出生前发育过程中发生的身体结构、功能或代谢异常，如先天畸形、染色体异常、遗传代谢性疾病、功能异常（如盲、聋和智力障碍）等。出生缺陷的死亡率极高，是导致早期流产、死胎、围产儿死亡、婴幼儿死亡和先天残疾的主要原因，严重影响儿童的生命和生活质量，给家庭与社会带来沉重的精神和经济负担，已成为影响人口素质和群体健康水平的公共卫生问题。

我国政府高度重视出生缺陷防治工作。国家"十三五"规划纲要、《"健康中国2030"规划纲要》均把预防和减少出生缺陷作为重要目标，并制定了全国出生缺陷综合防治方案，启动实施了免费孕前优生健康检查、增补叶酸预防神经管缺陷、地中海贫血防控、贫困地区新生儿疾病筛查等重大公共卫生项目，广泛开展出生缺陷防治社会宣传和健康教育，逐步将儿童先天性心脏病等出生缺陷治疗纳入大病保障，通过推进出生缺陷综合防治，神经管缺陷、重型地中海贫血等出生缺陷的发生率明显下降。

（一）流行病学调研

出生缺陷病种繁多，目前已知的有8000~10 000种。其发生率在不同的国家因经济发展水平不同而存在差异，根据世界卫生组织估计，全球低收入国家的出生缺陷发生率为6.42%，中等收入国家为5.57%，高收入国家为4.72%。我国出生缺陷发生率与世界中等收入国家的平均水平接近，但由于人口基数大，每年新增出生缺陷病例总数庞大。资料显示，我国出生缺陷总发生率约为5.6%，以全国年出生数1600万计算，每年新增出生缺陷约90万例，其中出生时临床明显可见的出生缺陷约25万例。

我国于 1986 年建立了以医院为基础的出生缺陷监测系统，监测期为孕满 28 周至出生后 7 天，获得的围产期出生缺陷发生率主要反映了临床明显可辨认的出生缺陷的发生水平，在一定程度上受到诊断水平、监测期等因素的影响。全国出生缺陷监测数据表明，2000～2011 年我国围产期出生缺陷总发生率呈上升趋势，由 2000 年的 109.79/万上升到 2011 年的 153.23/万。先天性心脏病、多指（趾）、唇裂伴或不伴腭裂、神经管缺陷、先天性脑积水等 10 类疾病是我国围产儿前 10 位高发畸形[《中国出生缺陷防治报告（2012年）》]。2000 年这 10 类畸形占所有出生缺陷病例的 72.1%，2011 年这一比例下降到 65.9%；2011 年，先天性心脏病占所有监测发现病例的 26.7%。

随着出生缺陷防治工作力度进一步加强，部分对干预措施敏感的致死和严重致残出生缺陷发生率逐步下降；同时，由于医疗机构对内脏畸形等出生缺陷的诊断能力逐步提高，先天性心脏病等部分出生缺陷的围产期发现率上升。全国围产期神经管缺陷发生率由 1987 年的第 1 位（27.4/万）下降到 2011 年的第 8 位（4.50/万）；2000~2011 年，下降幅度达 62.4%；全国围产期肢体短缩畸形发生率由 2000 年的 5.81/万降至 2011 年的 4.09/万，下降了 29.6%，其中城市降幅达 35.5%，农村降幅为 27.6%。2000~2011 年围产期先天性心脏病发生率呈上升趋势。2011 年全国先天性心脏病发生率为 2000 年的 3.56 倍，其中城市为 2000 年的 4.41 倍，农村为 2000 年的 2.97 倍。

唐氏综合征等其他常见出生缺陷由于危害性大，干预措施明确，也得到人们的较大重视。调查显示，我国唐氏综合征发生率约为 14.7/万。2008 年、2009 年、2010 年全国先天听力障碍发生率分别为 19.9/万、21.5/万和 21.9/万。2009 年、2010 年、2011 年全国苯丙酮尿症（PKU）发生率分别为 0.73/万、0.76/万和 0.72/万。先天性甲状腺功能减退症（CH）发生率约为 4.63~4.90/万。此外，地中海贫血在广西、海南、云南、广东、贵州等南方省份高发，其人群基因携带率在广西、海南、云南达 20% 以上。

（二）基础研究

出生缺陷的相关因素复杂，病因多样，大致分为遗传因素和环境因素。以遗传因素为主的出生缺陷占 20%~30%，环境因素所致的出生缺陷约占 10%，而剩余 60%~70% 多是由遗传因素和环境因素共同作用的结果。

1. 环境相关因素研究

对环境相关因素的研究主要集中在病原体、理化物质和女性孕期心理因素。TORCH（弓形虫、风疹病毒、巨细胞病毒、单纯疱疹病毒的总称）感染、电磁辐射、工农业产生的许多有毒化学物质（如磷、铅、苯、汞、砷、亚硝酸盐等）可通过致染色体畸变或基因突变而引起胚胎畸形。烟草中的烟碱（尼古丁）、一氧化碳和多环芳香烃可造成人体生殖细胞 DNA 的损伤，影响胚胎发育而发生致畸、致癌和致死性突变。环境气态污染物[二氧化硫（SO_2）、一氧化氮（NO）、一氧化碳（CO）等]通过简单的扩散方式即可进入胎盘，可导致早期胚胎发育异常，出现胎儿畸形等不良结局。

有 1%~6% 的出生缺陷是由药物引起的。孕早期接触过女性激素者，心脏出生缺陷率占 18.2‰，而未用药者为 7.8‰。类固醇激素可引起神经管畸形、大血管易位、迪格奥尔格综合征（DiGeorge syndrome）及泌尿生殖器官畸形；大剂量使用新霉素可引起先天性白内障和短指等畸形；抗肿瘤药物（如氨甲蝶呤、白消安、环磷酰胺、苯妥英钠等）可引起胎儿多种畸形，如无脑儿、小头畸形、唇腭裂、脑积水和四肢畸形。早期服用抗甲状腺药物甲巯咪唑可导致新生儿出生缺陷。

孕期紧张、焦虑、抑郁等不良情绪可影响胎儿发育甚至引起胎儿畸形，母亲早期精神刺激与先天性心脏病的发生关系密切，并在各种危险因素中作用最强。严重呕吐、孕期合并疾病、孕期睡眠每日小于 6h 成为新生儿出生缺陷的危险因素。

2. 遗传因素

目前认为遗传因素占出生缺陷风险因素的 20%~30%，有家族遗传史的子代患出生缺陷的风险较高。遗传性疾病分为染色体病、单基因病和多基因病，染色体病如特纳综合征、唐氏综合征（21 三体综合征）；单基因病如地中海贫血、苯丙酮尿症及葡萄糖-6-磷酸脱氢酶缺乏症（G6PD）；多基因病除为多个基因的累加效应外，也与环境因素密切相关。许多常见的先天性畸形、慢性疾病均为多基因病，如神经管发育不良、唇腭裂、先天性心脏病、高血压等。

遗传变异包括基因突变、染色体数目和结构异常等。染色体病在新生儿中的总发生率约为 0.62%，其中性染色体异常占 0.223%，常染色体异常占 0.397%。高龄孕妇胎儿染色体异常的机会比正常人多，如 25~35 岁孕妇生育 21 三体综合征的频率为 0.15%，而 35 岁以上的孕妇为 1%~2%，40 岁以上则可达 3%~4%。产妇既往有分娩缺陷儿史或家族畸形史者生育缺陷儿的再发风险可高达 8.6%。

人类基因组计划促进了遗传学检测技术，近年来开展的新一代测序技术实现了高通量测序，极大降低了测序成本，使得全外显子组和全基因组测序在临床应用，从基因组水平筛检致病基因及其突变。国内的遗传学研究者充分运用国内样本资源，利用遗传学技术，揭示了一些出生缺陷综合征的遗传机制，并鉴定了新致病基因，包括阵发性运动源性运动障碍（PKD）、播散性浅表光线性汗孔角化病致病基因 *MVK*、遗传性乳光牙本质及遗传性儿童白内障致病基因，贺林等团队揭示了 A-1 型短指症、贺-赵缺陷症的遗传机制。

出生缺陷除由单基因突变引起外，还有相当一部分是多基因和环境因素综合作用的结果，如高发的非综合征型先天性心脏病和唇腭裂，通过全基因组关联分析，发现 1p12 位置的 SNP rs2474937 和 4q31,1 位置的 SNP rs1531070 与先天性心脏畸形密切相关。人类基因组中,广泛存在 1kb 至几 Mb DNA 片段的亚微观变异现象，称为拷贝数变异（copy number variation，CNV）。CNV 包括拷贝数的缺失、插入、重复和复杂多位点变异，遗传机制与 DNA 复制过程中复制叉停滞及模板转换异常（fork stalling and template switching，FoSTeS）相关。研究显示，许多人类疾病的遗传机制是由于 CNV 而非单个基因的突变，通过改变基因剂量或调节基因表达而产生疾病表型，CNV 与出生缺陷也密切相关，包括结构畸形和智力迟缓、先天性心脏病等。

（三）临床诊疗研究进展

三级预防是出生缺陷防治的主要策略，我国通过开展出生缺陷综合防治，减少和避免了大量出生缺陷导致的不良后果，增加了人力资源的健康存量，提高了人口素质。

1. 一级预防

一级预防是受孕前干预，避免出生缺陷胎儿的发生。目前采用孕前-围孕期保健的危险因素评估、孕前咨询和健康促进、知情选择和干预行动的新模式，一级预防可有效地预防、减少出生缺陷和先天残疾儿童的出生。《中华人民共和国母婴保健法》将婚前医学检查作为母婴保健专项技术服务之一，各地加强婚前保健和孕前保健服务，为农村育龄妇女免费增补叶酸，探索免费婚前医学检查模式，全国婚前医学检查率已由 2005年的 2.9%上升到 2011 年的 41.0%，其中福建、广西、宁夏等地的婚检率已达到 90%以上。2011 年，共有 889 万人进行了婚前医学检查，疾病检出率为 9.0%，共检出 80 万人患有疾病，其中患传染病的有 18 万人，患严重遗传病的有 6140 人。药物干预的典范是为育龄妇女免费增补叶酸，取得了降低神经管畸形发生的显著效果。

2. 二级预防

二级预防是指减少严重出生缺陷儿的出生，主要内容是产前筛查与产前诊断，目的就是在孕期通过各种技术早发现、早诊断和早采取措施，以减少严重出生缺陷儿的出生。

产前筛查即开展群体筛查，2011 年全国孕产妇产前检查率、系统管理率分别达到93.7%和 85.2%。根据联合国儿童基金会的报告，中国产前检查率明显高于发展中国家的平均水平（77%）。目前广泛开展的项目有唐氏综合征的筛查与诊断、妊娠期糖尿病的筛查和巨细胞病毒、风疹病毒、弓形体感染的检查等。2011 年全国唐氏综合征产前血清学筛查率为 22.7%，较 2008 年提高了 7.5 个百分点。孕母血液中胎儿游离核酸的发现开拓了无创产前遗传学筛查的新视野，随着各类高通量分子检测技术的发展和应用，以及母血中多种新型的胎儿特异性核酸标志物被鉴定，无创性产前遗传学筛查获得快速发展。无创产前基因检测，是近几年兴起的一项产前筛查技术，能准确检测出胎儿 T-21、T-18、T-13 三种常见三体综合征，与血清学筛查及 B 超检查相比，准确率高达 99%。

产前诊断主要通过遗传学检测和影像学检查，对产前筛查高风险胎儿进行明确诊断。提高产前诊断水平和超声检测水平，尽早发现畸形，及早终止妊娠，这对降低出生缺陷具有重要的意义。产前诊断的方法得到很大发展，如植入前遗传学诊断、核磁共振等方法逐渐被引入产前诊断中，目前成熟的产前诊断技术有超声检查、羊膜腔穿刺、绒毛膜活检、脐静脉穿刺。在产前可以筛查和诊断的疾病也越来越多，包括神经管缺陷、心脏畸形、唇腭裂、21 三体综合征、地中海贫血、先天性风疹综合征、ABO新生儿等。

胎儿镜外科宫腔手术如胎儿尿道梗阻经皮下导管胎儿镜膀胱造口术进行分流、对骶尾部畸胎瘤进行开宫肿瘤切除术、胎儿镜血管闭锁手术、导水管闭锁进行脑室羊膜腔吻合术等也在国内逐渐开展，为二级预防增添了又一方面的有效措施。

3. 三级预防

三级预防是产后干预，在缺陷胎儿出生之后，采取及时、有效的诊断、治疗和康复以避免发病，进而提高患儿的生活质量。有些先天性疾患如能及时诊断、治疗，可阻止症状的发生和发展；有些出生缺陷如唇裂、腭裂、尿道下裂、马蹄内翻、部分先天性心脏病等及时得到手术矫治而恢复正常。

a. 新生儿筛查

新生儿筛查是对新生儿在临床症状尚未表现之前或表现轻微时通过检查发现可疑者，得以早期诊断、早期治疗，避免患儿发生智力低下等疾病或死亡。新生儿筛查作为出生后预防和治疗某些遗传病的有效方法，是出生缺陷三级预防的主要措施之一。

新生儿先天性甲状腺功能减退症（CH）、苯丙酮尿症等遗传代谢性疾病和听力障碍筛查工作在全国基本普及，部分地区已将先天性心脏病、G6PD、CAH等病种纳入新生儿疾病筛查范围。截至2013年，全国已建成200余家新生儿筛查实验室，年筛查总量由1985年的5万余例上升到当年的1100余万例。在北京、上海、广东、浙江、河北等中东部地区覆盖率已达95%。2013年数据显示，PKU、CH、G6PD和CAH的发病率分别为1∶12 189、1∶2281、1∶44和1∶6084，这4种疾病的筛查覆盖率分别为86.3%~87.5%、87.9%~89.1%、24.0%~25.0%和18.9%~19.9%。

21世纪初上海、广州等城市率先引进了基于串联质谱的二代新生儿筛查技术，将筛查范围扩展到包含氨基酸、有机酸和脂肪酸代谢在内的35种遗传代谢病。10多年来，该项技术在国内各省市的遗传学专门机构得到推广和应用。利用串联质谱技术进行遗传代谢病新生儿筛查的阳性率介于1/1578~1/8304，阳性率较高的病种为甲基丙二酸尿症、PKU、戊二酸血症、原发性肉碱缺乏症、枫糖尿症、多种羧化酶缺乏症、酪氨酸血症、鸟氨酸氨甲酰转移酶缺乏症（OTCD）、丙酸血症等，其中甲基丙二酸血症、多种羧化酶缺乏症因发病率相对较高，早期治疗可有效提高病人的生存质量，宜作为扩大的遗传代谢病新生儿筛查的优先病种。

出生缺陷遗传诊断技术发展迅速，除传统的染色体核型分析技术、多重连接探针扩增和荧光原位杂交技术用于染色体非整倍体检测外，以高通量为特点的染色体微阵列分析技术及第二代测序技术可更好地针对基因组病、单基因遗传病进行检测，从而形成完整的出生缺陷相关遗传病检测技术体系，出生缺陷遗传诊断效率显著上升，越来越多的出生缺陷能及时得到明确诊断，为治疗和遗传咨询提供条件。

b. 出生缺陷治疗

出生缺陷患儿的治疗和康复近年来得到了加强，唇裂、腭裂、尿道下裂、马蹄内翻、部分先天性心脏病及先天性听力障碍患儿及时得到手术治疗，使出生缺陷致残率逐步得到有效控制。

以智力障碍、代谢病为主的功能性出生缺陷的治疗康复进展迅速。智力障碍的遗传诊断水平得到提高，相应的干预措施包括药物治疗、康复、心理干预等，综合应用提高智力障碍病人的生活质量。随着新生儿筛查的普及，遗传代谢病的急性期处理及长期治疗已取得较好的临床经验。近年来，国家先后制定了一系列诊疗规范和专家共识，进一步规范了相关疾病的诊疗。2011 年全国约 90%的苯丙酮尿症患儿和 98%的先天性甲状腺功能减退症患儿接受了治疗。目前，针对严重遗传代谢病的治疗手段总体仍十分有限。

结构畸形的早期诊断和治疗有了很大的进展，国内不仅对唇裂、腭裂、尿道下裂、马蹄内翻等有较大的突破，而且对严重内脏畸形的新生儿期的诊断和治疗也有很大的突破。多科会诊模式使严重出生结构异常早期诊断率可达 80%。腔镜及机器人辅助腔镜手术极大地改善了新生儿和婴儿期矫治的效果，消化道、泌尿系统发育畸形手术成功率普遍提高；体外膜肺（ECMO）支持技术有效保障了严重复杂先天性心脏病手术的成活率；人工耳蜗植入术确切矫正先天性听力障碍；支气管镜下支架置入术治疗小儿先天性气道狭窄等，均使出生缺陷致死致残率逐步得到了有效控制。

严重结构异常的早期诊断和治疗有了很大的进展，除外科手术治疗（如胎儿尿道梗阻经皮下导管胎儿镜膀胱造口术进行分流、对骶尾部畸胎瘤进行开宫肿瘤切除术、胎儿镜血管闭锁手术、导水管闭锁进行脑室羊膜腔吻合术等）外，还提倡为残疾儿童提供神经发育方面的治疗，以及对濒死患儿进行姑息性治疗等。

对于严重的内脏畸形，国内在新生儿期的诊断和治疗方面也已有了很大的进展，多科会诊模式使严重出生结构异常早期诊断率可达 80%，抢救成功率也有明显改善。常见的消化道发育畸形特别是食道闭锁的手术成功率普遍提高，对于低出生体重儿食道闭锁的治疗，在新生儿重症监护治疗病房（NICU）完善的专科医院也已不是问题，先天性膈疝、腹裂相关疾病的治疗效果已经接近国际水平。

目前在国内一些儿童中心，新生儿外科与 NICU 密切配合，对一些重症病例开展新的生命支持疗法，如应用高频通气、NO 吸入甚至人工心肺治疗伴有呼吸衰竭的病例，应用血液净化治疗消化道穿孔腹膜炎伴败血症的病例等，使新生儿期重症畸形的手术成功率和存活率已有了明显提高。新生儿泌尿系统畸形和心肺畸形的治疗近年来也有了许多重要的进展。国内首次利用猪小肠替代扩张的肾盂进行肾盂成形术，利用子宫角替代扩张的输尿管进行巨输尿管再植手术，创建了经脐单孔腹腔镜重复肾半肾切除术，建立了小儿解剖性后腹腔镜肾上腺肿瘤切除术和小儿腹腔镜输尿管膀胱吻合术，改进了小儿腹腔镜肾盂输尿管成形术。使用腹腔镜治疗小儿复杂胆道畸形，与传统开腹手术相比有优越性。开展小儿介入肺科诊疗技术，使用支气管镜下支架置入术治疗小儿先天性气道狭窄，为临床治疗儿童气道狭窄提供了有效方法，提出了支架置入术及取出术的指征，极大地改善了患儿的预后。

（四）展望

目前，我国出生缺陷防控仍然面临严峻挑战。一是我国人口基数大，出生缺陷病种多，地方性出生缺陷病种高发；发病的环境和社会因素增多。二是相关的试剂、仪器设备、药物、特殊食品及防控技术的研发能力不足。三是出生缺陷防治地区间发展不平衡，中西部地区防治体系不健全，综合防治能力滞后。四是出生缺陷防治组织网络尚不完善，专业人才队伍、学科建设和患儿医疗保障制度缺少系统化规范化，均亟须加强。

由于出生缺陷病因的极端复杂性、病情的严重性和治疗手段的缺乏，出生缺陷的预防和治疗仍是国际科研攻关的重大难题。面对出生缺陷防控的严峻形势和挑战，我国出生缺陷防控工作仍然有很多薄弱环节。尽管国家对出生缺陷防控加大了投入和力度，但大多集中在基础技术研究方面，出生缺陷防控相关的试剂、仪器设备、药物、特殊食品及防控技术的创新力、系统化研发能力和产业化能力严重不足，极大地制约了国家对出生缺陷防控工作的开展和推动。

在出生缺陷防控技术方面，我国普遍存在研究滞后、缺乏立足国情的疾病基础数据和干预的科学评价结果等问题，不利于我国出生缺陷防控工程的系统化和科学化建设。出生缺陷筛查诊断试剂、仪器设备自主研发和产业化能力落后，大部分依赖于进口，造成检测成本居高不下，无法使更多的老百姓受益。出生缺陷种类繁多，单个病种发病率低，治疗这些罕见病的药物和食品属孤儿药，即罕见病治疗药，其特征是其所针对性治疗的每种疾病的发病数都不多，特殊食品、药物不能像其他类别的食品、药物一样批量生产与交易。国内市场和医院都不能提供其他疾病的特殊药物和食品，解决出生缺陷罕见病系列治疗药物和食品必须立足于我国自主研发。

主要参考文献

[1] 代礼, 周光萱, 朱军, 等. 出生缺陷对中国围产儿死亡的影响. 中华流行病学杂志, 2004, 25(2): 138-141.

[2] 郝静, 杨悦. 妊娠女性服用抗甲状腺药物与新生儿出生缺陷的相关性分析及防治策略. 解放军预防医学杂志, 2018, 36(2): 254-257.

[3] 黄国英. 中国出生缺陷防治研究存在的问题和对策. 上海医学, 2017, (5): 260-262.

[4] 李新虎, 王劲峰, 郑晓瑛, 等. 出生缺陷发生的环境因素研究进展. 中国公共卫生, 2005, 21(10): 1158-1160.

[5] 林珊珊, 黄芸, 王彩云, 等. 多环芳烃暴露与出生缺陷研究进展. 中华预防医学杂志, 2016, 50(6): 563-568.

[6] 刘振磊, 吴南, 吴志宏, 等. 先天性椎体畸形与基因组拷贝数变异的研究进展. 中华外科杂志, 2016, 54(4): 313-316.

[7] 麻宏伟. 出生缺陷及常见遗传代谢性疾病的筛查及干预. 中国儿童保健杂志, 2013, 21(4): 337-338.

[8] 倪少义, 陈少娜, 吴翔, 等. 0-1 岁婴儿出生缺陷的流行病学调查. 中国医药导报, 2012, 9(35): 137-139.

[9] 孙成铭, 栾材富. 基因诊断技术在出生缺陷与遗传病检测领域中的应用. 中华检验医学杂志, 2014, 37(4): 252-255.

[10] 孙丽雅, 邢清和, 贺林. 中国出生缺陷遗传学研究的回顾与展望. 遗传, 2018, 40(10): 804-810.

[11] 吴汉霞, 周琴. 新生儿出生缺陷的孕期相关因素研究及干预策略. 护理研究, 2017, (4): 503-505.

[12] 吴清明, 周瑾. 出生缺陷产前筛查及产前诊断研究进展. 中国优生与遗传杂志, 2011, (1): 129-131.

[13] 张国华, 马二玲, 张静茹, 等. 出生缺陷干预措施研究进展. 河北医药, 2010, 32(11): 1454-1455.

[14] 张慧婧, 马京梅, 杨慧霞. 胎儿先天性肾脏和尿道畸形的研究进展. 中华妇产科杂志, 2015, 50(10): 791-794.

[15] 章琦, 相晓妹, 宋辉, 等. 西安市 2013－2015 年产妇孕前期和孕早期空气污染物暴露对出生缺陷影响的病例交叉研究. 中华流行病学杂志, 2017, 38(12): 1677-1682.

[16] 赵秀艳, 游昭华, 史习舜. 出生缺陷的研究进展. 海峡预防医学杂志, 2006, 12(2): 23-26.

[17] 郑珊. 我国新生儿严重出生结构异常的治疗现状. 临床小儿外科杂志, 2007, 6(5): 1-2.

[18] 中华人民共和国卫生部. 中国出生缺陷防治报告(2012). 2012.

[19] 祝轲. 出生缺陷相关因素的研究进展及干预措施. 医学综述, 2011, 17(1): 116-118.

[20] Bu L, Jin Y, Shi Y, et al. Mutant DNA-binding domain of HSF4 is associated with autosomal dominant lamellar and Marner cataract. Nat Genet, 2002, 31(3): 276-278.

[21] Dai L, Zhou GX, Zhu J, et al. Impacts of birth defects on perinatal deaths in Chinese population. Chinese Journal of Epidemiology, 2004, 25(2): 138-141.

[22] Deng K, Qiu J, Dai L, et al. Perinatal mortality in pregnancies with omphalocele: data from the Chinese national birth defects monitoring network, 1996－2006. BMC Pediatrics, 2014, 14(1): 160.

[23] He Y, Pan A, Hu FB, et al. Folic acid supplementation, birth defects, and adverse pregnancy outcomes in Chinese women: a population-based mega-cohort study. The Lancet, 2016, 388: S91.

[24] Hu Z, Shi Y, Mo X, et al. A genome-wide association study identifies two risk loci for congenital heart malformations in Han Chinese populations. Nat Genet, 2013, 5(7): 818-821.

[25] Liu W, Wang H, Zhao S, et al. The novel gene locus for agenesis of permanent teeth (He-Zhao deficiency) maps to chromosome 10q11.2. J Dent Res, 2001, (8): 1716-1720.

[26] Zhang F, Khajavi M, Connolly AM, et al. The DNA replication FoSTeS/MMBIR mechanism can generate genomic, genic and exonic complex rearrangements in humans. Nature Genetics, 2009, 41(7): 849-853.

[27] Zhang SQ, Jiang T, Li M, et al. Exome sequencing identifies MVK mutations in disseminated superficial actinic porokeratosis. Nat Genet, 2012, 44(10): 1156-1160.

[28] Zhang X, Zhao J, Li C, et al. DSPP mutation in dentinogenesis imperfecta Shields type II. Nat Genet, 2001, 27(2): 151-152.

神经系统疾病研究进展

赵继宗[1,2] 李路明[3] 王 硕[2] 江 涛[2]

1. 国家神经系统疾病临床医学研究中心
2. 首都医科大学附属北京天坛医院
3. 清华大学航空宇航系

进入 21 世纪，互联网、人工智能和大数据等现代科学技术推动了医学的迅速发展。脑科学临床转化研究，为神经系统疾病的病因及诊断治疗开拓了更宽泛的领域。以下就脑胶质瘤诊疗，复合手术治疗复杂脑血管病，脊髓损伤，脑起搏器关键技术、系统与临床应用，意识障碍病人的神经功能检测和临床干预及人工智能等 6 个方面介绍 2018 年神经系统疾病的研究进展。

（一）胶质瘤的诊疗进展

胶质瘤是最常见的原发性颅内恶性肿瘤，发病率为 5/10 万~8/10 万，5 年病死率在全身肿瘤中仅次于胰腺癌和肺癌，位列第 3 位。近年来，基于大规模高通量多维基因组学技术在胶质瘤研究中的开展，以及大样本临床随访数据库的不断完善，胶质瘤精准医疗领域研究取得了空前的发展和进步。2018 年我国胶质瘤研究取得的成果主要集中在胶质瘤影像特征的纹理分析和深度学习、非编码 RNA 调控机制、脑肿瘤定向化疗的可视化、胶质瘤干细胞等，尤其是在胶质瘤复发与进展机制及临床转化研究方面取得了重大进展，得到国际同行的高度肯定和关注。

1. 胶质瘤复发与恶性进展机制及临床转化方面的重大进展

初次治疗后复发与恶性进展是胶质瘤的典型特征。对于原发性胶质瘤，目前美国的 NCCN 指南和中国的脑胶质瘤协作组（CGCG）指南均给出了分子诊疗方案或临床治疗选择。但对于复发胶质瘤，尚缺乏临床可用的预测性分子标记物，特别是临床药物选择方面进展缓慢。2018 年，北京天坛医院江涛教授团队通过对复发胶质瘤多维组学数据的深入挖掘，突破性地发现了全新突变 METex14，即 MET 第 14 号外显子跳跃突变，该基因变异和 *PTPRZ1-MET*（*ZM*）融合基因能够持续性激活 MET 下游 STAT3 通路，促进脑胶质瘤恶性进展，导致病人预后变差。该研究团队进一步以 *ZM* 融合基因为治疗靶点，设计和开发了全新靶向药物伯瑞替尼，目前已进入 II 期临床试验，效果良好。

2. 胶质瘤影像特征的纹理分析和深度学习

当前胶质瘤的无创性诊断主要依靠 CT、MRI 检查等。利用影像组学纹理特征提取、机器学习和深度学习等人工智能方法，通过目的性地提取人眼不能直接识别的海量图像信息，从而实现脑胶质瘤的无创性精准诊断与肿瘤进展探索。2018 年，我国学者在该领域的研究可圈可点：通过提取低级别脑胶质瘤病人的 MRI 纹理特征，并应用机器学习和深度学习方法进行分析建模，实现了对低级别胶质瘤病人的关键分子病理特征[如异柠檬酸脱氢酶（isocitrate dehydrogenase，IDH）突变、1p/19q 状态]和生存预后的有效预测。

3. 非编码 RNA 调控网络及机制研究新进展

康春生教授团队在胶质母细胞瘤中通过对 mRNA-miRNA 的分析发现了间质型特征性 ceRNA 网络 micNET，通过抑制网络中的间充质标记基因，可以逆转间充质亚型。micNET 可能成为胶质瘤新的治疗靶点。李守巍教授团队对 miR-423-5p 进行了深度研究，发现其高表达与胶质瘤的恶性进展相关，并会导致病人的化疗耐药。李志宏团队与詹维伟团队分别发现非编码基因 *CASC2* 和 *PTCSC3* 可作为胶质瘤诊断及预后的生物标志物。这些基础研究成果，有助于从表观遗传调控角度深刻理解胶质瘤的进化过程与机制。

4. 脑胶质瘤靶向化疗的可视化

血脑屏障使多数化疗药物不能有效地进入脑内，严重影响胶质瘤化疗效果，通过合适的药物载体突破血脑屏障是多年来的研究热点。郑海荣研究团队发现，利用外周中性粒细胞作为穿越血脑屏障的靶向细胞载体，同时结合集磁共振成像（MRI）性能和载药能力于一体的磁性介孔氧化硅纳米颗粒，可得到具有 MR 成像性能的载药中性粒细胞。当这种载药性中性粒细胞进入胶质瘤炎性区域后，会被高度激活而释放载药纳米颗粒并进入浸润的肿瘤细胞。这项技术的创新点在于实现了胶质瘤靶向化疗的可视化。

5. 靶向脑胶质瘤干细胞研究方向取得重要进展

胶质瘤干细胞与肿瘤发生、持续生长和复发密切关联。卞修武教授团队在靶向胶质瘤干细胞治疗恶性脑瘤领域取得了重要进展，他们发现胶质瘤的肿瘤干细胞有一种含量高且活性强的受体型酪氨酸激酶 BMX，这种 BMX 导致了肿瘤干细胞对脑的破坏性生长，而脑的正常神经干细胞几乎不表达 BMX，提示 BMX 具有胶质瘤肿瘤干细胞特异性；他们应用伊布替尼特异性杀伤胶质瘤干细胞，并与常规放射治疗协同，有效提高了抗肿瘤疗效。

6. 展望

相较全身其他肿瘤，胶质瘤研究起步较晚。近十年胶质瘤研究得到了空前发展，尤其是胶质瘤新的分子标记物与治疗靶点的发现和临床（前）应用取得了巨大进步，但相关研究成果的临床验证尤其是新治疗靶点的临床转化尚需大量的临床试验。未来脑胶质瘤临床研究的重点是联合用药、探索可用于治疗的肿瘤靶点及恰当的临床试验设计。已在多种体部肿瘤中大放异彩的免疫治疗（PD-1/PD-L1），是否也能在脑胶质瘤治疗中实现突破，将是未来一段时期内备受关注的研究热点。随着原发性脑胶质瘤的治疗进展，病人生存期逐渐延长，针对其再次复发的机制及治疗方案研究已经逐渐展开，将为复发病人带来曙光。基于肿瘤分子诊疗理念的胶质瘤精准医学的快速发展，必将对胶质瘤病人的诊断、分层管理、诊疗路径产生革命性的影响。

（二）复合手术治疗复杂脑血管病

复合手术室（hybrid operation room）是在普通手术室中装备数字减影血管造影（DSA）、CT 和 MRI 等先进的医疗影像系统。在复合手术室可以开展胸心外科、神经外科、血管外科、肝胆外科等复合手术，满足多学科的需求，还能够为脑心血管病急诊病人提供绿色通道一站式诊断治疗。

复合手术室最先于 20 世纪初应用于先天性心脏病的治疗。2011 年，Murayama 等将其应用于神经外科疾病的诊治。2016 年北京天坛医院建立了复合手术室，至今已经完成400 余例复合脑血管手术。

神经血管疾病复合手术模式包括一期复合手术和延迟复合手术。前者指在一次手术安排中，利用介入和外科技术完成了手术治疗。后者指在大于一次的手术安排中，利用介入和外科技术完成了手术治疗。在复合手术室的条件下，多采用一期复合手术。

目前神经血管复合手术治疗方式主要包括：脑血管外科术中进行影像评价（血管神经外科手术+术中造影）、血管神经外科术后介入补救、神经介入手术并发症的外科补救等。另外，针对复杂脑血管病，如症状性颈内动脉闭塞、复杂难治性硬脑膜动静脉瘘与脑动静脉畸形、脑膜瘤、头颈副神经节瘤等富血供脑瘤，复合手术室往往能最大限度地发挥外科手术与血管内治疗各自的优势，强强联合之下，设计出最优、侵入性较小的一站式手术方案。

1. 复杂脑动静脉畸形

脑动静脉畸形传统治疗方法包括手术切除、介入栓塞或立体定向放射治疗。尽管手术切除对多数 I、II 级动静脉畸形均能达到满意疗效，但对于体积巨大、累及重要功能区或深部重要结构的复杂脑动静脉畸形治疗仍很困难。复合手术为复杂动静脉畸形治疗提供了新的方向。对累及功能区或由深部穿支血管供血的畸形血管团，开颅手术前采用复合手术，首先对邻近功能区的畸形团或深部穿支血管精确栓塞，以减少切除过程中的出血，降低对周围重要脑功能区的损伤。

在复合手术室利用术前、术中 DSA 检查可对畸形血管团的构筑及切除程度进行实时、准确的判断，联合术中 DSA 导航等技术可准确地识别主要的供血动脉及邻近的穿支血管，有利于保护正常血管。相对于传统的分次介入栓塞，复合手术不仅能在极大程度上降低病人的治疗费用，还能避免部分栓塞可能导致的出血并发症，可达到一期痊愈动静脉畸形。

2. 复杂性颅内动脉瘤

治疗颅内动脉瘤采用开颅显微手术夹闭或血管内介入栓塞，两种治疗方式各有利弊。复合手术将两种技术优势互补，为单纯介入栓塞或开颅夹闭均无法满意解决的复杂动脉瘤的治疗提供了新的选择方案。对于巨大、宽颈或形态不规则、由穿支动脉发出的复杂动脉瘤，单纯开颅夹闭或介入栓塞均难以达到满意疗效，但通过复合手术可取得满意的疗效。手术中复查 DSA 可以对动脉瘤的夹闭效果及重要穿支血管的保护情况进行及时、准确的判断。对介入栓塞过程中发生动脉瘤破裂的病例，及时进行开颅手术清除血肿，减轻对脑组织的压迫及继发脑损伤，极大程度上改善了栓塞过程中破裂病人的临床预后。

3. 狭窄性脑血管病

缺血性脑血管病大多由颅外供血动脉狭窄引起。传统的外科治疗是指动脉内膜切除术（CEA），血管内治疗主要是颈动脉支架成形术（CAS）。而累及头臂干、颈总动脉及颈内动脉的多发或串联性狭窄及慢性症状性颈内动脉长节段闭塞的病例仍是治疗的难题，单纯 CEA 或 CAS 治疗难以达到满意疗效。复合手术为这些单一治疗无效、难治性狭窄性脑血管病变提供了一种新的选择。多个单中心研究及 meta 分析结果显示，复合手术具有较低的颈动脉再狭窄或急性闭塞发生率。

4. 推动"脑心同治"

人口老龄化日益加重，同时合并心脑血管疾病的病人日益增多。既往对于同时合并缺血性心脏疾病和出血性脑血管疾病的病人在治疗策略上存在相悖的地方。而复合手术使同时合并心脑血管疾病病人的一期诊断和治疗成为可能，不仅降低了治疗出现的风险，还可以缩短治疗周期、降低手术费用。

复合手术集术前诊断、术中评估及治疗、术后评估于一体，取开放手术与介入治疗的优点，在处理急性出血/缺血性脑卒中或心肌梗死等危重病例时有其独特的优势，缩短诊断与治疗之间等待的间隔时间，避免二次发作，争取抢救时机，改善病人预后。

（三）脊髓损伤

脊髓损伤（SCI）后神经功能障碍，包括二便排泄功能受损、感觉及运动功能障碍甚至截瘫，严重影响病人的生活质量，给病人、家庭及社会造成沉重的负担。SCI 的修复主要面临两大难点：一方面是如何预防脊髓细胞死亡引起的继发性损伤，另一方面是如何抑制损伤局部瘢痕的形成，创造适合神经再生的微环境，促进诱导神经生长。以下就目前国内对脊髓损伤修复的研究现状进行简要概述。

1. 影响脊髓损伤修复的因素

a. 神经干细胞微环境的力学特性

神经干细胞生存微环境的力学特性可以影响干细胞的生物学行为。低脂质双层结构是一种著名的仿生平台，由于其具有流动性，其被用来模拟细胞外基质的动态特性。通过构建不同流动性的低脂质双层结构来探讨流动性对神经干细胞分化的影响。结果表明，神经干细胞的行为高度依赖于脂质双层的流动性：低流动性导致局灶性黏附增加，细胞形态拉伸拉长，神经元分化增多，高流动性导致局灶性黏附形成减少，细胞形态圆形，星形胶质细胞分化增多。其机制研究表明，低流动性可能促进局灶性黏附形成，激活 FAK-MEK/ERK 信号通路，最终促进神经干细胞向神经元分化，为相关组织工程支架的开发利用提供了一种新策略。

b. 羟基红花黄素 A（HSYA）

应用 HSYA 与生理盐水分别治疗制作的大鼠脊髓损伤模型，发现注射 HSYA 治疗可以显著降低组织损伤程度和水肿、中性粒细胞浸润、氧化应激、炎症因子、肿瘤坏死因子-α 及白细胞介素-6 的表达，即可抑制大鼠 SCI 相关的氧化应激、炎症反应和凋亡事件的发生。此外，应用 HSYA 治疗可以显著促进大鼠肢体功能的恢复，说明 HSYA 是一种潜在的人类 SCI 神经保护剂，为脊髓损伤后修复提供了新的治疗思路。

2. 应用功能性神经支架治疗脊髓损伤

无论是急性全脊髓横切，还是瘢痕组织切除后慢性全脊髓损伤，在脊髓损伤部位都会出现不同长度的间隙。因此，在病灶间隙内植入理想的生物支架以重新连接两个截面是帮助损伤脊髓神经轴突再生和功能恢复所必需的。此外，合适的生物支架还可提供额外的生物活性因子，促进损伤激活的脊髓神经干细胞参与功能再生。

a. 西妥昔单抗和紫杉醇共修饰胶原支架对急性脊髓损伤具有联合修复作用

研究已证明，西妥昔单抗与紫杉醇均可以促进神经元或轴突的再生，在一定程度上促进严重 SCI 的修复。因此，综合分析影响神经元分化或轴突生长的各种因素后，构建复合系统可能是增强脊髓损伤再生修复的一种更有前途的策略。西妥昔单抗可以通过抑制表皮生长因子（EGFR）信号通路来促进神经干细胞向神经元的方向分化。紫杉醇通过干扰细胞分裂过程中微管的正常破裂来调节微管的稳定性，适度的微管稳定可防止中枢神经系统损伤后轴索的收缩和扩张，并刺激中枢神经系统神经突的生长。研究表明，在 SCI 部位应用紫杉醇可以促进神经轴突再生，减少瘢痕形成，最终促进脊髓功能的恢复。应用经西妥昔单抗与紫杉醇共同修饰的胶原支架，可以在促进神经再生修复方面具有联合作用。

b. NT3-壳聚糖治疗脊髓损伤

研究证明，用神经营养因子 3（neurotrophin 3，NT3）-壳聚糖治疗脊髓损伤的灵长类动物——猴取得了明显效果。NT3-壳聚糖具有神经保护和高度抗炎的作用，可以减少炎症相关因子的释放及胶质瘢痕的形成，在促进神经轴突再生方面有重要作用，且该研究以灵长类动物猴为模型，由于猴与人类基因的同源性及两者脊髓解剖结构的相似性均较高，研究结果更有临床应用价值。尽管相关研究提供了几种治疗策略，但无论何种治疗策略都无法保证新生或新分化形成的神经元轴突与原有的下游目标神经元之间形成正确的连接，因此不能确定形成有效的信号传导。

脊髓损伤的修复是世界性难题。近年来，由于神经干细胞的发现及分离成功，功能性神经支架的构建及一些生物因子的应用给脊髓损伤治疗带来了新的希望。此外，通过植入膀胱起搏器控制排尿已经应用于临床，通过在承重支具辅助下的硬脊膜外刺激恢复行走功能，已经在部分病人中取得成功。这些技术还处在探索阶段，仍有大量影响脊髓损伤治疗的问题有待解决。此外，缺乏进一步的临床试验证明这些治疗方式的疗效性及可靠性。总之，目前距离实现脊髓损伤病人神经功能完全或显著恢复目标还有很长的路要走。我国的脊髓损伤研究在细胞移植、细胞因子的应用、生物材料支架等方面有一定的研究基础，经过广大基础研究工作者及临床工作者的努力，脊髓损伤后治疗有望取得突破。

（四）脑起搏器关键技术、系统与临床应用

帕金森病在 65 岁以上人群中患病率高达 1.7%，随着我国老龄化进程加快，此类神经系统类疾病成为最严重的社会负担之一，并且大量病人难以用药物治疗。脑深部刺激器（又称"脑起搏器"）是"中国制造 2025"重点点名产品，通过完全植入人体内部的刺激器给植入大脑深部的电极发送电脉冲来调节大脑功能，是帕金森病等疾病的首选非药物疗法，在癫痫、抑郁、药物成瘾、阿尔茨海默病等 39 种脑病治疗与发病机制研究中也有广阔的应用前景。

脑起搏器需要长期植入大脑并以远超脑电流的强度工作，对系统安全、可靠和稳定性的要求极为苛刻，技术门槛极高，全球市场一直被美国一家医疗器械巨头公司所垄断。而我国也在相关方面进行了尝试，具体如下。

自主创新，打破垄断：在多个国家项目的支持下，依托神经调控技术，国家工程实验室汇集了清华大学的工科优势和天坛医院、协和医院及 301 医院的临床优势，并由北京品驰医疗设备有限公司实现产业化，历经 17 年，打破垄断，自主突破美国技术封锁，建立了包括关键技术、工程制造及临床应用在内的三大体系，设计研发了三大类八个子类的全品类脑起搏器产品，获得了 6 个三类产品注册证和 4 个二类产品注册证，不仅实

现了从无到有的跨越，还通过医工融合、自主创新，以一系列原创性的理论、方法和技术突破攻克了几个世界性临床难题，实现了技术引领。

主要技术创新：针对帕金森病晚期步态障碍无方可治的难题，清华大学研发团队提出了不同病态节律的组合采用不同刺激频率组合的变频刺激概念，相对于原先的单频刺激，发明了变频刺激疗法和变频脑起搏器，首次实现了步态障碍和运动障碍的同步治疗，获得了美国疗法专利和国际发明展金奖，此研究被写入专家共识，并得到了国际同行权威学者的高度关注和公开认可；通过分形方法优化涡流场分布、减少涡流发热，基于耦合规律发明了提高植入体内线圈和体外线圈的对中方法，发现了皮肤和植入刺激器的温升规律，综合上述发明，实现了体外无线高效充电下的"零灼伤"，并首次实现脑起搏器超过 10 年的质保寿命；发现了头颈抻拉导致电极导线断裂的机制，进而从结构、材料和人体组织结合角度进行创新设计，并发明了新的固定手术方法，实现了植入电极的"零断裂"；发明了软硬件结合的安全可靠的远程程控技术，使异地病人术后无需返回手术医院即可获得程控治疗，极大地方便了病人；发明了具有同步记录功能的脑起搏器，实现了刺激时对大脑内部信息的实时采集，并实现了基于睡眠检测的闭环刺激，也为中国脑计划提供了特色创新研究工具。

该项目自主突破了新型高端医疗器械脑起搏器的核心技术，打破了国外技术和产品的垄断，被美国梅奥中心权威专家评价为提供了可替代美国巨头的高性价比产品，2017年度国内植入占比已达到 60%，开创了我国自主高端医疗器械超越进口产品的先河，对促进行业进步有鲜明的示范意义，产品疗效显著，病人的运动评分改善 70%以上，对于有步态障碍的病人的疗效优于进口产品，平均为每位病人节省 10 万元以上，有 6300 多位病人植入，给成千上万病人及其家庭重新带来生活希望，三年销售额 5.8 亿元，节支4 亿元，取得了重大的社会效益和经济效益。该产品不仅在国内 29 个省区市的 160 家医院应用，还沿"一带一路"在 3 个海外国家实现出口，进而成功打入英国这一欧洲发达国家市场，这具有标志性意义，推动了该医疗行业的飞速发展，使脑起搏器手术医院和临床医师规模增长 20 多倍，并为 9 个国家培训了医师，实现了中国诊疗范式在海外的推广。基于脑起搏器的成果，用于治疗癫痫的迷走神经刺激器、治疗尿失禁大便失禁的骶神经刺激器和治疗疼痛的脊髓刺激器相继研发成功并进入临床，推动我国建立了一个自主的神经调控产业，与美国初步形成了两极格局态势。

该项目授权专利 97 项（其中中国发明专利 51 项、美国发明专利 2 项），成果入选中国高校"十大科技进展"，并获得中国生物医学工程学会首届黄家驷生物医学工程奖唯一的一等奖和北京市科学技术奖一等奖。该项目显著提升了我国高端有源植入式医疗器械的科研、产业化和临床应用水平，成为我国近 20 年来在该领域实现从跟跑、并跑到领跑的成功范例。

（五）意识障碍病人的神经功能检测和临床干预

随着医疗技术的进步，重型颅脑损伤、脑出血或其他严重神经系统疾病病人死亡率明显下降。随之而来的是意识障碍病人的逐年增多，给国家、社会及家庭带来了沉重负担，面临医疗、护理和伦理等诸多问题。对于意识障碍的研究至关重要，是神经系统疾病研究的重要部分。

1. 意识障碍的认知科学定义

从认知科学角度来讲，意识包括两个维度：觉醒和认知（或觉知）。意识障碍（disorder of consciousness，DOC）包括昏迷、植物状态/无反应觉醒综合征（vegetative state，VS/unresponsive wakefulness syndrome，UWS）、微意识状态（minimally conscious state，MCS）三种状态。昏迷：网状上行激活系统结构受到严重损伤导致，病人既无觉醒又无认知。VS/UWS：广泛皮质、丘脑或二者之间的连接受到严重创伤而无网状结构受损时发生，病人有觉醒但无认知。MCS：介于两者（昏迷和VS/UWS）之间，病人觉醒而认知功能不全，对MCS病人的功能检测和干预，具有重要的临床意义。

2. 意识障碍的检测方法

a. 行为学量表

行为学量表为传统的评价方法，常用的有：格拉斯哥昏迷评分（GCS）、昏迷恢复量表-修订版（CRS-R）、无反应状态整体分级量表（FOUR）等。GCS多用于急性期病人意识水平的判断，简单快捷。慢性DOC病人，临床目前最常用CRS-R。

b. 功能影像学技术

影像学研究通常分为任务态（功能态）和无任务休息态（静息态）研究。

正电子发射断层成像（PET）：最早用于DOC病人研究的功能影像方法之一。研究显示，全脑代谢检测并不能作为DOC意识水平的敏感指标，特定脑区或脑网络的代谢活动更有可能反映MCS病人的意识水平。

功能磁共振成像（fMRI）：包括静息态fMRI和任务态fMRI。静息态fMRI：目前研究多为默认模式网络（DMN），包括前额叶内侧皮层、中脑后区、颞叶内侧和顶叶外侧皮层。DMN直接反映内部的意识水平，可预测DOC病人的预后。任务态fMRI：仍处于定性研究阶段。有研究报道发现，在听觉、视觉、热等刺激时，MCS病人可检测出皮质激活。

脑电图（EEG）：静息态脑电图价值有限。多用诱发电位脑电图，分为刺激相关电位和事件相关电位（ERP）。研究表明，ERP脑电晚期成分（MMN、P300等）与病人意识状态有明显的相关性。

功能性近红外光谱技术（fNIRS）：通过测量脑组织对近红外光的吸收来无创监测脑活动。与EEG相比，fNIRS具有较好的空间分辨率（1~2cm）；与fMRI相比，fNIRS具有较好的时间分辨率，其可在床边长时间记录、连续重复测量，具备一定优势。

3. 意识障碍的预后评估

DOC病人的恢复主要包括意识恢复与功能恢复两部分，功能恢复显而易见，目前研究多针对意识恢复的预后评估。

功能影像技术的发展为预测DOC病人预后提供了可能，如静息态功能连接减少

（DMN 等）与意识损害程度成比例，预示 DOC 病人预后不良；MMN 与病人意识水平相关，并预测病人意识恢复的能力。目前诸多的检测手段和预后仍停留在相关性研究阶段。

4. 意识障碍的临床干预

a. 神经调控治疗

神经调控治疗技术包括脑深部电刺激（DBS）、脊髓电刺激（SCS）、正中神经刺激（MNS）、经颅磁刺激（TMS）、迷走神经电刺激（VNS）等。基于丘脑在 DOC 病理机制中的重要作用，DBS 技术得到了广泛应用。SCS、MNS、VNS 等技术也在部分中心得以研究应用。此类技术干预一直饱受争议，需要高质量的随机对照试验（RCT）临床研究予以证实其确切疗效。

b. 药物治疗

药物有神经系统抑制剂（唑吡坦、拉莫三嗪等）和兴奋剂（金刚烷胺、苯丙胺等）。目前我国关于促醒药物的研究尚少，缺乏高质量的随机对照的临床研究。

c. 综合康复及高压氧治疗

综合康复指多感觉刺激，包括肢体训练和体位、音乐、光、电、体感的刺激等，将外界刺激传入大脑，以达到促醒目的，如音乐疗法促进病人早期苏醒。高压氧治疗是目前国内推荐的促醒方法之一，国内 meta 分析报道显示，高压氧治疗对于 DOC 病人苏醒的有效性是肯定的。

d. 中医治疗

研究较多的醒脑静注射液是由安宫牛黄丸改制的药品，具有醒神开窍、活血化瘀、清热解毒之功效。针灸治疗颅脑创伤昏迷属于中医学"神昏"等询证范畴，有醒脑开窍的疗效。整体治疗效果有待科学验证。

（六）人工智能

人工智能（artificial intelligence，AI）概念诞生于 20 世纪 50 年代，属于计算机科学范畴，即研究、开发用于模拟、延伸和扩展人的智能的理论、方法、技术及应用系统的一门信息科学。近年来，人工智能已经渗透到各个领域。得益于卷积神经网络（convolutional neural network，CNN）模型的出现，人工智能逐渐在医学诊疗方面得到应用，包括医学影像、临床决策支持、病史资料挖掘、病理学读片等众多领域。当前，人工智能技术与医疗领域融合不断加快，计算能力、算法模型等基础条件的日臻成熟及影像数据的爆炸式增长成为推动医学人工智能发展的重要因素。

神经系统的损伤具有不可逆性，致残致死率很高。早发现、早诊断、早干预是神经系统疾病有效诊治的关键。长期以来，神经系统疾病专业诊疗存在优质医师资源分配不均、专科医师培养周期长、医师资源供需缺口大等问题。神经系统疾病发病率高、数据量大，其医学影像有固定框架，处理方式成熟，适合人工智能的应用。人工智能技术可以通过分析大量医疗数据，辅助早期疾病诊断，有望解决当前我国医疗资源分布不均、医院影像科医师数量不足、医师水平参差不齐，以及在基层漏诊、误诊率高的问题，同时也能解决当前大数据科研工作中影像资料判读一致性差、耗时长的问题。

2017 年 7 月 20 日，国务院正式印发的《新一代人工智能发展规划》提出了面向 2030 年我国新一代人工智能发展的指导思想、战略目标、重点任务和保障措施，其中在涉及民生需求的医疗、养老等方面，《新一代人工智能发展规划》重点提出应加快人工智能创新应用，为公众提供个性化、多元化、高品质服务。我国人工智能与神经系统疾病相结合的研究和应用在国家的大力支持下取得了较大发展。国家神经系统疾病临床医学研究中心已经发起并成立了全国首家神经疾病人工智能研究中心，开展了头部 MRI、CT 影像人工智能诊断产品的研发，并取得了一定的成果。

依托国际领先的脑出血影像数据库，天坛医院通过对海量疾病影像信息的深度学习，在早期血肿扩大预测和脑出血病因的人工智能判别两个方向初步完成了探索。其中血肿扩大阳性预测率可达 85%~90%；在脑出血病因的早期判别准确率可达 88%，临床经验较为欠缺的低年资医师可以在人工智能技术的辅助下，获得和全国知名教授一致的诊断准确率，两项研究的初步成果都以竞赛的形式在国家会议上进行展示。

在脑缺血研究方面，清华大学生物医学影像研究中心依托中国人动脉粥样硬化风险评估（CARE II）项目，开发出磁共振斑块影像人工智能解决方案，血管壁分割准确率达 97.2%，并且可从斑块形态、成分特征方面进行准确全面的判读分析。

上海华山医院开发出人工智能颅内动脉瘤影像筛查工具，上海仁济医院利用人工神经网络对 594 例前交通动脉瘤的临床资料和影像特征进行学习后预测前交通动脉瘤的破裂风险，其预测准确率达到 95%。在烟雾病的诊疗中，华山医院利用 CNN 模型通过 DSA 对烟雾病进行早期快速的诊断，而在烟雾病的出血预测方面，天坛医院开发的人工神经网络模型对烟雾病的出血预测准确率达到 91%。

神经系统肿瘤由于病种分类多样、临床预后差异大，其影像诊断一直是临床难题。人工智能技术不断发展，使挖掘肉眼无法获取的肿瘤影像学信息成为可能。

清华大学医学院与天坛医院合作，提取脑干胶质瘤病人的磁共振影像特征并结合采集到的临床参数，利用机器学习技术建立预测模型，可以计算出脑干胶质瘤病人发生 *H3 K27M* 基因突变的概率。另外，北京天坛医院使用人工智能技术探索了通过 MRI 影像判断低级别胶质瘤 p53 突变状态、Ki-67 表达水平及 ATRX 突变状态等肿瘤分子生物学特征的价值。

目前，我国阿尔茨海默病病人超过 950 万，患病人数已居世界第一。阿尔茨海默病在患病早期是可以被干预的，但检测相对困难，宣武医院、北京大学人民医院、中日友好医院等十几家医院与科技企业等相关机构达成战略合作，已经积累了 1000 例以上具有系统性随访的阿尔茨海默病病人神经心理学测验、血液学检查、结构影像学及脑电图等多种临床数据，综合运用机器训练、统计分析和深度学习的方法，训练多模态神经网络训练模型，有望提前两至三年预测阿尔茨海默病的可能性及病情发展。

此外，我国临床医师及科研人员也在人工智能对于癫痫、帕金森病等神经系统疾病的检测及评估方面进行了探索。

人工智能在神经系统疾病中的发展也面临挑战，包括医疗数据量的积累和人才培养，人工智能产品应用于临床的标准和方式，医疗机构与政府和企业的合作模式及明确医疗责任主体，以及划清权责范围等，未来应进一步明确针对 AI 诊断进入临床应用的法律标准，做出 AI 诊断的主体在法律上是医师还是医疗器械，以及 AI 诊断出现缺陷或医疗过失的判断依据等问题。

现有的人工智能技术尚处于初级阶段，已经成为未来神经系统疾病医疗领域中的重要研究方向。随着计算机技术的不断发展，人工智能应用场景会越发丰富，人工智能技术也将逐渐成为影响神经系统疾病行业发展、提升神经系统医疗服务水平的重要因素。

<h2 style="text-align:center">主要参考文献</h2>

[1] 中华帕金森病脑深部电刺激疗法专家组. 中国帕金森病脑深部电刺激疗法专家共识. 中华神经外科杂志, 2012, 28(8): 855-857.

[2] Ahmed R, Oborski MJ, Hwang M, et al. Malignant gliomas: current perspectives in diagnosis, treatment, and early response assessment using advanced quantitative imaging methods. Cancer Management and Research, 2014, 6: 149-170.

[3] Bergfeld IO, Mantione M, Hoogendoorn MLC, et al. Deep brain stimulation of the ventral anterior limb of the internal capsule for treatment-resistant depression a randomized clinical trial. Jama Psychiatry, 2016, 73(5): 456-464.

[4] Brennan CW, Verhaak RG, McKenna A, et al. The somatic genomic landscape of glioblastoma. Cell, 2013, 155(2): 462-477.

[5] Carter B, Lownie SP. Robotic digital subtraction angiography systems within the hybrid operating room. Neurosurgery, 2011, 68(5): 1433.

[6] Cenzato M, Dones F, Boeris D, et al. Contemporary tools in arteriovenous malformations surgery. Journal of Neurosurgical Sciences, 2018, 62(4): 467-477.

[7] Choudhri O, Mukerji N, Steinberg GK. Combined endovascular and microsurgical management of complex cerebral aneurysms. Frontiers in Neurology, 2013, 4.

[8] Creed M, Pascoli VJ, Luscher C. Refining deep brain stimulation to emulate optogenetic treatment of synaptic pathology. Science, 2015, 347(6222): 659-664.

[9] Cukiert A, Cukiert CM, Burattini JA, et al. Seizure outcome after hippocampal deep brain stimulation in patients with refractory temporal lobe epilepsy: A prospective, controlled, randomized, double-blind study. Epilepsia, 2017, 58(10): 1728-1733.

[10] Geller EB, Skarpaas TL, Gross RE, et al. Brain-responsive neurostimulation in patients with medically intractable mesial temporal lobe epilepsy. Epilepsia, 2017, 58(6): 994-1004.

[11] Hoh BL, Putman CM, Budzik RF, et al. Surgical and endovascular flow disconnection of intracranial pial single-channel arteriovenous fistulae. Neurosurgery, 2001, 49(6): 1351-1363.

[12] Holtzheimer PE, Husain MM, Lisanby SH, et al. Subcallosal cingulate deep brain stimulation for treatment-resistant depression: a multisite, randomised, sham-controlled trial. Lancet Psychiatry, 2017, 4(11): 839-849.

[13] Hu H, Mu Q, Bao Z, et al. Mutational landscape of secondary glioblastoma guides MET-targeted trial in brain tumor. Cell, 2018, 175(6): 1665-1678.e18.

[14] Jiang T, Mao Y, Ma W, et al. CGCG clinical practice guidelines for the management of adult diffuse gliomas. Cancer Lett, 2016, 375(2): 263-273.

[15] Kuhn J, Hardenacke K, Lenartz D, et al. Deep brain stimulation of the nucleus basalis of Meynert in

Alzheimer's dementia. Molecular Psychiatry, 2015, 20(3): 353-360.

[16] Kulcsar Z, Machi P, Schaller K, et al. Trans-venous embolization of a basal ganglia ruptured arteriovenous malformation with open surgical arterial control: A hybrid technique. Journal of Neuroradiology, 2018, 45(3): 202-205.

[17] Laxton AW, Tang-Wai DF, McAndrews MP, et al. A phase I trial of deep brain stimulation of memory circuits in Alzheimer's disease. Annals of Neurology, 2010, 68(4): 521-534.

[18] Li SW, Zeng AL, Hu Q, et al. miR-423-5p contributes to a malignant phenotype and temozolomide chemoresistance in glioblastomas. Neuro-Oncology, 2017, 19(1): 55-65.

[19] Makaloski V, von Deimling C, Mordasini P, et al. Transcarotid approach for retrograde stenting of proximal innominate and common carotid artery stenosis. Annals of Vascular Surgery, 2017, 43: 242-248.

[20] Ostrom QT, Bauchet L, Davis FG, et al. The epidemiology of glioma in adults: a "state of the science" review. Neuro Oncol, 2014, 16(7): 896-913.

[21] Riva-Posse P, Choi KS, Holtzheimer PE, et al. A connectomic approach for subcallosal cingulate deep brain stimulation surgery: prospective targeting in treatment-resistant depression. Molecular Psychiatry, 2018, 23(4): 843-849.

[22] Salanova V, Witt T, Worth R, et al. Long-term efficacy and safety of thalamic stimulation for drug-resistant partial epilepsy. Neurology, 2015, 84(10): 1017-1025.

[23] Sartorius A, Kiening KL, Kirsch P, et al. Remission of major depression under deep brain stimulation of the lateral habenula in a therapy-refractory patient. Biological Psychiatry, 2010, 67(2): E9-E11.

[24] Senova S, Chaillet A, Lozano AM. Fornical closed-loop stimulation for Alzheimer's disease. Trends in Neurosciences, 2018, 41(7): 418-428.

[25] Sfyroeras GS, Karathanos C, Antoniou GA, et al. A meta-analysis of combined endarterectomy and proximal balloon angioplasty for tandem disease of the arch vessels and carotid bifurcation. Journal of Vascular Surgery, 2011, 54(2): 534-540.

[26] Shi Y, Guryanova OA, Zhou WC, et al. Ibrutinib inactivates BMX-STAT3 in glioma stem cells to impair malignant growth and radioresistance. Science Translational Medicine, 2018, 10(443).

[27] van Tellingen O, Yetkin-Arik B, de Gooijer MC, et al. Overcoming the blood-brain tumor barrier for effective glioblastoma treatment. Drug Resistance Updates, 2015, 19: 1-12.

[28] Wang K, Wang Y, Fan X, et al. Regional specificity of 1p/19q co-deletion combined with radiological features for predicting the survival outcomes of anaplastic oligodendroglial tumor patients. J Neurooncol, 2018, 136(3): 523-531.

[29] Wang QW, Wang ZL, Li GZ, et al. Identification of IDH-mutant gliomas by a prognostic signature according to gene expression profiling. Aging-Us, 2018, 10(8): 1977-1988.

[30] Wang QX, Cai JQ, Fang C, et al. Mesenchymal glioblastoma constitutes a major ceRNA signature in the TGF-beta pathway. Theranostics, 2018, 8(17): 4733-4749.

[31] Wang RL, Li YQ, Zhu G, et al. Long noncoding RNA CASC2 predicts the prognosis of glioma patients and functions as a suppressor for gliomas by suppressing Wnt/beta-catenin signaling pathway. Neuropsychiatric Disease and Treatment, 2017, 13: 1805-1813.

[32] Wu MY, Zhang HX, Tie CJ, et al. MR imaging tracking of inflammation-activatable engineered neutrophils for targeted therapy of surgically treated glioma. Nature Communications, 2018, 9.

[33] Xia SJ, Ji R, Zhan WW. Long noncoding RNA papillary thyroid carcinoma susceptibility candidate 3 (PTCSC3) inhibits proliferation and invasion of glioma cells by suppressing the Wnt/beta-catenin signaling pathway. BMC Neurology, 2017, 17: 30.

[34] Yamakawa K, Kiyama S, Murayama Y, et al. Incidence and neurological outcomes of aneurysm rupture during interventional neuroradiology procedures in a hybrid operating suite. Journal of Anesthesia, 2012, 26(4): 592-594.

[35] Yao B, Jin P. A unique epigenomic landscape defines the characteristics and differentiation potentials of glioma stem cells. Genome Biology, 2018, 19(1): 51.

[36] Zhang ZX, Roman GC, Hong Z, et al. Parkinson's disease in China: prevalence in Beijing, Xian, and

Shanghai. The Lancet, 2005, 365(9459): 595-597.

[37] Zhou H, Vallieres M, Bai HX, et al. MRI features predict survival and molecular markers in diffuse lower-grade gliomas. Neuro Oncol, 2017, 19(6): 862-870.

常见精神障碍研究进展

邓佳慧　刘佳佳　陆　林

北京大学第六医院/北京大学精神卫生研究所

精神障碍指的是大脑机能活动发生紊乱，导致认知、情感、行为和意志等精神活动不同程度障碍的总称，主要包括精神分裂症、抑郁障碍、睡眠障碍、物质依赖、儿童精神障碍等疾病，已成为全球性的公共卫生问题和社会问题。流行病学调查显示，2010年精神疾病导致全球 23.2 万人死亡，是导致死亡和疾病的第五大原因，是导致非致命性疾病的首要原因。2018 年北京大学第六医院黄悦勤教授作为 Lancet 委员会成员参与了世界精神卫生调查报告的撰写，报告指出过去 25 年里全世界的精神障碍负担显著增加，从 2010~2030 年，精神健康问题会给全球经济造成高达 16 万亿美元的损失。我国精神障碍患病率高达 17.5%，占全球精神疾病负担的 17%。精神障碍已成为 21 世纪人类最大的健康挑战，日益严重的精神健康问题给公众、社会，以及全球经济带来持久的危害。继欧美推出"脑计划"项目后，我国也在积极开展脑科学研究，不断加大对精神障碍发病机制和治疗措施研究的投入力度，并取得了一定的进展。现将 2018 年度我国常见精神障碍的主要研究进展简述如下。

（一）AD 研究进展

随着社会老龄化进程加速，我国阿尔茨海默病（Alzheimer's disease，AD）的发病率呈现上升趋势，现已成为 AD 发病率增长速度最快的国家之一，预计到 2050 年我国 AD 病人将达 2000 万例。目前，AD 的发病机制未明，其诊断和治疗仍是临床面临的巨大挑战。

AD 两大特征性神经病理学变化为细胞内神经原纤维缠结聚集和细胞外老年斑的沉积，陆军军医大学王延江研究团队发现，AD 转基因小鼠外周血中的人源化 β 淀粉样蛋白（Aβ）可通过血脑屏障进入正常小鼠脑内形成斑块，与学习和记忆相关的海马脑区出现病理性改变并伴有脑血管病变，小鼠出现阿尔茨海默病样症状。华中科技大学王小川团队发现，生成 Aβ 所需的关键剪切酶 BACE1 的异常苏木化修饰可帮助 BACE1避免被溶酶体降解，增加其稳定性和活性，增加 Aβ 生成，加速神经元损伤，从而引起 AD 相关的病理性改变，该研究为 AD 的防治提供了新的分子靶点。北京大学第六医院陆林院士团队通过荟萃分析发现，与基线时无睡眠问题的个体相比，报告睡眠障碍者发生不同类型痴呆的风险均显著升高，失眠障碍使 AD 的风险显著升高，研究提示我们可通过睡眠情况筛查出痴呆高危人群，为痴呆的早期防治提供了循证支持。综上，我国学者在 AD 的病因学研究方面进行了探索，研究结果为 AD 的预防和治疗提供了新的思路。

（二）物质依赖研究进展

物质依赖（物质成瘾）是一种以强迫性用药为特征的慢性复发性脑疾病，引起严重的公共健康和社会问题。药物成瘾不仅对滥用药物的个体造成严重的躯体和精神危害，还给国民经济造成巨大损失。物质成瘾的本质是一种以成瘾性物质引起的神经突触可塑性改变为基础的病理性记忆，是成瘾性物质的欣快感（奖赏效应）与环境线索相关联的学习过程，如何消除成瘾者对成瘾性物质持久、难以消除的记忆是防治成瘾的关键。

复旦大学马兰研究团队发现，激活前额叶下边缘皮层 β-arrestin2 介导的受体信号通路能促进可卡因成瘾的消退学习、抑制环境线索诱导的可卡因复吸。中国科学院研究者朱英杰博士发现，奖赏和惩罚刺激都能显著激活丘脑室旁核（PVT）的神经元，抑制 PVT 神经元的电活动，小鼠消退速率显著减慢。南京大学梁莹研究团队和上海交通大学医学院附属精神卫生中心袁逖飞教授合作，对戒断 2~15 天的吸毒者进行为期 10 天的左脑背外侧前额皮层的经颅磁刺激干预治疗，发现接受经颅磁刺激治疗的病人戒断症状快速下降，复吸欲望降低，睡眠质量提高，抑郁和焦虑症状减弱，即经颅磁刺激作为一项临床安全有效的物理治疗手段，有望降低吸毒者的复吸率和犯罪率。阿片类物质使用障碍（OUD）与过早死亡的高风险有关。药物辅助治疗（MAT）是阿片类药物依赖的主要治疗方法。北京大学第六医院陆林研究团队对治疗状态、不同类型、不同用药周期、不同剂量及保留时间的全因死亡率、过量粗死亡率（CMR）和相对危险度（RR）进行荟萃分析，结果显示，与接受 MAT 的病人相比，未治疗的病人全因死亡率和过量粗死亡率更高，出院病人全因死亡和超剂量死亡的风险更高，长效纳曲酮在预防阿片类物质使用障碍病人早死方面具有明显优势。总之，以上研究为物质依赖等精神障碍的治疗提供了重要的生物学靶点，开辟了物质依赖治疗的新方向。

（三）精神分裂症研究进展

精神分裂症是一种常见的重症精神疾病，其终生患病率为 0.3%~0.7%，是导致长期残疾的全球十大疾病之一，给社会和家庭带来沉重的经济负担与心理负担。其发病机制尚不明确，可能与生物、心理、社会等多种因素有关，遗传度高达 60%~80%，治疗方法主要是抗精神病药物结合心理治疗。基因组学及神经科学上的进步，为研究精神分裂症的发病机制和治疗措施起到了重大的推动作用。

1. 精神分裂症的分子遗传学及相关研究

中国科学院罗雄剑和陈勇彬研究团队用 Sherlock 算法系统整合了来自精神分裂症的 GWAS 遗传相关数据和大脑表达数量性状基因座（eQTL）数据，发现遗传变异可能通过影响 GLT8D1 和 CSNK2B 基因表达来影响神经发育，最终导致精神分裂症发生，该研究为阐明精神分裂症的遗传机制提供了新思路。

2. 精神分裂症的脑影像学研究

中国科学院陈楚侨研究团队发现，与健康被试者相比，精神分裂症病人、强迫症病人及精神分裂症共病强迫症的病人在默认网络和执行控制网络子脑区之间都表现出增强的功能连接。中国科学院张向阳研究团队发现，首发、未服药精神分裂症病人的颞上叶皮层功能连接异常降低，采用支持向量机算法成功地确定了每个精神分裂症病人的诊断，并预测了对抗精神分裂症的治疗效果。

3. 精神分裂症的治疗研究

中国医药大学 Hsien-Yuan Lan 研究团队开展的一项随机、双盲、安慰剂对照研究发现，苯甲酸钠均能更好地改善精神分裂症阴性症状评定量表（SANS）、阳性和阴性症状量表（PANSS）总评分、PANSS 阳性评分、生活质量量表。中国科学院研究人员发现杂合子的 miR-137 敲低小鼠表现出明显的精神障碍，如刻板重复行为、社交能力下降、学习记忆功能缺陷等，注射 miR-137 的靶基因 *Pde10a* 的特异性抑制剂（papaverine）或者短发夹 RNA 病毒（sh-Pde10a）可以有效减少刻板重复行为，增强社交能力和学习记忆等功能，该研究提示 papaverine 等 *Pde10a* 抑制剂有可能成为 miR-137 缺失类的精神障碍的潜在药物。抗精神病药物可以改善精神分裂症症状，减少复发频率，但不同病人对相关药物的治疗反应差异较大。北京大学第六医院岳伟华研究团队开展了一项多中心研究，对精神分裂症病人抗精神病药物治疗反应进行了全基因组关联研究，发现 5 个新型基因位点与抗精神病药物治疗响应相关，分别为 MEGF10-rs72790443、SLC1A1-rs1471786、PCDH7-rs9291547、CNTNAP5- rs12711680 及 TNIK-rs6444970，这一发现加深了对精神病治疗反应机制的理解，为指导精神分裂症病人个体化治疗提供了依据。

综上所述，分子遗传学、分子药理学、神经影像学等技术的发展为探索精神分裂症神经生物病理性机制和新药研发开辟了一条有价值的新途径，有望取得突破性进展。

（四）情感障碍研究进展

1. 抑郁症研究进展

抑郁障碍是临床最常见的精神心理疾病之一，终生患病率为 15%~18%，是世界范围内疾病致残的第二大因素，由抑郁障碍所导致的疾病负担居各类精神心理疾病首位，WHO 预测至 2030 年重症抑郁将位列全球疾病负担首位。

a. 抑郁症遗传学研究进展

抑郁症现已成为威胁人类精神健康的重大疾病，给社会和家庭带来沉重的负担，但至今其发病机制尚未完全明确，可能与遗传、生物化学、心理、社会和环境等多种因素有关。厦门大学张杰团队与中国医学科学院许琪团队合作，发现多发性内分泌肿瘤蛋白（menin）在抑郁症小鼠模型中表达显著降低，并进一步证明炎症通路拮抗剂可以有效逆转 menin 缺失小鼠的抑郁样行为，并在中国人群中确认了抑郁症新的致病基因 *MEN1*，为抑郁的诊治提供了新的靶点。

b. 抑郁症影像学研究进展

复旦大学冯建峰团队通过大样本脑影像学数据的挖掘，发现抑郁程度与外侧眶额皮层、扣带回、楔叶、角回及颞叶皮质的功能连接相关，并且外侧眶额皮层、楔叶及前额叶皮质脑区间功能连接的增强共同构成了抑郁与睡眠质量关系的脑神经环路基础。该研究首次阐释了抑郁与睡眠障碍共病的可能的脑神经机制，为改善抑郁病人的睡眠问题及抑郁症的治疗提供了科学证据及治疗靶点。

c. 抑郁症治疗研究进展

药物治疗是当前抑郁障碍的主要治疗方法，但起效时间慢，一般需 2~4 周，且对 1/3 的病人无效。浙江大学胡海岚研究团队提出了全新的氯胺酮快速抗抑郁机制，氯胺酮通过阻断外侧缰核簇状放电，从而释放对下游单胺类奖赏脑区的过度抑制，产生快速抗抑郁疗效。在此基础上，胡海岚团队陆续验证了谷氨酸受体 NMDAR、T-VSCC、Kir4.1 作为快速抗抑郁分子靶点的有效性。北京大学第六医院陆林团队发现，抑郁会促进前额叶皮层中蛋白激酶 DAPK1 与谷氨酸受体亚基 NR2B 的结合，据此提出突触外 DAPK1 与 NMDA 受体 2B 亚基相互作用介导快速抗抑郁的新假说，还发现抑郁会导致前额叶皮层中蛋白激酶 PKMζ 信号通路功能的下调，靶向干预该信号通路可产生抗抑郁作用。以上一系列研究推进了人们对抑郁症发病机制的理解，并为研发新型抗抑郁药物提供了多个崭新的分子靶点。

d. 其他

以往研究提示，抑郁是癌症的风险因素，并与癌症的不良预后有关，但其中的机制尚未得到阐释。中国药科大学杨勇团队在前列腺癌病人中的研究发现，抑郁评分高的病人黏着斑激酶（FAK）的表达显著增加，激活交感神经-FAK 信号通路，从而更易发生肿瘤侵袭和转移，而敲低 FAK 能够阻止这一过程。该研究揭示了抑郁促进癌症侵袭和转移的分子基础，提示 FAK 抑制剂可用于抑郁癌症病人的治疗中。

2. 双相情感障碍研究进展

双相情感障碍是以反复发作的躁狂和抑郁及混合发作为特征的常见重性精神障碍，影响全球 2%~3%的人口，是导致工作年龄段成年人残疾的主要原因之一，目前，双相情感障碍误诊率高，治疗反应性不佳，共病多，自杀率高，给病人家庭和社会带来沉重的负担，是临床面临的巨大挑战。

a. 双相情感障碍遗传学研究进展

中国科学院昆明动物研究所李明团队利用迄今最大的汉族双相情感障碍病人队列，对既往研究中报道的 21 个与双相情感障碍有关的单核苷酸多态性（SNP）进行了验证，发现 *FADS1* 和 *MAD1L1* 基因是双相情感障碍的风险基因，同时发现位于 10q26.13 区域的罕见变异 rs78089757 与双相情感障碍显著相关，该研究为阐明我国汉族人群双相情感障碍的遗传和分子机制提供了证据支持。南方医科大学赵存友团队与广州医科大学宁玉萍团队合作研究发现，双相情感障碍病人的长散布重复序列-1（LINE-1）S2 和 S3 区域的甲基化水平降低，LINE-1 的甲基化改变可能与双相情感障碍的发生、发展有关。

b. 双相情感障碍影像学研究进展

四川大学贾志云团队通过荟萃分析发现，精神病性双相情感障碍（P-BD）病人灰质体积较健康对照小，主要表现在前-颞叶皮质、扣带回、中央回和岛叶区域，而 P-BD 病人和非精神病性双相情感障碍（NP-BD）病人在前额叶皮质区域存在灰质体积的差异，P-BD 女性病人及服用抗精神病药物的 P-BD 病人右侧中央回、岛叶灰质体积减小。该研究提示双相情感障碍（BD）的精神病性症状可能与特定皮层的灰质体积减小有关，并且受到年龄和药物的影响。南京医科大学王春团队对 46 项研究进行的荟萃分析发现，与健康对照组相比，双相情感障碍病人在 15 个脑区的灰质体积显著改变，包括前额叶和颞叶皮质广泛的灰质体积减小，壳核、扣带回皮质和楔前叶的增大等。该研究提示前额叶皮质变薄可能是 BD 的关键病理性改变，扣带回的增大可能是一种代偿性机制。

c. 双相情感障碍治疗研究进展

广州医科大学宁玉萍团队对双相抑郁病人进行了为期 12 天的静脉输注氯胺酮治疗，约 60% 的病人对氯胺酮产生治疗应答，犬尿喹啉酸（KYNA）水平的升高与抑郁症状的减轻显著相关，该研究提示犬尿氨酸途径可能参与了氯胺酮的快速抗抑郁作用，血清 KYNA 水平可作为预测氯胺酮抗抑郁疗效的潜在标记物。

（五）创伤后应激障碍研究进展

创伤后应激障碍（post-traumatic stress disorder，PTSD）是一种由威胁性事件或灾难性心理创伤（如地震等）引起的延迟出现并持续存在的精神障碍。恐惧及焦虑反应不能消退是 PTSD 病人的一个重要特征。暴露疗法是目前临床上最常用的治疗方法，虽然暴露疗法可以降低 PTSD 病人的恐惧反应，但是恐惧反应在一定的条件下会再次表现出来，即消退并没有抹除原有的恐惧记忆，治疗效果不能长期维持，这也限制了暴露疗法在临床上的应用。

北京大学第六医院陆林研究团队招募有吃早餐习惯的健康受试者，进行条件性恐惧记忆训练后，食物限制 16h，进行消退训练可以明显增强恐惧记忆消退并抑制恐惧记忆的恢复，对于已经长期形成的稳定的恐惧记忆，食物限制后进行消退训练也能明显促进消退，并且该作用和食欲素水平有明显的相关性。中国科学院王力课题组和张昆林课题组合作研究了胃泌素受体和食欲素受体基因单核苷酸多态性（SNP）对创伤后应激障碍病人症状的影响，研究结果证实促食欲激素系统对应激反应的调节作用，结果提示可以开发针对促食欲激素系统的干预手段治疗 PTSD。自噬是细胞内的一种自食（self-eating）现象，是机体的一种防御和应激调控机制，华中科技大学陈建国研究团队发现恐惧刺激会激活小鼠杏仁核脑区 GABAA 受体转运蛋白 GABARAP 所参与的自噬泡形成，引起GABAA 受体内吞和膜表达下降。给予自噬抑制剂 SAR405 通过阻断 GABARAP 介导的自噬形成，能减弱恐惧记忆的巩固，该研究提示 GABARAP 有望成为治疗创伤后应激障碍、焦虑症、惊恐障碍等疾病的药物新靶点。我国对 PTSD 的关注比其他精神障碍少，研究进展缓慢，随着理论创新和技术的进步，针对 PTSD 发病机制和治疗措施的研究期待能取得突破性的进展。

（六）睡眠医学研究进展

睡眠是一种高度保守的生命现象，与生物进化、物种繁衍和个体生存发展等密切相关。睡眠-觉醒状态的平衡对于脑的高效信息处理、认知功能和情绪的维持、脑疾病的预防具有重要的意义。研究睡眠的功能及睡眠的调控机制等问题有助于我们更好地理解睡眠的本质，为睡眠障碍的治疗提供新方向。

1. 睡眠脑功能研究进展

陆军军医大学胡志安研究团队发现在睡眠-觉醒转换过程中，PVT 的兴奋性显著增高，PVT 与皮层下伏隔核（NAc）之间可形成兴奋性的单突触功能联系，并且下丘脑食欲肽能神经元的输入使得 PVT 在觉醒期产生高兴奋性活动，进而促进觉醒维持。该发现增进了人们对睡眠脑功能及相关疾病的认识，为嗜睡等意识障碍等疾病的治疗提供了靶点。复旦大学黄志力研究团队发现伏隔核 D1 受体阳性神经元活性与觉醒高度相关，主要通过抑制中脑腹侧背盖区和外侧下丘脑中 GABA 能中间神经元，使多巴胺能神经元和食欲素神经元去抑制，调控觉醒行为。此外还发现，由 γ-氨基丁酸能神经元组成的脑干结构"吻内侧被盖核"（RMTg）向中脑多巴胺能神经元有广泛的纤维投射，该处神经元具有生理性睡眠促进作用，并参与了睡眠内稳态的调控。以上研究为失眠障碍、成瘾、精神分裂症等精神障碍的临床治疗提供了新思路和潜在治疗靶点。

浙江大学医学院郭方研究员采用跨突触显示、钙成像等技术发现名为 AOTU 的脑区，它们支配着一群特殊的 TuBu 神经元，与更高脑区域的睡眠稳态中心——椭球体 EB-R2 偶联。该研究为阐述昼夜节律回路和睡眠回路的连接机制提供了非常重要的试验依据。

睡眠对于个体的学习、记忆及决策等大脑高级认知功能的维持至关重要。北京大学中国药物依赖性研究所时杰课题组与心理与认知科学学院朱露莎课题组合作，结果发现，睡眠过程中唤起与价值信息相关的零食名称或许可以促进零食价值信息的巩固，使得个体在觉醒后更容易提取与这些零食相关的正性价值信息。该研究或许可以为无意识状态下改变个体的不良饮食习惯（如挑食、厌食等行为）提供新方向。

2. 睡眠障碍研究进展

失眠是最常见的睡眠障碍，成人患病率为 8%~20%。失眠病人还经常存在日间功能受损，包括难以制定决策、注意力及记忆力下降等。北京大学第六医院陆林团队开展的一项最新研究显示，客观睡眠时长<6h 的失眠障碍病人的认知功能受损更为严重，并且在工作记忆、视觉学习和注意/警觉三个认知领域的受损程度与血清脑源性神经营养因子（BDNF）水平呈显著正相关，该研究为失眠障碍的精准治疗打下了良好的基础。南方医

科大学南方医院张斌研究团队开展的一项大规模前瞻性队列研究发现，手机使用时间越长，随访时失眠程度越重、越容易出现睡眠及情绪问题。不宁腿综合征也是一种常见的睡眠障碍，陆林教授课题组采用荟萃分析的方法发现孕期不宁腿综合征的患病率随孕期延长而升高，该研究为我们了解全球不同地区、不同妊娠阶段不宁腿综合征的患病率提供了全面且直观的数据。阻塞性睡眠呼吸暂停低通气综合征（OSAHS）是一种病因不明的睡眠呼吸疾病，临床表现有夜间睡眠打鼾伴呼吸暂停和白天嗜睡，也是一种常见的睡眠障碍。四川大学华西医院唐向东研究团队前期研究发现，OSAHS 的日间嗜睡和失眠的高觉醒都与高血压的发生有明显的关系。2018 年进一步研究发现，阻塞性睡眠呼吸暂停低通气综合征合并客观睡眠 5~6h 可使高血压患病率增加 45%，而 OSA 联合客观睡眠时间<5h 进一步增加高血压的概率为 80%，因此就高血压风险而言，极短的睡眠时间本身可能比阻塞性睡眠呼吸暂停低通气综合征更有害。以上一系列研究为睡眠障碍的治疗提供了生物学靶标，同时有助于睡眠医学相关政策的制定和疾病防治。

（七）儿童精神障碍研究进展

1. 孤独症研究进展

孤独症是一种起病于婴幼儿期的神经发育障碍，以言语发育障碍、社会交往障碍、兴趣范围狭窄和重复刻板行为为主要特征，病人社会功能受损甚至丧失，造成极大的社会负担。据估计，我国 0~8 岁儿童中孤独症发病率在 1%，且呈逐年升高趋势。由于孤独症的临床表现异质性高，并且孤独症的病因和发病机制尚不明确，临床诊断面临巨大挑战。

a. 孤独症遗传学研究进展

中国科学院孙中生团队与温州医科大学、中南大学科研团队合作，首次分析了基于 DSM-IV 的孤独症不同亚型之间的遗传相似性和差异性，发现与健康儿童相比，不同亚型的孤独症患儿具有更多的遗传相似性，其中典型孤独症和广泛性发育障碍（PDD）病人共享大量的功能性新发突变、致病基因、脑表达模式及生物学通路，但阿斯伯格综合征（AS）病人表现出更多的特异性。且孙中生团队通过对孤独症患儿进行测序发现，*PAK2* 基因与孤独症发病密切相关，并在小鼠模型中得到验证，以上发现一方面为孤独症的研究提供了新的动物模型，另一方面为孤独症提供了新的诊断依据和治疗靶点。

b. 孤独症影像学研究进展

军事医学科学院高全胜团队对 2~5 岁孤独症学龄前儿童的研究发现，与发育正常的儿童相比，孤独症患儿双侧杏仁核体积明显增大，右侧杏仁核体积与年龄呈显著正相关，并且约 1/4 的患儿表现出杏仁核脑区的磁共振信号异常。电子科技大学陈华富团队通过对 5~35 岁男性孤独症病人的脑影像学研究发现，孤独症病人脑结构存在神经解剖学差异，利用数据驱动的聚类方法将病人分为三种亚型后，可观察到不同亚型病人在临床严重程度和脑功能连接异常方面存在显著差异，因此了解孤独症病人神经解剖异质性有助于临床诊断和预后的预测。以往研究发现，孤独症患儿存在脑结构和功能连接异常，但主要关注的是静息态,忽略了脑功能连接的动态变化。深圳大学与哈佛医学院合作研究发现,孤独症病人在某些功能状态下的下丘脑/丘脑与一些感觉网络的瞬间连接性增强,并存在全脑功能连接的动力减弱,且与孤独症的临床症状显著相关,这些结果提示可以将动态脑功能连接作为孤独症的潜在生物标志物,对孤独症病人脑功能动态模式的进一步研究可以帮助我们解释临床表现出的异质性。

c. 孤独症治疗研究进展

中国科学院张永清团队利用 CRISPR/Cas9 技术对食蟹猴 *SHANK3* 基因外显子区域进行编辑后发现,突变猴出现了典型的孤独症核心症状,利用 PET 可检测到脑区的代谢活动减弱,另外抗抑郁药物氟西汀可有效缓解突变猴的行为和脑代谢异常,该研究为研发孤独症治疗药物提供了动物模型和潜在靶点。

2. 注意缺陷多动障碍(ADHD)研究进展

ADHD 是最常见的儿童期行为障碍,常起病于童年期,随着年龄的增长,ADHD 核心症状会减轻,但注意力缺乏的问题持续存在,广泛影响病人的学业水平、职业规划及社会生活能力。

a. ADHD 遗传学研究进展

北京大学第六医院杨莉团队与中科院王晶团队合作开展了首个 ADHD 执行抑制功能的全基因组研究,发现在中国汉族人群中 7p22.3 染色体区域存在与色词干扰时间显著关联的基因位点,且该位点影响 *MICALL2* 基因在人脑内的表达;进一步的动物研究发现,在斑马鱼中降低 *MICALL2* 基因表达可诱导多动-冲动样行为,该行为能够被治疗 ADHD 的药物托莫西汀缓解,为 ADHD 的研究提供了新型的动物模型。

b. ADHD 影像学研究进展

四川大学龚启勇团队对未服药 ADHD 病人和健康对照组的脑影像学数据分析发现,两组人群在脑总体积、灰质和白质体积上均无明显差异,利用随机森林模型建立的脑影像特征可很好地区分 ADHD 病人与健康人群,准确度达 73.7%;对于不同 ADHD 亚型的区分,准确度达 80.1%;左侧颞叶、双侧楔叶和左侧中央沟周围区域皮层形态的改变对于鉴别诊断有显著贡献,而默认网络和岛叶皮质则对 ADHD 亚组的鉴别意义重大。华中科技大学鲁友明团队和朱玲团队合作发现了调控注意力的新型神经元和神经环路,研究表明,大脑皮层腹侧海马 CA1 区域一类表达 5-羟色胺受体 2c 的新型兴奋性神经元(Htr2c 细胞)及海马-脑干动眼神经核(Htr2c-EW)神经环路参与注意力的调控,Htr2c 失活小鼠表现出注意力缺陷,并且选择性调控 Htr2c-EW 神经环路的突触传递,可导致小鼠注意行为的相应改变,该研究为 ADHD 的临床治疗提供了新的思路和作用靶点。

以上只是 2018 年度常见精神障碍研究进展的一部分,限于篇幅不能详细阐述所有的研究成果,但这并不表明没有阐述的研究不重要。总之,精神心理疾病已经成为生命科学领域的重要前沿科学问题,基因组学、神经影像学和生物信息学的快速发展,极大地推动了精神障碍方面的脑功能及其机制研究,将为生命过程探索和重大精神疾病防治提供了强有力的支撑。《"健康中国 2030"规划纲要》着重强调了促进精神心理健康的重要性，预计在未来的 20 年，我国在精神障碍的分类与诊断、治疗与康复及预防复发等方面将取得突破性进展。借助生物大数据、智能识别（人脸、语音、语言逻辑和内容等）、机器学习和智能算法，我国将建立为精神障碍提供评估、筛查、诊断与治疗的人工智能系统，并广泛应用于临床，开发出更多快速有效的抗精神病药物，并辅以神经调控技术，打破现有精神病临床治疗的局限性。随着我国"脑计划"的启动，精神障碍病人生理、行为大数据的采集，以及精神障碍发病机制和检查手段上的突破，我国有望实现个体化精神病学诊疗及精神障碍发生的预测预警，实现我国精神卫生事业的跨越式发展。

主要参考文献

[1] Whiteford HA, Degenhardt L, Rehm J, et al. Global burden of disease attributable to mental and substance use disorders: findings from the global burden of disease study 2010. The Lancet, 2013, 382(9904): 1575-1586.

[2] Patel V, Saxena S, Lund C, et al. The Lancet Commission on global mental health and sustainable development. The Lancet, 2018, 392(10157): 1553-1598.

[3] Phillips MR, Zhang J, Shi Q, et al. Prevalence, treatment, and associated disability of mental disorders in four provinces in China during 2001-05: an epidemiological survey. The Lancet, 2009, 373(9680): 2041-2053.

[4] Charlson FJ, Baxter AJ, Cheng HG, et al. The burden of mental, neurological, and substance use disorders in China and India: a systematic analysis of community representative epidemiological studies. The Lancet, 2016, 388(10042): 376-389.

[5] Bu XL, Xiang Y, Jin WS, et al. Blood-derived amyloid-beta protein induces Alzheimer's disease pathologies. Mol Psychiatry, 2018, 23(9): 1-9.

[6] Bao J, Qin M, Mahaman YAR, et al. BACE1 SUMOylation increases its stability and escalates the protease activity in Alzheimer's disease. Proc Natl Acad Sci USA, 2018, 115(15): 3954-3959.

[7] Shi L, Chen SJ, Ma MY, et al. Sleep disturbances increase the risk of dementia: a systematic review and meta-analysis. Sleep Med Rev, 2018, 40: 4-16.

[8] Huang B, Li Y, Cheng D, et al. beta-Arrestin-biased beta-adrenergic signaling promotes extinction learning of cocaine reward memory. Sci Signal, 2018, 11(512): eaam5402.

[9] Zhu Y, Nachtrab G, Keyes PC, et al. Dynamic salience processing in paraventricular thalamus gates associative learning. Science, 2018, 362(6413): 423-429.

[10] Liang Y, Wang L, Yuan TF. Targeting withdrawal symptoms in men addicted to methamphetamine with transcranial magnetic stimulation: a randomized clinical trial. JAMA Psychiatry, 2018, 75(11): 1199-1201.

[11] Ma J, Bao YP, Wang RJ, et al. Effects of medication-assisted treatment on mortality among opioids users: a systematic review and meta-analysis. Mol Psychiatry, 2018.

[12] Mueser KT, McGurk SR. Schizophrenia. The Lancet, 2004, 363(9426): 2063-2072.

[13] Yang CP, Li X, Wu Y, et al. Comprehensive integrative analyses identify GLT8D1 and CSNK2B as schizophrenia risk genes. Nat Commun, 2018, 9(1): 838.

[14] Wang YM, Zou LQ, Xie WL, et al. Altered functional connectivity of the default mode network in patients with Schizo-obsessive comorbidity: a comparison between schizophrenia and obsessive-compulsive disorder. Schizophr Bull, 2018, 45(1): 199-210.

[15] Cao B, Cho RY, Chen D, et al. Treatment response prediction and individualized identification of first-episode drug-naive schizophrenia using brain functional connectivity. Mol Psychiatry, 2018.

[16] Lin CH, Lin CH, Chang YC, et al. Sodium benzoate, a D-amino acid oxidase inhibitor, added to clozapine for the treatment of schizophrenia: a randomized, double-blind, placebo-controlled trial. Biol

Psychiatry, 2018, 84(6): 422-432.

[17]　Cheng Y, Wang ZM, Tan W, et al. Partial loss of psychiatric risk gene Mir137 in mice causes repetitive behavior and impairs sociability and learning via increased *Pde10a*. Nat Neurosci, 2018, 21(12): 1689-1703.

[18]　Yu H, Yan H, Wang L, et al. Five novel loci associated with antipsychotic treatment response in patients with schizophrenia: a genome-wide association study. Lancet Psychiatry, 2018, 5(4): 327-338.

[19]　Malhi GS, Mann JJ. Depression. The Lancet, 2018, 392(10161): 2299-2312.

[20]　Leng L, Zhuang K, Liu Z, et al. Menin deficiency leads to depressive-like behaviors in mice by modulating astrocyte-mediated neuroinflammation. Neuron, 2018, 100(3): 551-563.e7.

[21]　Cheng W, Rolls ET, Ruan H, et al. Functional connectivities in the brain that mediate the association between depressive problems and sleep quality. JAMA Psychiatry, 2018, 75(10): 1052-1061.

[22]　Yang Y, Cui Y, Sang K, et al. Ketamine blocks bursting in the lateral habenula to rapidly relieve depression. Nature, 2018, 554(7692): 317-322.

[23]　Cui Y, Yang Y, Ni Z, et al. Astroglial Kir4.1 in the lateral habenula drives neuronal bursts in depression. Nature, 2018, 554(7692): 323-327.

[24]　Li SX, Han Y, Xu LZ, et al. Uncoupling DAPK1 from NMDA receptor GluN2B subunit exerts rapid antidepressant-like effects. Mol Psychiatry, 2018, 23(3): 597-608.

[25]　Yan W, Liu JF, Han Y, et al. Protein kinase Mzeta in medial prefrontal cortex mediates depressive-like behavior and antidepressant response. Mol Psychiatry, 2018, 23(9): 1-14.

[26]　Cheng Y, Gao XH, Li XJ, et al. Depression promotes prostate cancer invasion and metastasis via a sympathetic-cAMP-FAK signaling pathway. Oncogene, 2018, 37(22): 2953-2966.

[27]　Bauer M, Andreassen OA, Geddes JR, et al. Areas of uncertainties and unmet needs in bipolar disorders: clinical and research perspectives. Lancet Psychiatry, 2018, 5(11): 930-939.

[28]　Zhao L, Chang H, Zhou DS, et al. Replicated associations of FADS1, MAD1L1, and a rare variant at 10q26.13 with bipolar disorder in Chinese population. Transl Psychiatry, 2018, 8(1): 270.

[29]　Li S, Yang Q, Hou Y, et al. Hypomethylation of LINE-1 elements in schizophrenia and bipolar disorder. J Psychiatr Res, 2018, 107: 68-72.

[30]　Wang X, Tian F, Wang S, et al. Gray matter bases of psychotic features in adult bipolar disorder: a systematic review and voxel-based meta-analysis of neuroimaging studies. Hum Brain Mapp, 2018, 39(12): 4707-4723.

[31]　Lu X, Zhong Y, Ma Z, et al. Structural imaging biomarkers for bipolar disorder: meta-analyses of whole-brain voxel-based morphometry studies. Depress Anxiety, 2018.

[32]　Zhou Y, Zheng W, Liu W, et al. Antidepressant effect of repeated ketamine administration on kynurenine pathway metabolites in patients with unipolar and bipolar depression. Brain Behav Immun, 2018, 74: 205-212.

[33]　Shi L, Deng J, Chen S, et al. Fasting enhances extinction retention and prevents the return of fear in humans. Transl Psychiatry, 2018, 8(1): 214.

[34]　Li G, Zhang K, Wang L, et al. The preliminary investigation of orexigenic hormone gene polymorphisms on posttraumatic stress disorder symptoms. Psychoneuroendocrinology, 2018, 100: 131-136.

[35]　Li K, Chen HS, Li D, et al. SAR405, a highly specific VPS34 inhibitor, disrupts auditory fear memory consolidation of mice via facilitation of inhibitory neurotransmission in basolateral amygdala. Biol Psychiatry, 2018.

[36]　Ren S, Wang Y, Yue F, et al. The paraventricular thalamus is a critical thalamic area for wakefulness. Science, 2018, 362(6413): 429-434.

[37]　Luo YJ, Li YD, Wang L, et al. Nucleus accumbens controls wakefulness by a subpopulation of neurons expressing dopamine D1 receptors. Nat Commun, 2018, 9(1): 1576.

[38]　Yang SR, Hu ZZ, Luo YJ, et al. The rostromedial tegmental nucleus is essential for non-rapid eye movement sleep. PLoS Biol, 2018, 16(4): e2002909.

[39]　Guo F, Holla M, Diaz MM, et al. A circadian output circuit controls sleep-wake arousal in *Drosophila*.

Neuron, 2018, 100(3): 624-635 e4.

[40] Ai S, Yin Y, Chen Y, et al. Promoting subjective preferences in simple economic choices during nap. eLife, 2018, 7.

[41] Fan TT, Chen WH, Shi L, et al. Objective sleep duration is associated with cognitive deficits in primary insomnia: BDNF may play a role. Sleep, 2018.

[42] Liu S, Wing YK, Hao Y, et al. The associations of long-time mobile phone use with sleep disturbances and mental distress in technical college students: a prospective cohort study. Sleep, 2018.

[43] Chen SJ, Shi L, Bao YP, et al. Prevalence of restless legs syndrome during pregnancy: a systematic review and meta-analysis. Sleep Med Rev, 2018, 40: 43-54.

[44] Li Y, Vgontzas AN, Fernandez-Mendoza J, et al. Insomnia with physiological hyperarousal is associated with hypertension. Hypertension, 2015, 65(3): 644-650.

[45] Ren R, Li Y, Zhang J, et al. Obstructive sleep apnea with objective daytime sleepiness is associated with hypertension. Hypertension, 2016, 68(5): 1264-1270.

[46] Ren R, Covassin N, Yang L, et al. Objective but not subjective short sleep duration is associated with hypertension in obstructive sleep apnea. Hypertension, 2018, 72(3): 610-617.

[47] Li J, Hu S, Zhang K, et al. A comparative study of the genetic components of three subcategories of autism spectrum disorder. Mol Psychiatry, 2018.

[48] Wang Y, Zeng C, Li J, et al. PAK2 haploinsufficiency results in synaptic cytoskeleton impairment and autism-related behavior. Cell Rep, 2018, 24(8): 2029-2041.

[49] Zhu Z, Fang X, Chen H, et al. Alterations in volumes and MRI features of amygdala in Chinese autistic preschoolers associated with social and behavioral deficits. Brain Imaging Behav, 2018.

[50] Chen H, Uddin LQ, Guo X, et al. Parsing brain structural heterogeneity in males with autism spectrum disorder reveals distinct clinical subtypes. Hum Brain Mapp, 2018.

[51] Fu Z, Tu Y, Di X, et al. Transient increased thalamic-sensory connectivity and decreased whole-brain dynamism in autism. Neuroimage, 2018.

[52] Tu Z, Zhao H, Li B, et al. CRISPR/Cas9-mediated disruption of SHANK3 in monkey leads to drug-treatable autism-like symptoms. Hum Mol Genet, 2018.

[53] Sun H, Chen Y, Huang Q, et al. Psychoradiologic utility of MR imaging for diagnosis of attention deficit hyperactivity disorder: a radiomics analysis. Radiology, 2018, 287(2): 620-630.

[54] Jing M, Zhang P, Wang G, et al. A genetically encoded fluorescent acetylcholine indicator for *in vitro* and *in vivo* studies. Nat Biotechnol, 2018, 36(8): 726-737.

第五章 新技术在医学领域中的研究与应用

一、医学卫生健康大数据发展现状

高东平 崔春舜 徐 畅

中国医学科学院医学信息研究所

医学卫生健康大数据泛指所有与医学、卫生事业、生命健康相关的大数据。根据来源，医学卫生健康大数据又可以粗略分为生物医学大数据、临床大数据和健康医疗大数据等。生物医学大数据主要是关于生物标本和基因测序信息的数据，组学大数据是其中的重要内容。临床大数据是产生于医院常规临床诊治、科研和管理过程中的数据，包括门/急诊记录、住院记录、影像记录、实验室记录、用药记录、手术记录、随访记录和医疗保险数据等，具有数据量庞大、产生速度快、数据结构复杂和价值密度低等典型大数据的特征。据估计，目前一家大型综合医院平均每年可产生 665TB 的数据量，临床大数据将成为未来大数据战略的重要资源。健康医疗大数据来自专门设计的基于大量人群的医学研究或疾病监测。

（一）我国医学卫生健康大数据发展相关政策

近年来，医学卫生健康大数据发展不断得到政府的重视，自 2016 年至今，我国已将医学卫生健康大数据应用发展纳入国家大数据战略布局。多个国家级发展规划、指导意见文件将其列为重要创新应用，为了促进和规范医学卫生健康大数据的发展，我国已有针对性地出台了多项相关的政策（表 1）。

表 1 医学卫生健康大数据相关指导文件

序号	发文标题	发布年份	发文字号	主要目的
1	国务院办公厅关于印发全国医疗卫生服务体系规划纲要（2015—2020年）的通知	2015	国办发〔2015〕14号	贯彻落实《中共中央关于全面深化改革若干重大问题的决定》《中共中央 国务院关于深化医药卫生体制改革的意见》《国务院关于促进健康服务业发展的若干意见》（国发〔2013〕40号）精神，促进我国医疗卫生资源进一步优化配置，提高服务可及性、能力和资源利用效率，指导各地科学、合理地制订实施区域卫生规划和医疗机构设置规划
2	国务院办公厅关于运用大数据加强对市场主体服务和监管的若干意见	2015	国办发〔2015〕51号	充分运用大数据先进理念、技术和资源，加强对市场主体的服务和监管，推进简政放权和政府职能转变，提高政府治理能力

序号	发文标题	发布年份	发文字号	主要目的
3	国务院关于积极推进"互联网+"行动的指导意见	2015	国发〔2015〕40 号	把互联网的创新成果与经济社会各领域深度融合，进一步促进社会发展
4	国务院关于印发促进大数据发展行动纲要的通知	2015	国发〔2015〕50 号	全面推进我国大数据发展和应用，加快建设数据强国
5	国务院办公厅关于促进和规范健康医疗大数据应用发展的指导意见	2016	国办发〔2016〕47 号	规范和推动健康医疗大数据融合共享、开放应用
6	国家创新驱动发展战略纲要	2016		强调科技创新是提高社会生产力和综合国力的战略支撑，必须摆在国家发展全局的核心位置
7	国家信息化发展战略纲要	2016		根据新形势规范和指导未来 10 年国家信息化发展
8	国家发展改革委办公厅关于请组织申报大数据领域创新能力建设专项的通知	2016	发改办高技〔2016〕1918 号	针对我国医疗质量监管、临床辅助诊疗、卫生经济分析、公共卫生政策评价水平不高等问题，建设医疗大数据应用技术创新平台，支撑开展医疗大数据整合管理、互联互通、互认共享、分析检索、标准规范、隐私保护等技术的研发和工程化
9	"健康中国 2030"规划纲要	2016		贯彻落实党的十八届五中全会精神、保障人民健康、积极参与全球健康治理、履行我国对联合国"2030 可持续发展议程"的承诺
10	国家卫生计生委关于印发"十三五"全国人口健康信息化发展规划的通知	2017	国卫规划发〔2017〕6 号	指导人口健康信息化建设和推动健康医疗大数据应用发展，提高人民群众获得感，增强经济发展新动能
11	工业和信息化部 民政部 国家卫生计生委关于印发《智慧健康养老产业发展行动计划（2017-2020年）》的通知	2017	工信部联电子〔2017〕25 号	发展健康养老数据管理与服务系统，开展健康养老大数据的深度挖掘与应用，建立智慧健康养老标准体系等
12	国家卫生计生委 国家中医药局关于印发《基层医疗卫生服务能力提升年活动实施方案》的通知	2017	国卫办基层函〔2017〕238 号	落实以基层为重点的新时期卫生与健康工作方针，加强基层医疗卫生机构服务能力建设，推动分级诊疗制度建设

（二） 我国医学卫生健康大数据应用发展

1. 部分省市健康医疗大数据建设及应用发展

2016 年，围绕贯彻落实全国卫生与健康大会精神和《国务院办公厅关于促进和规范健康医疗大数据应用发展的指导意见》（国办发〔2016〕47 号），部署、推进和规范健康医疗大数据的应用发展，国家卫生计生委确定福建省、江苏省及福州、厦门、南京、常州为第一批试点省市；2017 年 12 月 12 日，健康医疗大数据中心第二批国家试点启动仪式在济南举行。根据部署，健康医疗大数据中心第二批国家试点将在山东、安徽、贵州三个省开展。

2017 年，山东、安徽、贵州等多省的省政府均印发了《关于促进和规范健康医疗大数据应用发展的实施意见》来推进健康医疗大数据的落地和发展。

2017 年 11 月，由福建省、福州市两级政府所属国有企业出资的"福建省东南健康医疗大数据中心建设运营公司"成立，2018 年总投资约 30 亿元。该中心是国家（福州）健康医疗大数据产业园区最重要的基础承载和核心设施项目，项目将于 2019 年第三季度一期建成投入运营。江苏省健康医疗大数据建设以基因数据库建设为先导；山东省医疗大数据中心定位为汇聚北方的健康医疗大数据，计划五年内切实建成国家健康医疗大数据北方中心。贵州省将深入推进大数据+大健康融合发展，大数据产业对贵州经济增长做出了较大贡献。安徽省国家健康医疗大数据中心选址在合肥，合肥市发布了《国家健康医疗大数据中部中心建设方案》，目标为可有效对中部区域健康医疗大数据统一管理。

除了上述几个试点省市，我国其他地区也相继开始建设健康医疗大数据中心。其中不少城市都提出建立产业园，打造健康医疗大数据、人工智能等相关产业生态，目前也已有不少省份、城市致力打通本省市的医疗数据，通过大数据平台，提升诊疗效率，服务民生。

上海市级医院临床信息共享项目，即医联工程项目，覆盖上海市内 38 家医院。病人可使用医联卡在联网的 38 家医院内就医，依托此平台可实现病人电子诊疗档案、检验报告及影像诊断报告等跨院查询与共享，并通过向医生实时提示该次诊疗中涉及的疾病、检验、用药等相关信息，达到辅助医生诊断、提升医疗质量与效率的目的。

四川省卫生和计划生育信息中心与电子科技大学合作，以分级诊疗为切入点，利用 2015 年度全省 1045 万份病案首页数据，结合医疗机构、疾病病种目录、医保数据等，采用 Gain Ratio Attribute Eva 特征选择算法、RIPPER 分类算法、JRip 分类算法等大数据方法，分析了全省住院病人就医流向、分级诊疗病人特征、县域内病人病种、大型医院监测等内容，并以动态可视化进行呈现。

深圳市人口健康信息化（"12361 工程"）也以实现全市人口健康信息纵向到底和横向到边的互联互通共享为目标之一。深圳市医学信息中心研发了"深圳市卫生统计大数据分析系统"，建立了深圳市医疗卫生统计数据仓库，在卫生资源、医疗服务、医改监测、住院病人等多方面进行了深入分析，协助管理部门全面了解区域内卫生资源配置和医疗服务情况，以及可能存在的问题，为加强宏观管理和优化卫生资源的配置提供决策依据。同时，也将大数据分析拓展到移动端，方便快捷随时随地了解卫生数据动态；为卫生事业的各个层面提供良好的数据支持和决策依据。

2. 高校及科研院所医学大数据研究实践

随着 2016 年 7 月《国务院办公厅关于促进和规范健康医疗大数据应用发展的指导意见》的颁布实施，我国有许多国家支撑的健康医疗大数据项目正在进行，国内一些高校和科研院所也已开展医学大数据研究和实践。

a. 中国医学科学院医学与健康科技创新工程

中国医学科学院医学与健康科技创新工程于 2016 年启动实施，在医学大数据信息采集和分析评估方面专门进行了研究部署，以期建设一个覆盖区域内科研单位的，集医疗大数据的采集、集成、分析挖掘及应用示范于一体，突破医学大数据采集、规范、安全、检索、融合、分析及挖掘等方面的关键壁垒的信息平台，用以提升医疗质量监管、临床辅助诊疗、卫生经济分析、公共卫生政策评价、人才培养、转化医学研究等方面的水平与能力，从而推动医疗科研机构医学大数据应用技术的研发、验证、应用与推广。

b. 中国队列共享平台

中国队列共享平台（China Cohort Consortium）是由北京大学公共卫生学院牵头设计，并联合北京大学健康医疗大数据中心和中华流行病学杂志共同搭建的，旨在解决队列数据共享可能遇到的困难和障碍，为国内队列数据共享提供便利。中国队列共享平台建设项目经过多次论证，于 2017 年 10 月 13 日正式启动，设立三级共享模式，从队列信息公开、变量的标准化分类利用和整合队列的建立三个维度进行队列数据共享，说明共享平台的基本职能和组成，对数据的收集和存储、数据的共享和安全进行规范管理。截至 2017 年年底，该平台已经纳入 20 个队列，其中包括北京大学公共卫生学院的 10 个队列。

c. 国家重点研发计划"精准医学研究"

中华人民共和国科技部于 2016 年启动了国家重点研发计划"精准医学研究"重点专项，目标之一为构建可存储大型人群队列全部数据和生物样本的"生物医学大数据共享平台"。这个平台将率先纳入至少 70 万个研究对象，其中 40 余万人来自自然人群队列研究，30 余万人来自重大慢性非传染性疾病病人队列研究。

d. 全国健康医疗大数据应用共享平台

2018 年，中国卫生信息与健康医疗大数据学会家庭健康专委会启动了全国健康医疗大数据应用共享平台，并发布了"处方共享"和"AI 共享"两大应用。

全国健康医疗大数据应用共享平台面向全国产、学、研、用多方开放，旨在推动健康医疗大数据在医疗、医药、医保领域的应用，培育健康医疗大数据产业应用新生态。

（三）小结

我国目前已启动了多项医学领域大数据的研究和实践工作，但若想形成完善的医学卫生健康大数据生态圈，仍有许多问题需要解决。

首先，数据安全仍是医学大数据发展的首要问题。医学、卫生、健康数据极易涉及群体隐私安全甚至国家信息安全，加强相关信息安全是重中之重。

其次，医学卫生健康大数据发展在很大程度上依赖于数据标准的完善程度。医学数据的信息结构标准化、术语的标准化、信息交换与传输的通信标准化仍是需加强的重要方面。

最后，医疗大数据本身有着高度的专业性与复杂性，因此对人才的综合素养及能力的要求比较高，在人才需求方面既需要技术性人才，又需要专业的医疗人才。两者唯有组成团队共同合作，才能使得医疗大数据充分发挥其服务医疗作用。

主要参考文献

[1] 宋菁, 胡永华. 流行病学展望: 医学大数据与精准医疗. 中华流行病学杂志, 2016, 37(8): 1164-1168.

[2] 潘惊萍, 张子武, 段占祺, 等. 医疗卫生大数据应用探索. 中国卫生信息管理杂志, 2016, 13(4): 420-424.

[3] 高东平, 李伟, 王士泉, 等. 医学大数据应用信息系统策划与设计. 中华医学图书情报杂志, 2017, 26(8): 1-7.

[4] 冯瑶, 杨羽, 张路霞. 中国的大数据与医学研究. 中华内科杂志, 2018, 57(9): 683.

二、人工智能在医疗领域中的应用进展

高东平　余　辉　刘雅茹

中国医学科学院医学信息研究所

（一）国内外人工智能战略布局

1. 国内人工智能战略布局

2017 年政府工作报告中明确提出，将加快新材料、新能源、人工智能、集成电路、生物制药、5G 移动通信和其他技术的研发和商业化，并在这些领域开发产业集群。"人工智能"首次被写入政府工作报告，2017 年 7 月，国务院印发了《新一代人工智能发展规划》，规划中提到分三步走，第一步，到 2020 年人工智能总体技术和应用与世界先进水平同步，人工智能产业成为新的重要经济增长点；第二步，到 2025 年人工智能基础理论实现重大突破，部分技术与应用达到世界领先水平，人工智能成为带动我国产业升级和经济转型的主要动力；第三步，到 2030 年人工智能理论、技术与应用总体达到世界领先水平，成为世界主要人工智能创新中心。2017 年 12 月，《促进新一代人工智能产业发展三年行动计划（2018—2020 年）》发布，其详细规划了人工智能在未来三年的重点发展方向和目标，对每个方向的目标都做了非常细致的量化。

2017 年 10 月，人工智能被写入十九大报告，提出将推动互联网、大数据、人工智能和实体经济的深度融合。

2018 年政府工作报告呼吁加强新一代人工智能研发和应用，促进"互联网+"在多领域的发展。

2018 年 4 月，国务院发布关于落实《政府工作报告》重点工作部门分工的意见，提出要加强新一代人工智能的研发应用，在医疗和养老等多领域推进"互联网+"；4 月底国务院发布《关于促进"互联网+医疗健康"发展的意见》，鼓励医疗联合体内上级医疗机构借助人工智能等技术手段，面向基层提供远程会诊、远程心电诊断、远程影像诊断等服务，推动研发基于人工智能的临床诊疗决策支持系统；开展基于人工智能技术、医疗健康智能设备的移动医疗示范。

除国务院发布的人工智能政策文件以外，国家多个部委发布了人工智能相关政策文件，如工业和信息化部（工信部）2017 年发布了《促进新一代人工智能产业发展三年行动计划（2018—2020 年）》；卫生健康委 2018 年发布《关于印发全国医院信息化建设标准与规范（试行）的通知》《关于进一步推进以电子病历为核心的医疗机构信息化建设工作的通知》等。

2. 国际人工智能战略布局

美国在人工智能发展方面具有明显的优势，从政府到企业都极为重视人工智能带来的变革，科研机构对人工智能的重视程度也在不断加强，相关创新型产品迭代迅速。2015 年以来，美国白宫科技政策办公室连续发布《为人工智能的未来做好准备》《国家人工智能研究和发展战略计划》和《人工智能、自动化与经济》3 份重量级报告。2016 年 5 月，美国白宫推动成立了机器学习与人工智能分委会（MLAI），专门负责跨部门协调人工智能的研究与发展工作，并就人工智能相关问题提出技术和政策建议，同时监督各行业、研究机构及政府的人工智能技术的研发。2018 年 9 月美国众议院信息技术小组委员会发布了《机器的兴起：人工智能及其对美国政策日益增长的影响》，分析了人工智能在劳动力、隐私、偏见、恶意使用等方面存在的挑战，并给出了解决建议。

欧盟委员会 2018 年 4 月发布《人工智能通讯》，阐述了欧盟对 AI 的态度。德国政府在工业机器人发展的初级阶段发挥着重要作用，其后产业需求引领工业机器人向智能化、轻量化、灵活化和高能效化方向发展。20 世纪 70 年代中后期德国政府在推行"改善劳动条件计划"中，强制规定部分有危险、有毒、有害的工作岗位必须以机器人来代替人工，为机器人的应用开启了初始市场。2012 年，德国推行了以"智能工厂"为重心的"工业 4.0 计划"，工业机器人推动生产制造向灵活化和个性化方向转型。2018 年德国联邦政府内阁发布《联邦政府人工智能战略要点》，明确了政府在发展人工智能方面计划采取的措施。

英国人工智能注重实效性，强调"综合施治、合力发展"。2016 年 9 月英国下议院科学与技术委员会发布《机器人技术和人工智能》，阐述了机器人和人工智能的研究、资助和创新前景等。同年 11 月，英国科技办公室发布《人工智能：未来决策制定的机遇与影响》，论述了如何利用人工智能增强国力。在政策资金支持上，英国政府拟斥资约

2 亿英镑，建立新的"技术学院"，针对雇主需求提供高技能水平的人工智能培训。

2017 年 3 月，法国经济部与教研部发布《人工智能战略》，旨在把人工智能纳入原有创新战略与举措中，谋划未来发展。

日本政府和企业界高度重视人工智能的发展，不仅将物联网、人工智能（AI）和机器人作为第四次产业革命的核心，还在国家层面建立了相对完整的研发促进机制，并将 2017 年确定为人工智能元年，日本政府发布的《人工智能技术战略》明确了三个发展阶段，希望通过大力发展人工智能，保持并扩大其在汽车、机器人等领域的技术优势，逐步解决人口老化、劳动力短缺、医疗及养老等社会问题，扎实推进超智能社会 5.0 建设。2018 年 7 月日本总务省发布《2018 年人工智能网络社会推进会议报告》，介绍了日本和国际 AI 的发展动向，提出了 AI 利用的原则草案。

（二）人工智能在国内外医疗领域中的应用与案例

1. 国外应用现状及案例

a. 新药研发

药物发现是发现新的候选药物的过程。早期，人们只能通过传统治疗方法或偶然发现鉴定活性成分来发现药物。之后，通过合成小分子、天然产物或提取物在完整的细胞或生物体中进行筛选，来鉴定是否是有治疗作用的物质。人工智能的加入，已经开始重构新药研发的流程，人工智能在新药研发上的应用也开始从靶点筛选向更多方面拓展。

Atomwise 公司开发了一款核心技术平台 AtomNet 系统。通过超级计算机和深度学习技术模拟制药过程，预测新药在人体中的作用，包括在毒性和副作用等潜在方面的信息，降低研发成本，加快新药研发进度。

BenevolentAI 公司应用人工智能技术，从当前每 30 秒发表的生命科学论文中提取出能够推动药物研发的知识，提出新的可以被验证的假说，从而加速药物研发的过程。

Numerate 公司运用人工智能技术模拟小分子化合物的药物特性，依据特定的药物活性、特异性和 ADME 模型，从包含一兆个模拟化合物的化合物库中选出 2500 万个化合物进行模拟测试，整个过程仅需一周就可完成，每个模拟化合物的测试成本为 0.01 美分。随后专家对测试结果进行分析，挑选出最有希望的模拟化合物进行合成和实验，实验结果反过来用于修正和改良模拟的准确性，模拟系统产生的结果将越来越有针对性。

Recursion Pharmaceuticals 公司的核心技术在于运用计算机视觉技术来处理细胞图像，并且通过分析 1000 多种细胞特征来评估疾病细胞在给药后的效果；随后使用成像技术和人工智能技术进行高通量的细胞模型实验，在上百种疾病的细胞模型中进行上千种候选药物的检测，已经发现了 15 种治疗罕见病的候选药物。

IBM 公司的 IBM Waston Health 建立了云端平台——Waston for Drug Discovery，旨在帮助生物科学家发现新的药物靶点和替代性药物的适应证。其使用了基于云端技术的超级计算机来处理海量数据，包括医生的诊断记录到医学研究结果再到临床治疗指南。利用它的自然语言处理、机器学习和深度学习能力，可以揭示隐藏较深的联系，更快地发现靶点。

Insilico 公司将基因组学、大数据分析和深度学习等方法应用于治疗衰老及与增龄相关的疾病。该公司目前专注于癌症、帕金森综合征、阿尔茨海默病、肌萎缩侧索硬化（ALS）、糖尿病、肌少症等疾病的内部药物研发和衰老诊疗术项目。通过人工智能药理部门，公司为生物技术、制药和皮肤护理公司提供先进的机器学习服务。

b. 医学科研

Clinithink 开发了一款 CNLP 平台，学习超过 27 亿个临床术语，可以很快将现有的非结构化临床叙述转换为丰富的结构化数据，准确率达到 98%，有助于医疗人员利用数据进行科学研究。

Hindsait 利用自然语言处理技术不断改进医学词典，能够从 EMR 电子健康档案中解构非结构化数据，挖掘临床表现和业务数据集之间的隐藏关联。

Zebra Medical Vision 致力于创造全球最大的医学成像信息平台，通过为机器学习研究人员提供所需的工具和数据集，可以加速开发先进的决策支持工具和诊断解决方案，为全世界提供更好的健康服务。

Google DeepMind 用于挖掘医疗记录数据，能够在几分钟内处理海量医疗信息，以提供更好和更快的健康服务。

c. 临床决策支持

Arterys 公司研发了深度学习分析系统，整合至 MRI 硬件设备上。该系统可以通过定量分析病人的心脏血流量来判断病人可能出现的包括先天性心脏病及心血管疾病在内的多种心脏紊乱疾病情况。

Entopsis 公司采用纳米技术和"机器学习"创建了一个无偏诊断方法，代表产品是 NUTeC，此产品抛弃了传统的一个测试对应一个结果的思路，是一个多功能的检测平台。

GNS Healthcare 是一家精准医疗服务提供商，从事医疗行业数据化分析，开发的因果关系机器学习平台 REFS，根据系统生物学、混沌理论、统计物理学、人工智能及贝叶斯统计原理的理论，将计算机模型应用到复杂生物系统中，通过将大数据、机器学习和仿真技术结合起来判断疾病的预后效果，以及辅助医疗供应商进行市场决策。

IBM Watson 与 Case Western Reserve 大学的 Cleveland Clinic Lerner 医学院合作启动了一个名为 WatsonPaths 的项目。WatsonPaths 主要负责开发两种认知的计算技术，可以通过人工智能手段供 Watson 使用，这将有助于医生做出更准确的决策。

d. 病人管理

AiCure 公司产品的呈现形式是一款 APP，可以在任何一台带有摄像头的移动设备上使用，用镜头来确认病人已经按时服药。利用移动技术和面部识别技术，AiCure 通过 APP 获取病人数据，利用算法来识别病人是否准备了正确的药物，以及是否已经摄取药物，并且将数据发送回医务人员或研究人员。

KenSci 是一个医疗保健整合机器学习平台，提供医疗保健 AI 平台和预测应用程序。

该程序运用于临床工作流程、成本管理和医院。该公司的风险预测平台基于 Azure ML 和 SQL 构建，并由 Power BI 提供建议。风险预测平台从健康来源（如 EMR、索赔、账单、药房、可穿戴设备和社会心理）中提取数据，构建病人健康管理平台。

Careskore 通过宙斯算法实现实时预测，这些预测是基于临床、实验室、人口统计和行为数据的组合来计算病人再次进入医院的可能性。通过这样的数据，医院能够提高护理质量，而病人也可以更清楚地了解他们的健康情况。

e. 离院治疗跟踪

BioBeats 公司通过采集各种与健康相关的数据，运用 AI 算法将采集的数据转化为内容，为用户提供压力治疗的解决方案。

移动健康科技初创公司 Healint 研发了 JustShakeIt，通过摇晃手机触发紧急警报系统来让罹患脑卒中、癫痫和偏头痛等神经系统疾病的病人过得更好、更安全。

Wellframe 公司是一家专注于医疗健康领域的人工智能公司，致力于通过医疗数据、预测算法和移动应用来帮助病人制订康复计划，让病人尽早恢复健康。该公司创建了慢性病的移动管理平台，为病人提供专业的专项指导，为病人控制病情制订康复计划。

Babylon Health 公司研发了一款远程医疗应用，将 AI 技术整合到自己的移动应用中，在病人与医生进行文字、电话或视频交谈前，提前预审清楚自己的健康状况，将便利实惠的健康服务提供给每个人，从而实现医疗保健的大众化。截至 2018 年年底，Babylon Health 的用户已覆盖全球超过 140 万人，横跨欧洲、亚洲和非洲等地区。

Sense.ly 通过构建虚拟护士、帮助用户以语音视频交互的形式提供移动健康管理及远程医疗服务，随时随地提供医疗帮助。

PhysIQ 通过收集不同可穿戴设备的数据，为病人提供更好的健康监控和管理服务。

2. 国内应用现状及案例

a. 百度 AI 应用

在医疗领域，百度推出了"医疗大脑"。在智能辅助诊断方面，百度研发中心研发了辅诊系统，通过人工智能技术，对海量医疗数据、专业文献进行采集与分析，并模拟医生问诊流程，与病人进行多轮交流，依据其症状给出诊疗建议。除智能辅助诊断外，在医疗图像处理方面，百度也进行了大量研究，通过人工智能技术，辅助专业医生做出诊断，有效提升准确率。

b. 阿里 AI 应用

2017 年 3 月，阿里云发布 ET 医疗大脑，宣布正式进入医疗 AI 领域。经过一年多的研究训练，阿里云宣称，自主开发的人工智能 ET 医疗大脑可在病人虚拟助理、医学影像、精准医疗、药效挖掘、新药研发、健康管理等领域承担医生助手的角色。

2017 年 7 月，阿里健康与万里云医学影像中心联合发布医疗人工智能系统 Doctor You，该系统包括临床医学科研诊断平台、医疗辅助检测引擎、医师能力培训系统等。

c. 腾讯 AI 应用

2018 年 5 月，腾讯推出"腾讯睿知"，率先从诊前环节切入，推出智能导诊，落地广州妇女儿童医疗中心，利用大数据与人工智能解决资源错配问题，通过智能的人机对话，病人可以精准获得最合适的医生，医生可以筛选与其专业方向匹配的病人，从源头上让医疗服务更精准高效。

在医学影像分析方面，腾讯研发了"腾讯觅影"，利用 AI 医学影像分析辅助医生筛查食管癌、肺结节、糖尿病视网膜病变、结直肠肿瘤、乳腺癌等疾病，以及利用 AI 辅诊引擎辅助医生对 700 多种疾病风险进行识别和预测。

d. 科大讯飞 AI 应用

讯飞医疗的 AI 类产品主要有三款：语音电子病历产品、影像辅助诊断系统、智医助理。利用人工智能语音识别、自然语言理解技术，结合专业级的定向麦克风，进行语音电子病历识别。2017 年，科大讯飞与清华大学联合研发的"智医助理"通过国家执业医师资格考试综合笔试评测。基于这三款产品，科大讯飞打造人工智能辅助诊疗平台，为大医院、基层医院、体检机构和基层医疗机构提供人工智能辅助诊疗。

另外，讯飞也和医疗机构共建智慧医院。2017 年 8 月 20 日，科大讯飞与安徽省立医院宣布建立全国第一家智慧医院，智慧医院包含智慧就医、智慧诊疗、智慧管理三个部分，服务内容包括互联网挂号、预约、导诊、辅助诊疗、院内管理等。

（三）人工智能在中国医疗领域发展中面临的问题及建议

1. 政策方面

在监管严格的医疗行业中，人工智能的商业化应用还有很多问题需要政策进行规范。

第一，人工智能在医学领域应用的监管。医疗问题涉及人的健康和生命，是一个复杂而谨慎的领域，任何问题都和病人的生命安全息息相关。所以，我们需要尽快在国家层面明确监管措施，用法规来监管人工智能在医疗上的应用范围、监管范围及风险的责任判定等。

第二，数据的合理、合法应用。美国要求医疗信息的商业化应用必须严格符合 HIPAA 和 HITECH 两个法案的规定。我国也应尽快从法律层面明确数据的归属，使数据产权归属清晰。医疗数据的交易和使用也需要提升透明性，用户必须充分知情并明确表示同意，且提供退出机制。

2. 数据方面

目前，各级卫生行政部门需要积极推进医疗数据治理工作，一是按照安全为先、保护隐私的原则，优先整合利用现有资源，建设互联互通的国家、省、市、县四级人口健康信息平台，实现部门、区域、行业间数据开放融合，共建共享。二是集成医学大数据资源，构建临床决策、疾病诊断、药物研发等支持系统，拓展公共卫生监测评估、传染病疫情预警等应用。重点推进网上预约分诊、检查检验结果共享互认、医保联网异地结算等便民惠民应用，发展远程医疗和智能化健康医疗设备。三是制定完善法律法规和标准，建立健康档案等基础数据库，规范居民健康信息服务管理，严格健康医疗大数据应用准入，建设实名认证等控制系统，保护个人隐私和信息安全。

3. 人才方面

人才专业水平是人工智能发展的关键因素之一。尽管我国数据资源较为充足，但我国的人工智能人才储备与发达国家的差距较大。据统计，在人工智能行业从业者中，美国拥有 10 年以上工作经验的人才占比接近 50%，而我国只有不到 25%。此外，我国同时掌握医疗与人工智能知识的复合型人才更是匮乏。因此，只有解决人才问题，我国才能突破医疗人工智能行业发展的瓶颈。基于此背景，我国高度重视人工智能发展，并制定《新一代人工智能发展规划》国家战略，指出要把高端人才队伍建设作为人工智能发展的重中之重。

因此，我们建议医学院校以多种方式培养和吸引医学人工智能复合型人才。各高校应积极开展医学与计算机交叉性学科的建设和教学，培养跨界人才。注重医学、信息、工程、卫生政策研究等学科专业的交叉融合，鼓励高校、科研院所与企业开展合作，设立各类奖学金，建设一批实训基地和地方试点。完善人才引进体制机制，吸引高端人才在医学人工智能领域开展创新、创业工作，带动该领域发展。

主要参考文献

[1] 国务院. 新一代人工智能发展规划. 2017-7-20. http://www.gov.cn/xinwen/2017-07/20/content_5212064.htm[2019-3-15].

[2] 董可男, 王楠. 智能医疗时代的曙光——人工智能+健康医疗应用概览. 大数据时代, 2017, (4): 26-37.

[3] 孔祥溢, 王任直. 人工智能及在医疗领域的应用. 医学信息学杂志, 2016, 37(11): 2-5.

[4] 蒋璐伊, 王贤吉, 金春林. 人工智能在医疗领域的应用和准入. 中国卫生政策研究, 2018, 11: 78-82.

[5] 陈梅, 吕晓娟, 张麟, 等. 人工智能助力医疗的机遇与挑战. 中国数字医学, 2018, (1): 16-18.

[6] 国务院力推医疗大数据应用, 将建互联互通四级信息平台. 2016-6-9. http://www.gov.cn/guowuyuan/2016-06/09/content_5080759.htm[2019-3-15].

[7] 王海星, 田雪晴, 游茂, 等. 人工智能在医疗领域应用现状、问题及建议. 卫生软科学, 2018, 32(5): 3-5, 9.

附录 中共中央关于深化党和国家机构改革的决定
（卫生健康领域相关）

    2018 年 3 月，中共中央印发了《深化党和国家机构改革方案》，并发出通知，要求各地区各部门结合实际认真贯彻执行。以加强党的全面领导为统领，以国家治理体系和治理能力现代化为导向，以推进党和国家机构职能优化协同高效为着力点，改革机构设置，优化职能配置，深化转职能、转方式、转作风，提高效率效能，积极构建系统完备、科学规范、运行高效的党和国家机构职能体系，为决胜全面建成小康社会、开启全面建设社会主义现代化国家新征程、实现中华民族伟大复兴的中国梦提供有力制度保障。

    其中涉及卫生健康领域的机构改革包括组建国家卫生健康委员会，组建国家药品监督管理局（国家市场监督管理总局管理），组建国家医疗保障局。

一、组建国家卫生健康委员会

    人民健康是民族昌盛和国家富强的重要标志。为推动实施健康中国战略，树立大卫生、大健康理念，把以治病为中心转变到以人民健康为中心，预防控制重大疾病，积极应对人口老龄化，加快老龄事业和产业发展，为人民群众提供全方位全周期健康服务，将国家卫生和计划生育委员会、国务院深化医药卫生体制改革领导小组办公室、全国老龄工作委员会办公室的职责，工业和信息化部的牵头《烟草控制框架公约》履约工作职责，国家安全生产监督管理总局的职业安全健康监督管理职责整合，组建国家卫生健康委员会，作为国务院组成部门。

    国家卫生健康委员会的主要职责是，拟订国民健康政策，协调推进深化医药卫生体制改革，组织制定国家基本药物制度，监督管理公共卫生、医疗服务和卫生应急，负责计划生育管理和服务工作，拟订应对人口老龄化、医养结合政策措施等。

    保留全国老龄工作委员会，日常工作由国家卫生健康委员会承担。民政部代管的中国老龄协会改由国家卫生健康委员会代管。国家中医药管理局由国家卫生健康委员会管理。

    不再保留国家卫生和计划生育委员会。不再设立国务院深化医药卫生体制改革领导小组办公室。

    国家卫生健康委员会是国务院组成部门，为正部级。

    国家卫生健康委员会贯彻落实党中央关于卫生健康工作的方针政策和决策部署，在履行职责过程中坚持和加强党对卫生健康工作的集中统一领导。主要职责如下。

    （一）组织拟订国民健康政策，拟订卫生健康事业发展法律法规草案、政策、规划，制定部门规章和标准并组织实施。统筹规划卫生健康资源配置，指导区域卫生健康规划的编制和实施。制定并组织实施推进卫生健康基本公共服务均等化、普惠化、便捷化和公共资源向基层延伸等政策措施。

（二）协调推进深化医药卫生体制改革，研究提出深化医药卫生体制改革重大方针、政策、措施的建议。组织深化公立医院综合改革，推进管办分离，健全现代医院管理制度，制定并组织实施推动卫生健康公共服务提供主体多元化、提供方式多样化的政策措施，提出医疗服务和药品价格政策的建议。

（三）制定并组织落实疾病预防控制规划、国家免疫规划及严重危害人民健康公共卫生问题的干预措施，制定检疫传染病和监测传染病目录。负责卫生应急工作，组织指导突发公共卫生事件的预防控制和各类突发公共事件的医疗卫生救援。

（四）组织拟订并协调落实应对人口老龄化政策措施，负责推进老年健康服务体系建设和医养结合工作。

（五）组织制定国家药物政策和国家基本药物制度，开展药品使用监测、临床综合评价和短缺药品预警，提出国家基本药物价格政策的建议，参与制定国家药典。组织开展食品安全风险监测评估，依法制定并公布食品安全标准。

（六）负责职责范围内的职业卫生、放射卫生、环境卫生、学校卫生、公共场所卫生、饮用水卫生等公共卫生的监督管理，负责传染病防治监督，健全卫生健康综合监督体系。牵头《烟草控制框架公约》履约工作。

（七）制定医疗机构、医疗服务行业管理办法并监督实施，建立医疗服务评价和监督管理体系。会同有关部门制定并实施卫生健康专业技术人员资格标准。制定并组织实施医疗服务规范、标准和卫生健康专业技术人员执业规则、服务规范。

（八）负责计划生育管理和服务工作，开展人口监测预警，研究提出人口与家庭发展相关政策建议，完善计划生育政策。

（九）指导地方卫生健康工作，指导基层医疗卫生、妇幼健康服务体系和全科医生队伍建设。推进卫生健康科技创新发展。

（十）负责中央保健对象的医疗保健工作，负责党和国家重要会议与重大活动的医疗卫生保障工作。

（十一）管理国家中医药管理局，代管中国老龄协会，指导中国计划生育协会的业务工作。

（十二）完成党中央、国务院交办的其他任务。

（十三）职能转变。国家卫生健康委员会应当牢固树立大卫生、大健康理念，推动实施健康中国战略，以改革创新为动力，以促健康、转模式、强基层、重保障为着力点，把以治病为中心转变到以人民健康为中心，为人民群众提供全方位全周期健康服务。一是更加注重预防为主和健康促进，加强预防控制重大疾病工作，积极应对人口老龄化，健全健康服务体系。二是更加注重工作重心下移和资源下沉，推进卫生健康公共资源向基层延伸、向农村覆盖、向边远地区和生活困难群众倾斜。三是更加注重提高服务质量和水平，推进卫生健康基本公共服务均等化、普惠化、便捷化。四是协调推进深化医药卫生体制改革，加大公立医院改革力度，推进管办分离，推动卫生健康公共服务提供主体多元化、提供方式多样化。

（十四）有关职责分工。

1. 与国家发展和改革委员会的有关职责分工。国家卫生健康委员会负责开展人口监测预警工作，拟订生育政策，研究提出与生育相关的人口数量、素质、结构、分布方面的政策建议，促进生育政策和相关经济社会政策配套衔接，参与制定人口发展规划和政策，落实国家人口发展规划中的有关任务。国家发展和改革委员会负责组织监测和评估人口变动情况及趋势影响，建立人口预测预报制度，开展重大决策人口影响评估，完善重大人口政策咨询机制，研究提出国家人口发展战略，拟订人口发展规划和人口政策，研究提出人口与经济、社会、资源、环境协调可持续发展，以及统筹促进人口长期均衡发展的政策建议。

2. 与民政部的有关职责分工。国家卫生健康委员会负责拟订应对人口老龄化、医养结合政策措施，综合协调、督促指导、组织推进老龄事业发展，承担老年疾病防治、老年人医疗照护、老年人心理健康与关怀服务等老年健康工作。民政部负责统筹推进、督促指导、监督管理养老服务工作，拟订养老服务体系建设规划、法规、政策、标准并组织实施，承担老年人福利和特殊困难老年人救助工作。

3. 与海关总署的有关职责分工。国家卫生健康委员会负责传染病总体防治和突发公共卫生事件应急工作，编制国境卫生检疫监测传染病目录。国家卫生健康委员会与海关总署建立健全应对口岸传染病疫情和公共卫生事件合作机制、传染病疫情和公共卫生事件通报交流机制、口岸输入性疫情通报和协作处理机制。

4. 与国家市场监督管理总局的有关职责分工。国家卫生健康委员会负责食品安全风险评估工作，会同国家市场监督管理总局等部门制定、实施食品安全风险监测计划。国家卫生健康委员会对通过食品安全风险监测或者接到举报发现食品可能存在安全隐患的，应当立即组织进行检验和食品安全风险评估，并及时向国家市场监督管理总局等部门通报食品安全风险评估结果，对得出不安全结论的食品，国家市场监督管理总局等部门应当立即采取措施。国家市场监督管理总局等部门在监督管理工作中发现需要进行食品安全风险评估的，应当及时向国家卫生健康委员会提出建议。

5. 与国家医疗保障局的有关职责分工。国家卫生健康委员会、国家医疗保障局等部门在医疗、医保、医药等方面加强制度、政策衔接，建立沟通协商机制，协同推进改革，提高医疗资源使用效率和医疗保障水平。

6. 与国家药品监督管理局的有关职责分工。国家药品监督管理局会同国家卫生健康委员会组织国家药典委员会并制定国家药典，建立重大药品不良反应和医疗器械不良事件相互通报机制和联合处置机制。

二、组建国家市场监督管理总局

改革市场监管体系，实行统一的市场监管，是建立统一开放竞争有序的现代市场体系的关键环节。为完善市场监管体制，推动实施质量强国战略，营造诚实守信、公平竞争的市场环境，进一步推进市场监管综合执法、加强产品质量安全监管，让人民群众买得放心、用得放心、吃得放心，将国家工商行政管理总局的职责，国家质量监督检验检疫总局的职责，国家食品药品监督管理总局的职责，国家发展和改革委员会的价格监督检查与反垄断执法的职责，商务部的经营者集中反垄断执法及国务院反垄断委员会办公室的职责等整合，组建国家市场监督管理总局，作为国务院直属机构。

国家市场监督管理总局的主要职责是，负责市场综合监督管理，统一登记市场主体并建立信息公示和共享机制，组织市场监管综合执法工作，承担反垄断统一执法，规范和维护市场秩序，组织实施质量强国战略，负责工业产品质量安全、食品安全、特种设备安全监管，统一管理计量标准、检验检测、认证认可工作等。

组建国家药品监督管理局，由国家市场监督管理总局管理，主要职责是负责药品、化妆品、医疗器械的注册并实施监督管理。

国家药品监督管理局是国家市场监督管理总局管理的国家局，为副部级。

国家药品监督管理局贯彻落实党中央关于药品监督管理工作的方针政策和决策部署，在履行职责过程中坚持和加强党对药品监督管理工作的集中统一领导。主要职责如下。

（一）负责药品（含中药、民族药，下同）、医疗器械和化妆品安全监督管理。拟订监督管理政策规划，组织起草法律法规草案，拟订部门规章，并监督实施。研究拟订鼓励药品、医疗器械和化妆品新技术新产品的管理与服务政策。

（二）负责药品、医疗器械和化妆品标准管理。组织制定、公布国家药典等药品、医疗器械标准，组织拟订化妆品标准，组织制定分类管理制度，并监督实施。参与制定国家基本药物目录，配合实施国家基本药物制度。

（三）负责药品、医疗器械和化妆品注册管理。制定注册管理制度，严格上市审评审批，完善审评审批服务便利化措施，并组织实施。

（四）负责药品、医疗器械和化妆品质量管理。制定研制质量管理规范并监督实施。制定生产质量管理规范并依职责监督实施。制定经营、使用质量管理规范并指导实施。

（五）负责药品、医疗器械和化妆品上市后风险管理。组织开展药品不良反应、医疗器械不良事件和化妆品不良反应的监测、评价和处置工作。依法承担药品、医疗器械和化妆品安全应急管理工作。

（六）负责执业药师资格准入管理。制定执业药师资格准入制度，指导监督执业药师注册工作。

（七）负责组织指导药品、医疗器械和化妆品监督检查。制定检查制度，依法查处药品、医疗器械和化妆品注册环节的违法行为，依职责组织指导查处生产环节的违法行为。

（八）负责药品、医疗器械和化妆品监督管理领域对外交流与合作，参与相关国际监管规则和标准的制定。

（九）负责指导省、自治区、直辖市药品监督管理部门工作。

（十）完成党中央、国务院交办的其他任务。

（十一）职能转变。

1. 深入推进简政放权。减少具体行政审批事项，逐步将药品和医疗器械广告、药物临床试验机构、进口非特殊用途化妆品等审批事项取消或者改为备案。对化妆品新原料实行分类管理，高风险的实行许可管理，低风险的实行备案管理。

2. 强化事中事后监管。完善药品、医疗器械全生命周期管理制度，强化全过程质量安全风险管理，创新监管方式，加强信用监管，全面落实"双随机、一公开"和"互联网+监管"，提高监管效能，满足新时代公众用药用械需求。

3. 有效提升服务水平。加快创新药品、医疗器械审评审批，建立上市许可持有人制度，推进电子化审评审批，优化流程、提高效率，营造激励创新、保护合法权益环境。及时发布药品注册申请信息，引导申请人有序研发和申报。

4. 全面落实监管责任。按照"最严谨的标准、最严格的监管、最严厉的处罚、最严肃的问责"要求，完善药品、医疗器械和化妆品审评、检查、检验、监测等体系，提升监管队伍职业化水平。加快仿制药质量和疗效一致性评价，推进追溯体系建设，落实企业主体责任，防范系统性、区域性风险，保障药品、医疗器械安全有效。

（十二）有关职责分工。

1. 与国家市场监督管理总局的有关职责分工。国家药品监督管理局负责制定药品、医疗器械和化妆品监管制度，并负责药品、医疗器械和化妆品研制环节的许可、检查和处罚。省级药品监督管理部门负责药品、医疗器械和化妆品生产环节的许可、检查和处罚，以及药品批发许可、零售连锁总部许可、互联网销售第三方平台备案及检查和处罚。市县两级市场监管部门负责药品零售、医疗器械经营的许可、检查和处罚，以及化妆品经营和药品、医疗器械使用环节质量的检查和处罚。

2. 与国家卫生健康委员会的有关职责分工。国家药品监督管理局会同国家卫生健康委员会组织国家药典委员会并制定国家药典，建立重大药品不良反应和医疗器械不良事件相互通报机制和联合处置机制。

3. 与商务部的有关职责分工。商务部负责拟订药品流通发展规划和政策，国家药品监督管理局在药品监督管理工作中，配合执行药品流通发展规划和政策。商务部发放药品类易制毒化学品进口许可前，应当征得国家药品监督管理局同意。

4. 与公安部的有关职责分工。公安部负责组织指导药品、医疗器械和化妆品犯罪案件侦查工作。国家药品监督管理局与公安部建立行政执法和刑事司法工作衔接机制。药品监督管理部门发现违法行为涉嫌犯罪的，按照有关规定及时移送公安机关，公安机关应当迅速进行审查，并依法作出立案或者不予立案的决定。公安机关依法提请药品监督管理部门提供检验、鉴定、认定等协助的，药品监督管理部门应当予以协助。

三、组建国家医疗保障局

医疗保险制度对于保障人民群众就医需求、减轻医药费用负担、提高健康水平有着重要作用。为完善统一的城乡居民基本医疗保险制度和大病保险制度，不断提高医疗保障水平，确保医保资金合理使用、安全可控，推进医疗、医保、医药"三医联动"改革，更好保障病有所医，将人力资源和社会保障部的城镇职工、城镇居民基本医疗保险、生育保险职责，国家卫生和计划生育委员会的新型农村合作医疗职责，国家发展和改革委员会的药品和医疗服务价格管理职责，民政部的医疗救助职责整合，组建国家医疗保障局，作为国务院直属机构。

国家医疗保障局是国务院直属机构，为副部级。

国家医疗保障局贯彻落实党中央关于医疗保障工作的方针政策和决策部署，在履行职责过程中坚持和加强党对医疗保障工作的集中统一领导。主要职责如下。

（一）拟订医疗保险、生育保险、医疗救助等医疗保障制度的法律法规草案、政策、规划和标准，制定部门规章并组织实施。

（二）组织制定并实施医疗保障基金监督管理办法，建立健全医疗保障基金安全防控机制，推进医疗保障基金支付方式改革。

（三）组织制定医疗保障筹资和待遇政策，完善动态调整和区域调剂平衡机制，统筹城乡医疗保障待遇标准，建立健全与筹资水平相适应的待遇调整机制。组织拟订并实施长期护理保险制度改革方案。

（四）组织制定城乡统一的药品、医用耗材、医疗服务项目、医疗服务设施等医保目录和支付标准，建立动态调整机制，制定医保目录准入谈判规则并组织实施。

（五）组织制定药品、医用耗材价格和医疗服务项目、医疗服务设施收费等政策，建立医保支付医药服务价格合理确定和动态调整机制，推动建立市场主导的社会医药服务价格形成机制，建立价格信息监测和信息发布制度。

（六）制定药品、医用耗材的招标采购政策并监督实施，指导药品、医用耗材招标采购平台建设。

（七）制定定点医药机构协议和支付管理办法并组织实施，建立健全医疗保障信用评价体系和信息披露制度，监督管理纳入医保范围内的医疗服务行为和医疗费用，依法查处医疗保障领域违法违规行为。

（八）负责医疗保障经办管理、公共服务体系和信息化建设。组织制定和完善异地就医管理和费用结算政策。建立健全医疗保障关系转移接续制度。开展医疗保障领域国际合作交流。

（九）完成党中央、国务院交办的其他任务。

（十）职能转变。国家医疗保障局应完善统一的城乡居民基本医疗保险制度和大病保险制度，建立健全覆盖全民、城乡统筹的多层次医疗保障体系，不断提高医疗保障水平，确保医保资金合理使用、安全可控，推进医疗、医保、医药"三医联动"改革，更好保障人民群众就医需求、减轻医药费用负担。

（十一）与国家卫生健康委员会的有关职责分工。国家卫生健康委员会、国家医疗保障局等部门在医疗、医保、医药等方面加强制度、政策衔接，建立沟通协商机制，协同推进改革，提高医疗资源使用效率和医疗保障水平。